U0294912

妇产科急症诊治
及经典案例点评

主　审　徐丛剑　华克勤　李笑天

主　编　薛晓红　顾蔚蓉

副主编　陈晓军　罗雪珍

编　者（以姓氏笔画为序）

王　珏　王春芳　史颖莉　宁程程　孙翠翔
李　俊　李笑天　沈　婕　张　莺　张庆英
张晓燕　陆佳琦　陈　云　陈　默　陈晓军
易晓芳　罗雪珍　胡　蓉　顾蔚蓉　郭　方
常凯凯　彭　婷　熊　钰　薛晓红

编者单位　复旦大学附属妇产科医院

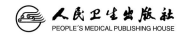

人民卫生出版社
PEOPLE'S MEDICAL PUBLISHING HOUSE

图书在版编目（CIP）数据

妇产科急症诊治及经典案例点评 / 薛晓红，顾蔚蓉
主编. —— 北京：人民卫生出版社，2018
　ISBN 978-7-117-27032-8

　Ⅰ.①妇…　Ⅱ.①薛…　②顾…　Ⅲ.①妇产科病 - 急
性病 - 诊疗　Ⅳ.①R710.597

中国版本图书馆 CIP 数据核字（2018）第 166957 号

人卫智网	**www.ipmph.com**	医学教育、学术、考试、健康，
		购书智慧智能综合服务平台
人卫官网	**www.pmph.com**	人卫官方资讯发布平台

妇产科急症诊治及经典案例点评

主　　编：薛晓红　顾蔚蓉
出版发行：人民卫生出版社（中继线 010-59780011）
地　　址：北京市朝阳区潘家园南里 19 号
邮　　编：100021
E - mail：pmph @ pmph.com
购书热线：010-59787592　010-59787584　010-65264830
印　　刷：北京画中画印刷有限公司
经　　销：新华书店
开　　本：710×1000　1/16　印张：28
字　　数：517 千字
版　　次：2018 年 9 月第 1 版　2018 年 9 月第 1 版第 1 次印刷
标准书号：ISBN 978-7-117-27032-8
定　　价：98.00 元

主编简介

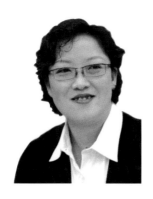

薛晓红　教授

　　主任医师。现任复旦大学附属妇产科医院黄浦院区妇科急诊科及妇科病室主任。从事妇产科临床工作 26 年，作为复旦大学附属妇产科医院生殖内分泌学组骨干成员，参与异常子宫出血等亚专科的临床研究，并参与子宫内膜异位症及多囊卵巢综合征的国自然课题研究。现任复旦大学附属妇产科医院药物临床试验机构秘书及妇科组副组长，并参与多项国内和国际上多中心新药临床试验。对子宫内膜异位症、女性不孕不育及妇科内分泌性疾病如多囊卵巢综合征的诊断和治疗有丰富的经验。完成腹腔镜相关论文近 10 余篇，参编论著有《实用妇产科》(第 3、4 版)，《妇科内分泌药物治疗手册》等。

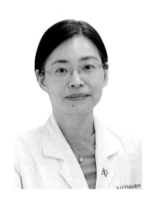

顾蔚蓉　教授

医学博士，主任医师，博士研究生导师。现任复旦大学附属妇产科医院产科副主任，全国围产医学分会青年委员，中国优生科学协会妇幼临床分会委员，中国妇幼保健协会生育保健分会委员，中国妇幼保健协会促进自然分娩分会委员，上海围产医学分会委员兼秘书。研究方向为高危妊娠、胎儿医学，子痫前期的发病机制研究。承担"十三五"国家重点研发项目、国家自然科学基金面上项目、上海市自然科学基金、上海市卫生计生委重点项目等。发表论文30余篇，参编专著5部。

序

人民健康是民族昌盛和国家富强的重要标志。妇幼健康是人民健康最重要的核心成分之一。《"健康中国2030"规划纲要》将提高妇幼健康水平列为加强重点人群健康服务的第一位。妇产科急症因其起病快、病情重、诊断和鉴别诊断困难，处理不当可能危及母儿生命安全，是影响妇幼健康水平的重要因素。并且，由于妇产科急症"急"的特点，接诊多为基层一线医护人员。提高一线医护人员对妇产科急症的认知、判断和处理能力将有效提升妇产科急重症诊疗质量，降低妇女尤其是孕产妇、围产儿病率和死亡率，提升妇幼健康水平。

作为一所三级甲等妇产科专科医院，自1884年建院以来，复旦大学附属妇产科医院（上海市红房子妇产科医院）的医护人员始终秉承着"博爱、崇德、传承、创新"的院训，在妇产科疾病的诊治中精益求精，不断积累、探索、创新。在妇产科急症的诊疗方面，一代又一代红房子人更是秉持着敬畏之心，精心诊治每一例病例，认真总结每一点一滴的经验教训，将学习吸纳的国内外最近研究进展融入临床实践，力争让每一位妇产科急症妇女得到最好的诊疗处理和最佳的预后。

总结传承和创新是医学发展的自然规律，红房子医院基于工作积累，对妇产科急症的诊治进行了认真的总结、分析，并结合临床案例处置评析，凝练成这本《妇产科急症诊治及经典案例点评》。在自省提升的同时，也希望将红房子的经验与妇产科同道分享。让临床一线医护人员对日常工作中随时可能遇到的实际问题，如判断急症病例是否为妇产科来源急症；如何准确判断急症病因；如何通过准确评估决定处理方式等等，做到心中有数，有的放矢。

红房子医院也希望妇产科同道之间通过更多的交流沟通和协作，全面提升我国妇产科急症诊治能力，为提升妇幼健康水平，促进人民健康的最终目标协力前行！

徐丛剑　华克勤　李笑天
复旦大学附属妇产科医院
2018 年 7 月

前言

临床急症起病急，变化快，种类多，涉及内科、外科及妇产科等各范畴，需接诊医师拥有全面知识、系统观念和大局意识，不仅要有内外科基础知识并且能够融会贯通，分清轻重缓急，快速准确作出判断和处理，否则可能延误诊治时机，一旦处理有误，就可能给病人带来不可挽回的后果，常给急诊值班医师带来巨大挑战。

为正确识别各类妇产科急症，快速恰当的处理，使患者转危为安，我们综合整理了红房子医院（复旦大学附属妇产科医院）的诊治经验及体会，组织处于临床一线尤其对妇产科急症处理有丰富经验的优秀青年医师编撰了本书。本书以急诊症状为导向，分类细致阐述各类急症的临床评估、诊断与鉴别诊断、临床处理等，条理清晰，便于阅读，可作为妇产科医师，妇产科规培、专培医师以及妇产科进修医师的实际工作和学习的工具书，常翻常新。全书文字简练、深入浅出，以期为广大临床妇产科医师尤其是基层妇产科医师的妇产科急症处理提供指导及参考。本书荟萃编者们临床急诊经验和实际工作中的见解，故能够开阔临床思维，拓展临床思路，帮助临床医师提高对急症的病理生理特征的认识，从而能够提升整体诊疗效果。

全书内容分为妇科篇与产科篇两大部分。妇科部分涵盖了下腹痛、妊娠相关疾病、阴道大出血、休克、发热及机械性损伤 6 个专题，产科部分包括妊娠期恶心、呕吐、腹痛，妊娠晚期出血及腹痛，胎心胎动异常，妊娠期及产后血小板减少，分娩期并发症及产褥期 6 个专题，所有专题均紧扣临床，主要参考国内外指南及 UpToDate 资料进行细致分析和系统总结，特色在于每个专题介绍后的典型病例，加以专家点评画龙点睛，所有图片及手术视频均来自于临床实践，生动形象，有助于加深印象，提高临床一线人员临床思辨能力。

　　谨以此书作为来自红房子医院的一份礼物献给广大读者，期望这所百年老院扑面的学术气息和丰富的临床经验能对扎根于妇产科事业的所有临床工作者有所帮助。希望本书能够受到读者的欢迎和支持，更希望读者提出本书的不足之处和宝贵建议。本书出版之际，恳切希望广大读者在阅读过程中不吝赐教，欢迎发送邮件至邮箱 renweifuer@pmph.com，或扫描封底二维码，关注"人卫妇产科学"，对我们的工作予以批评指正，以期再版修订时进一步完善，更好地为大家服务。

薛晓红　顾蔚蓉

2018 年 7 月

目录

第二篇　产　科

附：本书视频资源列表

第一篇

妇 科

第一章　下腹痛

第一节　诊断与鉴别诊断

腹痛是最常见的症状之一，造成腹痛的病因十分广泛，包括胃肠道、肝脏、胆囊、生殖系统甚至血管病变和代谢异常都可能引起不同部位不同性质的腹痛，绝大部分造成腹痛的原因都是良性、非急症情况，但也有少数急症危及生命安全（表 1-1、1-2）。如何及时正确地诊断腹痛病因并给予合适的治疗是对急诊医师的挑战。

表 1-1　危及生命的腹痛病因及主要临床特征

危及生命的腹痛病因	主要临床特征
腹主动脉瘤	腹痛、背痛或胁腹痛，破裂引起大量出血和严重不稳定的低血压
肠系膜缺血	突发严重的脐周腹痛，症状严重程度与体格检查往往不符
消化道穿孔	突发严重的弥漫性腹痛
急性肠梗阻	腹部膨隆、恶心呕吐、痉挛性腹痛，无排气
肠扭转	腹痛、恶心呕吐和顽固性便秘
异位妊娠	停经或异常阴道出血，腹痛伴血 / 尿 hCG 阳性
胎盘早剥	中 - 晚期妊娠期间，腹痛或背痛伴子宫收缩，有或无阴道出血
心肌梗死	腹痛伴胸骨后压迫感
脾破裂	外伤史，左 / 中上腹部疼痛

表 1-2　常见腹痛病因

消化系统疾病	·阑尾炎
	·急性胆囊炎
	·胰腺炎
	·憩室病
	·消化性溃疡病
	·嵌顿性疝
	·胃肠炎
	·减肥手术并发症
	·炎症性肠病
	·肝炎
	·自发性细菌性腹膜炎
	·肠易激惹综合征
	·中毒性巨结肠
泌尿生殖系统疾病	·尿路感染
	·肾结石
	·附件扭转
	·卵巢囊肿破裂
	·盆腔炎性疾病
	·输卵管 / 卵巢脓肿
	·Fitz-Hugh Curtis 综合征（盆腔感染性疾病进展为肝周炎）
	·子宫内膜异位症
	·卵巢过度刺激综合征
	·子宫肌瘤变性
	·HELLP 综合征

创伤相关疾病	·迟发性肠穿孔
	·迟发性肝脏、胆囊、泌尿生殖道损伤
	·膈损伤
常见腹外疾病	·糖尿病酮症酸中毒
	·酒精性酮症酸中毒
	·肺炎
	·肺栓塞
	·带状疱疹
其他疾病	·肿瘤
	·药物性/中毒性
	·镰状细胞病
	·中毒性巨结肠
	·肠系膜淋巴结炎
	·传染性单核细胞增多症
	·中毒性休克综合征
	·卟啉症
	·血管性水肿
	·家族性地中海热
	·腹直肌鞘血肿
	·系统性红斑狼疮
	·过敏性紫癜
	·结节性多动脉炎
	·嗜酸性粒细胞肠炎
	·高钙血症
	·嗜铬细胞瘤

由于子宫输卵管位于盆腔内，因此患者多因下腹部疼痛至妇科急诊。本章将针对下腹部疼痛的诊断与鉴别诊断及评估进行讨论。

一、急性下腹痛的可能病因

位于下腹部和盆腔的器官包括子宫、输卵管卵巢、小肠、阑尾、乙状结肠和降结肠、膀胱、输尿管等。这些脏器的病变均可能造成下腹疼痛。另外，需注意来自后腹膜的病变也可能导致下腹疼痛。

（一）生殖系统

1. **附件扭转** 输卵管系膜囊肿、卵巢囊肿 / 肿瘤均可发生蒂扭转，发生扭转的囊肿 / 肿瘤通常中等大小，蒂较长，活动度良好。患者常在活动或排便后突发一侧下腹部绞痛，伴恶心呕吐。

2. **卵巢囊肿破裂** 可在机械撞击后、月经期或自发性出现卵巢囊肿破裂，无症状或表现为单侧下腹疼痛，伴腹膜刺激症状。

3. **肌瘤扭转 / 变性** 蒂较细的浆膜下肌瘤发生扭转也可发生急腹痛。子宫肌瘤变性，尤其是妊娠期间肌瘤红色变性可出现急性腹痛。

4. **输卵管卵巢脓肿** 单侧下腹痛伴肌卫，伴或不伴发热。可有慢性盆腔炎病史或盆腔操作史。妇科检查可及盆腔内附件区囊性占位、压痛明显。

5. **急性盆腔炎** 突发下腹疼痛或继发于慢性盆腔疼痛，伴发热、阴道脓性分泌物。

6. **阴道 / 宫腔积血** 可由于生殖道畸形如处女膜闭锁、阴道横隔、阴道斜隔、宫颈闭锁等，或宫颈、宫腔手术所致宫颈粘连导致经血无法流出。患者表现为周期性下腹痛，但无正常月经来潮。

7. **HELLP 综合征** 妊娠期高血压疾病可因肝脏门静脉周围出血周围坏死，导致肝包膜血肿形成导致右上腹痛，严重时可导致肝破裂危及生命。

（二）泌尿系统

1. **泌尿道感染** 下尿路感染表现为尿频尿急或排尿困难，耻骨上下部位不适。上尿路感染（肾盂肾炎）以腰痛、发热（ > 38℃）、恶心呕吐为临床表现，体检肾区叩痛明显。

2. **肾结石** 肾结石脱落经肾盂进入输尿管时引发症状。疼痛程度可从轻微不适至严重强烈疼痛，常为绞痛，上输尿管或肾盂梗阻以腰痛为主要表现，输尿管下段梗阻疼痛位于下腹部，向同侧会阴放射。70% ~ 90% 病例可出现血尿。CT 是确诊的金标准。

3. **尿潴留** 急性尿潴留也会出现下腹中部胀痛。因膀胱感觉神经为内脏神经，患者多数只感觉腹胀腹痛而无法准确定位，因此妇科手术后尿潴留常易与肠胀气混淆，应注意仔细检查耻骨联合上方有无膨胀的膀胱。

（三）消化系统

1. **阑尾炎** 常见的导致右下腹痛的病因，多以脐周疼痛为初始症状，随后转移至右下腹部。可伴随恶心呕吐等胃肠道症状。妊娠合并阑尾炎也以右下腹痛为主要临床表现。但可因子宫增大导致疼痛部位上移或隐藏于子宫后方而导致症状不明显。

2. **憩室炎** 结肠憩室并发感染所致，合并显微镜下或肉眼可见的憩室穿孔。西方国家人群多发生于左半结肠，表现为左下腹痛。亚洲人群右侧肠憩室更多见，易被误诊为阑尾炎。憩室炎腹痛多持续 > 24 小时，伴恶心呕吐和（或）排便习惯改变，且可能多次发作。

3. **嵌顿性肠疝** 以腹股沟疝最常见，随着腹腔镜手术的开展，切口疝也应引起重视。嵌顿性肠疝可造成剧烈腹痛、腹胀。需外科急诊处理。

4. **胃肠炎** 常见，发热、恶心 / 呕吐和腹泻等胃肠道表现可能较腹痛更为明显。

5. **急性腹膜炎** 肠穿孔、化脓性阑尾炎、自发性细菌性腹膜炎等均可导致急性腹膜炎。表现为弥漫性腹痛，肌卫、压痛、反跳痛，伴感染症状体征，患者多取屈曲位以缓解腹痛。

二、评估

（一）病史

应仔细询问病史了解患者年龄、婚育情况、月经情况、避孕措施、有无内外科病史以及用药情况。并了解腹痛发生急缓、有无诱因，腹痛性质、部位、持续时间等信息。

育龄女性应询问婚育、月经情况，尤其应注意检查鉴别妊娠相关疾病。应注意妊娠期患者有罹患阑尾炎、胆囊炎等常见疾病的风险。还应注意阴道分泌物、排尿情况等。

幼女应注意询问有无阴道异物置入的情况。

青春期女性应关注有无月经初潮，有无体位改变后突发下腹疼痛。

老年人可能罹患重病但症状不典型，如结肠癌、卵巢癌。也可能因为服用激素类药物等掩盖典型症状。

（二）疼痛特征

应精确仔细询问疼痛特征，包括：

（1）发病急缓。

（2）有无诱发或缓解因素（如排便或性生活后发生腹痛，改变体位后腹痛减轻）。

（3）性质（钝痛、绞痛、针刺样疼痛等）。

（4）部位及范围（如腹痛是否局限于右下腹或呈下腹弥漫性疼痛，疼痛部位有无转移），还应注意询问疼痛位于体表还是内脏疼痛。

（5）有无放射（如向会阴部放射或向右肩放射）。

（6）伴发症状（如恶心呕吐、腹泻、阴道出血、血尿等）。

（7）病程持续时间（如持续数小时或数天，有无缓解期或呈进行性加重）。

疼痛部位有助于鉴别病因，一般子宫炎症疼痛多位于下腹正中，背部及肾区疼痛应考虑肾脏输尿管病变。但应注意右下腹痛应鉴别阑尾炎和右输卵管卵巢疾病。左下腹痛除附件病变外，还应注意鉴别乙状结肠病变。疼痛位置和范围可随时间发生变化，典型的阑尾炎以转移性右下腹痛为特征。附件蒂扭转如未解除导致组织缺血坏死时腹痛范围可随时间推移逐渐增大伴肿块张力进行性增高。

疼痛的起始急缓和剧烈程度可为判断疾病严重程度提供线索。突发剧烈腹痛提示出血、肿瘤破裂、扭转等情况。开始较轻以后逐渐加重的疼痛提示炎症可能。

疼痛加重或缓解因素也有助于鉴别诊断，弯腰后疼痛有所减轻者可能为腹膜炎，体位改变后腹痛症状加重或缓解者可能为肿瘤蒂扭转。

腹痛性质在不同疾病有所区别，如肠梗阻以腹部胀痛为主，扭转为绞痛，急性盆腔炎为针刺样疼痛。

伴随症状同样有助于鉴别诊断。绞痛伴恶心呕吐的常见原因为肿瘤扭转，先发生腹痛再出现恶心呕吐没有排气者可能为肠梗阻。腹痛伴失血性休克表现的应考虑异位妊娠、肿瘤或脏器破裂出血。

（三）体格检查

1. **生命体征** 应首先评估患者生命体征，如有生命体征不稳定的情况，应立即予以相应处理。

2. **视诊** 应进行视诊评估患者一般状况，如存在恶病质表现，应考虑恶性肿瘤性疼痛可能。患者坐卧不安、痛苦面容可能为输尿管结石表现。屈曲体位不能平躺提示腹膜炎症。

3. **腹部触诊** 有助识别腹痛部位、程度，有无腹膜刺激症状（肌卫、压痛、反跳痛），以及有无腹部肿块。如扪及下腹肿块伴张力增高、压痛，疼痛以肿块根部最为明显时应高度怀疑肿瘤蒂扭转。

腰大肌征、闭孔征和 Rovsing 征有助于急性阑尾炎诊断。嘱患者左侧卧位，并使其右髋被动向后拉伸，如引出腹痛，为腰大肌征阳性，可能见于盲肠后位阑尾的患者。骨盆位阑尾的患者可能闭孔征阳性。表现为医师内旋患者屈曲的右腿时引起疼痛。Rovsing 征阳性指触诊左下腹时引出右下腹疼痛。

4. **听诊** 应注意有无肠鸣音。

5. **妇科检查** 应注意子宫及双侧附件有无压痛、包块。如宫颈举痛阳性提示存在腹膜刺激。单侧附件区肿块边界不清伴压痛和腹膜刺激症状者应考虑急性附件炎症。应同时进行三合诊判断有无直肠或直肠阴道隔占位。

（四）辅助检查

1. **实验室检查** 除常规生化检查、血尿常规外，对育龄妇女应进行尿妊娠试验或血清 hCG 检测。应当注意的是，在急性失血的患者，由于短期内血液浓缩，血常规检查可能暂时看不到血红蛋白降低，切不可麻痹大意，应根据患者生命体征、体格检查及辅助超声检查判断有无大量失血的情况存在。

2. **超声检查** 可判断生殖器官有无异常，有无附件肿瘤、输卵管异常增粗及盆腔内游离液体。

3. **腹部 X 线平片** 适用于怀疑肠梗阻或肠穿孔患者。肠梗阻可见肠胀气及肠腔内液平，肠穿孔者可见膈下游离气体。

4. **CT** 对输尿管结石、肠道疾病，如急性阑尾炎有较高诊断价值。

三、导致腹痛常见妇科疾病的鉴别诊断

（一）卵巢囊肿破裂

对于急性下腹痛的患者应注意到卵巢囊肿破裂的可能性，患者有卵巢囊肿病史，突发下腹疼痛，体格检查可扪及下腹压痛，甚至可能并发腹膜炎体征，原有囊肿可能消失。若卵巢囊肿未完全破裂时双合诊可扪及附件区囊块。超声检查囊肿可消失，取而代之的是盆腔积液。

（二）卵巢囊肿蒂扭转

卵巢囊肿蒂扭转的典型临床表现是急性下腹痛和盆腔肿块，其下腹痛程度较重，约 40% 患者合并恶心呕吐等胃肠道症状，但在囊肿破裂患者少见。

体格检查时囊肿蒂部压痛明显，典型患者可扪及张力较高的盆块。影像学检查尤其是超声多普勒检查有助于区别这两种疾病。

（三）异位妊娠破裂

异位妊娠破裂的临床表现及超声检查特征与卵巢囊肿破裂相似。对于急性腹痛或异常阴道出血的患者，若妊娠试验阳性则需考虑妊娠相关疾病。超声未探及宫内妊娠，则强烈提示异位妊娠可能，若探及宫内妊娠，则需考虑盆腔疼痛和腹腔积液可能是由卵巢囊肿破裂（如黄体囊肿）或宫内宫外同时妊娠引起。

（四）子宫腺肌症

患者有经期腹痛病史，多于经期或经后出现下腹子宫部位胀痛，合并感染时可出现发热。妇科检查子宫可增大，质硬，轻压痛。超声检查提示子宫腺肌症。

（五）子宫肌瘤变性

子宫肌瘤变性尤其是红色变性时也会引起急性腹痛。还可能伴发低热、子宫压痛及白细胞增高等。对该疾病抗感染治疗常有效。影像学检查有助于区别子宫肌瘤变性和卵巢囊肿破裂。

（六）急性盆腔炎

下腹痛为急性盆腔炎患者的典型临床表现，尤其是盆腔脓肿的患者亦可扪及盆块，超声检查可见盆腔积液，应注意与卵巢囊肿破裂鉴别。但与卵巢囊肿破裂相比，急性盆腔炎引起的疼痛多为逐渐发生，且疼痛常为双侧而非单侧，发热更为常见，血常规检查常见明显的白细胞增高及中性粒细胞偏高。

（七）卵巢过度刺激综合征（OHSS）

为促排卵治疗后的医源性并发症，临床表现为腹胀、腹痛、少尿等，严重者可出现呼吸困难、血栓形成等，超声检查特征为卵巢明显增大及盆腹腔积液，血常规检查可见血细胞比容增高、白细胞上升等血液浓缩表现。偶可伴有卵巢囊肿破裂或蒂扭转。

（八）宫颈粘连

多发生于宫颈或宫腔手术后，患者出现周期性下腹疼痛但无月经来潮，检查宫颈闭锁，子宫增大压痛，超声检查提示宫腔积液。

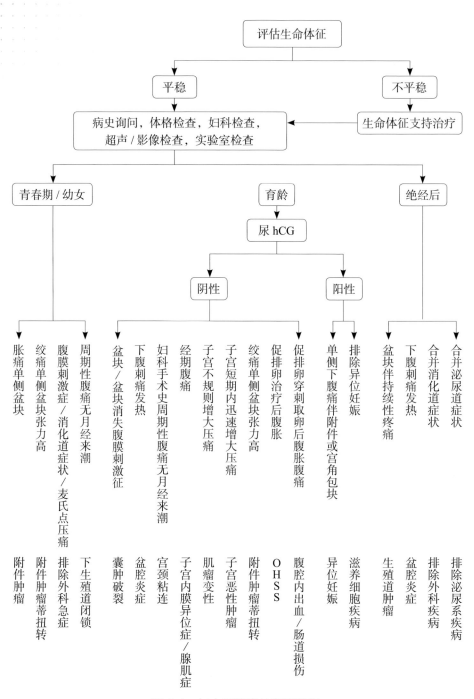

图 1-1　妇女下腹痛诊断流程图

（九）生殖道畸形

青少年梗阻性生殖道畸形如处女膜闭锁、阴道斜隔及宫颈闭锁等，可见周期性下腹痛但无月经来潮。详细妇科检查及超声检查可助诊断。磁共振多可清晰显示畸形情况。

（十）妇科手术后并发症

妇科手术后短期内出现下腹痛应根据术式、术中具体情况进行判断，排除感染、血肿、肠梗阻、肠道损伤穿孔、输尿管梗阻等情况。

（陈晓军）

第二节 卵巢囊肿破裂

【概述】卵巢囊肿破裂为第三位妇科急腹症，占 4%～7%，常以急性腹痛为首发症状，其中黄体囊肿破裂最为常见，占 60% 以上，其次为子宫内膜异位囊肿、卵泡囊肿、黏液性囊腺瘤及卵巢畸胎瘤等良性囊肿破裂，少部分可能为卵巢恶性肿瘤如卵巢浆液性囊腺癌、卵巢透明细胞癌等破裂。

【临床表现】临床症状常为突发单侧下腹疼痛，多发生于剧烈体力活动如性生活后。偶伴少量阴道出血。

黄体囊肿破裂最为常见，常发生于月经后半周期，伴腹腔积血的进行性增加会出现眩晕或晕厥等低血容量性表现。

卵巢良性囊肿（如子宫内膜异位囊肿或卵巢畸胎瘤）破裂发病时间与月经周期无关，由于囊液对腹膜的刺激，腹痛明显剧烈，常出现明显腹膜刺激征，甚至可能并发化学性腹膜炎，常不伴低血容量的征象。

【体格检查】最主要的体征是腹膜刺激征，即腹部肌紧张、压痛及反跳痛，反跳痛常比压痛更明显。卵巢畸胎瘤破裂时囊液刺激腹膜还可产生腹膜炎，引起肌卫甚至板状腹。常伴中度腹胀及肠鸣音减弱。妇科检查可扪及张力不高或界限不清的肿块。并发感染时可出现发热和血白细胞的升高。黄体囊肿破裂伴活动性出血时可出现低血压、心动过速等体征，甚至发生低血容量性休克。

【辅助检查】

1. **血或尿妊娠试验** 若患者有性生活史，必须检测血或尿妊娠试验以除外异位妊娠。

2. **超声检查** 超声检查发现盆腔肿块和盆腔积液常提示卵巢囊肿破裂，但不具备诊断性。若为既往有卵巢囊肿病史记录，则可发现既往卵巢囊肿消失伴盆腔积液。

3. **血常规** 卵巢囊肿破裂伴活动性出血时，可出现血红蛋白及血细胞比容进行性下降。囊肿破裂患者白细胞计数通常正常或仅轻度升高，若白细胞明显增高伴中性粒细胞百分比上升，则需考虑并发感染，可进行血液、尿液及宫颈分泌物培养。

4. **后穹隆穿刺** 可通过后穹隆穿刺术来确诊积液的性质。

5. **肿瘤标志物检测** 检测 CA125 或 CA199 等肿瘤标志物并非必需，因为无论是腹腔积血还是囊液对腹膜造成刺激，都会使这些标志物水平升高，且在许多良性疾病这些标志物水平也会升高。

【患者评估】

患者常因急性突发单侧下腹痛急诊就诊，应对患者进行详细快速评估。

1. **病史评估**

（1）患者既往有无卵巢囊肿病史？若有，则考虑可能为囊肿破裂或蒂扭转；若无，则需考虑生理性囊肿可能，未经发现的病理性囊肿亦不能除外。

（2）患者有无停经史？若有停经史，则需行血尿妊娠试验检测，除外妊娠相关疾病；若无停经史则需考虑其他原因的急性腹痛，如急性盆腔炎、卵巢囊肿破裂或蒂扭转可能。

（3）患者本次急性腹痛发作发生于月经周期何时？若发生于月经后半周期，则功能性囊肿如黄体囊肿破裂可能性较大。

（4）患者本次腹痛发作有无诱因？如发生于剧烈活动如性生活后，则囊肿破裂可能性大；如发生于体位突然改变后，则囊肿蒂扭转可能性较大。

（5）患者本次急性腹痛发作有无合并发热？有无合并恶心、呕吐等胃肠道症状？如合并发热，则囊肿合并感染甚至盆腔脓肿可能性大；若伴随恶心呕吐等症状，卵巢囊肿蒂扭转可能性更大。

（6）本次腹痛具体情况如何？如为突发性锐痛后自行缓解，应考虑卵巢黄体囊肿破裂可能；若为钝性痛伴发热，卵巢囊肿伴感染可能性大；若为突发剧烈持续性伴肌紧张甚至板状腹，应考虑卵巢囊肿破裂，尤其是卵巢畸胎瘤破裂可能。

2. **体征评估** 仔细分析病史后，应进行体征的评估：

（1）患者生命体征是否平稳？若患者生命体征不平稳，出现血压进行性下降和（或）心率进行性加快，应考虑内出血性休克可能，应立即开通静脉通路，尽快完善检查，做好手术准备。

（2）有无腹膜刺激征？若无反跳痛，压痛尤其是局部压痛明显，则应考虑卵巢囊肿蒂扭转可能性；若反跳痛明显，则应考虑卵巢囊肿破裂可能性；若肌卫增加，甚至板状腹，则应考虑卵巢畸胎瘤破裂可能。

（3）妇科检查是否可扪及盆块？张力如何？若妇科检查盆腔内可及张力

较高肿块，则需考虑卵巢囊肿蒂扭转可能，若可扪及张力较低盆块伴盆腔积液，要考虑卵巢囊肿破裂可能。若妇科检查未扪及盆腔肿块，伴盆腔积液，仍需考虑卵巢囊肿破裂可能。

3. **辅助检查**　对患者进行初步评估后，为明确诊断应进行以下辅助检查：

（1）血或尿妊娠试验结果如何？

若为阳性，需考虑妊娠相关疾病如异位妊娠可能性，或是妊娠黄体伴破裂可能。

（2）血常规有无提示血红蛋白下降和（或）白细胞升高？

若动态随访血常规提示血红蛋白进行性下降，提示可能有活跃性内出血可能，必要时需手术止血。若出现白细胞升高，需考虑卵巢囊肿合并感染，甚至盆腔脓肿可能。

（3）B超检查是否能提示盆块及盆腔积液？

有无盆块突然消失伴盆腔积液？若发病前已确诊罹患卵巢囊肿，本次B超检查未见盆块但见到盆腔积液，需考虑卵巢囊肿破裂可能。

（4）有无肿瘤标志物如CA125等的异常？

若发病前有卵巢囊肿史，伴肿瘤标志物异常升高，需考虑卵巢内膜样囊肿破裂或卵巢恶性肿瘤破裂的可能。

【诊断与鉴别诊断】

对于急性下腹痛的患者应注意卵巢囊肿破裂的可能性，体格检查可扪及下腹压痛、反跳痛，双合诊可扪及界限不清的肿块。对于怀疑发生卵巢囊肿破裂的患者必须进行评估，一方面需排除异位妊娠破裂的诊断，另一方面需确定患者卵巢囊肿破裂是否伴有活跃性内出血，是否需要急诊手术治疗等。至于囊肿是生理性还是病理性的，需通过随访或手术病理检查明确诊断。急诊情况下，通过病史分析与体格检查，结合妊娠试验、超声检查及血常规检查等可初步确定卵巢囊肿破裂的诊断。

当患者出现急性腹痛时，如超声提示盆腔积液，需考虑卵巢囊肿破裂的可能性。此时，应与以下疾病鉴别：

1. **异位妊娠破裂**　异位妊娠破裂的临床表现及超声检查特征与卵巢囊肿破裂相似。对于急性腹痛或异常阴道出血的患者，若妊娠试验阳性则需考虑妊娠相关疾病。超声未探及宫内妊娠，则强烈提示异位妊娠可能，若探及宫内妊娠，则需考虑盆腔疼痛和腹腔积液可能是由卵巢囊肿破裂（如黄体囊肿）或宫内宫外同时妊娠引起。

2. **卵巢囊肿蒂扭转**　卵巢囊肿蒂扭转的典型临床表现是急性下腹痛和盆腔肿块，其下腹痛程度较重，约40%患者合并恶性呕吐等胃肠道症状，而囊肿破裂患者少见。查体时囊肿蒂部压痛明显，典型患者可扪及张力较高的盆块，特征性地伴有局部压痛点，但常无反跳痛，这是与卵巢囊肿破裂的主要鉴别点。影像学检查尤其是彩色多普勒超声检查有助于鉴别。

3. 子宫肌瘤变性 子宫肌瘤变性尤其是红色变性时也会引起急性腹痛。还可能伴发低热、子宫压痛及白细胞增高等。抗感染治疗常有效。影像学检查有助于区别子宫肌瘤变性和卵巢囊肿破裂。

4. 急性盆腔炎 下腹痛为急性盆腔炎患者的典型临床表现，尤其是盆腔脓肿的患者亦可扪及盆块，超声检查可见盆腔积液，应注意与卵巢囊肿破裂鉴别。但与卵巢囊肿破裂相比，急性盆腔炎引起的疼痛多为逐渐发生，且疼痛常为双侧而非单侧，发热更为常见，血常规检查常见明显的白细胞增高及中性粒细胞偏高。

5. 生殖道畸形 青少年梗阻性生殖道畸形如处女膜闭锁、阴道斜隔及宫颈闭锁等，可见周期性下腹痛或子宫积血导致的盆腔肿块。

6. 卵巢过度刺激综合征（OHSS） 为促排卵治疗后的医源性并发症，临床表现为腹胀、腹痛、少尿等，严重者可出现呼吸困难、血栓形成等，超声检查特征为卵巢明显增大及盆腹腔积液，血常规检查可见血细胞比容增高、白细胞上升等血液浓缩表现。偶可伴有卵巢囊肿破裂或蒂扭转。

【临床处理】

应仔细分析患者病情，及时决定是否需手术治疗。

1. 生理性囊肿破裂 如卵泡囊肿、黄素化囊肿及黄体囊肿等的破裂，常发生于排卵期或黄体期，患者既往检查未见卵巢囊肿。如患者无低血压、心动过速及急腹症的征象，随访血常规血红蛋白无进行性下降，超声检查盆腹腔积液无进行性增多，可予期待治疗，密切注意病情变化，非出血性囊肿液体常在24小时内吸收，出血性囊肿可酌情给予静脉补液、止血治疗。若出现血流动力学不稳定、血红蛋白进行性下降或超声见盆腹腔积液进行性增多，则需手术治疗，术中反复抽吸和清洗盆腹腔，剥除囊肿后彻底止血。

2. 良性卵巢囊肿破裂 如子宫内膜异位囊肿、卵巢畸胎瘤的破裂，由于囊液对腹膜的刺激，尤其是卵巢畸胎瘤的破裂常引起患者剧烈腹痛甚至发生化学性腹膜炎，常需急诊手术，手术操作包括抽吸溢出的卵巢囊肿内容物，完整剥除囊肿并进行冷冻病理诊断，确定为良性囊肿则根据患者年龄、生育要求等综合考虑决定是否保留卵巢。

3. 恶性卵巢肿瘤破裂 如怀疑为恶性卵巢肿瘤破裂，若患者血流动力学稳定、无腹膜炎征象，则在完善肠道准备后限期手术治疗，反之，则需急诊手术。术中评估患者盆腹腔情况，彻底抽吸囊液后，取部分肿瘤组织送冷冻病理检查，证实为恶性肿瘤后尽量对患者进行完整的卵巢肿瘤分期手术，术中需注意无瘤原则，尽量达到满意的瘤体减灭。

【病例介绍】

病例一 | 卵巢黄体囊肿破裂

患者，女性，23岁，因"停经40天，同房后下腹痛半天"于2015年9月13日急诊入院。

生育史 0-0-0-0。

现病史 患者既往月经尚规则，末次月经2015年8月4日。9月8日自测尿hCG（＋），孕期未见异常。9月13日下午14:30同房后出现急性下腹疼痛，伴干呕、冷汗，15分钟后腹痛明显缓解。伴肛门坠胀感，无发热，伴恶心无呕吐，无阴道流血。饮食可，小便可。

既往史 既往未见异常。

体格检查 生命体征平稳。无贫血貌，腹部无明显膨隆，未扪及肿块，右下腹压痛，无反跳痛，无移动性浊音。妇科检查：外阴已婚式，阴道畅，宫颈轻糜，举痛不明显，子宫前位，饱满，右附件区增厚感明显，轻压痛，无反跳痛，左附件区未及肿块，无压痛及反跳痛。

辅助检查 血常规：Hb 139g/L，白细胞及中性粒细胞正常范围内。尿hCG（＋），B超检查示：子宫大小53mm×53mm×43mm，内膜呈两团至宫腔中段，左侧宫腔内见胚囊大小7mm×8mm×6mm，内隐见卵黄囊，胚囊偏向左侧宫角，距浆膜面5mm，右卵巢44mm×35mm×30mm，内见不规则无回声区30mm×22mm×24mm，彩色血流半环状。左卵巢大小形态回声正常。后陷凹积液13mm，前陷凹积液45mm。

初步诊断 ①腹痛待查：卵巢黄体囊肿破裂；②宫内早孕。

治疗措施

1. 完善肝肾功能、血肿瘤标志物等相关检查，监测生命体征，密切注意腹痛及阴道流血情况。

2. 随访B超检查，盆腔积液无明显增加。

3. 随访血常规，血红蛋白无下降。

4. 观察3天后予以出院。

专家点评 该患者为育龄女性，有停经史，尿hCG（＋），结合超声所见考虑为宫内早孕。患者急性腹痛发生于早孕期，性生活之后，结合病史首先考虑为妊娠黄体囊肿破裂。还需注意异位妊娠破裂可能，超声宫内可见胚囊，但还需注意与宫内合并宫外妊娠鉴别。此外，妊娠合并急性阑尾炎也需考虑鉴别，但两者发病诱因明显不同。临床处理上黄体囊肿破裂若无明显腹膜炎体征，血流动力学稳定以保守观察为主，可予止血、补液治疗。该患者随访血红蛋白无明显下降、超声盆腔积液未见增加，由于有继续妊娠要求，暂不予药物治疗，仅保守观察。处理得当，避免了过度治疗。

病例二 | 卵巢内膜样囊肿破裂

患者，女性，28岁，未婚，有性生活史。因"急性下腹痛6天"而急诊入院。

生育史 0-0-0-0。

现病史 患者平素月经规则，有重度痛经。既往未行妇科检查。末次月经：2015-7-24。2015-7-23夜间突发下腹痛，持续性胀痛，无法直立，自觉小便胀，解不尽，持续2天仍无缓解。曾在外院就诊，测体温38℃，查血常规示：Hb 111g/L，WBC $12.09×10^9/L$，中性粒细胞75%。在外院予头孢呋辛静脉消炎补液治疗6天后腹痛略缓解，B超检查示右附件区见58mm×70mm实质性不均质回声团块，周边见血流信号。考虑疗效不佳，转入院就诊。起病来，精神差，二便正常。

既往史 既往未见异常。

体格检查 T 37.4℃，P 86次/分，BP 100/60mmHg，无贫血貌，腹平，肌紧张（±），右下腹压痛（+），反跳痛（+）。移动性浊音阴性。妇科检查：宫颈：轻糜，无举痛；宫体：前位，正常大小，轻压痛，反跳痛+；右侧附件区似可扪及大小约8cm大小肿块，压痛++，反跳痛+++。

辅助检查 B超检查示右侧囊性为主混合块，符合出血可能，右侧回声紊乱区75mm×75mm×54mm，周围积液32mm。血肿瘤标志物：CA125 428.7U/ml，CA199 145.79U/ml，余正常范围内。血常规：Hb 125g/L，WBC $9.87×10^9/L$，N 65%。尿hCG（-）。

初步诊断 腹痛待查：卵巢内膜样囊肿破裂？

治疗措施

1. 完善术前检查及准备。

2. 入院次日行腹腔镜检查术（图1-2）。

3. 术中见子宫前位，大小形态均正常，右卵巢囊性增大，约7cm大小，周围可见陈旧性巧克力样液体，右输卵管及左附件外观未见异常。盆腔积液约50ml。

4. 抽吸囊液，冲洗盆腹腔后，剥除左卵巢囊肿，冷冻病理检查提示为（左侧卵巢）内膜样囊肿。术后病理与冷冻病理相符（图1-3）。

5. 给予口服避孕药预防卵巢内膜样囊肿术后复发。

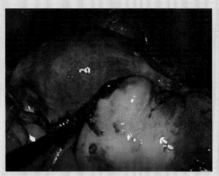 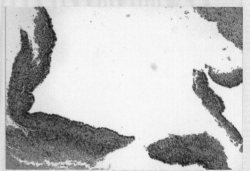

图1-2　右卵巢内膜样囊肿破裂　　　图1-3　卵巢内膜样囊肿 HE（×100 倍）

专家点评　该患者为育龄期女性，平素有痛经史。急性突发下腹痛，但无停经史，尿 hCG（－），异位妊娠破裂基本可排除。患者低热，白细胞略升高，抗炎补液治疗后腹痛缓解不明显，急性盆腔炎可能性不大。患者以急性下腹痛为首发症状，应注意与卵巢囊肿蒂扭转鉴别。卵巢囊肿蒂扭转患者发病前常有卵巢囊肿病史，发病时间与月经周期无关，腹痛程度常更为剧烈且有进行性加重趋势，当囊肿为不全扭转或自行复位时腹痛可自行缓解，40% 左右患者常合并恶心、呕吐等胃肠道症状。妇科检查常可扪及盆腔张力较高盆块，蒂部压痛明显，甚至拒按，亦可合并反跳痛，但腹膜炎体征常不明显。B 超检查可见盆腔肿块，扭转卵巢的局部血流缺失是其特征性改变，盆腔积液不明显，常需急诊手术。结合本例患者，腹痛呈自限性，无明显加重，妇科检查扪及盆块张力不高，无明显蒂部等局部压痛，主要表现为囊液刺激所致腹膜炎体征，结合超声见盆腔明显积液，不支持该诊断。该患者临床诊断首先考虑卵巢囊肿破裂，结合患者腹膜炎体征明显，外院抗感染治疗效果欠佳，肿瘤标志物明显升高，既往有痛经史，考虑内膜样囊肿破裂囊液刺激腹膜所致，但不能完全排除卵巢恶性肿瘤破裂引起的腹痛，故完善术前准备后尽快行腔镜手术，术中所见以及冷冻病理检查证实为内膜样囊肿破裂，充分冲洗后彻底剥除囊肿，术后病理亦证实之前判断，处理及时合理。卵巢内膜样囊肿剥除术后较易复发问题，5 年内复发率可达 30% ～ 50%，可给予 GnRH 制剂或口服避孕药预防复发。

右卵巢囊肿剥除术（右卵巢内膜样囊肿破裂）视频请见视频1。

 视频1　右卵巢囊肿剥除术（右卵巢内膜样囊肿破裂）

（罗雪珍）

第三节　附件扭转

【概述】附件扭转为妇科常见的急腹症，其中卵巢扭转最为常见，即卵巢在其支持韧带上发生的完全或部分扭转，常导致其血液供应受阻。输卵管常随卵巢一起发生扭转，称为附件扭转。少数情况下也可出现输卵管扭转尤其在合并输卵管系膜囊肿情况下而卵巢未受累及。

卵巢扭转患者中86%～95%伴有卵巢肿块，通常称为卵巢囊肿蒂扭转，好发于中等大、活动度良好、重心偏于一侧的肿瘤（如畸胎瘤），约占卵巢肿瘤患者的10%。常在突然改变体位时，妊娠期和产褥期子宫大小、位置改变时发生。卵巢囊肿蒂扭转的蒂由骨盆漏斗韧带、卵巢固有韧带和输卵管组成。发生急性扭转后静脉回流受阻，卵巢肿瘤内极度充血或血管破裂瘤内出血，致使瘤体迅速增大，后因动脉血流受阻，肿瘤发生坏死变为深黑色，可破裂和继发感染。

单独的输卵管扭转可能发生于输卵管中段，也可能围绕输卵管支持韧带发生，或发生输卵管旁囊肿或卵巢冠囊肿的扭转。未被识别的输卵管扭转将会导致输卵管功能丧失，并可导致输卵管积水或坏死，最终受损组织被吸收。

【临床表现】最常见的症状为急性下腹痛及下腹肿块，此外常伴恶心和呕吐、发热，偶有阴道流血。患者多有附件肿块病史和近期的剧烈活动史。

1. **下腹痛**　最为常见，常为突然发作，程度中至重度，性质为锐痛、刺痛、腹绞痛或痉挛痛，并可辐射至侧腹、背部或腹股沟。当扭转的附件自行复位时可伴疼痛缓解。

2. **附件肿块**　大多数患者可出现附件肿块。肿块通常为卵巢囊肿或肿瘤，也可能是增大的卵巢（如OHSS和PCOS）。若肿块的直径≥5cm，发生扭转的可能性更大。

3. **恶心和呕吐** 附件扭转的患者常有阵发性恶心，伴或不伴呕吐，常与下腹痛的发作同时发生。

4. **发热** 部分患者可出现发热，通常为低热。发热可能是附件坏死的标志，尤其在白细胞增多的情况下。

【体格检查】最常见的体征是下腹部压痛拒按，尤其蒂部压痛明显，也可呈弥散性，常无反跳痛。常可触及有张力的盆腔肿块。继发囊肿破裂时，还可产生腹膜炎，引起腹肌紧张伴压痛、反跳痛等腹膜刺激征的表现。部分扭转患者会出现低热，此为并发感染所致。部分患者可出现心率轻微加快或血压轻微升高，常与重度下腹痛有关。

【辅助检查】

1. **血或尿妊娠试验** 若患者有性生活史，则必须检测血或尿妊娠试验以除外异位妊娠，以及了解是否为妊娠合并卵巢扭转。

2. **超声检查** 对于疑似附件扭转患者，超声检查是首选的影像学检查。常表现为：与对侧卵巢相比大且圆的卵巢、卵巢位置异常（正常情况下，卵巢位于子宫旁侧，但在扭转时，可位于子宫前方）、卵巢肿块以及与肿块相关的压痛和卵巢血流异常，超声特征性表现为卵巢肿块伴有血供的缺失，仔细检查甚至可发现扭转的蒂部。当继发卵巢或卵巢囊肿破裂时，可有卵巢周围或后穹隆内的游离液体。

3. **血常规** 在极少数卵巢扭转的病例中，出血可能导致贫血，附件坏死可能导致感染伴白细胞增多。但不具特异性，对确诊扭转没有帮助。

4. **肿瘤标志物检测** 如果存在附件肿块且怀疑恶性疾病，则应检测血清肿瘤标志物。但 CA125 或 CA199 等肿瘤标志物可能在腹腔积血或囊液对腹膜刺激后升高，且在许多良性疾病这些标志物水平也会升高。

【患者评估】 见卵巢囊肿破裂章节。

【诊断与鉴别诊断】附件扭转的确诊方法是术中所见。根据临床诊断（结合症状、体征和辅助检查结果）作出是否立即进行手术的决定。其他如恶心、发热和检查时盆腔压痛也可进一步支持诊断。

鉴别诊断：

1. **异位妊娠** 可有急性下腹痛和附件肿块，血 hCG 阴性可排除异位妊娠。另外，异位妊娠常伴有阴道出血，而扭转通常不会。

2. **卵巢囊肿破裂** 囊肿破裂的典型病史是月经周期中期突然发作盆腔痛，通常在性交后或剧烈活动后。体征为腹膜刺激征，下腹压痛、反跳痛明显，超声检查常发现明显盆腔积液。

3. **输卵管卵巢脓肿** 病程隐匿，常引起发热，脓肿的特征性超声所见为一个复杂的多腔性肿块，这在扭转中通常不会发现。

4. 急性阑尾炎 是盆腔痛、恶心和发热的另一病因，可能难以与附件扭转相鉴别。目前，这两种疾病是通过患者的症状、对疼痛进行定位的体格检查和有无特征性影像学检查结果来鉴别的。

【临床处理】

1. 手术治疗 附件扭转一经诊断，应尽快行手术治疗，迅速进行评估以保留卵巢功能和防止其他不良影响（例如，出血、腹膜炎和粘连形成）。目前认为，对于有活性的卵巢可保留全部或部分的卵巢组织和功能。关键在于评估卵巢活性以及尽快行扭转矫正术。

2. 评估卵巢的活性 目前尚无评估卵巢活性的确切方法，主要采用肉眼观察，变黑变大的卵巢很可能有血管和淋巴管堵塞，并可能有出血性病变。

3. 卵巢有活性的绝经前患者 推荐行扭转矫正术并保留卵巢。若存在良性囊肿，建议行卵巢囊肿剥除术。怀疑卵巢恶性肿瘤的患者需要行输卵管卵巢切除术。扭转矫正术包括松解扭转的卵巢和任何其他发生扭转的结构。扭转矫正术术后最大风险为感染及血栓脱落。术后护理和指导应着重观察腹膜炎或脓毒症的征象，还必须密切注意血栓相关征象。

4. 卵巢坏死、疑似恶性的患者或绝经后患者 术中评估时卵巢明显坏死（外观呈黑色）的患者（图1-4）应行附件切除术。若怀疑卵巢癌或输卵管癌，需要行输卵管卵巢切除术，术中根据冷冻病理检查结果，决定手术范围。

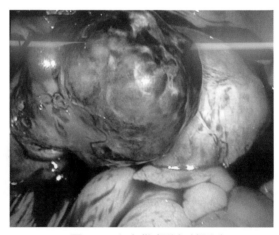

图1-4 左卵巢囊肿扭转图片

【病例介绍】

卵巢囊肿蒂扭转

患者，女性，14岁，因"反复运动后下腹痛3个月，检查发现盆腔包块1个月，复发疼痛3小时"入院。

生育史 0-0-0-0。

现病史 患者平素月经不规律，12岁初潮，6～7/40～50天，量中，轻度痛经。末次月经：2015-9-2。2015年7月15日剧烈运动后自觉突发下腹绞痛，就诊于当地医院，考虑"便秘"，予润肠通便后症状缓解；8月10日跑步后再次出现下腹疼痛，持续4天后外院予654-2解痉治疗后疼痛逐渐减轻；9月8日（入院前3小时）运动后再次出现腹痛，外院MRI提示：左侧附件区占位，大小6cm左右。为进一步诊疗来院，急诊B超提示：左侧附件区混合块，57mm×56mm×56mm，内见强回声21mm×20mm×20mm，卵巢畸胎瘤可能，无盆腔积液。起病来，精神可，二便基本正常。

既往史 既往未见异常。

体格检查 T 37℃，P 80次/分，R 20次/分，BP 96/60mmHg，无贫血貌，腹平，肌紧张（-），左下腹压痛（-），反跳痛（-）。移动性浊音阴性。妇科检查：外阴：未婚，阴道、宫颈：未婚未查；宫体：肛查：前位，正常大小，无压痛及反跳痛；左侧附件区似可扪及大小约6cm大小肿块，基底部有明显压痛点，反跳痛不明显，右附件区未及明显异常。

辅助检查 B超检查示左侧附件区混合块，57mm×56mm×56mm，内见强回声21mm×20mm×20mm，卵巢畸胎瘤可能，无盆腔积液。血常规：Hb 136g/L，WBC $4.91×10^9$/L，N 43%。尿hCG（-）。

初步诊断 腹痛待查：左侧卵巢畸胎瘤扭转？

治疗措施

1. 完善术前检查及准备。

2. 入院后行急诊腹腔镜探查术。

3. 术中见盆腔少量积血，约50ml，子宫前位，大小约3cm×4cm×5cm。右卵巢大小3cm×3cm×2cm，外观及形态规则，右输卵管外观及形态正常。左输卵管、骨盆漏斗韧带及卵巢固有韧带完全扭转，输卵管形态基本正常，色泽红润，左卵巢大小6cm×6cm×5cm，形态完整，表面大部分呈蓝紫色坏死表现，卵巢门附近少量近正常卵巢组织，左卵巢内有一囊实性肿物，边界欠清。

4. 行左卵巢囊肿复位矫正术，剥除左卵巢囊肿及部分坏死卵巢组织，术后病理检查提示为：（左卵巢囊肿）囊性成熟性畸胎瘤伴出血及梗死（图1-5）。

5. 术后予低分子量肝素钙注射液（速碧林）预防血栓治疗，补液支持对症治疗，术后恢复好，予出院。

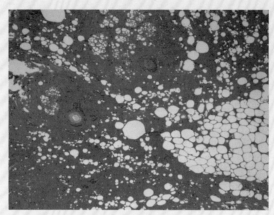

图1-5 囊性成熟性畸胎瘤伴出血及梗死 HE（×100倍）

专家点评

该患者为青春期女孩，有反复急性突发剧烈运动后下腹痛史，但无停经史，否认性生活史，异位妊娠破裂基本可排除。患者体温及白细胞正常，急性盆腔炎可能性不大。润肠通便及解痉治疗后腹痛缓解，但未治愈，消化系统病变排除。患者以急性下腹痛为首发症状，应注意与卵巢囊肿破裂鉴别。卵巢囊肿破裂患者最主要的体征是明显的腹部压痛，囊液刺激腹膜还可产生腹膜炎，引起腹肌紧张伴反跳痛，这在良性畸胎瘤破裂中尤为明显。某些情况下，卵巢囊肿破裂时（尤其见于子宫内膜异位囊肿），妇科检查常亦可扪及张力不高盆块。若并发感染时可出现发热和血白细胞的升高。黄体囊肿破裂存在活动性出血时可出现低血压、心动过速等体征，甚至发生低血容量性休克。结合本例患者，剧烈运动后突发下腹痛，超声提示左侧附件区肿块，未见盆腔明显积液，不支持卵巢囊肿破裂的诊断。该患者临床诊断首先考虑卵巢囊肿蒂扭转，根据病史可能3个月前即有扭转，但可能自行复位，故反复发作。完善术前准备后尽快行手术，术中所见证实为卵巢囊肿蒂扭转，患者年幼，卵巢尚有活力，外观有部分正常卵巢组织存在，故予扭转复位矫正术及卵巢囊肿剥除术，术中同时清除坏死部分卵巢组织，术中病理亦证实之前判断，处理及时合理。术后为预防复位造成血栓脱落而继发的血栓，予低分子量肝素钙注射液（速碧林）抗凝治疗。

左输卵管切除术（左输卵管系膜囊肿扭转）视频请见视频 2。

 视频 2　左输卵管切除术（左输卵管系膜囊肿扭转）

（宁程程　罗雪珍）

第四节　子宫腺肌病

【概述】子宫腺肌病（adenomyosis）是引起明显经期下腹痛的常见良性疾病。可分为弥漫型与局限型两种类型，弥漫型的子宫多呈均匀性增大，球形，一般不超过 12 周妊娠子宫大小。少数病灶呈局限性生长形成结节或团块，类似肌壁间肌瘤，称子宫腺肌瘤。

【临床表现】患者多有经期腹痛的病史，常在经期或经后出现下腹正中胀痛，疼痛可进行性加重。弥漫型可出现经量增多、经期延长；局限型可有局限性结节隆起，质硬有压痛。合并感染时，可出现发热、宫体压痛、盆腔积液等表现。

【体格检查】全身体检未见异常。妇科检查：子宫均匀增大或有局限性结节隆起，质硬有压痛。

【辅助检查】

1. 血或尿妊娠试验　合并有经量增多、经期延长等月经改变的患者，若育龄期且有性生活史，则必须检测血或尿妊娠试验以除外妊娠相关疾病。

2. 血常规　子宫腺肌症患者若持续性经量增多、经期延长，可引起失血性贫血。若合并感染，血白细胞和中性粒细胞比例可增高。

3. 肿瘤标志物检测　部分患者 CA125 和 HE4 等肿瘤标志物会升高，但特异性不强。

4. 影像学检查　超声检查可见子宫呈弥漫型增大，可作为评估子宫腺肌症的基本方法。若为腺肌瘤，可表现为子宫表面触痛结节。

【诊断与鉴别诊断】患者常有渐进性经期腹痛史，可伴有经量增多，妇科检查可发现子宫常增大，结合超声所见，诊断常不困难。

鉴别诊断：需与子宫肌瘤伴变性、急性盆腔炎等相鉴别。

【临床处理】

应根据患者症状、年龄和生育要求决定。

1. 药物治疗 症状轻者，可口服非甾体类抗炎药、避孕药等。左炔诺孕酮宫内缓释系统（曼月乐环）对缓解痛经、减少经量有较好疗效，但5年需更换。合并感染者，需抗生素治疗。

2. 手术治疗 年轻、有生育要求的局限型腺肌症患者可试行病灶挖除术。对症状严重、无生育要求或药物治疗无效的弥漫型患者可采用全子宫切除术。卵巢去留取决于卵巢有无病变和患者年龄。

【病例介绍】

子宫肌腺症

患者，女性，27岁，已婚未育，因"月经量多伴进行性痛经2年余，加重6个月"而入院。

现病史 患者近2年来感经量明显增多，经期腹痛，程度剧烈，口服止痛药、避孕药等治疗无缓解，有加重趋势，伴呕吐，经期无法工作，影响生活质量。

体格检查 T 37.2℃；P 83次/分；R 20次/分；BP 108/67mmHg。全身体检未见异常。

妇科检查 外阴：已婚。阴道：畅。宫颈：轻糜。宫体：后位，如孕4个月大小；形态：不规则；压痛：无；其他：无。双附件：左附件区触及直径约5cm包块，活动可，无压痛；右附件区未扪及异常包块，无压痛。盆腔检查其他异常情况：无。

辅助检查 超声：子宫中位，102mm×105mm×92mm，形态饱满；回声极不均匀，内膜厚度5mm；宫底肌层中低回声区：49mm×41mm×35mm，后壁肌层中低回声区：23mm×20mm×15mm，另一直径12mm。右卵巢未探及；左侧弱回声区：61mm×39mm×34mm。提示：子宫增大质地极不均，肌瘤合并腺肌症可能。左侧囊块，卵巢来源可能。2015-10-27因外院行诊刮术，本院病理会诊示子宫内膜复杂性增生过长。2016-03-07肿瘤相关CA125抗原：323.5U/ml，人附睾蛋白4：48.7pmol/L。

初步诊断 ①子宫腺肌症；②子宫肌瘤；③左附件区囊块：卵巢囊肿可能；④子宫内膜复杂性增生过长；⑤继发性贫血。

治疗措施 入院后完善相关检查，于2016-03-09行经腹子宫腺肌症病灶切除术+左卵巢囊肿剥除术+宫腔镜检查+诊刮术+复杂性肠粘连分解术，术中出血750ml，予输血红悬液2U，新鲜冰冻血浆200ml，过程顺利，输血后无副作用，术后禁食，予抗炎、营养补液支持治疗。2016-03-14起患者出现发热，最高体温 40.4℃，宫颈分泌物培养及血培养粪拟杆菌阳性，考虑败血症可能，予万古霉素＋注射用哌拉西林钠他唑巴坦钠（邦达）抗感染治疗 3 天后体温平，维持治疗 3 天，现一般情况好，体温平，恢复好。术后病理：①（子宫腺肌症病灶）腺肌病；②（左卵巢囊肿）内膜样囊肿；③（宫腔刮出物）子宫内膜呈分泌性改变。予出院。

专家点评 该患者为已婚未育女性，因经量增多伴进行性痛经就诊。患者痛经采用各种药物保守治疗无效，严重影响生活与工作。查体子宫增大如孕 4 个月大小，B 超提示子宫弥漫性增大，符合腺肌症表现。患者子宫内膜为复杂性增生过长，但有生育要求，治疗上以保守治疗为主。根据经验，子宫腺肌症病灶切除保留子宫者，术后痛经缓解明显，但受孕概率仍较低。故行经腹子宫腺肌症病灶切除术＋左卵巢囊肿剥除术＋宫腔镜检查＋诊刮术＋复杂性肠粘连分解术，术中出血多予输血。因术中手术创面大，且行宫腔镜检查及诊刮，为Ⅱ类切口，手术时间长，增加了术后感染的概率，术后并发败血症。结合培养＋药敏予敏感抗生素治疗，好转出院。

（李　俊　罗雪珍）

第五节　子宫肌瘤变性

【概述】子宫肌瘤是常见的妇科良性肿瘤。由平滑肌及结缔组织组成。当肌瘤失去了原有的典型结构时即为肌瘤变性。常见的变性有玻璃样变、囊性变、红色变性、肉瘤样变和钙化。其中红色变性是引起腹痛最常见的原因。

【临床表现】常表现为急性下腹痛，可伴恶心呕吐，体温升高，甚至高热。触诊下腹部肿瘤部位局部压痛明显，一般发生在妊娠期或产褥期，非孕期子宫肌瘤红色变性发生率为 2.3%～2.5%。发生在妊娠期及产褥期的症状比较典型，严重的可导致流产等。而非孕期症状不明显，可能会出现持续性的下腹部胀痛，腹痛程度轻重不一，发病时间与月经周期有关。

【体格检查】最主要的体征是下腹部肿瘤部位明显的压痛，妇科检查常可明显扪及子宫肿瘤，压痛明显。严重时，压痛区域可扩大，有时会出现腹膜刺激症状。肌瘤红色变性时可伴随发热和血白细胞的升高。

【辅助检查】

1. 血或尿妊娠试验　若患者有性生活史，则必须检测血或尿妊娠试验以除外异位妊娠。

2. 超声检查　结合病史及临床表现，超声有一定的辅助诊断价值，肌瘤的红色变性，B 超表现与红色变性的范围有关，有梗死则表现为强回声团光点，缺血、坏死、液化时则表现为无回声区。一般对直径 > 5cm 且生长迅速的肌瘤红色变性超声表现肿块内回声强弱不均，以实性为主，旋涡状结构不明显或消失，内夹杂不规则无回声区或低回声，彩色血流显示瘤内血流信号稀少，对 < 5cm 肌瘤红色变性诊断无特异性，需结合病史。

3. CT 及 MRI　CT 及 MRI 对诊断有一定的价值。CT 图像上显示变性部分呈低密度影，强化部分明显减低，可以描述出病变的轮廓。MRI 图像上肌瘤红色变性时可显示 T_2WI 呈斑片状高信号。但 CT 有射线对孕妇有一定的危害，故使用不广。而 MRI 虽无射线，但价格较贵，应用也不很广泛。

4. 血常规　一般情况下肌瘤变性不会引起血常规白细胞的升高。子宫肌瘤红色变性时，白细胞总数升高，中性粒细胞明显升高，血沉增快。

5. 肿瘤标志物检测　对 CA125 或 CA199 等的肿瘤标志物的检测并不能作为诊断依据，肌瘤变性时会出现梗死、坏死、液化等情况，可能会导致肿瘤标志物轻度升高。肌瘤肉瘤样变可导致肿瘤标志物升高明显。许多良性疾病这些标志物水平也会升高。

【诊断与鉴别诊断】患者在有子宫肌瘤的基础上出现急性腹痛，可伴发热、腹痛，妇科检查可扪及增大的子宫，压痛明显，偶有腹膜刺激征，结合超声检查，可初步诊断，病理检查可确诊。

鉴别诊断需与子宫腺肌症、急性盆腔炎、卵巢囊肿破裂等疾病相鉴别。

【临床处理】

1. 非妊娠期的子宫肌瘤红色变性

（1）对于肌瘤 > 5cm，患者年龄较大，无生育要求，可行全子宫切除术，术前需行宫颈细胞学检查排除宫颈病变，术中可行冷冻病理，根据实际情况决定是否保留双侧附件。

（2）对于肌瘤 > 5cm，患者年龄 < 35 岁，有生育要求，可行子宫肌瘤剥除术，术前也需行宫颈细胞学检查排除宫颈病变，术中需行冷冻病理明确肌瘤性质。

（3）对于肌瘤较小，症状不严重，在排除恶性病变后，可行保守治疗，给予抗感染补液对症治疗。一般情况下患者短时期内症状会缓解。

（4）若患者症状较明显，保守治疗后未见明显缓解，可行剖腹探查术。

2. 妊娠期及产褥期的子宫肌瘤红色变性

（1）保守治疗：原则上采取保守治疗的方式，妊娠期血运丰富，手术易出血，肌瘤红色变形后充血变软，边界有时不清，或位置有改变，往往不能达到预期的手术范围。即使发生红色变性，产后肌瘤会缩小，如不影响妊娠，可不急于手术。

（2）处理：卧床休息；根据患者化验报告及自身情况可给予补液及纠正水电解质紊乱、酸碱平衡失调等支持治疗；有宫缩者，可应用宫缩抑制剂保胎治疗；应用抗生素预防感染。因为肌瘤红色变性虽非感染所致，但红色变性后由于局部供血障碍而致坏死，易继发感染。一般主张应用对胎儿影响不大的抗生素，如青霉素、头孢菌素类等。

【病例介绍】

患者，女性，33 岁，已婚未育，因"急性下腹痛 1 天"于 2011 年 7 月 3 日急诊入院。

妇科检查 宫颈正常形态消失，阴道穹隆见一充血肿块。盆腔扪及一巨大肿块达脐上 3 指，质硬固定，无压痛。

辅助检查 B 超：盆腹腔巨大实性包块，来源不明，血供不丰富。血生化：尿酸 764μmol/L，肌酐 108μmol/L，乳酸脱氢酶 2336U/L，余在正常范围。MRI：盆腔内见巨大实质性占位，来源于子宫下段，宫体上段受压向后方移位。

初步诊断 考虑子宫下段良性占位伴明显坏死可能性大，平滑肌肉瘤不除外。

治疗措施 患者入院后 2 天内盆块明显增大，达剑突下 2 指，逐渐出现心悸、呕吐、少尿等症状，入院第 4 天复查肾功能示：血尿酸 798μmol/L，肌酐 607μmol//L，出现急性肾衰竭，考虑子宫肌瘤变性，恶性不除外，急性肾衰可能为肌瘤变性、坏死组织吸收所致，或与盆块压迫有关，即行血液透析，净滤出量 2000ml。次日再次血透，改善一般情况后行剖腹探查术，术中见：子宫体约 4cm×4cm×3cm，子宫下段突出一大小 35cm×25cm 肿块，充盈盆腹腔。肿块呈囊实性，血管充盈明显（图 1-6），宫颈正常解剖消失。膀胱被牵拉覆盖肿块下段，肿块表面光滑，与周围组织无粘连，双附件外观正常。行宫颈肌瘤剥除术，肌瘤重 4.5kg（图 1-7），切面灰白灰红色，旋涡状，质韧，界清。剥除过程中发现肿块已向下穿破宫颈管前壁突入阴道右侧穹隆形成一长约 10cm 的破口。肠线纵形连续缝合关闭宫颈前壁及阴道穹隆破口，在探针引导下重建宫颈管，两层纵形关闭子宫下段、宫颈前壁及侧壁瘤腔。并于瘤腔内置引流管。术中病理示：子宫平滑肌瘤红色变性（图 1-8）。

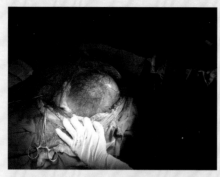

图 1-6　子宫肌瘤红色变性

双侧输尿管略水肿增粗，予留置输尿管支架，未见明显梗阻。术后当日晚尿量即达 1300ml。次日患者肾功能即明显好转，瘤腔引流管引流出约 600ml 淡黄色渗液，予加强抗感染、支持治疗，肾功能渐恢复正常。患者术后第 2 个月即恢复月经，术后随访，宫颈外观正常，MRI 及 B 超提示子宫恢复正常形态，宫颈线清晰。

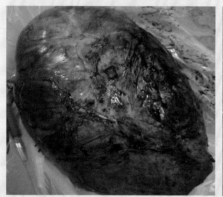

图 1-7　剥除之红色变性肌瘤

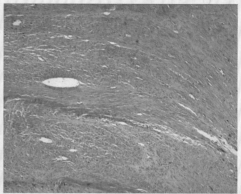

图 1-8　子宫肌瘤红色变性病理图像（×100 倍）

专家点评

　　宫颈肌瘤临床较少见，巨大宫颈前唇肌瘤可压迫输尿管致尿少、急性肾衰等并发症。本患者无自觉症状，发现时肌瘤已占满盆腔。肌瘤将子宫或膀胱上推至下腹部，输尿管被压迫于肿块下方。患者出现急性肾衰可能与输尿管、肾血管被肌瘤压迫梗阻有关；亦可能是肌瘤短期迅速增大，伴变性坏死，坏死物质释放入血导致。术后解除梗阻、去除肌瘤后患者肾功能渐恢复正常。

　　子宫肌瘤红色变性好发于妊娠和产褥期，可能是肌瘤内小血管退行性变，引起血栓或溶血所致。非孕期红色变性的发生率降低，表现为严重腹痛，部分患者肌瘤体积增大较快。故子宫肌瘤在短期内增大伴腹痛除怀疑恶变外，亦应考虑变性可能。本患者突发腹痛，入院后 3 天内肿块增大明显，术后病理证实为平滑肌瘤伴红色变性。

（李　俊　罗雪珍　陈晓军）

第六节　卵巢过度刺激综合征

【概述】卵巢过度刺激综合征（ovarian hyperstimulation syndrome，OHSS）为常见医源性并发症，因诱导排卵药物刺激卵巢后，导致多个卵泡发育、雌激素水平过高及颗粒细胞的黄素化，引起卵巢增大及全身血流动力学改变的病理状态。主要病理改变为全身毛细血管通透性增加，体液大量外渗引起胸腹水、弥漫性水肿，血液成分浓缩、低血容量，严重者继发少尿、无尿，同时伴有水电解质紊乱、氮质血症、低血容量休克、凝血功能障碍、血栓形成。OHSS 的发生与超促排卵的种类、剂量、治疗方案、病人的内分泌状况及是否妊娠等因素有关。在超促排卵患者中，总体发生率约 20%，重症者占约 1%～4%。

【临床表现】

1. 根据临床表现及实验室检查，将 OHSS 分为四度：

（1）轻度：

Ⅰ级：血 E_2 水平至少达 1500pg/ml，卵巢增大，但直径 ≤ 5cm，可伴有轻度腹胀不适。

Ⅱ级：在Ⅰ级基础上出现消化道症状，有恶心、呕吐或腹泻等。

（2）中度：

Ⅲ级：在轻度基础上，B 超证实有腹水，卵巢进一步增大，超过 5cm，但 < 12cm，可伴有腹胀、腹痛等。

（3）重度：

Ⅳ级：在中度的基础上出现胸腔积液、腹水，呼吸困难，卵巢增大 ≥ 12cm，重度低蛋白血症，肝功能异常，少尿，血细胞比容 > 45%，或较基础值增加 30% 以上，白细胞计数 > $12×10^9/L$，肌酐 88～133μmol/L（1.0～1.5mg/dl），肌酐清除率 > 50ml/min。

（4）极重度：

Ⅴ级：在重度基础上，出现张力性胸腔积液、腹水，血容量不足，血液浓缩，高凝状态，肾动脉灌注不足及肾功能损害，少尿或无尿，电解质紊乱，血栓形成等，个别患者可出现成人呼吸窘迫综合征。

2. 根据 OHSS 的发生时间，可分为早发型和迟发型。

（1）早发型 OHSS：指取卵后 ≤ 9 天内发生 OHSS 的患者。

（2）迟发型 OHSS：取卵后 > 9 天发生 OHSS 的患者。

【诊断】

1. **病史明确**　有超促排卵药物治疗史，血 E_2 水平至少达 1500pg/ml。

2. 临床表现 促排治疗后出现下腹部胀痛、胃肠道反应、体重增加、胸腹水、呼吸困难、少尿无尿等症状。

3. 超声检查 不同程度卵巢增大，多卵泡发育，严重时有胸腹腔积液、心包积液。

4. 全血细胞分析 血细胞比容和白细胞计数升高。

5. 肝肾功能检查及水电解质测定 重度 OHSS 可出现肝功能不全（表现为肝细胞损害）和胆汁淤积，碱性磷酸酶、谷丙转氨酶、谷草转氨酶、胆红素、肌酸激酶增高，低钠血症、低蛋白血症。

【鉴别诊断】

当患者出现急性腹痛时应与以下疾病鉴别：

1. 卵巢或附件扭转 OHSS 患者卵巢不规则增大，由于密度不均匀，导致各极质量差异，加之大量腹水致局部空间增大，体位改变易引起卵巢或附件扭转。该病典型临床表现是急性下腹痛和盆腔肿块，其下腹痛程度较重，约40% 患者合并恶性呕吐等胃肠道症状。体格检查时患侧卵巢局部压痛明显，典型患者可扪及张力较高的盆块。影像学检查尤其是多普勒超声有助于鉴别。

2. 卵巢囊肿破裂 超促排卵导致卵巢多卵泡发育，卵巢组织增大、质脆、水肿明显，偶可伴发卵巢囊肿破裂。临床上最常见为突发单侧下腹疼痛，若破裂后出血不能自止，随着腹腔积血的进展会出现眩晕或晕厥等低血容量性表现。

【临床处理】

OHSS 是一种自限性疾病，多发生于注射 hCG 后 3～7 天。如未妊娠，其病程约 14 天；如妊娠，将继续持续一段时间，且病情可能加重。

1. 轻度 一般不需特殊处理，鼓励病人多进水，少量多餐，注意休息；避免剧烈运动防止出现卵巢扭转或破裂；充分告知病情有进一步发展的可能，需密切观察，如症状加重应立即就诊。

2. 中度 指导患者自我监测，包括卧床休息，摄入足够液体，监测腹围、液体出入量及体重，若持续不缓解或症状逐渐加重可住院观察。

3. 重度 需住院治疗，治疗目的在于补充血容量，纠正血液浓缩，维持正常尿量，最大限度改善症状，避免严重并发症发生，如休克、血栓栓塞、水电解质平衡紊乱、肝肾功能异常等。

（1）严密监护各项生命体征变化，休息，能进食者予高蛋白饮食，补充多种维生素，摄入足够液体、能量，注意保持水电解质的平衡。

（2）扩容治疗：在中重度 OHSS 的治疗中，扩容是关键。常用的扩容剂有人血白蛋白、低分子右旋糖酐、羟乙基淀粉等。人血白蛋白的特点是起效慢、作用持久，并可补充体内的白蛋白，故不是快速扩容、补充血容量的首选药物。低分子右旋糖酐能用于快速扩容补充血容量，能提高血浆胶体渗透压，吸收血管外的水分而补充血容量，维持血压；促进血小板解聚，并具有渗透性利尿作用。但必须注意用量，每天用量不超过 1000 ~ 1500ml。羟乙基淀粉 130/0.4（万汶）是一种血容量扩充剂，在微血管通透性增加时"某些片段选择性封闭血管内皮的空隙防止血浆蛋白渗出"同时也减少了炎症因子向组织间隙释放，因此可起到良好的治疗效果，每天使用总量不超过 1500ml。临床中可根据不同需要加以选择。

（3）预防血栓形成：鼓励患者翻身、活动四肢、按摩双腿、服用肠溶阿司匹林片，必要时应用速碧林，皮下注射 2 次 / 天。

（4）利尿治疗：OHSS 造成的少尿禁用利尿治疗。必须在经过充分扩容（HCT < 38%）而尿量仍明显减少，且除外大量腹水导致肾血管受压的因素后才能小剂量应用。

（5）穿刺引流：OHSS 患者经上述系统治疗后仍有大量胸腔积液、腹水，并引起严重不适或疼痛，经腹部或阴道 B 超引导下穿刺引流胸腔积液、腹水，既可迅速缓解症状，又可保护呼吸、循环及肾功能。放腹水时应注意速度不宜过快，且应防止该过程中卵巢扭转的发生。

（6）OHSS 出现卵巢破裂、内出血严重时，应手术治疗。出现扭转时，可抬高臀部、改变体位，多可自行缓解，必要时手术治疗。

【预防】

因发病机制尚不明确，OHSS 预防较治疗更为重要。

1. 识别 OHSS 高危患者　< 35 岁的年轻患者；PCOS 或 PCO；体型瘦小；促排过程中血 E_2 > 3000pg/ml，卵泡数 > 15 个；应用 hCG 诱导排卵及黄体支持。

2. 对高危患者需制定个体化的超促排卵方案，剂量从小到大；结合 E_2 水平及 B 超严密监测卵泡，及时调整治疗方案如减量、Coasting 疗法；采用 GnRH-a 取代黄体酮进行扳机；取卵时尽可能吸取所有卵泡液；如果获卵数较多或 E_2 水平较高，进行全胚胎冷冻，择期冷冻胚胎移植。

【病例介绍】

病例一　OHSS（中度）

患者，女性，25 岁，BMI 19kg/m²，因"超促排卵后下腹胀痛 3 天"于 2016 年 1 月 11 日门诊就诊。

现病史 夫妇同居，性生活正常，未避孕 2 年未孕。男方精液检查正常。HSG 提示宫腔未见异常，双侧输卵管通畅。患者初潮起月经稀发，拟诊 PCOS，曾予达英 -35、黄体酮、中药等治疗 6 个月。末次月经 2015 年 12 月 12 日；12 月 16 日起来曲唑 5mg/d×5 天促排卵；12 月 23 日阴道超声检查未见优势卵泡，予 HMG 37.5U/d；12 月 26 日 B 超提示：内膜 6mm，Rf 11mm×11mm×10mm 枚，Lf 14mm×11mm×10mm；12 月 29 日 B 超提示：内膜 11mm，RO 48mm×45mm×36mm，Rf 18mm×17mm×17mm×2 枚，LO 36mm×30mm×26mm，Lf 22mm×21mm×21mm、17mm×17mm×15mm、15mm×14mm×14mm。考虑卵泡发育较多，OHSS 及多胎可能性大，建议取消周期，但患者因无明显自觉症状，生育愿望迫切，自行同房，2016 年 1 月 9 日开始出现下腹胀满不适，1 月 11 日查血 hCG 223mU/ml，E_2 1639pg/ml，P 32ng/ml，伴下腹部胀痛、恶心欲吐、食欲差，无发热，无呼吸困难，大小便正常。

辅助检查 B 超检查示：子宫大小 49mm×47mm×45mm，内膜 15mm，右卵巢 52mm×51mm×45mm，左卵巢 61mm×55mm×48mm，后陷凹积液 36mm×28mm。

初步诊断 ① OHSS（中度）；②妊娠状态。

治疗措施

1. 嘱患者高蛋白饮食、少食多餐、多饮水，注意休息，避免剧烈运动。

2. 记录症状、24 小时出入量、体重、腹围。

3. 予地屈孕酮 20mg/d 黄体支持。

4. 随访血 hCG，了解胚胎发育情况；随访 B 超检查，观察卵巢大小及胸腹腔积液是否增加。

5. 10 天后患者症状自觉缓解，B 超提示宫内早孕，双侧卵巢无明显增大，盆腔积液少量。

专家点评 本例患者年轻、体重指数低、有 PCOS 病史，具有发生 OHSS 的潜在高危因素。来曲唑促排卵治疗后无优势卵泡发育，予 HMG 37.5U 小剂量联合促排卵后有 4 枚 > 14mm 卵泡发育，为避免 OHSS 发生，应及时取消周期，但患者未遵医嘱同房而妊娠。已知 OHSS 与 hCG 的暴露有关，早孕期内源性 hCG 或使用外源性 hCG 维持黄体功能均可诱发和加剧 OHSS 的病情。轻中度 OHSS 多数情况下自然缓解，但在 OHSS 症状初现时，切莫忽视，尤其妊娠患者，应及时进行有效的干预，避免病情进一步加重，防止发生严重并

发症。该患者妊娠后滋养细胞分泌的 hCG 诱发 OHSS，考虑到妊娠后 OHSS 病程更长、症状更严重，虽就诊时属于轻度，但不能掉以轻心，应积极干预、密切随访，鼓励患者少量多餐，进食高蛋白饮食，嘱患者记录 24 小时液体出入量、腹围，密切关注自主症状的变化，使用孕酮进行黄体支持，禁止使用 hCG。

病例二 | OHSS（重度）

患者，女性，28 岁，已婚。因"超促排卵 11 天，进行性下腹胀痛 3 天"而急诊入院。

现病史 夫妇同居，性生活正常，未避孕未孕 5 年。因输卵管因素行 IVF 治疗。女方月经周期规律，BMI 19.3kg/m²。基础性激素检查正常范围，阴道 B 超提示：双侧卵巢多囊样改变。采用拮抗剂方案进行超促排卵治疗，月经周期第三天予 HMG 150U 启动，促排 11 天，自觉进行性腹胀痛加剧，口渴尿少，入院前 24 小时尿量 < 300ml，恶心呕吐，无法进食，胸闷心悸，呼吸困难，不能平卧。hCG 日血 E_2 12 569pg/ml，移植日 B 超：右卵巢 13.4cm×11.2cm×11cm，左卵巢 14.5cm×13.1cm×11.8cm，后陷凹积液 8.6cm×7.3cm，胸腔积液 4.6cm×2.3cm；血常规：白细胞 $19.5×10^9$/L，血细胞比容 0.58，凝血功能、肝肾功能正常。hCG 日予达菲林 0.2mg 注射，36 小时后取卵，获卵 23 枚，MII 卵 19 枚，D3 胚胎 15 枚。

初步诊断 OHSS（重度）、IVF-ET 后

治疗措施 考虑重度 OHSS，建议取消移植，全胚胎冷冻，择期冻胚移植。患者入院治疗，嘱卧床休息，适当活动四肢，高蛋白饮食，记 24 小时出入量、腹围、体重，严密监测电解质，纠正酸碱平衡及电解质紊乱，定期肝肾功能、凝血功能检查。停用性激素，输注低分子右旋糖酐、白蛋白扩容，B 超定位下腹腔穿刺引流。1 周后症状缓解予出院。

专家点评 该患者年轻、瘦小、卵巢内窦卵泡数多，具有发生重度 OHSS 的高危因素。重度 OHSS 由于卵巢增大、雌激素水平高，血管外的体液积聚于腹腔、胸腔，临床中可表现为腹胀痛加剧、口渴、尿少、恶心呕吐、无法进食、疲乏、虚弱、冷汗甚至虚脱；因大量腹水而膈肌升高或有胸腔积液导致呼吸困

难，不能平卧；卵巢直径＞12cm，由于胸腔积液和大量的腹水可导致心肺功能障碍，同时可伴有血液浓缩、呈现高凝状态、电解质紊乱、肝肾功能受损。在超促排卵初期，预防尤为重要，措施主要有以下几点：①调整超排卵方案、Gn 启动量要小，不能盲目加大 Gn 用量，PCOS 促排卵前可予复方口服避孕药、二甲双胍等预处理；②对有 OHSS 发生可能的患者，采用以 GnRH-a 取代 hCG 进行扳机；③全胚胎冷冻。

（史颖莉　罗雪珍）

第七节　宫 颈 粘 连

【概述】宫颈粘连即子宫颈管粘连是指由于宫颈管黏膜受机械损伤后粘连，致使颈管狭窄或闭锁。常继发于人流或刮宫后，慢性宫颈炎迁延不愈时易引发。文献报道发病率为 0.36%～1.45%。宫颈粘连常表现为闭经、周期性下腹痛、不孕等。

【临床表现】

最常见的症状为刮宫后闭经及周期性下腹痛。

1. **月经异常**　宫颈完全粘连时，可出现闭经；宫颈部分粘连则表现为月经过少，但月经周期正常。

2. **下腹疼痛**　如果患者病情不断的恶化，可出现腹痛，一般在人工流产或刮宫术后 1 个月左右，出现突发性下腹痉挛性疼痛，偶有患者腹痛剧烈，坐卧不安，行动困难，若不解除粘连，可出现周期性下腹痛。

【体格检查】下腹痛时偶可扪及增大子宫，压痛，反跳痛不明显。附件区可有或无压痛。宫颈粘连导致经血逆流严重时，可合并卵巢内膜样囊肿。

【辅助检查】

1. **超声检查**　超声检查可见宫体稍大，宫腔内见液性暗区，量多者 B 超下可见液性暗区漂移，同时尿妊娠试验阴性。

2. **子宫探针检查**　一般子宫探针插入宫颈内 1～3cm 处即有阻力感，2cm 左右为最多见。阻力可按粘连组织不同而异，仅内膜粘连探针很易插入；肌层粘连时须按子宫方向稍用力方能将探针插入；如感组织韧硬，探针不易插入，不可盲目用力，以免造成子宫穿孔。

3. **宫腔镜检查**　可了解有无宫腔粘连，并确定粘连部位、范围、程度及粘连的组织。各组粘连的特点为：子宫内膜粘连与周围的内膜很相似；肌纤维粘连最常见，其特点为有一薄层子宫内膜覆在上面，表面有很多腺体开口；而结缔组织粘连则表面无内膜形成。

【患者评估】

患者常因周期性下腹痛及闭经就诊，应进行评估。

1. **病史评估**

（1）患者既往有无月经来潮？若无月经来潮，出现周期性下腹痛及闭经，首先考虑生殖道畸形，如处女膜闭锁、先天性宫颈粘连如宫颈闭锁等，若曾有月经来潮，则考虑为后天性下生殖道粘连或闭锁可能。

（2）患者是否近期接受过人流或诊刮手术？手术顺利与否？

（3）患者既往有无手术史，尤其是宫颈或子宫下段肌瘤剥除术史？

（4）患者闭经发生时间与诊刮手术时间相关性？

（5）患者周期性下腹痛性质？持续时间？间隔时间？

2. **体征评估**　进行完病史评估后宜进行体征评估：

（1）患者生命体征是否平稳？有无发热？如有发热，应考虑合并感染可能。

（2）患者有无下腹压痛、反跳痛？若有则考虑腹膜刺激征，可能为经血逆流严重导致血腹症表现。

（3）患者妇科检查如何？外阴、阴道及宫颈情况？若有异常，需警惕生殖道梗阻性畸形导致下腹痛及闭经可能。

（4）患者妇科检查子宫情况如何？若子宫明显增大，且下腹痛时最明显，需考虑梗阻因素。

3. **辅助检查**　对患者进行以上评估后可行以下辅助检查明确诊断：

（1）超声检查。

（2）子宫探针检查。

【诊断与鉴别诊断】根据宫腔操作手术史及术后出现周期性下腹痛、闭经即可考虑该诊断。术后闭经需除外术后卵巢早衰、术后宫腔粘连、手术内膜损伤过度相鉴别。根据术后 B 超、血内分泌检查可明确诊断。

【临床处理】宫颈粘连一经诊断，应尽早手术分离，解除梗阻。可行扩宫颈探查，探针进入颈管后可见暗褐色液体流出，探针探查宫腔无异常后可放置宫颈支架防止宫颈再次粘连。若探针探宫腔失败，可行宫腔镜检查，了解宫腔有无粘连，若有宫腔粘连，可同时行宫腔粘连分解，术后可采用人工周期治疗促进内膜生长。

【病例介绍】

患者，女性，41岁，因"宫颈管粘连分解术后10个月，周期性下腹痛9个月"于2014年5月24日入院。

现病史 既往月经规则，12岁初潮，7天/30天、量中、无痛经。2012年因"子宫肌瘤、右卵巢肿瘤"于外院行经腹子宫肌瘤剥除术+右卵巢囊肿剥除术，术后病理不详。自诉术后月经未来潮、无异常阴道排液。2013年8月因"宫颈管粘连、盆腔粘连"于外院再次行宫颈管粘连分解术+盆腔粘连分解术。术中探查：盆腹腔呈广泛致密粘连，大网膜广泛致密粘连于腹壁，进腹困难，进腹后探查：分离子宫前壁与大网膜间粘连，子宫呈囊性感，与周围组织呈广泛致密粘连，无明显间隙，探查附件区困难。打开子宫前壁，宫腔内流出巧克力样液体，吸净宫腔内积液。探针自颈管内分离粘连进入宫腔，放置球囊导尿管自颈管内引出。2013年9月起再次出现周期性腹痛，下腹为主，持续约3小时，肛门排气后可缓解。2013-09-03外院行B超检查示宫腔内经血潴留。2013-12-09就诊本院，B超提示：宫腔内不规则弱回声区：65mm×83mm×58mm，建议手术治疗。因个人原因暂拒手术。2014年5月因周期性下腹痛加重，再次就诊，查体子宫约4个月妊娠大小，囊性。复查B超：子宫前位大小97mm×121mm×123mm，宫腔形态不规则，内不规则弱回声区：108mm×92mm×101mm，内见细密点状回声，子宫肌层最薄处约2mm，宫颈长度32mm。右侧弱回声区：65mm×46mm×54mm内见不全分隔，内见细密点状回声。提示：子宫增大，呈囊性，液稠。右侧囊块，输卵管积液可能，液稠。遂入院。宫颈科术前评估：患者子宫增大如4个月妊娠，囊性。子宫壁极薄，且有多次手术史，第二次手术即提示盆腔粘连严重，进腹困难，本次手术难度极大，术中可能出现子宫穿孔，脏器损伤，术后可能出现宫腔粘连，再次出现宫腔积血。术中及术后出现子宫收缩不良，不收缩，大出血，子宫切除可能。患者及家属商议后，要求切除子宫。遂于当日转入妇科。完善相关检查，予肠道准备，2014-05-27复查B超：子宫97mm×121mm×123mm，宫腔形态不规则，内不规则弱回声区：108mm×92mm×101mm，内见细密点状回声，子宫肌层最薄处约2mm，宫颈长度32mm，见颈管线。右侧弱回声区：65mm×46mm×54mm内见不全分隔，内见细密点状回声。2014-05-28行手术治疗，腹腔镜下探查：子宫囊性增大16cm×16cm×9cm，大网膜、降结肠、乙状结肠、直肠全长与子宫前壁、侧壁、后壁及子宫下段广泛致密粘连，子宫前壁下段全长与腹壁致密粘连。未见正常子宫壁浆膜层结构。所有粘连面均致密，组织间无间隙。分解粘连后见子宫左侧壁菲薄，厚0.5cm，向直肠子宫陷凹及左侧后盆腔延伸，向下延伸至直肠阴道隔位置。破裂后见大量巧克力样稠厚囊液流出。左侧输卵管卵巢未探及。右侧卵巢未探及。右侧输卵管囊性增粗，直径 2cm，扭曲致密粘连于子宫右后壁及盆腔侧壁，无法钝性分离。部分大网膜与肠曲和腹壁致密粘连。钝锐性分离大网膜及肠曲与腹膜致密粘连，仔细钝锐性分离肠曲、大网膜与子宫致密粘连，因粘连致密、无明显界限，分解非常困难。与家属谈话后请普外科医师会诊。继续仔细分解粘连，至子宫后壁下段，完全暴露子宫宫体及右输卵管。探查见降结肠肠管纵向损伤，长约 2cm，予以 3-0 肠线间断缝合修补。沿乙状结肠及直肠方向继续分解肠曲与子宫后壁致密粘连，至子宫下段水平。

行宫腔镜检查，宫颈外口向内宫颈管长约 1cm，近端为完全盲端。B 超探查宫颈管长 4cm，完全闭锁，B 超引导下探查宫颈管失败。长针穿刺宫颈管并负压吸引，进针约 7cm，未抽出积血。告知家属，建议开腹行全子宫切除+右输卵管切除术。

中转经腹，见子宫后壁下段与肠曲广泛致密粘连，无法将子宫托出腹腔。子宫前壁下段与膀胱广泛致密粘连。钝锐性分解子宫前壁与膀胱粘连，打开阔韧带前叶及膀胱腹膜反折。分解右输卵管与子宫后壁粘连，钳夹切除右侧输卵管。钳夹切断子宫右侧阔韧带。子宫左侧解剖结构完全破坏，钳夹切除子宫左侧似为阔韧带组织。探查宫体下方，未及宫颈结构。宫体下段组织解剖结构完全破坏，均为瘢痕组织，予切断，次全切除子宫体。左侧宫体完全破坏，部分菲薄宫体及内膜组织致密粘连于直肠壁及左侧后盆腔，为避免损伤直肠壁，未予完全剥除。

下推膀胱，暴露残端宫颈，钳夹提起宫颈，辨认明确宫颈正常解剖结构后，继续分解宫颈后方与直肠间隙，完全游离宫颈，离断双侧宫旁组织，环形切除宫颈，消毒后缝合阴道顶。

初步诊断　①子宫肌瘤剥除术后；②宫腔积血；③高血压病；④右输卵管积液。

治疗措施　术后予禁食、抗感染补液、保护胃黏膜、胃肠外营养等对症支持治疗，术后恢复可。

专家点评　该患者为子宫肌瘤剥除术后即出现闭经、周期性下腹痛。应考虑宫颈管粘连或医源性闭锁可能。剥除子宫肌瘤尤其是子宫下段或宫颈肌瘤时，应特别当心宫颈管问题，避免剥穿颈管，或是缝合时关闭颈管，否则将造成术后经血无法排出，临床上引起闭经、下腹痛，增加子宫内膜异位症的发生，经血积聚于宫腔，随时间延长，症状不断加重，使子宫肌层逐渐菲薄，严重者甚至可导致子宫破裂。行子宫肌瘤剥除术尤其是子宫下段或宫颈肌瘤剥除时，术中应重视颈管保护问题，了解有无剥穿颈管，可在手术剥除肌瘤时，颈管放置 Hegar 指示，了解颈管有无受累，若已进入颈管，亦可在放置 Hegar 同时缝合创面，避免关闭颈管。术后亦可放置宫颈支架，保证经血通畅，避免相关并发症。

（罗雪珍）

第八节　生殖道畸形

【概述】生殖道畸形主要由染色体、性腺或生殖器官发育异常所致。可表现为阴道、宫颈、子宫及输卵管发育异常。当出现下生殖道梗阻时，其引起的腹痛多为周期性腹痛。

【临床表现】

1. **处女膜闭锁**　表现为宫腔积血引起的周期性腹痛。

2. **阴道闭锁**　为泌尿生殖窦未参与形成阴道下段所致。分为阴道下段闭锁和阴道完全闭锁。阴道下段闭锁多子宫内膜功能正常，可表现为宫腔积血引起的周期性腹痛，合并感染时可有发热；阴道完全闭锁多合并宫颈发育不良、子宫体发育不良或子宫畸形，其引起的经血逆流可引起子宫内膜异位症，表现为周期性的慢性盆腔痛。

3. **先天性宫颈发育异常**　若患者子宫内膜正常，育龄期可表现为宫腔积血引起的周期性腹痛；部分患者经血逆流，引起盆腔子宫内膜异位症，可表现为慢性盆腔痛。

4. **阴道斜隔综合征（无孔斜隔）**　隔后的子宫与外界及另侧子宫完全隔离，宫腔积血积聚在隔后腔，表现为周期性腹痛，且腹痛多偏于一侧。

5. **残角子宫**　残角子宫若内膜有功能，且其宫腔与单角宫腔不相同者，可因经血逆流或宫腔积血出现周期性腹痛。

【体格检查】处女膜闭锁患者肛查可触及阴道内囊性肿块；阴道闭锁患者妇科检查无阴道开口，肛查可扪及凸向直肠肿块，位置较处女膜闭锁高，且患者多合并有宫颈发育异常；阴道斜隔综合征（无孔斜隔）阴道检查一个穹隆或阴道壁可触及囊性肿物。

【辅助检查】

1. **超声检查**　可作为评估生殖道畸形的常用检查手段。

2. **子宫输卵管碘油造影**　是诊断子宫畸形的常用方法之一。

3. **后穹隆穿刺**　当超声检查提示大量盆腔积液时，可通过后穹隆穿刺术来确诊积液的性质。

4. MRI　对诊断生殖道畸形敏感性较强。

【诊断与鉴别诊断】见下腹痛的诊断与鉴别诊断。

【临床处理】应仔细分析患者情况，及时手术以解除阻塞，使经血引流通畅为原则。合并感染者，先控制感染，再行手术治疗。合并子宫内膜异位症者，同时治疗子宫内膜异位症引起的经期腹痛。

【预防】目前对生殖道畸形无有效的预防方法，以及早发现及早治疗为主。

【病例介绍】

患者，女性，17 岁，从未月经来潮。

现病史 2010 年 4 月因下腹痛外院就诊 B 超提示"生殖道畸形"（具体不详），本院 B 超（2010 年 5 月）提示子宫饱满，宫腔积液，宫颈发育不良可能，左侧囊块，附件来源可能，输卵管积血可能。磁共振（2010-05-19）提示：宫腔明显扩张，宫腔积血，宫颈发育不全，阴道不全闭锁可能。服米非司酮后腹痛消失，已用米非司酮和阴道模型顶一年余，现停用米非司酮 6 个月，月经未来潮，无腹痛，平素无尿频，尿急及排便不畅史，收入院手术治疗。2012-01-16 患者入院后行 B 超检查和内分泌检查，考虑患者因无腹痛，建议服甲羟孕酮后腹痛再入院手术治疗，故暂先予出院。患者出院后一般情况好，遵嘱口服甲羟孕酮，2012-01-28 出现下腹隐痛，故予入院术前准备后行手术治疗。

辅助检查 2012-01-30 超声：子宫位置：前位；子宫大小：长径 65mm，左右径 57mm，前后径 47mm；子宫形态：规则；子宫回声：欠均匀；肌层彩色血流星点状，宫腔内见弱回声区 47mm×38mm×28mm，内见细密光点；宫内 IUD：无。宫颈长度：17mm，颈管线不明显。右卵巢：大小 23mm×20mm×19mm；左卵巢：大小 31mm×26mm×28mm；内低回声区：19mm×21mm×19mm。左卵巢外上方不规则弱回声 42mm×28mm×34mm，边界不清，内见不全分隔。盆腔积液：无。

初步诊断 ①宫颈发育不良；②阴道上段闭锁；③左卵巢内膜样囊肿；④左输卵管积血；⑤高雄激素血症。

治疗措施 患者入院后完善检查，于 2012-02-02 全麻下行电视腹腔镜辅助左卵巢囊肿剥出＋左侧输卵管造口＋开腹经阴道联合生物网片代阴道＋生物网片代宫颈管＋人工阴道子宫下段吻合术，手术顺利，术后常规补液抗感染支持治疗，切口愈合好，恢复好，予出院，随访至今症状无复发。

<table>
<tr><td>专家点评</td><td>该患者为青春期女性，因腹痛至医院检查，行 B 超和 MRI 发现阴道闭锁、宫颈发育不良可能，并有宫腔积血和子宫内膜异位症。完善术前准备后，开腹经阴道联合生物网片代阴道＋生物网片代宫颈管＋人工阴道子宫下段吻合术，手术尽量选择经期进行，经血积聚有助于暴露宫腔、宫颈解剖，便于分离，充分引流，解除宫腔积血，进而缓解周期性腹痛。</td></tr>
</table>

【病例介绍】

患者，女性，14 岁，从未月经来潮。

现病史 2015 年 4 月因下腹痛外院就诊 B 超提示"生殖道畸形"（具体不详），后腹痛自行缓解，未予重视。2015 年 7 月因"周期性下腹痛 2 个月余"就诊，诉每月中旬下腹胀痛 5 天，呈持续性胀痛，程度中等，能自行缓解。就诊本院，妇科检查示：外阴未婚式，未见阴道开口，呈盲端，向外膨隆，囊性感（图 1-9）。肛查宫体前位，饱满，双附件未见异常。

辅助检查 2015-07-15 超声：子宫位置：前位；子宫大小：长径 65mm，左右径 57mm，前后径 47mm；子宫形态：规则；子宫回声：欠均匀；肌层彩色血流星点状，宫腔内见弱回声区 47mm×38mm×28mm，内见细密光点；宫颈长度：17mm。右卵巢：大小 23mm×20mm×19mm；左卵巢：大小 31mm×26mm×28mm；内低回声区：19mm×21mm×19mm。阴道内弱回声区 65mm×55mm×52mm。

初步诊断 ①处女膜闭锁；②宫腔积血。

治疗措施 患者入院后完善检查，于 2015-07-16 全麻下行处女膜切开造口术（图 1-10），手术顺利，术后常规补液抗感染支持治疗，切口愈合好，恢复好，予出院，随访至今症状无复发。

<table>
<tr><td>专家点评</td><td>该患者为青春期女性，有周期性下腹痛史。此时应考虑梗阻性畸形可能。妇科检查明显见阴道口闭锁，囊性向外膨出，结合妇科检查及 B 超所见，首先考虑处女膜闭锁。应尽快行处女膜切开术，可于膨隆最明显处 X 形切开处女膜，并行造口，使经血充分引流，解除宫腔积血，进而缓解周期性腹痛，亦能减少子宫内膜异位症发生。</td></tr>
</table>

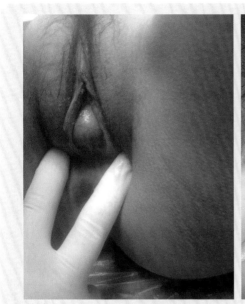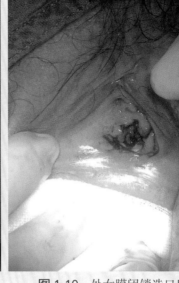

| 图 1-9　处女膜闭锁 | 图 1-10　处女膜闭锁造口后 |

（罗雪珍）

第九节　妇科手术后损伤性并发症

一、妇科手术输尿管损伤

【概述】妇科手术，尤其是子宫切除术后所致的泌尿道损伤比其他手术多，据报道 75% 的尿瘘是因女性生殖道手术所致。最常见的损伤部位是膀胱，最严重的是输尿管。文献报道，妇科手术输尿管损伤发生率为 0 ~ 1.46%，平均为 0.16%，膀胱损伤的发生率为 0.02% ~ 1.95%，平均为 0.26%。在妇科手术操作中增强泌尿道损伤危险的意识及术后早期识别相应症状积极给予相应临床处理显得十分重要。

【临床表现】妇科手术后 3 周内出现异常增多的引流液和腹水、阴道排液、不明原因的发热、腹痛、腹胀或腰痛等时应警惕输尿管损伤可能，部分患者可能出现腹胀、剧烈腹痛、腹膜刺激征等，严重者可发生肾功能损害。

【体格检查】主要为不明原因的发热及腹膜刺激征。术后热度不下，抗感染治疗效果不佳。尿液刺激可导致腹膜刺激征，甚至腹部拒按，反跳痛明显，偶尔可合并肠鸣音减弱。

【患者评估】见妇科肠管损伤章节。

【辅助检查】

1. 血、尿和引流液的肌酐比较　引流物肌酐水平明显高于血肌酐水平，接近尿液肌酐水平。

2. 膀胱亚甲蓝试验或膀胱镜检查　可用于诊断膀胱瘘。

3. 静脉肾盂造影／CT尿路造影（CTU）　可见造影剂外漏。

【诊断与鉴别诊断】

对于近期有盆腔手术史出现不明原因发热、腹痛或腰痛的患者，除外术后吸收热或肠胀气可能后应注意手术损伤脏器的可能，常在术后3周内出现阴道排液、异常增多的引流量和腹水、不明原因的发热、腹痛或腰痛等，甚至出现腹膜刺激征、肾功能受损等。症状出现的早晚与损伤的类型及大小有关。术后短期内出现症状者，损伤较大，且多为横断伤，可能为机械性损伤或合并热损伤，由于引流管尚未拔除，因此易于发现。而晚期出现症状者，损伤较小或为缺血坏死引起，由于此时引流管多已拔除，尿液刺激腹膜导致腹膜刺激症状，由于症状不典型，易与术后感染、肠道损伤等混淆，如果不注意观察相关症状及体征并及时行相应的辅助检查，往往容易误诊。通过检测腹水或引流液中肌酐水平、膀胱亚甲蓝试验或膀胱镜检查及静脉肾盂造影可协助诊断输尿管瘘或梗阻。

术后出现引流量增多或阴道排液时应注意与其他情况鉴别：

（1）炎性渗出。

（2）淋巴液漏出。

术后出现不明原因发热、腹痛的鉴别：

（1）肠胀气或肠梗阻。

（2）炎症。

（3）术后血肿：术后局部血肿形成，尤其是合并感染时，易出现不明原因发热及腹痛，但血肿引起的发热一般呈低热状态，合并感染时亦可呈弛张热表现，腹痛常为局限性，可有局部压痛，腹膜刺激征不明显。可伴或不伴血红蛋白的下降，影像学检查可发现局部形成血流不丰富的肿块。合并感染时常需抗感染治疗，无体温上升时可采用局部对症治疗。

【临床处理】在保护肾功能的前提下，对术后尿瘘患者首先采用保守治疗。输尿管瘘在膀胱镜下置入输尿管双J管，膀胱瘘则保持导尿管持续开放，一般可自行愈合。当双J管置入困难、置入后症状不能缓解、保守治疗无效时，需手术治疗。术后需预防感染、保持引流的持续通畅，不建议夹闭尿管，以防吻合口在压力增大时再次出现漏尿。拔除尿管后需注意自觉症状，必要时测残余尿。输尿管双J管一般在术后2～3个月取出。

二、妇科手术肠管损伤

【概述】肠管是妇科手术中继泌尿系统的第二位易损脏器，其发生概率为 0.08% ~ 0.33%，实际发生率可能更高，很多小的损伤未被诊断。腹部手术史和重度子宫内膜异位症引起的盆腹腔严重粘连及使用电能源手术不当是肠管损伤的主要原因。最严重的损伤是医师误操作及忽视了电容耦合作用导致肠管电击伤。约有 15% 的肠损伤不能在术中发现，可导致严重后果。肠穿孔可能会导致脓毒血症、多器官功能衰竭，甚至死亡，是妇科手术最严重的并发症之一，需引起高度重视。

【临床表现】术中发现盆腹腔严重粘连，分解粘连后见肠道内容物，甚至见肠黏膜；或肠道表面出现血肿并逐渐增大时，常提示肠道损伤。若损伤发生于直肠或低位肠管，直肠充气试验可见气泡。

术后发现的肠管损伤主要表现为腹痛及发热。穿透性的器械损伤常在术后 12 ~ 36 小时内出现明显的腹膜刺激征，电损伤或部分性肠壁损伤则可能推迟至 4 ~ 10 天才出现症状。患者常出现腹痛进行性加重，腹胀、恶心、呕吐、高热、腹肌紧张，无好转迹象。随后表现为局限性腹腔脓肿甚至弥漫性腹膜炎，严重者甚至发展为感染性休克。若炎性介质释放渗透入肺，可出现呼吸系统症状如呼吸困难、呼吸急促等。

【体格检查】主要为不明原因的高热及腹膜刺激征，抗感染治疗效果不佳。肌卫明显，甚至腹部拒按，反跳痛剧烈，可合并肠鸣音减弱或消失。

【患者评估】

当患者术后出现严重腹痛、高热及腹膜刺激征时，应对患者进行快速评估：

1. 病史评估

（1）患者既往有无腹部手术史或放疗史？若有，则发生膀胱、肠管损伤可能性较大。

（2）患者手术时盆腹腔是否粘连？若粘连严重，则高度怀疑脏器损伤如输尿管、肠道损伤可能。如有手术录像，则详细分析，找到是否有可能引起脏器损伤的手术操作。

（3）患者腹痛发生于术后何时？程度如何？排气后是否缓解？若发生于术后 48 小时内，排气后明显缓解，则术后肠胀气可能大，若发生于术后 12 ~ 36 小时内，排气后不缓解，腹痛程度进行性加重，可能为穿透性器械损伤，若发生于术后 4 ~ 10 天，需考虑电损伤可能。

（4）患者腹痛与高热发生的顺序如何？若为先热后痛，且腹部体征不明显，则术后盆腔感染可能大，若为先痛后热，腹膜刺激征明显，需警惕肠管损伤可能。

（5）加强抗感染治疗后患者腹痛、发热等症状是否缓解？若明显缓解，考虑术后感染可能，若不缓解，警惕输尿管、肠管损伤可能。

2. 体征评估 仔细回顾分析病史后，宜进行体征的评估：

（1）患者生命体征是否平稳？若不平稳，高热基础上出现血压进行性下降和（或）心率进行性加快，应考虑感染性休克可能，应立即建立静脉通路，尽快完善检查，做好手术准备。

（2）有无腹膜刺激征？若无肌卫及反跳痛，感染可能性大；若腹膜刺激征明显，甚至拒按，则应考虑脏器损伤可能。

3. 辅助检查 对患者进行快速评估后，为明确诊断可进行以下检查：

（1）血常规检查：可见白细胞明显升高，中性粒细胞比例增高。

（2）C反应蛋白：明显增高。

（3）腹部X线片或CT检查：可见膈下游离气体。但需注意膈下游离气体不能作为肠穿孔的诊断依据，因为气腹后腹腔内的残余气体可能在数天后才完全吸收。

【诊断与鉴别诊断】

1. 术中诊断 以下几点有助于术中诊断：①在腹部穿刺过程中，当Veress针误入小肠时，在抽吸试验时会发现绿色的小肠液即可确诊；②直肠内充入空气、亚甲蓝或聚维酮碘，如出现气体、液体漏出，则有助于直肠、乙状结肠损伤的诊断。

2. 术后诊断 患者在手术后12小时~10天出现以下情况时应考虑肠管损伤可能：①患者术后出现恶心、呕吐、腹痛症状、肠梗阻症状、腹肌紧张，发热常为高热（体温常高于39℃）、无逐日好转迹象；②术后脐孔有持续、多量液体流出，而其他穿刺孔无液体流出，应警惕脐部周围的肠穿孔；③术后呼吸系统症状如呼吸困难、呼吸急促等，此类症状常易被误认为是肺炎或肺栓塞；④ C-反应蛋白明显升高（≥ 100mg／L），白细胞增多；⑤腹部X线片或CT提示膈下游离气体等。

3. 鉴别诊断 术后出现不明原因发热及腹痛应注意与其他情况鉴别：

（1）术后腹胀：常表现为术后出现的腹胀、腹痛，疼痛程度常不严重，无腹膜刺激征，可伴低热，体温常在38.5℃以下，主要与腹腔内残留气体及麻醉后肠功能未完全恢复有关，发热也与术后吸收热有关。一般术后48~72小时排气后明显缓解。

（2）术后炎症性肠梗阻：常发生于术后早期（1~2周内），表现为术后肠蠕动一度恢复，进食后出现腹胀、呕吐和停止排气排便等肠梗阻症状，其特点是以腹胀为主，腹痛相对较轻，见不到肠型或蠕动波，腹部触诊可有固定、压痛的肿块，听诊可有肠鸣音减弱或消失，听不到气过水声。其主要原因是腹部手术创伤或腹腔内炎症等导致的肠壁水肿和渗出，形成动力性肠梗阻，较少发生绞窄，大多数经过非手术治疗即可缓慢缓解。而肠损伤临床特点为术后不明原因的高热、持续加重的腹痛及典型的腹膜炎体征。

（3）术后泌尿系统损伤：见妇科输尿管损伤相关章节。

（4）术后盆腔感染：术后继发盆腔感染也常表现为发热、腹痛，伴白细胞及中性粒细胞升高。需注意与肠损伤鉴别。术后盆腔感染症状往往在术后48小时才表现出来，且以高热为主要表现，腹部体征往往滞后，且腹膜刺激征明显轻于肠损伤。加强静脉抗感染治疗后常能缓解。

【临床处理】

1. **小肠损伤**　术中发现小肠损伤，若只限于肠管浆膜的浅层撕裂而无出血者，无须修补；肠壁较大撕裂伤或裂伤虽小但有肠液漏入腹腔者则需要修补；如肠管裂开范围未超过周长 1/2，则可行简单的肠管缝合，无须切除肠管，超过周长 1/2，或缝合后肠腔直径 < 1 ~ 2cm，则应行肠切除端 - 端吻合术；必要时应行小肠造瘘。

2. **左半结肠及直肠损伤**　若术前未行充分肠道准备，则可能不能一期修补，需行肠造瘘。若已行充分肠道准备，且没有明显的肠内容物漏出，周围污染不大，可考虑行单纯吻合。

3. 术中未发现，术后诊断者，术后肠梗阻、肠瘘等并发症的发生是更严重的二次并发症。症状轻微者行禁食、胃肠减压、预防感染及胃肠外营养等保守治疗，注意出入量、电解质及酸碱平衡；若出现急腹症表现，在积极的上述处理基础上应及时行开腹探查。由于肠道损伤的修补涉及较多的外科手术，最好同时能请普外科医师会诊，必要时可能需先行肠造瘘术，然后行Ⅱ期缝合术。

【预防】

1. 术前充分评估患者情况，尤其详细了解有无手术、盆腔炎及放疗史。及时评估手术风险，并制定应急预案。

2. 术者应熟悉解剖，熟知各器械性能、功用。文献报道，妇科腹腔镜手术中严重并发症的 1/4 ~ 1/3 为肠道损伤，其中 9.1% 为电损伤。手术前应检查电手术器械的工作状态，绝缘层、负极板有无破损；术中减少单极电凝的使用，双极电凝较为安全，有条件可使用超声刀。

3. 若术中有可能涉及肠道，则术前需做充分肠道准备，避免胃过度膨胀和肠胀气，抑制肠道细菌生长。

4. 严格手术分级管理。

5. 妇科手术医师还应具备处理肠损伤的有关原则性理论与技术，但遇有情况复杂，超出本身经验者，应请相关科室医师会诊并协助诊治。

6. 术中应注意 Veress 针及套管穿刺的使用，必要时可开放式建立气腹。

7. 肠管、输尿管、膀胱、血管等脏器表面的止血应尽量用双极电凝、避免用单极电凝，单极电凝对周围组织损伤较大。

8. 术后密切观察，术后应常规询问患者有无腹痛、恶心、呕吐，查体时注意脉搏、体温、心肺情况。如术后出现上述症状，且持续发展，则应考虑是否存在消化系统损伤，必须及时处理。

【病例介绍】

病例一 | 妇科术后肠道损伤

患者，女性，48岁，因"全子宫切除术后15天，下腹痛5天，发热4天"于2006年4月27日急诊收入院。

生育史 1-0-1-1。

现病史 患者于2006年4月12因"子宫肌瘤"行腔镜下全子宫切除术，术后病理诊断为子宫多发性平滑肌瘤。盆腔严重粘连，手术困难，术后第1天引流量200ml，色淡红，第2天引流量100ml，色淡，术后第3天拔出引流管。术后腹部胀痛，考虑胃肠道功能恢复不佳，肠胀气可能，予大黄苏打口服、大黄芒硝敷腹部、抑酸护胃对症处理后好转。术后第10天起出现下腹剧痛，以左下腹为主，随之大汗淋漓伴恶心、呕吐，对症治疗后无明显缓解，次日后出现发热，体温最高达38.5℃，3天后腹痛明显加重。起病来，精神差，食欲减退，小便可，大便无。

既往史 1993年因阑尾炎行阑尾切除术。2000年因子宫肌瘤行子宫肌瘤剥除术。2002年因左卵巢内膜样囊肿行腔镜下左卵巢囊肿剥除术。

体格检查 T 38.5℃，P 100次／分，R 20次／分。腹部略膨隆，腹肌卫（＋）全腹有明显压痛、反跳痛，叩诊鼓音，无明显移动浊音，未闻及肠鸣音。

妇科检查 外阴、阴道（－），宫颈、宫体缺如。

予以哌替啶及异丙嗪合剂肌注镇痛处理，头孢曲松钠联合奥硝唑抗感染后，腹痛稍好转，仍伴恶心呕吐，次日晨腹痛再次加剧，腹平片检查：结肠积气，部分小肠内见气体，未见膈下游离气体。此后，患者腹痛、腹胀症状持续加剧，伴呼吸急促，经胃肠减压、全身支持疗法等处理无明显好转，于入院后第3天病情进一步加剧，患者精神差，T 39℃，P 140次／分，R 40次／分，BP 120/75mmHg，两肺呼吸音低，未闻干、湿啰音，腹胀、腹部移动性浊音（＋），WBC 23.06×10^9/L，N 93%，CRP 138mg/L。B超提示肝周、脾周、肠管间及盆腔内可见液性暗区，其中左侧腹液性暗区最大厚径3cm，血电解质尚正常。

初步诊断 ①急性腹膜炎；②迟发性肠穿孔？③呼吸窘迫综合征，行剖腹探查术。术中见：网膜与腹壁部分粘连，吸出脓性液体 600ml，送培养（结果为未见细菌生长）。小肠管附有脓苔，充血水肿，左侧盆腔有粪样液体，直肠乙状结肠交界处有 0.5cm 大小穿孔，周围组织已呈暗褐色，行穿孔修补术。

治疗措施 术毕盆腔置引流管 2 根。逐层关腹。术后患者送入 ICU。因肺部损害严重，术后给予呼吸机辅助呼吸，体温升高持续约 22 天，据药敏试验应用抗生素，纠正缺氧及电解质紊乱，全身支持疗法，肺部损害及感染症状逐渐控制，治愈出院。

> **专家点评** 该患者有多次手术史，全子宫切除术中粘连严重，有肠损伤的高危因素。有条件最好调出手术录像详细分析有无导致肠损伤的手术操作。该患者主要表现为全子宫切除术后腹痛及发热，根据病史及临床表现，急腹症的诊断是成立的。引起急腹症的原因其一是肠道损伤；其二是感染所致。一般来讲，感染症状往往在术后 48 小时才表现出来，且高热为主要表现，腹部体征往往滞后。该患者以腹痛为首发症状，经过对症及加强抗感染治疗无效，且病情加重，考虑肠道损伤的可能性比较大。患者腹痛出现在术后 10 天左右，考虑可能为电损伤导致肠道迟发型损伤可能，这种类型往往会引起严重后果。

病例二 | 妇科术后输尿管损伤

患者，女性，45 岁，因"腹腔镜下全子宫加双附件切除术后 5 天，腹痛加重半天"于 2015 年 7 月 7 日急诊入院。

生育史 1-0-1-1。

现病史 患者既往月经规则，末次月经 2015 年 6 月 20 日。7 月 2 日因"乳腺癌右乳广泛切除术后，子宫肌瘤；双卵巢囊肿"在全麻下行腹腔镜下全子宫＋双附件切除，手术顺利，术后第一天腹腔引流量为 300ml，色淡，术后腹部胀痛，考虑胃肠道功能恢复不佳，肠胀气可能，予大黄苏打口服、大黄芒硝敷腹部、抑酸护胃对症处理后好转出院。术后病理：子宫多发性平滑肌瘤；右侧卵巢黄体囊肿，左侧卵巢卵泡囊肿。术后第 5 天出现下腹疼痛加重，未排气，拟"全子宫切除术后；不全肠梗阻"急诊入院。起病后无发热，伴恶心无呕吐，无阴道流血。饮食可，小便可。

既往史 2011 年因乳腺癌行右乳改良根治术。2014 年因甲状腺癌行左侧甲状腺切除术。

体格检查 生命体征平稳。T 37.5℃，痛苦面容，腹部膨胀，未扪及肿块，全腹压痛，反跳痛（＋），叩诊鼓音。移动性浊音阴性。肠鸣音 2 次 / 分。妇科检查未及明显异常。

辅助检查 血常规：Hb 122g/L，WBC 21.06×10^9/L，N 93%，Plt 338×10^9/L。血电解质：血钠 129mmol/L，余正常范围内。肝肾功能正常范围内。腹部平片示：膈下未见游离气体。腹部肠管积气扩张，未见明显气液平面。B 超检查见：全子宫双附件已切除。腹部超声下阴道顶无法显示，盆腔内不规则无回声区 130mm×78mm×79mm；肝肾隐窝：18mm；脾肾隐窝：32mm；右髂窝：12mm。提示：盆腔内不规则囊块，包裹性积液？其他来源待排。腹腔积液。

初步诊断 ①腹痛待查：术后不全肠梗阻可能？盆腔血肿伴感染？输尿管损伤？②全子宫加双附件切除术后。③右乳改良根治术后。④左侧甲状腺切除术后。

治疗措施

1. 给予头孢西丁抗感染治疗。

2. 禁食、胃肠减压、兰索拉唑抑酸护胃。

3. 液状石蜡口服、温肥皂水灌肠。

经以上处理后症状有所缓解，血 WBC 下降至 18.4×10^9/L，N 90%，但次日全腹痛加重，无排气排便，痛苦貌，腹胀，复查 B 超提示阴道顶较大不规则囊性结构（无回声 130mm×70mm×70mm，内见密集光点并沉淀），再次复查血 WBC 24.06×10^9/L，N 89%，考虑阴道顶血肿伴感染不除外，因抗炎效果欠佳，予行经阴道探查术。B 超监护下扩开阴道顶右侧后见较多淡黄色浑浊液体流出，取引流液送肌酐检测，示 5225μmol/L。考虑输尿管瘘。即行膀胱镜检查，见左侧输尿管有尿液喷出，右侧未见明显尿液喷出，考虑右侧输尿管受损。予插双 J 管，失败，遂转行腹膜外探查术。术中见子宫动脉水平瘢痕处上段输尿管扩张，下段暴露困难，考虑此处狭窄，予行右输尿管膀胱吻合术。术后患者症状明显缓解，血白细胞渐降至正常。术后 5 天出院。

专家点评 该患者为妇科术后 1 周之内发生持续下腹胀痛，有间断性加重过程，无法用术后肠胀气解释（一般 48 小时之内排气后缓解），伴白细胞异常升高，应注意感染或手术损伤可能。患者入院后考虑不全肠梗阻可能，对症处理后病情仍反复，应注意其他原因。B 超提示盆腔不规则囊块，盆腔血肿伴感染不除外，但无血红蛋白的明显下降，加强抗感染治疗后仍无明显缓解。故决定超声监护下扩创引流，术中见引流出淡黄色液体，引流物肌酐检测证实为尿瘘，输尿管插管失败后行腹膜外手术，术中发现输尿管与子宫动脉交叉处损伤。腹腔镜妇科手术造成输尿管的损伤部位主要发生在输尿管骨盆入口段、子宫动脉、子宫骶骨韧带、膀胱入口附近。推测该患者行全子宫切除在处理子宫动脉时，由于需要反复电凝、电切，造成输尿管热损伤，导致局部缺血坏死。明确诊断后应积极处理，否则易引起肾功能损伤。该病例经过胃肠减压、抗感染治疗无效后尽快明确病因及时手术，避免了病情的恶化。

（罗雪珍　陈晓军）

参 考 文 献

1. 沈铿, 马丁. 妇产科学. 第 3 版. 北京: 人民卫生出版社, 2015.

2. Yamamoto W, Kono H, Maekawa M, et al. The relationship between abdominal pain regions to specific diseases: an epidemiologic approach to clinical practice. J Epidemiol, 1997,7:27-32.

3. Bottomley C, Bourne T. Diagnosis and management of ovarian cyst accidents. Best Pract Res Clin Obstet Gynaecol, 2009,23(5):711-724.

4. Jonathan S. Berek. Berek & Novak 妇科学. 郎景和, 向阳, 主译. 第 14 版. 北京: 人民卫生出版社, 2008.

5. 罗雪珍, 李琳, 徐雯, 等. 巨大子宫颈肌瘤红色变性并发急性肾功能衰竭一例. 中华妇产科杂志, 2012,47(8):640.

6. Practice Committee of the American Society for Reproductive Medicine. Practice Committee of the American Society for Reproductive Medicine. Prevention and treatment of moderate and severe ovarian hyperstimulation syndrome: a guideline. Fertil Steril,2016,106(7):1634-1647.

7. Corbett S, Shmorgun D, Claman PM, et al. The prevention of ovarian hyperstimulation syndrome. J Obstet Gynaecol Can, 2014, 36(11):1024-1036.

8. Nastri CO, Teixeira DM, Moroni RM, et al. Ovarian hyperstimulation syndrome: pathophysiology, staging, prediction and prevention. Ultrasound Obstet Gynecol,2015,45(4):377-393.

9. 董燕. 妇科手术并发泌尿系统损伤 16 例临床分析. 实用妇产科杂志, 2010,10:794-795.

10. Adelman MR, Bardsley TR, Sharp HT. Urinary tract injuries in laparoscopic hysterectomy: a systematic review. J Minim Invasive Gynecol, 2014,21(4):558-566.

11. Llarena NC, Shah AB, Milad MP. Bowel injury in gynecologic laparoscopy: a systematic review. Obstet Gynecol, 2015, 125(6):1407-1417.

第二章　妊娠相关疾病

第一节　诊断与鉴别诊断

　　妊娠相关性疾病发生在育龄期女性，是妇科急诊中常见的一组疾病。这类疾病常以血或尿 hCG 升高为主要表现，伴或不伴急性腹痛、阴道流血等症状，起病急、病情复杂，严重者甚至危及生命。这组疾病主要包括流产、异位妊娠及妊娠滋养细胞疾病，有时诊断难以明确，给治疗带来困惑和难度。如何及时正确地诊断妊娠相关疾病类型并给予合适的治疗是对急诊医师的挑战。

表 2-1　危及生命的妊娠相关疾病病因及主要临床特征

危及生命的妊娠相关疾病病因	主要临床特征
异位妊娠破裂	停经后腹痛及阴道流血，阴道出血程度与疾病程度不成正比，突发单侧下腹痛，腹膜刺激征明显
不全流产	停经后腹痛及阴道大出血，伴组织物排出
宫颈妊娠	停经后腹痛及阴道大出血，超声见孕囊位于宫颈管
侵袭性葡萄胎阴道转移	葡萄胎病史，阴道大出血，出血程度与疾病程度成正比
绒毛膜癌肝转移伴破裂	临床体征酷似异位妊娠破裂，病理检查可诊断
剖宫产切口妊娠破裂	停经后下腹痛，伴或不伴阴道流血，腹膜刺激征

表 2-2　常见血 hCG 升高急诊就诊病因

宫内妊娠	·先兆流产
	·难免流产
	·不全流产
	·完全流产

续表

宫内妊娠	·稽留流产
	·习惯性流产
	·感染性流产
异位妊娠	·输卵管妊娠
	·卵巢妊娠
	·宫颈妊娠
	·宫角妊娠
	·腹腔妊娠
	·残角子宫妊娠
	·剖宫产切口妊娠
妊娠滋养细胞疾病	·葡萄胎
	·侵袭性葡萄胎
	·绒毛膜癌
	·胎盘部位滋养细胞肿瘤
	·上皮样滋养细胞肿瘤

一、评估

（一）病史

1. 患者末次月经时间？前次月经时间？平素月经如何？

2. 患者既往妊娠史；是否有流产史？若有流产，发生流产的孕周是何时？是否有剖宫产史？有剖宫产史的患者超声检查时了解孕囊与剖宫产切口关系。是否有自然流产史、稽留流产以及葡萄胎等不良孕产史？

3. 有无不孕病史、腹部手术史？目前避孕状态，是否带环妊娠？

4. 本次阴道流血量如何？何时开始的，持续多少时间？有无血块、组织物或水泡状组织排出？

5. 有没有下腹痛？下腹痛部位及性质如何？什么时候开始的，有无诱因？

6. 本次就诊前是否行血尿 hCG 检测？结果如何？

（二）体格检查

1. **生命体征** 应首先评估患者生命体征，如有生命体征不稳定的情况，应立即予以相应处理。

2. **视诊** 应进行视诊评估患者一般状况，神志是否清楚？有无贫血貌？有无痛苦面容？

3. **腹部触诊** 有助于识别有无腹膜刺激症状（肌卫、压痛、反跳痛）以及有无腹部肿块。当反跳痛较压痛更为明显时，应考虑血腹症可能。

4. **腹部叩诊** 应注意有无移动性浊音。

5. **妇科检查** 应注意阴道出血情况，宫口有无组织物堵塞，子宫大小及双侧附件有无压痛、包块。如宫颈举痛阳性提示存在腹膜刺激。单侧附件区肿块边界不清伴压痛和腹膜刺激症状者应考虑异位妊娠伴内出血可能。

（三）辅助检查

1. **实验室检查** 除常规生化检查、血尿常规外，对育龄妇女应注意动态随访血清 hCG 检查。大多数（但并非全部）的异位妊娠和不能存活的宫内妊娠，β-hCG 浓度上升得通常慢很多。应注意急性失血患者，血常规检查可能暂时看不到血红蛋白降低，切不可麻痹大意，应根据患者生命体征、体格检查及辅助超声检查判断有无大量失血的情况存在。

2. **超声检查** 可了解孕囊位置，协助判断宫内或宫外妊娠。了解盆腹腔积液情况从而判断出血量。对于妊娠滋养细胞疾病而言，超声检查为重要辅助检查，完全性葡萄胎可见"落雪征"或"蜂窝状"改变，可见卵巢黄素囊肿。部分性葡萄胎患者胎盘部位可见囊性回声。

3. **X 线胸片及胸部 CT** 适用于怀疑恶性 GTD 肺转移或肺栓塞患者。

4. **头部 CT 或 MRI** 适合于怀疑恶性 GTD 脑转移患者。

5. **上腹部超声或 CT** 适合于怀疑恶性 GTD 肝转移患者。

6. **组织学诊断（诊刮）** 有助于明确宫内或异位妊娠，同时亦是葡萄胎的确诊金标准。

二、导致血 hCG 升高的常见妇科疾病的鉴别诊断

（一）难免流产

患者常有停经后阴道流血及下腹痛，腹痛常位于下腹正中，体检宫口扩张，但无组织无排出，需注意的是患者无腹痛及阴道流血，B 超见胚芽但无胎心，也归类为难免流产。

（二）不全流产

患者有停经后阴道流血及腹痛，阴道流血量较多，甚至可出现失血性休克，伴组织无排出，体检宫口扩张，可见组织无堵塞。妇科检查及超声所见有助于区分这两类流产。

（三）剖宫产切口妊娠

患者有剖宫产史，有停经史，伴或不伴阴道流血及腹痛。超声检查见妊娠囊位于剖宫产切口位置。应注意妊娠物距浆膜面距离及有无来自剖宫产切口的血供。若伴阴道出血时应注意与流产过程孕囊掉至剖宫产切口可能性。

（四）输卵管妊娠

患者常有停经后阴道流血及腹痛，常为单侧腹痛，超声宫内未见孕囊，宫外伴或不伴肿块，如为流产型或破裂型，常伴盆腔积液，体检可扪及反跳痛，若为破裂型，严重者可出现失血性休克。

（五）卵巢妊娠

临床诊断困难，常于术中确诊。

（六）葡萄胎

患者常有停经后阴道流血及腹痛史，体检子宫明显大于妊娠月份，超声检查可见"落雪"征或多个囊性回声，组织学检查可确诊。

（七）妊娠滋养细胞肿瘤

葡萄胎排空后或流产、足月分娩、异位妊娠后出现阴道流血和（或）转移灶（肺 80%、阴道 30%、肝 10%、脑 10%）及相应症状和体征，血 hCG 水平监测、除外残留和再次妊娠后可作出 GTN 的诊断。

妊娠相关疾病推导图见图 2-1。

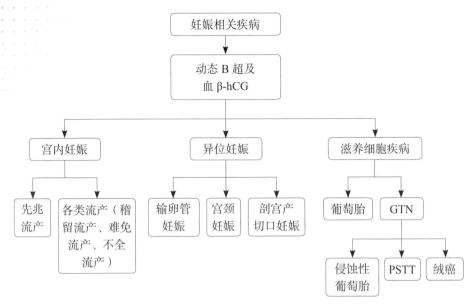

图 2-1　妊娠相关疾病推导图

（陆佳琦　薛晓红）

第二节　流　　产

【概述】流产是常见的妇科急症之一，常以停经后流血及腹痛为主诉就诊。是指妊娠不足 28 周、胎儿体重不足 1000g 终止。可分为自然流产与人工流产，人工流产不在本章节讨论范围内。在已知妊娠中，有 15%～20% 会发生自然流产，大约 80% 的自然流产发生在早孕期。随着孕周增加，发生率逐渐降低。根据发生时间可分为早期流产与晚期流产。按照流产发展的不同阶段可分为先兆流产、难免流产、不全流产和完全流产等类型，此外还有稽留流产、复发性流产及流产合并感染等三种特殊情况[1, 2]。

【分类】

表 2-3　流产的分类

先兆流产	孕 20 周前少量阴道流血，宫口未开
难免流产	孕 20 周前因妊娠流血，伴有宫颈口扩张，但没有胎儿或胎盘组织自宫颈排出

不完全流产	孕 20 周前部分妊娠物，非全部妊娠物排出
完全流产	孕 20 周前所有妊娠物（胎儿和胎盘）排出
稽留流产	孕 7.5 周后，宫内有妊娠囊，无胎儿组织，宫口未开
反复自然流产	孕 20 周前，连续自然流产 ≥ 3 次
流产合并感染	常伴发于不全流产者，阴道流血时间长

【可能病因】

表 2-4　流产的可能病因[1, 2]

胚胎因素	· 病理（枯萎）卵 - 无胚胎妊娠
	· 胚胎异常
	· 染色体异常
母体因素	· 感染因素 · 子宫异常
	· 免疫因素
	· 全身性疾病 · 内分泌异常 · 免疫功能异常
	· 严重营养不良
	· 孕期手术或外伤 · 孕期放化疗 · 滥用药物和不良习惯 · 不良环境影响 · 遗传学血栓病
双亲因素	· 年龄过大（＞ 40 岁）

【临床表现】
· 流产的主要临床表现是停经、阴道流血和腹痛。
· 早期流产者常先有阴道流血，再出现腹痛。
· 晚期流产者先出现腹痛（阵发性子宫收缩），后出现阴道流血。
· 先兆流产通常出血比较少，可伴有轻微下腹痛或绞痛。

·难免流产时，阴道出血量通常较其他类型流产多。此外无腹痛阴道流血，超声检查仅见胚囊而无胚胎，或有胚胎但无心血管搏动者也归类为难免流产。

·不全流产者只有部分妊娠组织排出，阴道流血常较多，伴腹痛，出血时间长患者可能伴有发热，提示合并感染。

·完全流产患者有流产症状，妊娠物已完全排出，后阴道流血渐止，腹痛消失。

【体格检查】

1. 测量体温、脉搏、血压和呼吸。

2. 判断有无贫血和感染征象。

3. **妇科检查**　阴道内积血量，有无组织物排出；宫颈口是否扩张，有无组织物填塞，有无羊膜囊膨出，宫颈有无其他赘生物，宫颈有无举痛；宫体大小与停经周数是否相符，宫体有无压痛，宫体活动度是否正常；双侧附件有无压痛、增厚或占位。

【辅助检查】

1. **妊娠试验**　尿 hCG 试纸检测最为方便快捷。连续测定血 β-hCG 可判断妊娠预后，正常妊娠 6～8 周时，其值每天增长 66%，若 48 小时增加 < 66%，则提示妊娠预后不良。

2. **B超**　可了解是否宫内妊娠。测定孕囊大小、形态，有无胎儿心管搏动。可辅助诊断流产类型。

3. **血常规**　判断流产造成患者失血、感染等情况。

4. **其他检查**　甲状腺水平、宫颈功能、胚胎染色体、感染性疾病、夫妻双方免疫指标等可能导致流产的原因。

【患者评估】

当患者以停经后阴道流血合并腹痛就诊时，应对患者进行快速评估：

1. **病史评估**

（1）患者末次月经时间？前次月经时间？平素月经如何？有些患者无法准确回忆末次月经时间，需要结合病史分析末次月经时间从而帮助判断。

（2）患者既往妊娠史；是否有流产史？若有流产，发生流产的孕周是何时？既往妊娠史帮助诊断反复、习惯性流产，可以帮助患者再次妊娠前进行相关检查评估。

（3）本次阴道流血量如何？什么时候开始的，持续多少时间？有无血块和组织物排出？

（4）有没有下腹痛？下腹痛什么时候开始的，有无诱因？如早孕期伴下腹痛通常提示流产不可避免，甚至已经有组织物开始排出。同时下腹痛病史可以帮助排除妊娠合并其他疾病如黄素化囊肿破裂、阑尾炎等急腹症。

（5）本次就诊前是否行血尿 hCG 检测？结果如何？

2. 体征评估

（1）患者生命体征是否平稳？有无贫血貌？阴道流血量是否较多？若有心率、血压不稳定，阴道流血多伴贫血貌等应考虑失血性休克可能，应尽快建立静脉通路、输血输液、加强生命支持。

（2）患者体温如何？如有发热，提示感染可能。需结合血常规情况，必要时抗感染治疗。

（3）妇科检查阴道或宫颈口是否有组织物排出？如有则需钳夹取出送病理。

（4）妇科检查宫颈口是否有组织物填塞？如有则需尽快行清宫术。宫颈是否有赘生物？是否出血？如有，清宫术中应避免触碰，如已经有出血则应摘除，术中注意止血。

（5）妇科检查子宫大小是否符合停经月份、子宫位置是否正常、活动度如何？如果子宫明显大于停经月份，应考虑妊娠滋养细胞疾病可能，清宫时应注意避免穿孔。

（6）妇科检查子宫性状是否规则，有无异常突起？附件区是否有增厚？应结合超声排除宫角妊娠、输卵管妊娠等异位妊娠。

（7）妇科检查是否有宫颈举痛？如有应排除异位妊娠、盆腔出血、盆腔感染等情况。

（8）妇科检查子宫、附件区是否有压痛？如有压痛应结合血常规、体温情况判断是否合并感染。如有感染，急诊情况下可一边抗感染一边清宫，术中不要全面搔刮宫腔，以免感染扩散，术后继续用广谱抗生素，待感染控制后再彻底清宫。如已合并感染性休克，应积极抗休克治疗，待病情稳定后再彻底清宫。

3. 辅助检查

（1）血尿 hCG 检测：明确是否妊娠，连续血 β-hCG 检测判断妊娠预后。

（2）B 超检查：了解是否宫内妊娠。测定孕囊大小、形态，有无胎儿心管搏动。

（3）血常规：明确有无贫血或感染等。

（4）凝血功能：稽留流产、阴道大量失血者可能伴有凝血功能异常。

（5）可选择检查：胚胎染色体，判断此次妊娠胚胎是否为染色体异常导致。

【诊断与鉴别诊断】

对于停经、阴道流血和腹痛的患者，首先应判断是否为妊娠，以此和非妊娠性疾病如异常子宫出血、卵巢肿瘤等鉴别。

其次，通过体格检查、超声和血 β-hCG 等辅助检查来和异位妊娠、妊娠滋养细胞疾病鉴别。

1. **异位妊娠** 阴道流血量无或较少，体格检查可发现宫颈举痛、附件区增厚压痛等。超声提示子宫体腔以外位置见胚囊样结构。

2. **葡萄胎** 妇科检查通常可以发现子宫大于相应孕周，超声提示宫腔内充满不均质密集状或短条状回声，呈"落雪状"，水泡较大时呈"蜂窝状"。通常可以检测到一侧或双侧卵巢囊肿。血 β-hCG 异常升高。

3. **妊娠滋养细胞肿瘤** 葡萄胎排空后或流产、足月分娩、异位妊娠后出现阴道流血等症状应考虑该疾病。超声检查可以发现子宫肌壁间、宫腔内的原发病灶，无正常妊娠囊。检测血 β-hCG 可以帮助诊断。胸部 X 线、胸部 CT 和脑、盆腹腔 MRI 等检查可以帮助诊断转移灶。

最后要鉴别流产的类型，见表 2-5。

表 2-5 不同流产的鉴别

流产类型	病史			妇科检查	
	出血量	下腹痛	组织排出	宫颈口	子宫大小
先兆流产	少	无或轻	无	闭	与妊娠周数相符
难免流产	中~多	加剧	无	扩张	与妊娠周数较小
不全流产	少~多	减轻	有	组织物	小于妊娠周数
完全流产	少~无	无	全排出	闭	正常或略大

【临床处理】

根据流产类型决定相应处理。

1. **先兆流产** 注意休息，禁同房。可予黄体酮保胎治疗（根据目前情况，不推荐常规保胎，需写明黄体酮适应证）。甲状腺功能减退者可补充甲状腺素。若临床症状加重，流产不可避免，应及时终止妊娠。

2. **难免流产** 一旦诊断，应尽早清宫。若出血较多，可加用宫缩剂。

3. **不全流产** 尽早清宫。若合并失血性休克，则在抗休克同时清宫。

4. **完全流产** 无特殊处理。

5. **稽留流产** 先行凝血功能检查，在备血、输液的前提下清宫。也可采用米非司酮配伍米索药物引产。

6. **流产合并感染** 在积极抗感染的同时清宫。

【病例介绍】

患者，女性，28岁，已婚。因"停经2个月余，阴道流血1周，加重半天"于2016-3-2急诊入院。

生育史 0-0-0-0。

现病史 平素月经规则，末次月经2015-12-29。停经45天查尿hCG（＋），偶有恶心，无呕吐。1周前起少许阴道流血，量明显少于月经量，暗褐色，伴下腹隐痛，以正中为主。无发热、阴道组织物排出。曾在外院就诊，查尿hCG（＋），外院B超提示宫内早孕，予达芙通、维生素E口服。今上午阴道流血量明显增加，伴血块，腹痛较前明显，如痛经，无发热，至急诊。妇科检查宫颈口见血块，B超提示宫内见23mm×20mm孕囊样回声，未见胎心搏动。遂急诊入院。

既往史 未见异常。

体格检查 生命体征平稳，心、肺及腹部体检无异常。

妇科检查 阴道：畅，见较多血迹。宫颈：血染，口松，见血块。宫体：前位，孕2个月大小，软。两侧：未及异常块。

辅助检查 血常规：Hb 99g/L，白细胞及中性粒细胞正常范围内。尿hCG（＋）。B超检查示：子宫大小65mm×58mm×67mm，宫腔内见23mm×20mm孕囊样回声，未见胎心搏动，双附件未见异常。盆腔积液无。

初步诊断 妊娠相关疾病，难免流产。

治疗措施

1. 完善肝肾功能等相关检查，监测生命体征，密切注意腹痛及阴道流血情况。

2. 立即家属谈话，行清宫术。

3. 术后抗炎促宫缩治疗。

4. 术后补血治疗。

5. 术后2天出院随访。

专家点评 该患者为已婚育龄女性，有停经后阴道流血及腹痛史，尿hCG（＋），B超宫内可见孕囊，首先考虑先兆流产可能。但保胎治疗后仍发生阴道流血量增多，腹痛加重，B超宫内见孕囊但未见胎心管搏动，考虑难免流产可能大，宜尽快行清宫术，加强抗炎、促宫缩治疗，处理得当。

（陆佳琦　薛晓红）

第三节　异位妊娠

【概述】异位妊娠指孕囊种植于宫腔以外的部位，是妇科最常见的急腹症之一，也是妊娠早期母体死亡的主要原因，占所有妊娠相关死亡的4%～10%。最常见的宫外植入部位是输卵管，占所有异位妊娠的98%。输卵管各部位妊娠发生率如下：壶腹部（70%）、峡部（12%）、输卵管伞端（11.1%）、卵巢（3.2%）、输卵管间质部（2.4%）。但异位妊娠也可发生在宫颈、卵巢、宫角（图2-2）、输卵管间质部（图2-3）、腹腔和剖宫产瘢痕处，也可能同时合并宫内妊娠（宫内、宫外同时妊娠）。

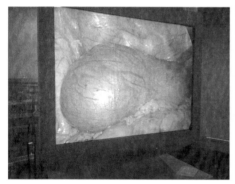

图2-2　宫角妊娠

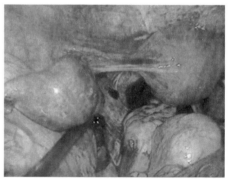

图2-3　左输卵管妊娠

【分类】

表2-6　异位妊娠的分类[1, 2]

输卵管妊娠	妊娠位于输卵管，通常位于输卵管壶腹部，其他包括间质部妊娠、峡部妊娠
腹腔妊娠	原发性腹腔妊娠：妊娠物首先并且只有种植于腹膜表面 继发性腹腔妊娠：种植于输卵管口的妊娠物流产后种植于腹膜表面

宫颈妊娠	胚胎种植于宫颈管（超声图像见图 2-4）
宫角妊娠	胚胎种植于一侧宫角
阔韧带妊娠	异位妊娠的一种继发形式，原发的输卵管妊娠侵入输卵管系膜，位于阔韧带之间
卵巢妊娠	胚胎种植于卵巢皮质
宫内外同时妊娠	宫内、宫外妊娠同时存在
剖宫产瘢痕妊娠	胚胎种植于剖宫产瘢痕组织中
子宫残角妊娠	胚胎种植于畸形的残角子宫内

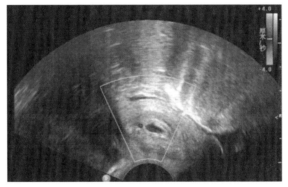

图 2-4 宫颈妊娠超声图像

【可能病因】

表 2-7 异位妊娠的可能病因[1, 2]

输卵管因素	·盆腔炎
	·输卵管妊娠史
	·输卵管手术史
	·输卵管发育不良
	·输卵管周围肿瘤（子宫内膜异位症或子宫肌瘤）
	·峡结节性输卵管炎
	·绝育术后
避孕失败	·目前使用 IUD
	·使用低剂量纯孕激素避孕药
	·使用大剂量雌激素避孕药

续表

辅助生育技术	
受精卵游走	
子宫发育不良	
手术史	· 剖宫产 · 人工流产 · 引产 · 腹部手术史

【临床表现】异位妊娠典型的临床表现有腹痛、停经、阴道流血。有研究表明：腹痛是 99% 患者的主要症状，停经为 74%，阴道流血为 56%。对有这些症状的育龄期妇女都应怀疑异位妊娠，但这些症状不具有诊断意义，因为先兆流产同样可以出现这些症状。另外，还可表现为肩痛（输卵管渗出的血液刺激横膈引起）、强烈便意（血液淤积在直肠子宫陷凹刺激引起）、头晕或休克等。当出现头晕或休克时提示输卵管已经破裂，会导致严重的腹腔内出血。

【体格检查】

1. 测量体温、脉搏、血压和呼吸。

2. 判断有无失血征象。

3. **妇科检查**　后穹隆是否饱满，宫颈有无举痛；宫体大小与停经周数是否相符，宫体有无压痛，宫体活动度是否正常？宫体形态是否正常，有无异常突起？子宫体是否有漂浮感？双侧附件有无压痛、增厚或占位。

4. 下腹是否有压痛，尤其是患侧是否压痛明显？腹肌是否紧张，盆腹腔大量出血时可以伴有肌卫。

【辅助检查】

1. **妊娠试验**　尿 hCG 试纸检测最为方便快捷。在 85% 的可存活宫内妊娠中，血清 β-hCG 浓度每 48 小时至少升高 66%。对于大多数（但并非全部）的异位妊娠和不能存活的宫内妊娠，β-hCG 浓度通常上升得慢很多。β-hCG 临界区：被定义为在其之上如果确实存在宫内妊娠，则超声诊断能够看到孕囊的血 β-hCG 水平。在大多数机构中，经阴道超声检查时，该 β-hCG 水平为 1500 U/L 或 2000U/L[经腹部超声时，该水平更高（6500U/L）]。

2. **B 超**　可了解孕囊位置、大小及有无胎儿心管搏动；了解盆腹腔积液情况从而判断出血量。如子宫腔内外均未探及孕囊，不能排除异位妊娠可能，需严密检测血 β-hCG 和超声。由于子宫内有时可以看到假孕囊（蜕膜管型和血液形成），应注意鉴别。

3. **血常规**　异位妊娠破裂伴活动性内出血时，可出现血红蛋白及血细胞比容进行性下降或白细胞的升高。

4. **后穹隆穿刺术**　采取后穹隆穿刺术发现位于后部的直肠子宫陷凹是否存在血液，该结果很容易通过经阴道超声证实。直肠子宫陷凹血液可能来自尚未破裂或已经破裂的输卵管妊娠导致的出血，也可能是卵巢囊肿破裂的结果，因此，后穹隆穿刺术检测血液结果阳性诊断价值有限。

5. **诊刮术**　诊刮术作为诊断工具受到了可能损害存活胚胎的限制，当宫内妊娠已被刮除，术后一天复查 hCG 至少应下降 15%。一些作者推荐仅对 hCG 浓度低于临界区且翻倍速度慢的妇女进行诊刮术，在这些患者中，约 30% 为不可存活的宫内妊娠，其余为异位妊娠。知道诊刮结果可避免对上述 30% 的非异位妊娠患者进行不必要的甲氨蝶呤治疗。另外，诊刮术会带来宫腔粘连形成的风险。

6. **腹腔镜检查**　如果仅出于诊断目的，很少需要进行腹腔镜检查。通过腹腔镜检查发现异位妊娠，应当立即采取手术治疗。

7. **磁共振成像术**　可用于诊断异位妊娠，但不是一种符合成本效益的方法。对于一些难以判断的异位妊娠可以考虑辅助 MRI 判断。

【评估】

异位妊娠临床表现多种多样，诊断比较复杂，可以从无症状到急腹痛和失血性休克。对于破裂异位妊娠的诊断和处理很明确，主要是维持生命体征，及时止血。对于没有症状或症状较轻者要特别警惕，进行全面评估：

1. **病史评估**

（1）患者末次月经时间？前次月经时间？平素月经如何？有些患者无法准确回忆末次月经时间，需要结合病史分析末次月经时间。

（2）患者既往妊娠史；是否有流产史？是否有剖宫产史？有剖宫产史的患者超声检查时了解孕囊与剖宫产切口关系。

（3）有无不孕病史、腹部手术史？这些手术史都会增加异位妊娠风险。

（4）目前避孕状态，是否带环妊娠？IUD 增加异位妊娠风险。

（5）本次阴道流血量如何？什么时候开始的，持续多少时间？有无血块和组织物排出？帮助和宫内妊娠鉴别。

（6）有没有下腹痛？下腹痛什么时候开始的，有无诱因？详细的下腹痛病史可以帮助与流产、阑尾炎、卵巢囊肿破裂、卵巢囊肿蒂扭转、急性盆腔炎等鉴别。

2. **体征评估**

（1）患者生命体征是否平稳？若有心率、血压不稳定，应考虑失血性休克可能，应尽快建立静脉通路，加强生命支持。

（2）有无腹部压痛、反跳痛，有无肌紧张；有无腹部膨隆，移动性浊音。

（3）妇科检查有无阴道流血；有无宫颈举痛；有无后穹隆饱满、触痛；有无子宫漂浮感；有无子宫边界不清，压痛明显。

3. 辅助检查

（1）血尿 hCG 检测。

（2）B 超检查：明确孕囊位置，有无胎心搏动等。

（3）血常规：明确有无贫血。

（4）后穹隆穿刺。

（5）腹腔镜检查。

（6）诊刮。

（7）腹腔穿刺。

（8）MRI（必要时）。

【鉴别诊断】异位妊娠在未发生流产或破裂时，临床表现不明显，诊断较困难。没有一组病史和体格检查结果可以高度可靠地确诊或者排除异位妊娠。临床上常常基于上文所述的影像学检查（超声）和实验室检查（hCG）作出诊断。

异位妊娠应该与流产、急性输卵管炎、卵巢囊肿蒂扭转、卵巢囊肿破裂、急性阑尾炎等鉴别，见表 2-8。

表 2-8　异位妊娠鉴别诊断

	异位妊娠	流产	卵巢囊肿扭转	卵巢囊肿破裂	急性盆腔炎	急性阑尾炎
腹痛	撕裂样痛，自下腹一侧向全腹	下腹正中阵发性剧痛	下腹一侧突发性剧痛	下腹一侧突发性剧痛	下腹持续性痛	移动性右下腹痛
阴道流血	量少或不定，时有组织物排出	多，有血块或绒毛排出	无	无	无	无
停经史	多有	有	无	无	无	无
腹部压痛	有	无或轻压痛	有	有	有	右下腹压痛
反跳痛	有	无	有	有	有	有
宫颈举痛	有	无	有	有	有	无
子宫增大	无	有	无	无	无	无
宫口开	无	有	无	无	无	无

续表

	异位妊娠	流产	卵巢囊肿扭转	卵巢囊肿破裂	急性盆腔炎	急性阑尾炎
附件肿块	可有	无	有	有	可有	无
后穹隆穿刺	可抽出不凝血	阴性	阴性	可抽出囊液	可抽出渗出液或脓液	阴性
hCG 测定	+	+	−	−	−	−
白细胞增高	正常或升高	正常	正常或略高	正常或略高	升高	升高
超声检查	宫内无妊娠囊，宫外肿块	宫内妊娠	附件区肿块	附件区肿块	附件区可有不规则肿块	偶见阑尾区肿块

【异位妊娠的诊断处理流程】

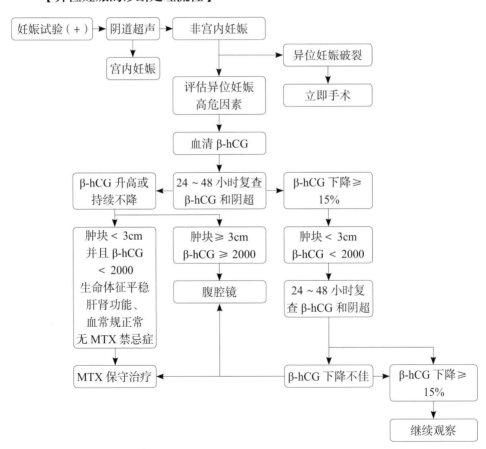

【临床处理】

应对仔细分析患者情况，根据患者病情的轻重缓急，制定相应治疗方案。

1. **大量内出血时的紧急处理** 若出现血流动力学不稳定（血压下降、心率增快、四肢发冷）、血红蛋白进行性下降或超声见盆腹腔积液进行增多等提示内出血多导致休克时，应尽快备血、建立静脉通道、输血、吸氧等抗休克治疗，并尽快手术。快速（腹腔镜或开腹）进腹后迅速找到患侧输卵管病灶并钳夹，暂时控制出血，同时快速输血补液，纠正休克，清除腹腔积血后切除患侧输卵管。

2. **无或少量内出血时的治疗** 对无或少量内出血、无休克、病情较轻患者，可采取观察、药物保守或手术治疗。

（1）观察：动态随访患者血 hCG 变化及阴超（了解附件区包块、盆腔积液、内膜情况）。

（2）药物保守治疗：适应证：①一般情况良好，无活动性腹腔内出血；②盆腔包块最大直径 < 3cm；③血 β-hCG < 2000U/L；④B 超未见胚胎原始心管搏动；⑤肝、肾功能及血红细胞、白细胞、血小板计数正常；⑥无 MTX 禁忌证。

表2-9 异位妊娠药物保守治疗方案[3-9]

治疗日	单剂量方案	多剂量方案1	多剂量方案2
1	hCG	hCG	hCG
	MTX 50mg/m², IM	MTX 0.4mg/kg IM	MTX 1mg/kg IM 或 IV
2		MTX 0.4mg/kg IM	亚叶酸 0.1mg/kg 口服
3		MTX 0.4mg/kg IM	hCG
			hCG 较前下降 < 15%，继续给药
			hCG 较前下降 ≥ 15%，停止给药，连续随访 hCG 和超声
4	hCG	hCG	亚叶酸 0.1mg/kg 口服
		MTX 0.4mg/kg IM	
5		MTX 0.4mg/kg IM	hCG
			hCG 较前下降 < 15%，继续给药

治疗日	单剂量方案	多剂量方案 1	多剂量方案 2
			hCG 较前下降 ≥ 15%，停止给药，连续随访 hCG 和超声
6			亚叶酸 0.1mg/kg 口服
7	hCG	hCG	hCG
	hCG 较前下降 < 15%，症状不缓解或加重，或有内出血应考虑手术治疗	hCG 较前下降 < 15%，症状不缓解或加重，或有内出血应考虑手术治疗	hCG 较前下降 < 15%，继续给药
	hCG 较前下降 15% ~ 25%，再次给予 MTX 50mg/m² , IM	hCG 较前下降 ≥ 15%，每周随访至 hCG 三次阴性，症状缓解或消失，包块缩小	hCG 较前下降 ≥ 15%，停止给药，连续随访 hCG 和超声
	hCG 较前下降 >25%，每周随访至 hCG 三次阴性，症状缓解或消失，包块缩小		
8			亚叶酸 0.1mg/kg 口服
14	hCG	hCG	hCG
	hCG 较前下降 < 15%，症状不缓解或加重，或有内出血应考虑手术治疗	hCG 较前下降 < 15%，症状不缓解或加重，或有内出血应考虑手术治疗	hCG 较前下降 < 15%，症状不缓解或加重，或有内出血应考虑手术治疗
	hCG 较前下降 15% ~ 25%，再次给予 MTX 50mg/m² , IM	hCG 较前下降 15% ~ 25%，再次给予 MTX 50mg/m² , IM，每天一次，共 5 次	hCG 较前下降 ≥ 15%，每周随访至 hCG 三次阴性，症状缓解或消失，包块缩小

续表

治疗日	单剂量方案	多剂量方案1	多剂量方案2
	hCG 较前下降 >25%，每周随访至 hCG 三次阴性，症状缓解或消失，包块缩小	hCG 较前下降 >25%，每周随访至 hCG 三次阴性，症状缓解或消失，包块缩小	
21 和 28	三次 MTX 单剂量给药后，hCG 下降 < 15%，手术治疗	二次 MTX 多剂量给药后，hCG 下降 < 15%，手术治疗	

（3）手术治疗

1）适应证：①血流动力学不稳定者；②即将发生或者已经发生的破裂者；③患者不能或不愿意依从药物治疗后的随访；④无法及时到达医疗机构行输卵管破裂的处理；⑤药物保守治疗失败。

2）手术方式：可采取腹腔镜或开腹方式行输卵管切除或输卵管保守性手术。

输卵管切除术：适用于腹腔大量出血，伴有休克的急性患者，或输卵管妊娠破裂，输卵管破坏严重的患者，或无生育要求，要求切除患侧输卵管患者。但告知患者术后自然受孕概率下降，再次妊娠发生宫角妊娠可能等风险。输卵管间质部妊娠时可行子宫角切除及患侧输卵管切除，必要时切除子宫。

保守性手术：适用于要求生育的年轻妇女。包括输卵管造口术、输卵管切开术及输卵管伞部压出术。术式的选择应根据输卵管妊娠部位、输卵管损伤情况而定。保守性手术可增加绒毛、滋养细胞残留概率，术后随访血 β-hCG 下降不明显，应考虑加用 MTX 治疗。

【预防】

1. **怀孕以及正确避孕**　选择双方心情和身体状况俱佳的时机怀孕，良好的避孕可杜绝宫外孕的发生。

2. 及时治疗生殖系统疾病。

3. 注意经期、产期和产褥期的卫生，防止生殖系统的感染，停经后尽早明确妊娠位置，及时发现异位妊娠。

【病例介绍】

病例一│输卵管妊娠

患者，女性，26 岁，因"停经 2 个月余，间断性不规则阴道流血 1 周余"于 2016 年 1 月 31 日急诊入院。

生育史 0-0-0-0。

现病史 患者既往月经规则，5/30 天，LMP：2015 年 11 月 25 日。PMP：2015 年 10 月 25 日。2015-12-12 出现阴道流血，4～5 天后干净，似月经。2016-1-25 再次出现不规则阴道流血，自测尿 hCG（＋），2016-1-28 仍有阴道不规则流血，伴血块，无白色肉样组织排出，至当地医院就诊，行 B 超检查及随访血 β-hCG。2016-1-30 患者出现下腹隐痛，可间断性缓解。2016-1-31 至急诊就诊，有少量阴道流血，偶有左下腹隐痛，伴肛门坠胀感，无发热，偶有恶心、呕吐，饮食可，小便可。

既往史 既往未见异常。

体格检查 T 36.5℃，P 86 次 / 分，R 20 次 / 分，BP 116/76mmHg。无贫血貌，腹部无明显膨隆，未扪及肿块，右下腹压痛，无反跳痛，无移动性浊音。

妇科检查 外阴已婚式，阴道畅，见少量血性分泌物，宫颈轻糜，无举痛，子宫前位，饱满，左附件区增厚感明显，无压痛及反跳痛，右附件区未及肿块，无压痛及反跳。

辅助检查 血常规：Hb 133g/L，白细胞及中性粒细胞正常范围内。尿 hCG（＋）。

2016-1-28 血 β-hCG 764.90U/L；2016-01-30 血 β-hCG 909.05U/L。

2016-1-28 外院 B 超提示：内膜厚 14mm，盆腔右侧混合性包块 25mm×18mm×16mm，输卵管来源可能。

2016-1-30 外院 B 超：B 超提示：内膜 5mm，盆腔左侧不均质占位 26mm×16mm。

2016-1-31 本院急诊 B 超检查示：子宫大小：52mm×48mm×43mm；内膜厚度：8mm，左卵巢外侧见中低回声区 38mm×28mm×26mm。后陷凹积液：无。提示：目前宫内妊娠证据不足，左侧混合块，输卵管来源可能。

初步诊断 妊娠相关疾病：输卵管妊娠可能。

治疗措施

1. 完善肝肾功能、血常规、凝血功能等相关检查，监测生命体征，密切注意下腹痛及阴道流血情况。

2. 拟急诊行腹腔镜检查 + 左侧输卵管切开取胚术。术中所见见图 2-2。

3. 术后随访 β -hCG。

4. 2 天后予以出院，嘱出院后随访血 β -hCG 至阴性。

专家点评

该患者为育龄期女性，有停经史，有不规则阴道流血，伴下腹隐痛不适，尿 hCG（+），结合超声所见考虑为输卵管妊娠。还需注意与卵巢囊肿破裂相鉴别，既往有卵巢囊肿病史，超声可见附件区包块、盆腔积液，但尿 hCG 阴性。但还需注意与宫内妊娠流产、卵巢囊肿蒂扭转、宫内妊娠合并宫外妊娠等相鉴别。临床处理上输卵管妊娠，需结合 B 超及血 β -hCG 情况综合考虑。若血 β-hCG < 2000U/L，随访血 β-hCG 呈下降趋势，附件区包块直径 < 2cm，可行药物保守治疗；若附件区包块直径 > 3cm，或血 β-hCG > 2000U/L，随访 B 超附件区包块增大、盆腔积液增多，血流动力学不稳定（出现血压下降、心率增快）、下腹痛症状加重等需行腹腔镜检查术，若患者有生育要求，可行保守手术，但告知术后妊娠滋养细胞残留，持续异位妊娠需行药物治疗，必要时手术治疗可能；但腹腔镜下输卵管妊娠破裂，且输卵管组织破坏严重，需行患侧输卵管切除术；若患者无生育要求，可行患侧输卵管切除术，告知术后自然受孕概率下降，再次妊娠有宫角妊娠可能。该患者随访血 β-hCG 无翻倍增加，但呈上升趋势，附件区包块较前明显增大（直径 > 3cm），盆腔积液无，且患者有下腹隐痛不适，有急诊腹腔镜检查手术指征。处理及时，避免了输卵管妊娠破裂需抢救手术风险。

病例二 | 宫颈妊娠

患者，女性，41 岁，因"停经 2 个月余，发现宫颈妊娠可能 2 周"于 2016-3-4 入院。

生育史 3-0-4-2。末次妊娠 2010 年人流，平素不避孕。

现病史 患者平素月经规则，12 岁初潮，5/30 天，量中，无痛经。LMP：2015-12-23，自诉行经如常。2016 年 2 月初患者于当地医院查尿 hCG（+），自述 2 月 21 日外院 B 超提示宫颈妊娠（未见报告），为求进一步治疗，2016-3-4 就诊于急诊，B 超提示：宫内早孕，胚囊位于宫腔下段及颈管内。患者无下腹痛腹胀，无阴道出血，无发热咳嗽，无恶心呕吐等不适，阴道无组织物排出，无尿频尿急，大便正常，无肛门坠胀感。精神、饮食可，睡眠可。

既往史 既往未见异常。

体格检查 T 37.2℃，P 101 次 / 分，R 20 次 / 分，BP 106/70mmHg。无贫血貌，腹平，肌紧张（－），下腹压痛（－），反跳痛（－）。移动性浊音阴性。

妇科检查 外阴：已婚。阴道：畅。宫颈：极度膨隆，软，充血。宫体：前位，孕 2 个月余大小，形态：规则；压痛：无。双附件：未扪及肿块。

辅助检查 2016-3-4 本院急诊 B 超：胚囊位于宫腔下段及颈管内，大小 56mm×47mm×42mm，内见卵黄囊，CRL 34mm，胚芽内彩色血流见，原始心血管搏动（＋），提示：宫内早孕，胚囊位于宫腔下段及颈管内。

2016-3-7 本院 B 超：子宫大小：95mm×90mm×80mm；胚囊位于宫腔下段及颈管内，大小：58mm×56mm×41mm，周边彩色血流条索状，内见卵黄囊，胚芽（CRL）见，长度：40mm，胚芽内彩色血流见，原始心血管搏动：（＋）。右卵巢：形态、大小回声正常。左卵巢：形态、大小回声正常。后陷凹积液：无。提示：宫内早孕，胚囊位于宫腔下段及颈管内，与宫颈肌层分界不清。

2016-3-4 血 β-hCG：> 273 000mU/ml。

2016-3-5 血 β-hCG：261 194mU/ml。

2016-3-7 血 β-hCG：> 273 000mU/ml。

2016-3-4 血常规：Hb 114g/L，WBC 5.33×10^9/L，N 72%。

初步诊断 宫颈妊娠可能。

治疗措施

1. 完善术前检查及准备。

2. 入院立即行双侧子宫动脉栓塞术。

3. 术后 3 天（2016-3-7）复查 B 超提示血 β-hCG 无明显下降、宫颈胚囊继续增大。

4. 2016-3-9 全麻下行腹腔镜下双侧髂内动脉结扎 +B 超监护下钳刮术，刮出物见绒毛。术毕 B 超提示：颈管内回声紊乱区直径 25mm，与后唇分界欠清。术中出血多，予输血治疗。术后予米非司酮 100mg，bid×7 天。

5. 2016-3-12 出院，嘱出院后随访血 β-hCG 情况。

专家点评 该患者为育龄期女性，平素无避孕，有停经史，B 超提示胚囊位于子宫下段及宫颈管内。患者无阴道流血、下腹痛等临床表现，应注意与难免流产、剖宫产切口瘢痕妊娠相鉴别。难免流产时胚胎可以下降到宫颈管内，但其宫颈轮廓清晰，无侵入肌层的改变，且妇科检查时往往见到宫颈口有组织物堵塞。而剖宫产切口瘢痕妊娠有剖宫产史，可表现为停经、不规则阴道流血伴或不伴下腹痛。B 超提示：胚囊位于剖宫产切口瘢痕处。妇科检查：子宫正常妊娠大小，宫颈无明显增大，常需急诊行双侧子宫动脉栓塞术，术后 48～72 小时行 B 超监护下清宫术。结合本例患者，停经后 B 超提示胚囊位于子宫下段及宫颈管内，见胚芽、胎心。宫颈妊娠诊断明确，因宫颈妊娠局部血供丰富，入院后立即行双侧子宫动脉栓塞术，降低胚胎活性，减少宫颈局部血供。后复查 B 超血 β-hCG 无明显下降，考虑患者胚胎活性强、子宫动脉栓塞未能有效减少胚胎血供。若继续观察有大出血、休克，甚至危及生命可能。2016-3-9 全麻下行腹腔镜下双侧髂内动脉结扎 +B 超监护下钳刮术，术中出血多，予输血治疗。术后予米非司酮 100mg，bid×7 天。出院后随访血 β-hCG 至阴性。处理及时，避免了宫颈妊娠大出血切除子宫风险。

病例三

患者，女性，31 岁，已婚。因"停经 2 个月余，少量阴道流血伴右下腹隐痛 2 天"于 2017-9-28 急诊入院。

生育史 1-0-0-1。末次妊娠 2013 年，足月顺产。

现病史 患者既往月经规则，13 岁初潮，5/30 天，量中，无痛经。LMP：2017-7-11，自诉行经如常。2017 年 8 月患者自测尿 hCG（+），无阴道出血，无下腹痛，至外院查尿 hCG（+），建议随访。2017-9-25 开始阴道少量出血，咖啡色，伴下腹胀痛，外院超声检查：内膜厚 12mm，右附件见 50mm×45mm 混合回声，边缘见彩色血流信号，提示宫内未见孕囊，右附件混合结构，请结合血 hCG。2017-9-26 查血 β-hCG > 1500mU/ml，建议入院治疗，患者拒绝入院。近 2 天来患者有肛门坠胀感、乏力，偶觉下腹胀痛，右下腹明显，无发热咳嗽，无恶心呕吐等不适，无阴道组织物排出，无尿频尿急，大便正常。至门诊就诊，查超声示：子宫右侧中等回声区 53mm×49mm×43mm，其内见胚囊，大小约 33mm×33mm×29mm，囊壁水肿增厚，胚芽（CRL）见，长度：14.5mm，胚芽内彩色血流未见，原始心血管搏动：（-）。提示：子宫畸形：左单角子宫合并右残角子宫可能，建议入院治疗。患者起病以来精神、饮食可，睡眠可，体重无明显改变。

既往史 既往未见异常。

妇科检查 外阴：已婚式；阴道：畅；宫颈：轻糜，无举痛；宫体：前位，饱满；两侧：右侧可触及一直径约 5cm 肿块。

辅助检查 B超：子宫大小：长径51mm，左右径40mm，前后径43mm；子宫内膜厚度：7.4mm，呈梭形向左侧延伸；子宫右侧中等回声区53mm×49mm×43mm，其内见胚囊，大小约33mm×33mm×29mm，囊壁水肿增厚，胚芽（CRL）见，长度：14.5mm，胚芽内彩色血流未见，原始心血管搏动：（－）。右卵巢：见黄体。左卵巢：形态、大小回声正常。后陷凹积液：无。提示：子宫畸形：左单角子宫合并右残角子宫可能。右侧混合块，右残角子宫宫内妊娠？2017-9-28血β-hCG：30 485mU/ml。

初步诊断 ①妊娠相关疾病：右侧残角子宫妊娠；②子宫畸形：左侧单角子宫；右侧残角子宫。

治疗措施

1. 完善术前检查及准备。
2. 次日行腹腔镜下右侧残角子宫＋右输卵管切除术（详见手术视频）。
3. 术后血β-hCG降至8343mU/ml，出院后门诊随访。

专家点评 残角子宫系一侧副中肾管发育，另一侧副中肾管下段发育缺陷所致。本身内膜发育不良，常不与发育好的宫腔沟通。受精卵种植于残角子宫内，可生长发育为残角子宫妊娠。发生率为总妊娠率的1/10万。可能的受精方式：精子或受精卵游走到患侧输卵管或残角子宫。残角子宫是少见的畸形，可分型：Ⅰ型：残角子宫有宫腔，与单角子宫相通；Ⅱ型：残角子宫有宫腔，与单角子宫不相通；Ⅲ型：残角子宫无宫腔，仅以纤维带与单角子宫相通。其中Ⅱ型最为常见。根据术中所见，本例患者属于Ⅱ型残角子宫妊娠。残角子宫肌层较输卵管管壁厚，早期合并妊娠患者常无明显症状，部分仅出现下腹隐痛或不规则阴道流血。随着妊娠的继续，妊娠14～20周发生破裂可能性最大，约占80%，其死亡率约为5%。故残角子宫妊娠一经诊断，应及早手术。早期未破裂者可在腹腔镜下行残角子宫及同侧输卵管切除术，以防术后再次发生输卵管妊娠。该患者诊断明确，处理及时，处理方式合理，取得了较好结局。

相关手术视频见视频3～视频5。

视频3　左输卵管切除术（左输卵管妊娠）

视频 4　左输卵管切开取胚术（左输卵管妊娠）

视频 5　右侧残角子宫及右输卵管切除（残角子宫妊娠）

（陆佳琦　薛晓红）

第四节　剖宫产切口妊娠

【概述】剖宫产子宫切口瘢痕妊娠（caesarean scar pregnancy，CSP），简称"切口妊娠"，指孕卵着床于子宫剖宫产瘢痕处。目前国内外学者一致认为 CSP 为异位妊娠的一种极为少见的特殊形式，是一种特殊的肌层妊娠，它是剖宫产术后一种罕见而危险的远期并发症。

【临床表现】早期临床表现无特异性，停经后不规则阴道流血或伴有下腹隐痛为主要症状，阴道 B 超对诊断子宫下段切口部位妊娠具有重要价值。

分型：①内生型：胚囊种植在前次剖宫产切口的瘢痕处，但整体朝向宫腔生长，有继续妊娠的可能，但常在妊娠中、晚期发生胎盘植入及严重出血等并发症；②外生型：胚囊完全种植在瘢痕缺损处并向膀胱及腹腔生长，孕早期即发生出血甚至子宫破裂，危险性极大。

【体格检查】盆腔检查：子宫增大、变软，峡部膨隆或不明显，宫颈无异常或堵塞血块。

【辅助检查】超声检查：诊断标准为：①子宫腔与颈管内未见孕囊，可见内膜线；②子宫峡部前壁内见孕囊或不均质团块；③妊娠囊或不均质回声团块与膀胱之间的子宫肌层明显变薄，且与切口处肌层之间的境界不清，回声紊乱；④彩色多普勒示病变处血流信号丰富，一般呈低速低阻型血流频谱。

MRI：可清楚显示子宫瘢痕与妊娠囊的关系。盆腔 MRI 表现为：①子宫肌层不连续；②妊娠囊几乎位于宫腔外；③宫腔、宫颈管内空虚，无妊娠组织；④子宫前壁峡部相当于子宫瘢痕处肌层缺失。

腹腔镜检查：内生型切口妊娠腹腔镜下子宫峡部无明显变化，外生型切口妊娠可见子宫峡部膨大，与膀胱边界不清，局部血管怒张等。

宫腔镜检查：可更加直观地观察胚囊与剖宫产切口关系，但胚囊与子宫肌层关系、距浆膜面距离等，需经阴超检查。

血 β-hCG：血 β-hCG 检测是疗效评价的关键因素。保留生育功能治疗者，需密切随访血 β-hCG。

【患者评估】见异位妊娠章节。

【诊断与鉴别诊断】根据既往剖宫产史和停经史、血清 hCG 升高等情况，结合影像学检查诊断；经阴道超声是确定 CSP 的可靠且简便的检查手段。

分级诊断标准：B 超根据团块或孕囊与肌层的关系，将其分为如下 4级：0 级：未累及肌层，与肌层分界清楚；1 级：稍累及肌层，与肌层分界较清楚；2 级：位于肌层内，与肌层分界不清，未累及浆膜层；3 级：团块或孕囊膨向浆膜层，并向膀胱方向突起。

临床应与子宫峡部妊娠相鉴别，后者为宫内妊娠，可以没有剖宫产史，绒毛种植在子宫峡部前、后或侧壁，孕囊向宫腔方向生长，早期孕囊常在宫颈内口上方处，超声显示子宫峡部肌层正常形态。还应与宫颈妊娠、滋养细胞疾患、难免流产、不全流产等相鉴别。

【临床处理】早期诊断早期治疗，治疗原则：去除病灶，保留子宫，保存生育力。决定治疗方案的依据：首先明确孕囊或包块的大小、位置与子宫的关系，明确孕囊或包块与膀胱壁间的厚度十分重要，特别是准备进行刮宫手术时。治疗方式选择与血 hCG 水平无相关性，而与包块大小及血流特点密切相关。

1. **观察** 动态随访血 β-hCG 水平及 B 超情况（妊娠组织大小、距子宫浆膜面距离、局部血流灌注等），密切观察患者阴道流血及下腹痛情况。

2. **保守治疗** 以杀死胚胎组织、减少出血、保留生育能力为目的。

（1）MTX：全身用药同异位妊娠，也可局部用药（超声引导下，局部妊娠囊内注射 MTX，剂量为 1mg/kg），也可局部与全身联合用药。

（2）其他药物：KCl、高张糖、天花粉、5-Fu、放线菌素 D 等。

3. **手术治疗**

（1）局部孕囊穿刺术：在 B 超引导下行局部孕囊穿刺术注射入药物，如 MTX、天花粉等，可起到杀胚作用。

（2）子宫动脉栓塞术：是一种微创诊断治疗手段，可减少切口妊娠局部血供，降低胚胎活性。是紧急大出血的情况下快速而有效的止血方法，也可用于预防大出血的发生。

（3）B超监护下清宫术：子宫动脉栓塞术后24～72小时行B超监护下清宫术，盲目清宫常可导致难以控制的大出血。清宫术前，必须复查阴超，探查团块周边血流情况，若血流丰富，切不可盲目清宫，超声显示局部无血流或血流稀少后再行清宫术。

（4）腹腔镜或开腹子宫瘢痕妊娠物清除＋子宫修补术：若切口妊娠为外生型，与膀胱关系密切，胚囊外缘几达浆膜或已经穿出子宫浆膜层，则需行子宫瘢痕妊娠物清除＋子宫修补术。

（5）子宫切除术：开腹或腹腔镜下妊娠物清除＋瘢痕修补术时大出血、子宫破裂、栓塞未成功仍有活动性出血无法控制时，需行子宫切除术。

根据分级标准建议的治疗方案：0级可采用药物保守治疗；1级可采用药物治疗加清宫术；2级需结合局部血流情况选择治疗方法，血流不丰富者可行药物治疗加清宫术，血流丰富者可行子宫动脉栓塞术加清宫术；3级采用子宫动脉栓塞加B超监护下清宫术；4级采用子宫动脉栓塞术，联合腹腔镜或开腹子宫瘢痕妊娠物清除＋子宫修补术。

【预防】降低剖宫产率，提高子宫切口缝合技术，减少宫腔操作，如多次人流手术等。

【病例介绍】

患者，女性，25岁，因"停经38天，阴道少量流血1天"于2015年12月10日急诊入院。

生育史 1-0-0-1。2015年3月行剖宫产术。

现病史 患者既往月经规则，13岁初潮，5/30天，量中，无痛经。LMP：2015-11-2，自诉行经如常。2015-12-5患者自测尿hCG（＋），2015-12-9出现少量阴道流血，色暗红，无下腹痛，无肛门坠胀感，无明显恶心、呕吐，饮食可，大小便正常。

既往史 既往未见异常。

体格检查 T 37.1℃，P 94次/分，R 18次/分，BP 128/71mmHg。无贫血貌，腹软，未扪及肿块，无压痛及反跳痛，移动性浊音阴性。

妇科检查 外阴：已婚式；阴道：畅，见少量血性分泌物；宫颈：轻糜，无举痛；子宫：前位，饱满，双附件区未及肿块，无压痛及反跳痛。

辅助检查 血常规：Hb 121g/L，WBC $7.65×10^9$/L，N 78%。
2015-12-10 血 β-hCG 9893mU/ml。
2015-12-10 急诊B超：子宫54mm×48mm×46mm，孕囊大小14mm×5mm×10mm，内见卵黄囊，孕囊位于剖宫产切口处，提示：剖宫产切口处妊娠。

2015-12-11 B 超：子宫大小：54mm×53mm×46mm；胚囊大小：15mm×10mm×5mm，内见卵黄囊，胚囊位于剖宫产切口处，外侧缘几达左侧浆膜面，周边彩色血流短条状；右卵巢：形态、大小回声正常。左卵巢：形态、大小回声正常。后陷凹积液：无。提示：切口妊娠可能。

2015-12-11 MRI（图 2-5 ~ 2-7）：图 A、B：T_2WI 矢状位及 T_1WI 轴位子宫前壁下段见类圆形异常信号影，即孕囊，T_1WI 低信号（黑箭）、T_2WI 高信号（长黑箭）。孕囊与膀胱之间可见切口憩室壁，表现为 T_2WI 低信号（黑箭头）。切口憩室与孕囊之间可见蜕膜信号（白箭头）。图 C：增强后憩室壁及蜕膜明显均一强化，而孕囊呈相对低信号影（细长黑箭）。提示：剖宫产切口妊娠可能。

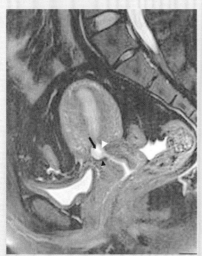 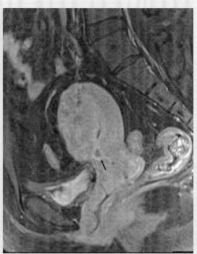

图 2-5　剖宫产切口妊娠 MRI（A）　图 2-7　剖宫产切口妊娠 MRI（C）

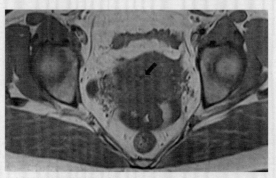

图 2-6　剖宫产切口妊娠 MRI（B）

初步诊断 妊娠相关疾病：切口妊娠可能。

治疗措施

1. 完善肝肾功能、血常规、凝血功能等相关检查，监测生命体征，密切注意下腹痛及阴道流血情况。

2. 2015-12-12 行双侧子宫动脉栓塞术。

3. 2015-12-14 行 B 超监护下清宫术，术后随访 β-hCG。

4. 2015-12-15 予以出院，嘱出院后随访血 β-hCG 至阴性。

专家点评

该患者为育龄期女性，有停经史，有剖宫产史，有不规则阴道流血，无明显下腹痛，结合超声所见考虑为切口妊娠。还需注意与子宫峡部妊娠、宫颈妊娠、不全流产等相鉴别，临床处理切口妊娠，需结合 B 超及血 β-hCG 情况综合考虑。若胚胎下缘达剖宫产切口处，局部血供不丰富，可直接行 B 超监护下清宫术；若胚囊位于剖宫产切口处，局部血供丰富，且胚囊外侧缘几达浆膜面，则需先行双侧子宫动脉栓塞术，减少局部血供，再行 B 超监护下清宫术或腹腔镜下剖宫产瘢痕切开妊娠物取出 + 子宫修补术，术后密切随访血 β-hCG 至阴性。处理及时，避免了切口妊娠大出血风险。

（陆佳琦　薛晓红）

第五节　妊娠滋养细胞疾病

妊娠滋养细胞疾病（gestational trophoblastic disease，GTD）是一组来源于胎盘滋养细胞的疾病，包括葡萄胎、侵蚀性葡萄胎、绒毛膜癌（简称绒癌）、胎盘部位滋养细胞肿瘤（placental site trophoblastic tumor，PSTT）及上皮样滋养细胞肿瘤（epithelioid trophoblastic tumor，ETT）。后三者又统称为妊娠滋养细胞肿瘤（gestational trophoblastic neoplasia，GTN）。GTN 为最早可以通过化疗可以治愈的肿瘤。来源于中间型滋养细胞的特殊类型 GTN、PSTT 和 ETT 对化疗不敏感，以手术治疗为主。

一、葡萄胎

【概述】分为完全性葡萄胎（CHM，占 80%～90%）和部分性葡萄胎（PHM，占 10%～20%）。发生率在不同国家和地域差异很大，与营养状况、年龄、社会经济因素、口服避孕药等多因素相关。

【临床表现】

1. **停经后阴道流血** 是最常见症状，胎块组织可使蜕膜分离和破坏母体血管，大量的积血可扩张宫腔。由于阴道流血的量相当多且持续时间长，可导致贫血。

2. **子宫异常增大** 由于葡萄胎迅速生长以及宫腔内积血，大约 1/2 的患者会出现子宫体积大于停经月份。

3. **卵巢黄素化囊肿** 大约有 1/2 的 CHM 患者发生。卵巢黄素化囊肿是由于高血清 β-hCG 水平导致卵巢过度刺激引起。

4. **先兆子痫** 几乎仅仅发生在子宫异常增大和血清 β-hCG 显著升高的患者。若在妊娠 24 周前出现高血压、蛋白尿和水肿要考虑葡萄胎可能。

5. **妊娠剧吐** 多发生在子宫异常增大和血清 β-hCG 显著升高的患者。目前，仅 8% 患者发生妊娠剧吐。

6. **甲状腺功能亢进** 约 7% 患者出现轻度甲亢症状，如心动过速、皮肤潮湿和震颤等。

7. **腹痛** 由于葡萄胎增长迅速和子宫过度快速扩张所致，表现为阵发性下腹痛。

8. **滋养细胞栓塞** 偶有患者出现呼吸窘迫，通常发生在子宫异常增大和血清 β-hCG 显著升高的患者。胸部听诊有弥漫性湿啰音，胸片检查提示两侧肺浸润。

9. 偶有阴道排出物见葡萄样水泡组织。

【体格检查】GTD 无明显特征性表现，主要妇科查体可表现为子宫增大变软，通常大于停经月份，可见阴道流血，如合并黄素化囊肿时可于附件区扪及囊性活动肿块。偶有患者出现血压升高、神经系统症状等。

【辅助检查】

1. **血清 β-hCG** 葡萄胎患者血清 β-hCG 浓度明显升高，通常高于同孕龄宫内妊娠或异位妊娠者。约 40% 的完全性葡萄胎的 β-hCG 水平 > 100 000mU/ml（正常妊娠的峰值通常 < 100 000mU/ml）。同时测定血液和尿液中总 hCG 及相关分子，有助于葡萄胎与 GTN 的诊断与鉴别诊断。

2. **超声检查** 为重要辅助检查方法，完全性葡萄胎表现为子宫大于相应孕周，未见妊娠囊或胎儿，可见"落雪征"或"蜂窝状"改变（图 2-8），可见卵巢黄素囊肿（由于诊断技术进步，目前典型症状通常难以观察到）。PHM 患者胎盘部位可见囊性回声，妊娠合并 PHM 的胎儿生长发育延迟，多合并畸形、死胎，极少数为活胎。

3. **X 线胸片** 是诊断恶性 GTD 肺转移的检查方法。

4. 组织学诊断　是葡萄胎的确诊金标准。为了避免葡萄胎漏诊，对病理性妊娠均需要送检组织学检查。

5. 细胞遗传学诊断　染色体核型检查有助于完全性葡萄胎（二倍体）和部分性葡萄胎（三倍体）的鉴别诊断。免疫组化染色中，*p57Kip2* 是一个印迹基因，有助于显示母体基因的存在，用于鉴别完全性葡萄胎和部分性葡萄胎。

6. 其他辅助检查　包括胸部 X 线、胸部 CT（考虑有肺转移或肺栓塞可能时）、血常规、出凝血时间、血型、肝肾功能、甲状腺功能等。考虑脑转移可以行头部 CT 或 MRI，肝转移行超声或 CT。

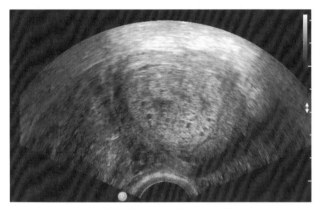

图 2-8　葡萄胎超声图像（可见落雪征）

【患者评估】对葡萄胎患者要非常重视病史的评估。

1. 病史评估

（1）患者末次月经时间？前次月经时间？平素月经如何？问清月经周期情况可以帮助葡萄胎的诊断以及评估风险。

（2）患者既往妊娠史；是否有自然流产史、稽留流产以及葡萄胎等不良孕产史？要清楚地记录每次不良孕产史，尤其是最后一次妊娠情况。如既往有 GTD 病史，应详细记录相关诊疗经过。

（3）本次阴道流血量如何？什么时候开始的，持续多少时间？有无血块和组织物排出？有无葡萄样水泡组织排出。

（4）有没有下腹痛？下腹痛什么时候开始的，有无诱因？早孕期子宫迅速增大的腹痛可以帮助诊断，同时可以与其他疾病如黄素化囊肿破裂、阑尾炎等急腹症鉴别。

2. 体征评估

（1）患者生命体征是否平稳？有无贫血貌？阴道流血量是否较多？若有心率、血压不稳定，阴道流血多伴贫血貌等应考虑失血性休克可能，应尽快建立静脉通路，输血输液、加强生命支持。

（2）妇科检查是否有子宫显著大于孕周？附件区是否有囊性占位？

（3）患者有无血压升高、恶心呕吐、心动过速、呼吸窘迫等症状。

3. 辅助检查

（1）血尿 hCG。

（2）B 超。

（3）胸片 / 肺部 CT。

（4）血常规、凝血时间、肝肾功能、甲状腺功能、血型等。

（5）上腹部 CT、头颅 MRI。

（6）组织物病理学检查。

【诊断与鉴别诊断】应与流产、双胎妊娠、羊水过多等鉴别。

【临床处理】

1. 清宫　一旦确诊，应及时清宫。

（1）并发症：严重并发症如出血性休克、子痫前期、甲亢、水电解质紊乱及重度贫血时，应先对症处理，稳定病情。

（2）手术操作要点

1）B 超引导下清宫。

2）术前准备：输液、备血等。

3）充分扩张宫颈管后行吸宫术，扩宫口轻柔缓慢。

4）＞ 14 周子宫，一手放在宫底上按摩子宫以刺激子宫收缩并防止穿孔。

5）吸宫后再搔刮宫腔，确保完全清除宫内容物。

6）必要时使用缩宫素，一般推荐在充分扩张颈管和开始吸宫后开始使用。

7）子宫＞孕 16 周有肺栓塞风险。

8）2015 年 FIGO 不推荐行第二次清宫术。对吸宫术后超声持续提示可疑有残留病灶的患者可以行第二次清宫。

9）每次刮出物必须送组织学检查。

10）不推荐预防性化疗和预防性子宫切除。

11）有切除子宫指征者可考虑直接手术，但子宫切除术并不能消除持续性滋养细胞疾病（PTD）的风险。

2. 卵巢黄素化囊肿的处理　一般不需处理，发生急性扭转者，可在 B

超或腹腔镜下穿刺吸液，极少需作患侧附件切除术。扭转时间长者，可发生坏死，需行患侧附件切除。

3. 关于静止期滋养细胞疾病和 hCG 假阳性的处理　有些患者治疗后hCG 没有转阴，而是持续低水平（10～200U/L）数月或数年，原因有两个：hCG 假阳性和静止期滋养细胞疾病。为了排除 hCG 假阳性，可检测尿hCG，或采用不同方法测定，或稀释后检测，排除结合异嗜性抗体或 LH 混杂；极少数情况是脑垂体产生少量 hCG，服用避孕药会阻止其分泌。第二种原因就是静止期滋养细胞疾病，糖基化 H-hCG 由侵袭性滋养层细胞分泌的GTN 标志物，如果 H-hCG 较低，提示肿瘤对化疗不敏感，不建议治疗。由于 10%～25% 的静止葡萄胎需要治疗，该类患者应终生随访，一旦 hCG 或H-hCG 开始增高就要启动治疗。

【随访】

1. 每周测定 hCG 直至正常。之后每周复查 1 次共 2 次，6 个月每月复查 1 次，之后 6 个月每 2 个月复查一次，随访 1～2 年。

2. 若 hCG 下降良好，则不需要进行其他影像学检查。

3. 治疗贫血和感染。

4. 采用有效的避孕方式，FIGO 推荐口服避孕药。

5. 葡萄胎清宫术后，建议避孕 6 个月。

6. 下次妊娠早期做超声检查，监测 β-hCG 确保在正常范围，妊娠结束后随访 β-hCG 至正常范围。

7. 当子宫大于正常妊娠月份 4 周以上，伴有黄素化囊肿时，恶变率达50%。

二、妊娠滋养细胞肿瘤

【概述】 GTN 60% 继发于葡萄胎，30% 继发于流产，10% 继发于足月妊娠或异位妊娠，对化疗十分敏感，治愈率达 80%～90%。根据流行病学回顾性调查显示，继发于葡萄胎排空 6 个月以内的 GTN 组织学诊断往往为侵蚀性葡萄胎；而一年以上者多数为绒毛膜癌。

【临床表现】

1. 无转移 GTN

（1）不规则阴道流血：在葡萄胎排空、流产或足月产后有持续的不规则流血，量不定。

（2）子宫复旧不全或不均匀性增大：常在葡萄胎排空后 4～6 周子宫尚未恢复到正常大小，质地偏软。也受到肌层内病灶部位和大小的影响，子宫表现为不均匀性增大。

（3）卵巢黄素化囊肿：持续的 hCG 刺激导致。

（4）血清 β-hCG 水平持续升高。

（5）腹痛：仅在子宫病灶穿破浆膜层时发生，少见。

2. **转移性 GTN**　转移的症状可以由转移灶自发性出血引起，最常见的转移部位依次是肺 80%、阴道 30%、肝 10%、脑 10%。

【诊断】

1. **概述**　葡萄胎排空后或流产、足月分娩、异位妊娠后出现阴道流血和（或）转移灶（肺 80%、阴道 30%、肝 10%、脑 10%）及相应症状和体征，血 hCG 水平监测、除外残留和再次妊娠后作出 GTN 的诊断。CT、MRI、活检、脑脊液 hCG 测定、膀胱镜、腹腔镜为可选择的治疗前评估手段和方法。当有组织获得时，应以组织学诊断为准，但可以没有组织学诊断，仅根据临床作出诊断。

2. **诊断标准**　葡萄胎后 GTN，血清 hCG 水平是主要诊断依据，凡符合下列标准中的任何一项且排除妊娠物残留或妊娠可能即可诊断为滋养细胞肿瘤：

（1）hCG 测定 4 次呈平台状态（+/–10%），并持续 3 周或更长时间，即 1、7、14、21 天。

（2）hCG 测定 3 次升高（＞10%），并至少持续 2 周或更长，即 1、7、14 天。

（3）hCG 水平持续异常达 6 个月或者更长。

3. **非葡萄胎后滋养细胞肿瘤**　目前尚无明确的 hCG 诊断标准。一般认为，足月产、流产、异位妊娠后 hCG 多在 4 周左右转阴，若超过 4 周血清 hCG 仍持续高水平，或一度下降后又上升，在除外妊娠物残留或再次妊娠后，应考虑滋养细胞肿瘤。

表 2-10　滋养细胞肿瘤解剖学分期（FIGO，2000 年）

Ⅰ期	病变局限于子宫
Ⅱ期	病变扩散，但仍局限于生殖器官（附件、阴道、阔韧带）
Ⅲ期	病变转移至肺，有或无生殖系统病变
Ⅳ期	所有其他转移

表 2-11　改良 FIGO 预后评分系统（FIGO，2000 年）

评分	0	1	2	4
年龄（岁）	＜ 40	≥ 40	—	—

续表

前次妊娠	葡萄胎	流产	足月产	—
距前次妊娠时间（月）	< 4	4 ~ 7	7 ~ 13	≥ 13
治疗前血 hCG（U / ml）	$< 10^3$	$10^3 ~ 10^4$	$10^4 ~ 10^5$	$≥ 10^5$
最大肿瘤大小（包括子宫）	—	3 ~ 5 cm	≥ 5 cm	—
转移部位	肺	脾、肾	肠道	肝、脑
转移病灶数目	—	1 ~ 4	5 ~ 8	> 8
先前失败化疗	—	—	单药	两种或两者以上联合化疗

说明：总分≤ 6 为低危；≥ 7 为高危；极高危≥ 12。

4. 诊断相关要点

（1）即使有组织病理学证实侵蚀性葡萄胎，若患者 hCG 可以自发下降，则不诊断为 GTN。

（2）确诊 GTN 后，应行相应辅助检查发现是否存在转移灶，用于提示预后和制定治疗方案。

（3）针对原发部位，至少包括妇科检查及盆腔超声。

（4）针对远处转移灶，至少拍一张胸片，若条件允许可以行胸部 CT。

（5）应用胸片的结果进行转移灶计数，而不是用 CT 结果。

（6）若患者已经出现了肺转移，则推进行进一步检查排除腹部转移灶和脑转移。

（7）腹部超声或腹部 CT 可以发现肝转移灶。

（8）对于脑转移灶的检查，MRI 清晰度优于 CT。

【临床处理】

1. 治疗总原则

（1）GTN 的治疗目的是完全治愈。

（2）化疗是最主要的治疗方式，辅以手术、放疗等。

（3）化疗前评估很重要。

（4）根据 WHO/FIGO 分期和评分系统进行规范化和个体化治疗。

（5）对于低危型的 GTN，推荐行单药化疗，缓解率可达 100%。低危

GTN 单药化疗；MTX 和 Act-D（KSM）是低危 GTN 的一线化疗单药。

（6）对于育龄期想要保留生育功能的妇女来说，手术治疗不作为一线治疗。

（7）高危 GTN 推荐使用联合化疗。EMA-CO 是高危 GTN 首选的一线化疗方案。

（8）高危型 GTN 不推荐常规对转移灶进行手术治疗。

（9）hCG 水平降至正常后，即使肺部存在持续性的阴影，仍不推荐手术治疗。

（10）hCG 水平降至正常后，低危型 GTN 的随访至少持续 12 个月。

（11）hCG 水平降至正常后，高危型 GTN 的随访至少持续 18 个月。

（12）GTN 患者经过化疗，在 hCG 降至正常后，低危型患者推荐延迟 12 个月后妊娠，高危型患者推荐延迟 18 个月后妊娠。

2. 超高危 GTN

（1）FIGO ≥ 12 分；合并肝脏 +/- 脑或肾转移；合并器官衰竭；距离上次妊娠时间 > 2.8 年。

（2）小剂量 EP 诱导 3 周后，EP-EMA 化疗，联合鞘内 MTX+/– 手术。

（3）预后极差。

3. GTD 的治疗原则　见表 2-12。

表 2-12　妊娠滋养细胞疾病的治疗 [10, 12, 16]

妊娠滋养细胞疾病	指征	治疗方案
葡萄胎	高危因素 *	单药预防性化疗 *
妊娠滋养细胞肿瘤	低危（≤ 6 分）	单药化疗
妊娠滋养细胞肿瘤	高危（≥ 7 分）	联合化疗
妊娠滋养细胞肿瘤	极高危（≥ 12 分）	联合化疗（EP 诱导）
胎盘部位滋养细胞肿瘤		首选手术，联合化疗（EMA-EP；EMA-CO）
上皮样滋养细胞肿瘤		首选手术，联合化疗（EMA-CO；EMA-EP）

注：* 葡萄胎高危因素包括：①年龄 > 40 岁；②子宫明显大于停经月份；③血 β-hCG > 10 万 U/L；④黄素化囊肿直径 > 6cm；⑤重复性葡萄胎；⑥无法定期随诊者

4. GTN 的化疗策略 见图 2-9。

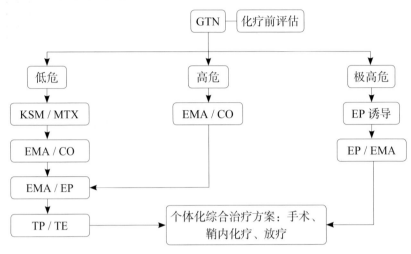

图 2-9 GTN 的化疗策略

* 注：每次更换治疗方案均需重新评估病情

5. 常用化疗方案

放线菌素 D（dactinomycin, KSM; actinomycin, Act-D）			
KSM	12μg/kg	iv	D1～5

化疗间隔：2 周

注意事项：

（1）首次治疗失败率：8%。临床证据：C。

（2）副作用：皮肤剥脱；药物局部渗透会使皮肤剥脱坏死，务必单独使用一条静脉通路。一旦发生外渗，应以 100mg 可的松 +2ml 利多卡因局部皮肤注射。

（3）关于 MTX 与 Act-D 疗效的分歧：2009 年一项研究（4 项随机对照研究 +4 项队列研究）表明 Act-D 疗效优越于 MTX。临床证据：A。但此研究包含 6 个中心，难以得出明确结论。2011 年一项随机对照研究表明 Act-D 静滴（2 周）较 MTX 肌注（1 周）副作用较低。临床证据：A。

甲氨蝶呤（methotrexate, MTX）			
MTX	0.4mg/kg	im	D1～5

化疗间隔：2周

注意事项：

（1）首次治疗失败率：不伴转移者（11%～15%），伴转移者（27%～33%）。临床证据：C。

（2）副作用：口腔溃疡。注意口腔卫生，注意口腔、黏膜溃疡。

EMA-CO			
EMA			
第1天	VP-16	100mg/m^2	iv
	KSM	500μg	iv
	MTX	100mg/m^2	iv
	MTX	200mg/m^2	iv（12hr）
第2天	VP-16	100mg/m^2	iv
	KSM	500μg	iv
	CF	15mg	im（MTX 静滴 24 小时后起，q12h×4 次）
CO			
第8天	VCR	1mg/m^2	iv
	CTX	600mg/m^2	iv

化疗周期：2周

注意事项：

（1）首次治疗失败率：30%。临床证据：C。

（2）副作用：骨髓抑制，＞6个周期导致卵巢功能不可逆损伤。

（3）注意：在最新 2013 ESMO 指南，推荐的 MTX 剂量为 300mg/m^2，国内一般使用剂量为 200mg/m^2。

EMA-EP			
EMA			
第1天	VP-16	100mg/m^2	iv

续表

EMA-EP			
	KSM	500μg	iv
	MTX	100mg/m^2	iv
	MTX	200mg/m^2	iv（12h）
第2天	VP-16	100mg/m^2	iv
	KSM	500μg	iv
	CF	15mg	im（MTX 静滴 24 小时后起，q12h ×4次）
EP			
第8天	VP-16	150mg/m^2	iv
	cisplatin	80mg/m^2	iv

化疗周期：2周

注意事项：

（1）多用于 EMA-CO 耐药的患者，有效率 75%。

（2）副作用：肾毒性，骨髓抑制。

EP 诱导方案			
VP-16	100mg/m^2	iv	D1~2
cisplatin	20mg/m^2	iv	D1~2

化疗间隔：1周

注意事项：

（1）多用于极高危及有肝、脑转移的患者。

（2）低剂量诱导方案可以有效避免标准方案导致的严重并发症。

（3）持续 1~3 周。

TP/TE 方案：紫杉醇（paclitaxel）+ 顺铂（cisplatin）/ 紫杉醇（paclitaxel）+ 依托泊苷（etoposide，VP-16）			
paclitaxel	135mg/m^2	iv（3hr）	D1，15

TP/TE 方案：紫杉醇（paclitaxel）+ 顺铂（cisplatin）/ 紫杉醇（paclitaxel）+ 依托泊苷（etoposide, VP-16）			
cisplatin	75mg/m^2	iv	D1
etoposide	150mg/m^2	iv	D15

化疗间隔：4 周

注意事项：

（1）该试验入组 24 例患者，有效率 50%（19% CR，31% PR）。

（2）可用于 EMA-CO 及 EMA-EP 耐药的患者。

氟尿嘧啶（5-FU）+ 放线菌素 D（KSM）			
5-FU	26 ~ 28μg/kg	iv	D1 ~ 8
KSM	6μg/kg	iv	D1 ~ 8

化疗间隔：3 周（特指上一疗程化疗结束至下一疗程化疗开始的间隔时间）

注意事项：

（1）副作用：腹泻、黏膜剥脱性肠炎。化疗期间注意腹泻情况，注意调节肠道菌群。

（2）国内外差异：1988 年，北京协和医院宋鸿钊总结了化学药物治疗恶性滋养细胞疾病 25 年经验，在国内进一步推广了氟尿嘧啶（5-FU）和放线菌素 D（KSM）的应用。但在西方国家，对低危病例则主张采用单一的 MTX 或 Act-D 治疗。

MAC 方案：（methotrexate, MTX；actinomycin, Act-D；cyclophosphamide, CTX）			
MTX	1mg/kg	im	D1，3，5，7
Act-D	12μg/kg	iv	D1 ~ 5
CTX	3mg/kg	iv	D1 ~ 5
leucovorin（亚叶酸钙）	0.1mg/kg	im	D2，4，6，8

化疗间隔：2 周

注意事项：

（1）缓解率：67.5%。

（2）副作用：口腔溃疡，卵巢功能损伤，骨髓抑制。

（3）EMA-CO 较 MAC 方案毒性较低，更易被接受。但是，因为 > 6 个周期的 EMA-CO 引起骨髓抑制风险大，一些研究中心重新使用 MAC 方案。

BEP 方案		
20mg/m²	iv	D1 ~ 5
15mg	iv（24h）	D1 ~ 3
100mg/m²	iv	D1 ~ 3

6. 巩固化疗及随访

（1）低危 GTN：低危型 GTT 患者 hCG 首次转阴后应至少再化疗 1 个疗程，通常为 2 ~ 3 个疗程可以降低肿瘤复发。完全缓解率将近 100%。

（2）高危型 GTN：首选推荐症状、体征消失、原发灶及转移灶消失（残存阴影除外）及 hCG 每周测定 1 次，连续 3 次阴性后再巩固 2 ~ 3 个疗程。如患者家属充分知情，有良好依从性，也可采用 FIGO 推荐的停药指征：hCG 阴性后继续化疗 3 个疗程，其中第一疗程必须为联合化疗。

（3）对有生育要求的 GTN 患者，化疗后至少避孕 1 年。

（4）随访：第 1 年：每月一次；第 2 年：每 3 个月一次；3 年后：每年一次，共 5 年；随访内容与避孕同葡萄胎。

7. GTN 的转移部位治疗

（1）阴道转移：化疗通常有效，有不能控制的阴道病灶出血时选择局部注射 5-FU。

（2）肺转移：一般无须特殊治疗，对于肺部耐药病灶，病灶局限于一叶肺内，可考虑在化疗的同时辅以手术切除。

（3）肝脏转移：肝脏病灶可选择肝脏 20Gy 放疗或肝动脉化疗药物灌注。临床证据：C。对于肝脏耐药病灶，较局限，可考虑手术切除。

（4）脑转移：首选 MTX 鞘内注射。需要在 EMA-CO 方案中将 MTX 剂量增至 1g/m²，或考虑全脑 25 ~ 30Gy 放疗，或考虑外科切除。伽马刀治疗也可作为一种有效的切除耐药病灶的治疗方式。

（5）滋养细胞疾病导致的子宫或腹腔内出血可考虑选择性动脉栓塞术。

8. 耐药和复发 GTN 的处理

（1）耐药标准：目前无公认的标准。一般认为，化疗过程中连续 2 个疗程血 hCG 未呈对数下降或呈平台状甚至上升，或影像学检查提示病灶不缩小甚至增大或出现新的病灶。

（2）复发标准：治疗后血 hCG 连续 3 次阴性，影像学检查提示病灶消失 3 个月后出现血 hCG 升高（除外妊娠）或影像学检查发现新病灶，则提示复发。

（3）治疗选择

1）低危：单药耐药可改另一种单药化疗或改为联合化疗。

2）高危：推荐方案见前表，动脉灌注化疗可提高疗效。

3）手术：对耐药、孤立的子宫病灶，可予病灶切除术。

9. 中间型滋养细胞疾病（PSTT 和 ETT）的治疗

（1）PSTT 和 ETT 应与葡萄胎和绒毛膜癌等妊娠滋养细胞疾病区别对待。

（2）PSTT 和 ETT 对化疗不敏感。

（3）子宫切除是首选治疗方案。

（4）有生育要求的患者，尤其是病变范围较局限时，保守治疗可选择刮宫术，宫腔镜电切术或化疗。病变广泛时保留生育要求是不合适的。

（5）化疗一般作为手术后的辅助治疗方案。化疗方案选择：PSTT 推荐 EMA-EP，ETT 推荐 EMA-CO。

（6）与上次妊娠间隔 48 个月是最重要的不良因素。

10. 遗传学评估与咨询

以下患者需要进行遗传学评估：两次葡萄胎史的患者 / 夫妻，有葡萄胎史和 3 次自然流产史的患者 / 夫妻，有葡萄胎史和葡萄胎家族史，有葡萄胎史和近亲结婚的患者，有二倍体双亲源性葡萄胎史的患者 / 夫妻，以及 *NLRP7* 和 *KHDC3L* 基因突变的患者。

具体包括：个人史和家族史；测定患者 / 夫妻和亲属倍体类型，病变组织基因组父母来源分析；*NLRP7* 和 *KHDC3L* 基因突变分析；夫妻双方染色体检测；如果分娩出正常孩子的概率不大，推荐接受卵子捐赠；妇女的亲属应该行遗传咨询和基因检测。

（陆佳琦　薛晓红）

参 考 文 献

1. Berek Jonathan S. BEREK & NOVAK 妇科学 . 第 14 版 . 郎景和 , 向阳 , 主译 . 北京：人民卫生出版社 , 2008.

2. 谢幸 , 苟文丽 . 妇产科学 . 第 8 版 . 北京：人民卫生出版社 , 2013.

3. Barnhart K T, Gosman G, Ashby R, et al. The medical management of ectopic pregnancy: a meta-analysis comparing "single dose" and "multidose" regimens[J]. Obstet Gynecol, 2003,101(4):778-784.

4. Lipscomb G H. Medical therapy for ectopic pregnancy[J]. Semin Reprod Med, 2007,25(2):93-98.

5. Stovall T G, Ling F W, Gray L A, et al. Methotrexate treatment of unruptured ectopic pregnancy: a report of 100 cases[J]. Obstet Gynecol, 1991,77(5):749-753.

6. Yuk J S, Lee J H, Park W I, et al. Systematic review and meta-analysis of single-dose and non-single-dose methotrexate protocols in the treatment of ectopic pregnancy[J]. Int J Gynaecol Obstet, 2018.

7. Kirk E, Condous G, Van Calster B, et al. A validation of the most commonly used protocol to predict the success of single-dose methotrexate in the treatment of ectopic pregnancy[J]. Hum Reprod, 2007,22(3):858-863.

8. Natale A, Candiani M, Barbieri M, et al. Pre- and post-treatment patterns of human chorionic gonadotropin for early detection of persistence after a single dose of methotrexate for ectopic pregnancy[J]. Eur J Obstet Gynecol Reprod Biol, 2004,117(1):87-92.

9. Stovall T G, Ling F W, Buster J E. Outpatient chemotherapy of unruptured ectopic pregnancy[J]. Fertil Steril, 1989,51(3):435-438.

10. 向阳 . 宋鸿钊滋养细胞肿瘤学 . 第 3 版 . 北京：人民卫生出版社 , 2011.

11. Current FIGO staging for cancer of the vagina, fallopian tube, ovary, and gestational trophoblastic neoplasia[J]. Int J Gynaecol Obstet, 2009,105(1):3-4.

12. Ngan H Y, Seckl M J, Berkowitz R S, et al. Update on the diagnosis and management of gestational trophoblastic disease[J]. Int J Gynaecol Obstet, 2015,131 Suppl 2:S123-S126.

13. 曹泽毅 . 中国妇科肿瘤学 [M]. 北京：人民军医出版社 , 2011.

14. Seckl M J, Sebire N J, Fisher R A, et al. Gestational trophoblastic disease: ESMO Clinical Practice Guidelines for diagnosis, treatment and follow-up[J]. Ann Oncol, 2013,24 Suppl 6:i39-i50.

15. Niemann I, Vejerslev L O, Froding L, et al. Gestational trophoblastic diseases - clinical guidelines for diagnosis, treatment, follow-up, and counselling[J]. Dan Med J, 2015,62(11):A5082.

16. Mangili G, Lorusso D, Brown J, et al. Trophoblastic disease review for diagnosis and management: a joint report from the International Society for the Study of Trophoblastic Disease, European Organisation for the Treatment of Trophoblastic Disease, and the Gynecologic Cancer InterGroup[J]. Int J Gynecol Cancer, 2014,24(9 Suppl 3):S109-S116.

第三章　阴道大出血

第一节　诊断与鉴别诊断

阴道流血是妇科急诊患者就诊的常见主诉，病因有很多，而大量阴道流血可引起继发贫血、失血性休克、DIC，甚至危及生命。尽早明确诊断，针对出血原因采取及时有效的处理至关重要。

对于到急诊室就诊的阴道流血病人的处理取决于几个方面，包括年龄、妊娠状态、阴道流血的时间和严重情况、伴发疾病和用药情况。对月经周期的评估、体格检查和系统的辅助检查可以有助于临床医师进行恰当的鉴别诊断并制定诊疗计划。

阴道流血原因众多，少数病因能形成大量阴道流血，如宫颈癌、异常子宫出血、子宫切除术后等，可造成严重后果，需依据病因进行紧急处理（表 3-1）。本章将针对阴道大量流血进行讨论（表 3-2）。

表 3-1　不同年龄段引起阴道出血的常见原因

新生儿期	·新生儿撤退性出血
幼儿期	·生殖道外伤
	·生殖道恶性肿瘤（如阴道内胚窦癌和横纹肌肉瘤）
	·性早熟
	·阴道异物
	·外阴、阴道感染
	·尿道脱垂
	·生殖器疣
	·雌激素暴露
青春期	·外阴阴道外伤
	·阴道异物
	·生殖器感染
	·AUB（PALM-COEIN 系统：息肉、子宫腺肌病、平滑肌瘤、恶性肿瘤和增生、凝血病、排卵功能障碍、子宫内膜性的、医源性的和尚未分类的）

青春期	·妊娠相关疾病
育龄期	·AUB（PALM-COEIN 系统：息肉、子宫腺肌病、平滑肌瘤、恶性肿瘤和增生、凝血病、排卵功能障碍、子宫内膜性的、医源性的和尚未分类的）
	·妊娠相关疾病
	·剖宫产切口憩室
	·子宫动静脉瘘
	·盆腔脏器脱垂
	·宫颈病变：炎症、息肉
	·妇科恶性肿瘤
	·阴道创伤
	·外阴阴道感染、溃疡
	·放疗后
	·外阴阴道原发及转移性肿瘤
	·手术后相关阴道出血
绝经后	·子宫内膜及阴道萎缩
	·老年性阴道炎
	·妇科恶性肿瘤
	·雌激素暴露
	·放疗后
	·子宫内膜增生及息肉
	·抗凝治疗
	·宫颈及阴道恶性肿瘤
	·手术后相关阴道出血

表 3-2　危及生命的大量阴道流血的病因及主要的临床特征

宫颈癌	早期的接触性出血史、阴道排液史，肿瘤浸润性生长，侵及血管时可引起阴道大量出血，妇科检查宫颈可见外生型病灶或增粗呈桶状
异常子宫出血	可呈现月经周期规律的月经量增多，或无周期规律的异常阴道流血
子宫切除术后相关出血	子宫切除术后，因止血不彻底或愈合不良，手术残端血管出血等因素出现阴道流血增多

一、评估

（一）病史及阴道流血特点

1. 明确患者的年龄段，是初潮前还是绝经后？根据患者年龄不同，考虑的疾病不同。宫颈癌常出现于 30 岁以上性生活活跃、HPV 筛查阳性的患者。内膜癌常出现于超过 35 岁大量生殖道出血的患者。< 9 岁的儿童生殖道出血并不常见，需进行详细检查。

2. 出血部位是否阴道，需除外尿道及胃肠道出血。

3. 患者月经史？月经史应包括末次月经的第一天，月经的周期是否改变，是否有月经量增多或经期延长，既往是否有类似的出血情况。

4. 患者生育及避孕史？

5. 患者有无甲状腺症状及家族史？

6. 患者是否妊娠？

7. 患者出血模式如何？应仔细询问患者的阴道流血量和流血持续时间。有价值的信息包括在过去的 12 ~ 24 小时卫生巾更换的次数，卫生巾是否被血完全浸透，是否存在血块。大量阴道流血的典型患者至少 3 小时需更换一次卫生巾。行经量 > 80ml 常会伴随出现直径 > 1cm 的血块。需询问阴道流血是否与预计的月经周期同步，还是早于或晚于预计的月经周期，是否有遗漏的月经周期？

8. 有无诱因？如外伤。

9. 有无伴随症状？下腹痛、发热和（或）阴道分泌物增多常为生殖器感染。痛经、性交痛或不孕提示子宫内膜异位症 / 子宫腺肌病。溢乳、肥胖、多毛症或潮热预示可能为内分泌紊乱。近期体重上升或下降、进食障碍、巨大生活压力提示下丘脑功能紊乱。

10. 询问病人是否患有系统性疾病，并获得病人近期治疗或用药的方案。询问患者是否进行激素替代治疗，或者在进行辅助生育技术。

11. 如有全身多部位的出血史包括黏膜，易出现瘀点瘀斑，或有家族性出凝血障碍史，常提示凝血功能障碍。对于从月经初潮起就出现月经过多的患者，都需排除凝血功能障碍。凝血功能障碍包括血小板聚集异常、血管性血友病和单一凝血因子缺乏症。

（二）体格检查

1. **生命体征** 应首先评估患者生命体征，如有生命体征不稳定的情况，应考虑失血性休克可能，应立即予以抗休克及支持治疗。

2. 视诊 应进行视诊评估患者一般情况。皮肤黏膜的苍白提示贫血。黏膜出血，瘀点瘀斑提示凝血功能异常。大体的外貌特征可以提示诊断。肥胖伴随多毛提示多囊卵巢综合征。男性化或库欣综合征样外貌提示分泌激素的肿瘤。外周性水肿、脱发、神经反射减少可能与甲状腺功能减退有关。

3. 腹部体检 应着重于是否有腹部肿块、局部腹部压痛或腹膜刺激征。腹膜刺激征可能存在盆腔炎性疾病、出血性卵巢囊肿或宫外孕破裂。

4. 盆腔检查 对于确定出血量和出血部位至关重要，检查是否有异物或创伤性损伤，是否有妊娠产物的存在以及阴道分泌物的情况。评估子宫大小和表面轮廓，附件包块及压痛情况，宫颈举痛情况。需注意的是在孕晚期，阴道检查会造成前置胎盘早剥，应予以避免。

（三）辅助检查

1. 妊娠试验 所有有不规则阴道流血的育龄期女性均需进行尿妊娠试验。无论结果如何，高度怀疑妊娠的患者需进一步行血清 hCG 检测。妊娠相关疾病的诊断将在第二章中介绍。

2. 血常规 严重出血或出血时间延长患者应该通过血红蛋白和（或）血细胞比容来评估贫血情况。

3. 内分泌检查 基于病史及体格检查结果对患者进行相应的内分泌检查，如生殖内分泌检查（包括血 FSH、LH、E_2、PRL、T 及 DHEA-S 等）及甲状腺功能检测。

4. 凝血功能检测 怀疑凝血功能异常的患者应行凝血功能检查。

5. 宫颈癌筛查 根据目前的指南，所有 AUB 女性都应该适当地筛查宫颈癌。

6. 阴道分泌物培养 怀疑阴道出血为炎症所致患者应进行阴道分泌物培养。

7. 子宫内膜病理检查 除外妊娠后，应对子宫内膜增生或子宫内膜癌风险增高的 AUB 患者进行子宫内膜采样检查，采样方法包括：子宫内膜吸取活检、诊刮及宫腔镜检查。

8. 盆腔超声 盆腔超声是阴道出血患者的一线影像学检查。超声检查可评估子宫内膜厚度、宫腔内及附件区病灶。阴道流血的患者如妊娠试验阳性，需行阴道超声检查。阴道超声能准确判断停经 35 天以后或 hCG > 1500U/L 的宫内妊娠。

9. 其他影像学检查 如 MRI 及 CT 等，但不作为一线辅助检查方法。MRI 应该只能作为一种后续的影像学检查用来评估盆腔情况，而且只能在它能够提供超声不能获得的信息时使用。CT 被用来评估盆腔某些恶性肿瘤的转移性病灶，但是在常规盆腔评估中没有作用。

10. **宫腔镜检查** 可以直视下检查宫腔。诊断性宫腔镜检查可在门诊进行。在手术情况下，宫腔镜检查能进行靶向活检或切除操作过程中发现的病灶。

二、鉴别诊断

导致阴道流血的原因众多，其中大量阴道流血需采取紧急处理措施，及时有效的鉴别诊断对急诊处理非常重要。

（一）妊娠相关大量阴道流血

1. **自然流产** 见第二章第二节。
2. **胎盘早剥** 见第七章第七节。
3. **前置胎盘** 见第八章第四节。
4. **产后出血** 见第十一章第十二节。
5. **妊娠滋养细胞疾病** 尤其见于侵袭性葡萄胎或绒毛膜癌阴道转移时。

（二）非妊娠相关大量阴道流血

1. **子宫腺肌症** 患者常有继发性经期腹痛病史，同时伴有月经量进行性增多，经期延长。合并感染时可出现发热。妇科检查子宫均匀性增大，质硬，轻压痛。超声检查提示子宫腺肌症。

2. **子宫肌瘤** 患者子宫增大病史，伴月经量进行性增多，经期延长。妇科检查提示子宫多不规则增大，仅单一黏膜下肌瘤子宫可表现为均匀增大。超声检查可明确。

3. **宫颈癌** 阴道流血不规则，常发生于性交后或阴道检查后，可伴有阴道浆液性、黏液性或脓性恶臭分泌物。妇科检查，外生型宫颈癌宫颈外口可见菜花状赘生物，质脆、触血，而内生型宫颈癌可见宫颈增大如桶状。HPV高危型阳性。阴道镜或锥切术病理确诊。

4. **子宫内膜恶变和不典型增生** 常见于 > 35 岁患者。未绝经者表现为月经量增多、经期延长或月经紊乱；绝经者表现为绝经后阴道流血。可伴有阴道血性或浆液性分泌物，合并感染可有脓血性恶臭排液。妇科检查常未见异常，偶有子宫增大饱满。B 超可见子宫内膜增厚欠均匀，或宫腔异常占位。诊断性刮宫病理可明确诊断。

5. **凝血功能障碍** 患者有全身多部位出血史，易黏膜出血，易出现皮肤瘀点瘀斑，可有家族性出凝血障碍史。表现为自月经初潮起月经量多，经期长。血常规、凝血功能、出凝血试验可明确。

6. 排卵障碍 包括无排卵和稀发排卵及黄体功能不足。常见于青春期、绝经过渡期，生育期也可以因 PCOS、肥胖、高泌乳素血症、甲状腺疾病等引起。临床常见子宫内膜不规则脱落表现为不规则阴道流血。基础体温测定、超声、激素水平测定、诊断性刮宫术等可协助诊断。

7. 子宫切除术后阴道顶愈合不良 子宫切除术史，术后 2 周左右出现阴道出血，妇科检查可见阴道顶端愈合不良，可见裸露出血的残端。合并感染常有臭味。

阴道流血推导图（图 3-1）：

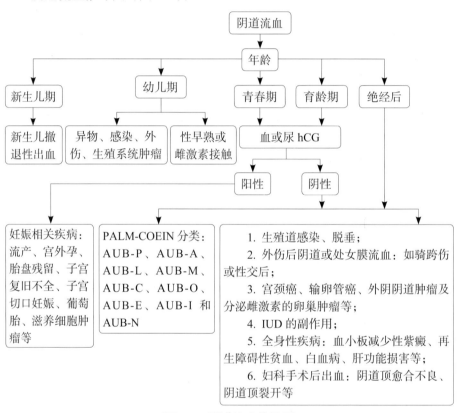

图 3-1 阴道流血推导图

第二节 宫 颈 癌

【**概述**】浸润性宫颈癌是引起阴道大出血的常见原因之一，人乳头瘤病毒（HPV）持续性感染是引起宫颈癌前病变及宫颈癌的基本原因，特别是高危型人乳头瘤病毒持续性感染。其他相关影响因素有早年分娩、多产、高危男性伴侣及机体免疫功能低下等。

【临床表现】

1. **阴道流血**　早期多为接触性阴道流血；后期则为不规则阴道流血；当肿瘤侵及较粗血管时，则出血量较大；另一般外生型癌出血较早，出血量较多；而内生型癌则出血较晚。

2. **阴道排液**　如伴感染可有异味。

3. **晚期症状**　根据病灶累及范围不同，可出现不同症状，如肾盂积水等，以及贫血、恶病质等全身衰竭症状。

【体格检查】宫颈癌早期妇科检查时局部可无明显病灶；外生型癌宫颈可见赘生物或明显病灶；而内生型癌可表现为宫颈质硬或桶状宫颈；如有阴道累及时阴道可及病灶；宫旁累及时三合诊可宫旁增厚质硬。当肿瘤侵及盆壁时，可出现冰冻骨盆。

【辅助检查】

1. **实验室检查**　血尿常规、凝血血栓检查、生化检查等；对于育龄妇女应予尿妊娠试验或血清 hCG 检测。

2. **超声检查**　可判断宫颈病灶大小、肌层浸润、附件区有无异常；并可了解上腹部脏器情况；泌尿系超声可明确膀胱有无占位、有无输尿管扩张、肾盂积水等。

3. **MRI**　能更精确判断宫颈病灶大小、肌层浸润以及盆腹腔有无异常情况。

4. **PET/CT、CT**　CT 可术前明确有无肿大淋巴结，明确病灶范围以及上腹部脏器有无累及等。而 PET/CT 可进行全身扫描，更全面地评估病情。

5. **静脉肾盂造影、膀胱镜、肠镜等**　静脉肾盂造影可明确有无泌尿系梗阻、有无泌尿系累及等；而膀胱镜及肠镜可明确膀胱、结直肠有无占位及癌灶累及等。

【诊断】

1. **宫颈脱落细胞学检查、HPV 检查**　常作为筛查检查。宫颈脱落细胞目前常用巴氏五级分类法和 TBS 系统分类。巴氏Ⅲ级及以上，TBS 分类中有上皮细胞异常、HPV 阳性时建议阴道镜下宫颈活检检查。

2. **阴道镜检查、碘染色**　巴氏Ⅲ级以上，TBS 提示鳞状上皮内病变，应行阴道镜检查；碘染色不着色区或阴道镜下可疑病变处行活检。

3. **宫颈活检、宫颈管搔刮术**　为宫颈癌及癌前病变确诊依据。可常规鳞柱交接取材或根据碘试验、阴道镜检查取材。

4. **宫颈锥切术**　宫颈细胞学检查多次阳性，宫颈活检阴性；或活检为高级别鳞状上皮内病变，应做宫颈锥切进一步行病理检查。

【鉴别诊断】

1. 宫颈良性病变 如宫颈息肉、内膜异位症、宫颈管肌瘤、宫颈乳头瘤等，均可有不规则阴道流血，根据妇科检查、症状体征、B超等辅助检查可协助诊断，根据手术病理可明确诊断。

2. 宫颈其他恶性肿瘤，如宫颈恶性黑色素瘤、淋巴瘤、肉瘤等，以及转移性恶性肿瘤（如子宫内膜癌、阴道癌等）；其临床表现均可为阴道流血、流液等，根据超声、MRI等辅助检查可协助诊断，而手术病理可明确诊断。

【病例介绍】

患者，女性，34岁，因"同房后阴道流血1年，检查发现宫颈病变4个月"而入院。

辅助检查 血常规：血红蛋白63g/L，血细胞比容22%。宫颈组织活检提示：宫颈浸润性鳞状上皮癌。入院后行全麻下妇科检查术：触及子宫后唇一质硬肿块，直径约4.5cm，左侧宫旁增厚感。

初步诊断 宫颈浸润性鳞状细胞癌ⅠB2期。

治疗措施 患者宫颈肿块持续大量出血，予阴道纱条填塞、输血、药物止血等治疗；共计输注红细胞悬液7U，输血过程顺利；排除手术禁忌证后在全麻下行腹腔镜下广泛全子宫＋双侧附件切除＋盆腔淋巴结清扫术，手术顺利，术后恢复好，予出院。

专家点评 子宫颈癌是原发于宫颈的恶性肿瘤，为女性生殖道三大恶性肿瘤之一，多发生于>30岁育龄期性生活活跃的女性。与HPV高危型持续感染密切相关。患者常以接触性出血为就诊的唯一主诉，出血量可由点滴出血到大量阴道流血不等。故对于性活跃期女性应常规进行每年HPV和宫颈脱落细胞学检查，以免漏诊。而对于该主诉就诊的患者必须重视妇科检查，为获得准确的妇科检查结果，妇科检查可在全麻下进行，以明确出血来源的部位，肿块的大小、侵及的范围。在止血、纠正贫血等一般治疗的基础上，尽早获得组织病理学证据，诊断宫颈癌的临床期别，采取进一步手术治疗或放化疗。

第三节 异常子宫出血

【概述】异常子宫出血（abnormal uterine bleeding，AUB）是指与正常月经的周期频率、规律性、经期长度、经期出血量任何 1 项不符的、源自子宫腔的异常出血。

FIGO 将 AUB 病因分为两大类 9 个类型，按英语首字母缩写为"PALM-COEIN"，"PALM"存在结构性改变、可采用影像学技术和（或）组织病理学方法明确诊断，而"COEIN"无子宫结构性改变。

具体为：

子宫内膜息肉（polyp）所致 AUB（简称：AUB-P）；

子宫腺肌病（adenomyosis）所致 AUB（简称：AUB-A）；

子宫平滑肌瘤（leiomyoma）所致 AUB（简称：AUB-L）；

子宫内膜恶变和不典型增生（malignancy and hyperplasia）所致 AUB（简称：AUB-M）；

全身凝血相关疾病（coagulopathy）所致 AUB（简称：AUB-C）；

排卵障碍（ovulatory dysfunction）相关的 AUB（简称：AUB-O）；

子宫内膜局部异常（endometrial）所致 AUB（简称：AUB-E）；

医源性（iatrogenic）AUB（简称：AUB-I）；

未分类（not yet classified）的 AUB（简称：AUB-N）；

AUB-L 的肌瘤包括黏膜下（SM）和其他部位（O）。

【临床表现及鉴别要点】

1. 有周期规律的阴道流血

（1）经量增多：主要表现为月经周期正常，但经量多或经期延长。此型多与子宫肌瘤、子宫腺肌病或放置宫内节育器有关。

（2）月经间期出血：发生在两次月经来潮的中期，常历时 3 ~ 4 天，一般出血量少于月经血量，偶可伴下腹部疼痛或不适。此类常为排卵期出血。

（3）经前或经后点滴出血：月经来潮前或来潮后数天持续少量阴道流血，常淋漓不尽。可见于排卵性月经失调或放置宫内节育器的副作用。子宫内膜异位症也可出现类似情况。

2. 无周期规律的阴道流血

（1）停经后阴道流血：若患者为育龄妇女性，首先考虑与妊娠相关的疾病，如流产、异位妊娠或滋养细胞疾病等；若患者为青春期无性生活史女性或围绝经期妇女性，且不伴有其他症状，应考虑无排卵性功能失调性子宫出血。对于后者应先排除生殖道恶性肿瘤。

（2）绝经后阴道流血：一般流血量较少，可持续不尽或反复流血，偶可伴下腹部疼痛，首先应考虑子宫内膜癌，也可见于老年性阴道炎或子宫内膜炎等。

（3）外伤后阴道流血：常见于发生骑跨伤后，流血量可多可少，伴外阴部疼痛。

（4）接触性出血：于性交后或阴道检查后立即出现的阴道流血，色鲜红，量可多可少，常见于急性宫颈炎、早期宫颈癌、宫颈息肉或子宫黏膜下肌瘤。

子宫异常出血可分为急性和慢性。急性子宫异常出血是指发生严重大出血，需要紧急处理以防进一步失血。出血量可能通过医师的主观判定或者通过其他一些失血的重要体征（如血流动力学不稳定或贫血）来判断。明确出血原因，选择合适的治疗方法。

【评估】

对异常子宫出血女性的评估包括所有的病史的询问、仔细的体格检查、适当的实验室检查和影像学检查，并且要考虑与年龄有关的因素，从而进行鉴别诊断。

1. **病史评估**　病史应该包括患者对自身出血的详细描述，近期在出血量、频率、持续时间和疼痛方面的改变。还应该包括其他部位的出血（比如鼻出血、牙龈出血、频繁出现瘀伤），尤其是青少年的急性出血、成人的慢性经期严重出血和贫血。

相关状况如甲状腺疾病、高血压、肾脏疾病、厌食症或暴食症、精神病和其他一些慢性疾病史，是否有出血性疾病和凝血障碍性疾病。以及激素、抗凝剂和精神科药物。体格检查：甲状腺疾病（甲状腺结节、甲状腺肿）、高泌乳素血症（乳溢症）、多囊卵巢综合征（PCOS）（痤疮、多毛）这些体征应该记录在案。

2. **体征评估**　首先应先评估患者生命体征，若生命体征不平稳，即可启动相应处理。

（1）出血性疾病的体征：包括瘀点、鼻出血和瘀斑。

（2）骨盆检查：包括内镜和双合诊。可以对创伤、外部或内部阴道或宫颈病变、感染和子宫增大进行评估。

3. **实验室检查**　异常子宫出血的评估建议做以下试验：

（1）全血细胞计数（如患者诉月经过多）。

（2）妊娠试验（有性生活的患者）。

（3）内分泌检测。

（4）宫颈癌防癌筛查。

（5）阴道分泌物培养（如出现阴道溢液或有感染的征象）。

（6）盆腔超声检查或宫腔镜检查。

（7）出血性疾病筛查（青少年月经出血严重或成人患有慢性经期出血且筛查史阳性），基本检查包括血小板检查、凝血酶原时间、部分促凝血酶原时间、纤维蛋白原或凝血酶原时间（可选）。如果这些试验结果异常，必须对患者进行更加彻底的潜在性出血性疾病的评估，如血管性血友病（女性中最常见的遗传性出血性疾病）。

（8）45 岁以上女性进行内膜活检，如果患者存在子宫内膜增生或恶性肿瘤危险因素，即使年龄 < 45 岁也应行内膜活检。

【治疗】

1. **药物治疗**　药物治疗的目的是止血和恢复正常月经周期。减少出血的药物包括激素、抗纤维蛋白溶解药和前列腺素合成酶抑制剂。按照不同的医疗状况和医师偏好、药物耐受性和患者自身选择不同的治疗方法。

（1）一般治疗：以抗感染和止血治疗为主。止血药物有：

氨甲环酸（650mg），2 片（1.3g），每天 3 次，5 天。

急性出血：10mg/kg 静脉注射（最高一剂 600mg）。

贫血患者可补充铁剂、维生素和蛋白质，重度贫血需输血治疗。

（2）激素治疗

1）大量雌激素可迅速修复子宫内膜而止血：急性出血：每 4 ~ 6 小时静脉注射 25mg 结合雌激素（之后联合口服避孕药）。

2）联合口服避孕药：去氧孕烯炔雌醇片（妈富隆）、屈螺酮炔雌醇片（优思明）或炔雌醇环丙孕酮片（达英 -35）。

急性出血：每次 1 片，每天 3 次，直到 7 天后流血减少，然后逐渐减量，维持量为 1 片 / 天。

3）孕激素：醋酸甲羟孕酮 5 ~ 10mg/d，12 ~ 14 天。

急性出血：每 4 小时服用 10mg；之后每 6 小时 1 次，4 天；之后每 8 小时 1 次，3 天；之后每 12 小时 1 次，2 天 ~ 2 周；之后每天 1 次。

4）炔诺酮：5mg/d，5 ~ 10 天。

急性大量出血：每 4 小时服用 5 ~ 10mg 直到停止出血，之后每 6 小时 1 次，4 天；之后每 8 小时 1 次，3 天；之后每 12 小时 1 次，2 天 ~ 2 周；之后每天 1 次。

5）左炔诺孕酮宫内节育器（曼月乐环）（大约可使用 5 年）。

对绝大多数患者来说，药物治疗优于手术治疗。除非已知是由结构异常（如息肉、子宫肌瘤、癌症）引起的出血。不涉及结构异常的患者常推荐激素疗法，因为这些患者出血原因多是停止排卵造成的。纠正患者激素失衡能使 AUB-HMB 和 AUB-IMB 类型的患者病情有所好转。

2. 手术治疗　异常子宫出血的手术治疗常用于药物治疗无效或因结构异常导致的出血。有几种手术方案可供选择。子宫肌瘤的手术包括宫腔镜、腹腔镜或开腹肌瘤切除术。其他治疗还包括栓塞术、冷冻子宫肌瘤消融术、磁共振引导下的超声消融术。通常不建议想要生育的女性通过栓塞术进行治疗，子宫内膜消融术，因为这种手术方法恢复较快，由于子宫内膜坏死，常见的副作用为阴道溢液。子宫内膜消融术后的患者常立即出血减少；部分患者之后仍然需要子宫切除。

子宫切除术：对无生育要求，且合并结构异常的重度贫血的子宫出血患者可考虑行全子宫切除术。

【病例介绍】

患者，女性，35 岁，因"阴道不规则出血 1 个月余，加重伴头晕 1 天"而入院。

生育史 1-0-0-1。

现病史 12 岁初潮，5～6 天/28～30 天，量中，伴痛经，呈进行性加重。

既往史 B 超提示子宫腺肌症，内膜 8mm，增厚欠均。

体格检查 T 37.9℃，P 114 次/分，R 20 次/分，BP 111/64mmHg。

妇科检查 阴道畅，中等量褐色血；宫颈血染；宫体前位，球形增大如孕 3⁺ 个月大小，双附件未及异常。

辅助检查 血常规：Hb 48g/L，WBC 18.53×10^9/L；尿 hCG（−）。

初步诊断 ①异常子宫出血（AUB-A）；②重度贫血合并感染？

治疗措施 入院完善相关检查，患者阴道不规则出血多，查血红蛋白 48g/L，入院后考虑重度贫血合并感染，予抗生素抗感染，输注悬浮红细胞 6U，输血后复查血红蛋白 66g/L，急诊行诊刮术，术后继续抗生素抗感染治疗，诊刮术病理未见异常。告知患者病情及治疗方案，患者要求保守治疗，予肌注达菲林 3.75mg，并建议间隔 4 周再次用药，连用 3～6 个周期。患者恢复可，予出院。

专家点评 子宫腺肌症多发生于＞35 岁的女性，因女性子宫结构的特殊性，缺乏黏膜下层，黏膜易于向子宫肌层的方向生长，使子宫增大，影响子宫腔的形态，并干扰子宫肌层的收缩性。患者常有继发性渐进性痛经病史伴有月经量增多，经期延长。此类患者阴道流血表现为与月经周期一致的出血增多。妇科检查子宫常成均匀性增大，可伴轻压痛。B超可进一步明确诊断。在积极完善检查、抗感染、抗休克、纠正贫血的基础上，对于子宫内膜增厚欠均的患者尽早行诊刮术止血，并排除内膜病变。进一步治疗可考虑药物、曼月乐环或手术治疗。

第四节　全子宫切除术后并发症

【概述】全子宫切除术后因阴道顶肠线吸收，多数患者有少许阴道血性分泌物，出血量少；极少数患者会出现大量阴道出血，而出血原因归纳如下：手术区域残端血管出血、严重粘连分解术后创面渗血、阴道顶愈合不良、阴道壁损伤等。

【临床表现及鉴别要点】

一般情况下，患者行全子宫切除术前均已完善术前准备，故此时出现大量阴道出血，多与手术相关，如为盆腔内出血多出现在围术期，阴道残端未愈合时，大量盆腔出血可经阴道残端流出；亦可出现在术后一段时间后，主要为阴道残端感染及愈合不良所致；均需临床医师尽快了解出血原因，并对症处理。

1. **手术区域残端血管出血**　患者出血多较汹涌，病情进展迅速，多出现在围术期，多为术中子宫或卵巢血管等血管断端结扎线松开、脱落或电凝后凝痂脱落所致；血管越粗出血量越多，危险度也越大，需及时手术结扎或电凝血管断端，否则可能危及生命。

2. **严重粘连分解术后创面渗血**　多见于盆腔内膜异位症、多次手术史、有严重盆腹腔炎症史等患者，术中行粘连分解后创面渗血严重；该类出血患者一般出血较缓慢，术毕建议放置腹腔引流管，术后密切注意腹腔引流液情况；可及时对症处理。

3. **阴道壁损伤**　多见于阴式手术或腹腔镜联合阴式手术，并且子宫较大，术中需旋切子宫自阴道取出，旋切过程中损伤阴道壁，未及时发现；该类情况术后一般有持续性阴道出血，密切观察患者，及时行妇科检查，可尽早发现阴道壁损伤并及时缝合或压迫止血。

4. **阴道残端愈合不良**　目前全子宫切除手术，多用可吸收线缝合阴道顶，不同患者之间存在个体差异，极少数患者出现阴道残端愈合不良，术后一段时间后出现阴道流血，一般情况出血较少，但如残端有血管开放则阴道出血较多，故该类患者一般可及时发现阴道出血，并及时就诊，并予阴道残端缝合等对症治疗。

5. 患者术后腹压增加 当患者术后出现腹压骤增加如用力提重物、长期咳嗽、便秘或短期内同房均可引起阴道顶裂开，从而导致阴道大出血。

【评估】

1. 病史评估

（1）患者手术情况，术中主要血管残端处理有无纰漏？有无术中阴道撕裂？术后阴道出血情况？

（2）有无伴随症状：如伴发热、腹痛、阴道排液等，应考虑感染可能。

（3）患者术后有无腹压增加高危因素？如用力提重物、长期咳嗽、喷嚏或同房史，如有，应考虑阴道顶撕裂可能。

（4）判断出血量：称重法、容积法、面积法、休克指数法等，迅速判断失血量，及时给予输血等扩容治疗。

2. 体征评估

（1）生命体征评估：患者如有血流动力学不稳定，应尽快抗休克处理。

（2）患者有无重度贫血貌？发热？有无腹部体征如腹痛、压痛及反跳痛等腹膜刺激征？有无移动性浊音？

（3）盆腔检查：有无阴道撕裂？阴道顶有无裂开？有无阴道脓性分泌物？

3. 辅助检查

（1）尽快完善血常规及生化检测。

（2）急诊或床旁 B 超等：可协助了解盆腹腔出血情况。

【治疗】

1. 手术中或围术期出现的创面渗血、血管脱落出血、阴道壁损伤出血，均应在充分暴露手术视野的情况下，准确找到出血部位，行手术缝合或压迫止血。

2. 术后因感染等因素阴道顶愈合不良，血管脱落出血，应在完善一般检查、备血、积极抗炎抗休克的基础上，尽早进行手术缝扎或压迫止血。术后继续抗炎抗休克、纠正贫血治疗，每天阴道冲洗，促进伤口愈合。

【病例介绍】

患者，女性，43岁，因"经量增多4个月，发现子宫内膜病变1个月余"入院。

生育史 1-0-0-1。

现病史 12 岁初潮，5～6 天 /30 天，量中，无痛经。近 6 个月月经不规则，周期缩短，经期延长。

体格检查 T 37.4℃，P 92 次 / 分，R 20 次 / 分，BP 140/88mmHg。

妇科检查 外阴：已婚。阴道：畅。内见少量白色分泌物。宫颈：轻糜。宫体：前位，饱满，形态：规则，压痛：无，其他：无。双附件：未扪及异常包块。

辅助检查 诊刮病理：（宫腔）子宫内膜不典型增生过长。（宫颈管）血块中见少量破碎的子宫内膜组织。

初步诊断 异常子宫出血：子宫内膜不典型增生（AUB-M）。

治疗措施 入院后完善相关检查，行电视腹腔镜下全子宫＋双侧附件切除术，手术顺利。术后 12 天无明显诱因出现大量阴道流血，量多如月经，伴少量血块，就诊本院。门诊妇科检查见阴道顶端缝线部分溶解，阴道顶 3 点处见一裸露血管残端活跃性出血。压迫止血同时紧急收入院，积极完善检查，行阴道分泌物培养，备血、抗感染、抗休克的基础上行阴道顶血管缝扎术。术后继续抗炎、抗休克、纠正贫血治疗，每天阴道冲洗，伤口愈合好，予出院。

专家点评 对于全子宫切除术后患者，需特别注意在术后 2 周左右阴道顶缝合所用可吸收线可能出现溶解吸收后松脱的情况，表现为阴道不规则流血，可合并阴道感染。大部分患者阴道愈合可，出血为自限性。极少数出血量多，此时需明确出血原因，积极寻找出血部位，止血同时，抗感染治疗，促进切口早日愈合。

（陈 云 常凯凯 易晓芳）

参 考 文 献

1. 沈铿，马丁 . 妇产科学 . 第 3 版 . 北京：人民卫生出版社，2015.

2. Bignardi T, Van den Bosch T, Condous G. Abnormal uterine and post-menopausal bleeding in the acute gynaecology unit. Obstet Gynecol, 2010,115(3):637-644.

3. 中华医学会妇产科学分会，中华医学会妇产科学分会妇科内分泌学组 . 异常子宫出血诊断与治疗指南 . 中华妇产科杂志，2014,49(11):801-806.

第四章　休克

第一节　诊断、鉴别诊断及抢救流程

循环休克定义为危及生命的急性循环衰竭，机体不能将足够氧气运输到组织器官，从而引起细胞氧利用障碍，并伴乳酸水平升高。休克有多种分类方法，常根据其病因分为心源性、脓毒性、低血容量性、过敏性和神经源性休克。许多患者可同时存在多种类型休克。休克的发病规律一般是从代偿性低血压（组织灌注减少）发展到微循环衰竭，最后导致细胞膜的损伤和细胞死亡。因而早期诊断休克并及时处理，同时积极查找病因对于挽救患者的生命有十分重要的意义。

一、分类及常见病因

休克的分类及常见病因见表 4-1。

表 4-1　休克的分类及常见病因

休克类型	常见原因
心源性休克	·急性大面积心肌梗死、严重心肌炎或心肌病、严重的心律失常等
脓毒性休克	·微生物感染：包括革兰阴性菌（约占 1/3，如脑膜炎双球菌、大肠埃希菌、铜绿假单胞菌、克雷伯菌属、类杆菌属等）、革兰阳性菌（如肺炎球菌、金黄色球菌、链球菌及梭状芽胞杆菌等）、病毒、立克次体、螺旋体、真菌及寄生虫等 ·继发性感染：患有糖尿病、肝硬化、恶性肿瘤、烧伤、器官移植、长期应用免疫抑制剂、放射治疗或长期留置导管等
低血容量性休克	·创伤、外科大手术的失血、消化道溃疡、食管静脉曲张破裂及产后大出血、宫外孕等疾病引起的急性大失血 ·烧伤或感染所致血容量丢失 ·呕吐、腹泻、脱水、利尿等原因所致的水和电解质的丢失水和电解质的丢失

休克类型	常见原因
低血容量性休克	·内源性丢失（非显性丢失），循环容量丢失至循环系统之外，但丢失的容量仍然在体内
过敏性休克	·异种（性）蛋白：内泌素（胰岛素、加压素），酶（糜蛋白酶、青霉素酶），花粉浸液（猪草、树、草），食物（蛋清、牛奶、硬壳果、海味、巧克力），抗血清（抗淋巴细胞血清或抗淋巴细胞丙种球蛋白），职业性接触的蛋白质（橡胶产品），蜂类毒素 ·多糖类：例如葡聚糖铁 ·常用药物：例如抗生素（青霉素、头孢霉素、两性霉素 B、硝基呋喃妥因），局部麻醉药（普鲁卡因、利多卡因），维生素（维生素 B_1、叶酸），诊断性制剂（碘化 X 线造影剂，碘溴酞），职业性接触的化学制剂（乙烯氧化物） ·输血、血浆或免疫球蛋白
神经源性休克	·严重创伤、剧烈疼痛（胸腔、腹腔或心包穿刺等）刺激，高位脊髓麻醉或损伤等

二、病理生理

不同类型的休克病理生理特点各不相同，临床处理时需在鉴别各种类型休克的基础上，根据该类型休克的病理生理特点采取针对性抢救措施。

1. **失血性休克** 由于短时间内血液、血浆、体液短时间内大量丢失，导致静脉回心血量和有效循环血量急剧减少，血压下降引起的休克，为低血容量性休克。这是外 - 妇 - 产 - 内科临床最多见的休克。

2. **烧伤性休克** 大面积烧伤，伴有血浆大量丢失，可引起烧伤性休克。休克早期与疼痛及低血容量有关，晚期可继发感染，发展为脓毒性休克。

3. **内分泌性休克（即低血糖休克）** 甲状腺素、胰岛素分泌过多或过少，导致低血糖，使血浆外渗，静脉回心血量和有效循环血量减少，血压下降引起的休克，为内分泌性休克或低血糖休克。

4. **创伤性休克** 这种休克的发生与疼痛和失血有关。

5. **心源性休克** 包括心脏本身病变、心脏压迫或梗阻引起的休克。如心肌炎、心包积液使心肌收缩乏力，或脊髓高位麻醉时麻药过量，使外周血管麻痹性扩张，均可导致静脉回心血量和有效循环血量急剧减少，血压下降引起的休克为心血管病性休克。

6. **脓毒性休克** 如病毒（带有自由基）、细菌（能分泌内外毒素）等病原体进入人体能损伤人体细胞，引起免疫反应和全身小动脉 - 毛细血管前括约肌持续痉挛，导致微循环缺血缺氧，引起细胞代谢障碍；自由基损伤血管 - 器官引起的休克。

7. 过敏性休克 由于过敏原（即抗原如青霉素）初次进入人体，能刺激防卫系统产生相应的抗体（如抗青霉素抗体 IgE），当青霉素（抗原）再次进入人体时，可立即引起抗原 - 抗体结合反应和全身小动脉 - 毛细血管前括约肌持续痉挛，气管痉挛，导致全身微循环缺血缺氧，引起细胞代谢障碍，引起休克。

8. 神经源性休克 交感神经系统急性损伤或被药物阻滞可引起影响的神经所支配的小动脉扩张，血容量增加，出现相对血容量不足和血压下降；这类休克预后好，常可自愈。

三、临床特征

见表 4-2。

表 4-2　各类型休克的主要临床特征

休克类型	主要临床特征
低血容量性休克	皮肤苍白、冰凉、湿冷（常有花斑），心动过速（或严重心动过缓），呼吸急促，外周静脉不充盈，颈静脉搏动减弱，尿量减少，神志改变，血压下降等
脓毒性休克	交感神经兴奋症状，烦躁、焦虑、神情紧张，面色和皮肤苍白，口唇和甲床轻度发绀，肢端湿冷。可有恶心、呕吐。尿量减少。心率增快，呼吸深而快，血压尚正常或偏低、脉压小。眼底和甲微循环检查可见动脉痉挛
过敏性休克	出汗、面色苍白、脉速而弱、四肢湿冷、发绀、烦躁不安、意识不清或完全丧失，血压迅速下降乃至测不出，脉搏消失，最终导致心跳停止；在休克出现之前或同时，伴有一些过敏相关的症状
神经源性休克	头晕、面色苍白、出汗；疼痛、恶心、呕吐；胸闷、心悸、呼吸困难；脉搏增快、血压下降
心源性休克	机体处于应激状态，儿茶酚胺大量分泌入血，交感神经兴奋性增高，早期表现为烦躁不安、恐惧和精神紧张，晚期表情淡漠，反应迟钝，意识模糊，全身软弱无力，脉搏细速无力或不能扪及，伴弥散性血管内凝血（DIC）和多器官功能衰竭的症状

休克抢救流程图

出现休克征兆（烦躁不安、面色苍白、肢体湿冷、脉细速、脉压 < 30mmHg）

·卧床，头低位。开放气道并保持通畅，必要时气管插管
·建立大静脉通道
·监护心电、血压、脉搏和呼吸
·记每小时出入量（特别是尿量）
·如果有明显的体表出血尽早外科止血，以直接压迫为主

框 1　**早期复苏的首要目标是恢复血容量，增加有效血循环和运氧量**
·初步容量复苏（血流动力学不稳定者），双通路输液：
快速输液 1500 ~ 2000ml 等渗晶体液（如林格液或生理盐水）及胶体液（低分子右旋糖酐或羟基淀粉）100 ~ 200ml/5 ~ 10min
·经适当容量复苏后仍持续低血压则给予血管加压药：
收缩压 70 ~ 100mmHg　　　多巴胺 0.1 ~ 0.5mg/min 静脉滴注
收缩压 < 70mmHg　　　　　去甲肾上腺素 0.5 ~ 30μg/min
·纠正酸中毒：严重酸中毒则考虑碳酸氢钠 125ml 静脉滴注
·降血糖：胰岛素治疗严格控制血糖（使血糖维持在 < 8.3mmol/L 水平）

框 2　**评估休克情况**
·神志：不同程度改变
·心率：增快
·血压：（体位性）低血压、脉压↓
·呼吸：早期增快，晚期呼吸衰竭肺部啰音、咳粉红色泡沫样痰
·皮肤表现：苍白、灰暗、出汗、瘀斑
·体温：高于或低于正常
·代谢：早期呼吸性碱中毒、后期代谢性酸中毒
·肾脏：少尿
·外伤史
·可能过敏原接触史
·心电图、心肌标志物异常

图 4-1　休克抢救流程图

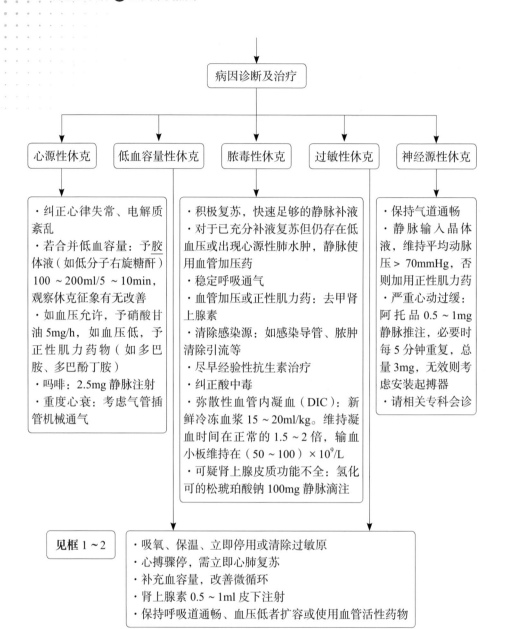

图 4-1　休克抢救流程图（续）

表 4-3　休克治疗的复苏目标

平均动脉压	中心静脉压	尿量	中心静脉氧饱和度	血细胞比容
> 65mmHg	8～12mmHg	> 0.5ml/（kg·h）	> 70%	> 30%

引自：王春耀，杜斌.2014年欧洲危重病医学会休克及血流动力学监测共识.中华急诊医学杂志，2015, 24（2）:139-141.

四、评估

（一）病史

病史对于休克的病因诊断具有十分重要的参考价值。应注意询问患者起病症状、用药史、既往病史。

患者如果出现呕血或黑便，既往有溃疡病史，则应考虑溃疡病引起上消化道大出血而致失血性休克。

患者若以腹痛为主要症状，应注意腹痛的部位、程度及性质等，如上腹部剧痛应怀疑为急性胰腺炎或胆道感染，全腹痛则可能为腹膜炎；女性患者下腹部疼痛时应高度怀疑宫外孕破裂腹腔内出血造成失血性休克。

以发冷、发热为主要症状者应考虑为感染中毒性休克。育龄期妇女易患泌尿系感染和产道感染。

若患者在应用肾上腺皮质激素、免疫抑制剂或长期留置导尿管、静脉切开滞留针等过程中出现休克，亦应考虑为继发感染而导致的感染中毒性休克，这种情况多见于患有糖尿病、恶性肿瘤及一些慢性疾病体质虚弱的患者。

中年以上患者出现胸骨后或心前区压榨样疼痛，伴大汗淋漓、恶心呕吐，且疼痛时间超过30分钟者，应高度怀疑为急性心肌梗死，此时若出现休克多为心源性休克。

过敏性休克多发生在接触致敏物质的过程中，起病迅速，如注射青霉素时，严重者在进行皮试或闻到青霉素气味时即可发生过敏性休克。

另外，有外伤史如骨折、挤压伤、撕裂伤者应考虑为创伤性休克。

肺栓塞、夹层动脉瘤等可引起血流阻塞性休克；而强烈的神经刺激则可导致神经源性休克，如心包、胸腔、腹腔穿刺过程中发生的休克多属此类。

因此，详细的病史不仅对于诊断十分必要，而且也是治疗过程中不可忽视的重要方面。但切不可单纯依靠病史而延误诊治，造成不可挽回的损失。

（二）体格检查

除常规体格检查外，尤其应注意患者意识、血压、心率、外周循环情况。疑有妇科原因如异位妊娠导致的失血性休克者应注意有无腹部膨隆、腹肌紧张、反跳痛较压痛更为明显等血腹症。

无论何种类型的休克，患者一般都有烦躁不安、全身皮肤湿冷、面色苍白、口唇及肢端发绀等表现，全身静脉多萎陷，血压下降。根据血压下降的程度不同，休克可分为以下三种程度：轻度休克收缩压在 7.98 ~ 12kPa（60 ~ 90mmHg）之间，中度休克指收缩压在 7.98kPa（60mmHg）以下，而重度休克则收缩压常为零。但必须注意的是，休克早期血压并不下降，有时反而升高，但脉压显著降低，可至 3.99kPa（30mmHg）以下，或原有高血压病的患者，未经特殊处理，血压较原来的水平突然下降 3.99 ~ 6.65kPa（30 ~ 50mmHg）以上，虽然此时血压水平仍在正常范围之内，亦应警惕休克的发生。

另外，根据休克类型及原发病的不同，不同的休克又有其特殊的体征。如心源性休克的患者可有颈静脉怒张、呼吸困难或肺底啰音；发生于心脏病基础上的休克可有心脏增大；心率在一般的休克病人常常是增快的，但病态窦房结综合征或高度房室传导阻滞引起的休克患者其心率通常很慢。因失血过多而导致的出血性休克患者，常有腹水征及腹壁静脉曲张，提示休克与食管静脉曲张破裂出血有关；有严重的创伤造成大出血，查体可见明显的创伤面或阴道大量流血。败血症引起的感染中毒性休克患者常有高热、昏迷，全身皮肤可出现瘀点及瘀斑等。

总之，休克患者可有各种各样的体征，在积极处理休克的同时进行仔细的体格检查，不仅有助于病因的诊断，还可以及早发现问题。

（三）实验室检查

必要的实验室检查有助于休克的诊断。

1. 血常规　出血性休克和创伤性休克的患者血常规检查有红细胞、血红蛋白及血细胞比容减少，而过敏性休克上述三者增加。感染中毒性休克患者的白细胞常明显增加。创伤性休克患者的白细胞亦可轻度升高。

2. 尿常规和尿量　各种类型的休克患者每小时尿量一般在 20ml 以下，尿相对密度多增高，尿肌酐与血肌酐之比 > 20。

根据休克的类型及原发病的不同，可针对性地进行一些相应检查，如怀疑为急性心肌梗死可测定心肌酶、肌红蛋白、肌钙蛋白等；疑为急性胰腺炎者可测定血尿淀粉酶；而出凝血时间、血小板计数、纤维蛋白原定量及凝血酶原时间的测定对弥散性血管内凝血的诊断十分必要。

（四）辅助检查

心电图和超声心动图检查对于患心脏病的患者十分重要。

胸腹部 X 线检查或 CT 扫描可发现患者是否有骨折、气胸、血胸及胃肠穿孔。对于一些 X 线不易发现的疾病还可进行 CT 扫描。

中心静脉压的测定对休克的诊断处理均有重要的意义，正常值为 0.58 ~ 0.98kPa（60 ~ 100mmH$_2$O），若中心静脉压降低，为血容量不足的表现，见于出血性休克，此时应大量补充血容量；心源性休克患者中心静脉压升高，而心排血量下降，为心功能减退的表现，应同时降低周围血管阻力等等，这些检查措施对休克的诊断价值很大。

五、鉴别诊断

（一）良性低血压与休克的鉴别

休克的重要临床表现之一是低血压，但所有低血压的病人未必都能诊断休克。生理情况下，血压的正常变异范围较大，不同年龄、不同性别和不同体质的人，其血压正常值可以不同。一般认为成年人肱动脉血压低于 12/8kPa（90/60mmHg）为低血压。良性低血压是一种没有休克病理变化的低血压，与休克有着本质的区别。常见的良性低血压主要包括两种：

1. **体质性低血压**　又称原发性低血压，常见于体质瘦弱的人，女性较多，可有家族遗传倾向，一般无自觉症状，多在体检中发现。收缩血压可仅为 10.6kPa（80mmHg），但无重要临床意义，少数患者可出现精神疲倦、健忘、头昏、头痛，甚至晕厥，也有出现心前区重压感、心悸等类似心脏神经官能症的表现者。这些症状也可由于合并慢性疾病或营养不良引起，无器质性病变表现，心率往往不快，微循环充盈良好，无苍白和冷汗，尿量正常。

2. **体位性低血压**　是由于体位改变引起的低血压，比如从平卧位突然转变为直立位，也可见于长久站立所致。严重的体位性低血压可以引起晕厥，体位性低血压可以是特发性的，也可以为继发性的。前者可能为自主神经功能失调，直立时小动脉收缩功能障碍的缘故，可能还与肌肉张力下降有联系，患者有衰弱感，但无汗，可有大小便失禁，发病突然，无精神兴奋过程，明显与体位改变有关。后者可继发于某些慢性疾病或某些药物的影响，发病机制类似。

（二）不同类型休克的鉴别

不同休克类型的诊断直接关系到治疗措施的选择。常见休克类型包括心源性休克、脓毒性休克、低血容量休克（失血性休克和创伤性休克）、过敏性休克和神经源性休克。这些休克的共性是血流动力学发生异常，鉴别的关键是导致休克的原因、休克的特点，对难以鉴别的休克可采取诊断性治疗，根据患者对治疗的反应性鉴别休克病因。

1. **心源性休克** 心源性休克多继发于心脏疾病进行性恶化或急性心脏病变（急性心肌梗死、心瓣膜或室间隔破裂等）。心动过缓和心律不齐导致心脏舒缩功能异常、回心血量减少和心排血量降低，主要特点为低心排血量伴有 CVP 的显著升高和颈静脉怒张，伴有容量不足时扩张可不明显。接受针对心脏异常的处理措施后血压迅速回升。

2. **脓毒性休克** 有确诊和怀疑的感染灶，而血流动力学改变是在感染加重的基础之上发生的。血压下降的同时心排血量增加，全身血管阻力下降，舒张压下降更为显著。单纯的液体复苏不能有效维持血流动力学，机体对去甲肾上腺素反应良好，在血压升高的同时尿量明显增加。

3. **低血容量性休克** 存在有效血容量的体外丢失和体内丢失。常见体外丢失的原因有开放性创伤导致的失血、上消化道大出血等；体内丢失有颅内出血、腹腔内出血、后腹膜出血、大量腹水或胸腔积液、重症急性胰腺炎的大量渗出、机械性肠梗阻等。该类休克收缩压和舒张压均可降低，而以收缩压降低为主。体温低，皮肤苍白，四肢末梢发绀，颈静脉塌陷，口渴，少尿或无尿，尿密度升高，血细胞比容低或正常。单纯的液体复苏即可迅速恢复血流动力学，除非存在持续的失液或失血。且可迅速停用多巴胺。

4. **过敏性休克** 在休克发生前的短时间内有明确的药物、食物或虫蛇咬伤等过敏原接触史。存在全身过敏反应：皮肤潮红、瘙痒，荨麻疹、腹胀、腹痛、恶心、呕吐、腹泻等。出现气道反应：喉头水肿、支气管痉挛、支气管出血、肺水肿等。皮下或肌内注射肾上腺素后血压显著改善。

5. **神经源性休克** 有严重创伤导致的脊髓损伤、脊髓麻醉、区域阻滞麻醉药物、剧烈疼痛、大剂量镇痛、镇静药物应用等病史，导致外周血管舒缩调节功能丧失，血液滞留于外周血管，静脉回流减少，心排血量降低。脊髓损伤平面之上皮肤温暖，平面之下则厥冷；也可见皮肤苍白、湿冷，病人高度紧张。迅速皮下或肌内注射肾上腺素后，血压恢复正常。

休克推导图（图 4-2）：

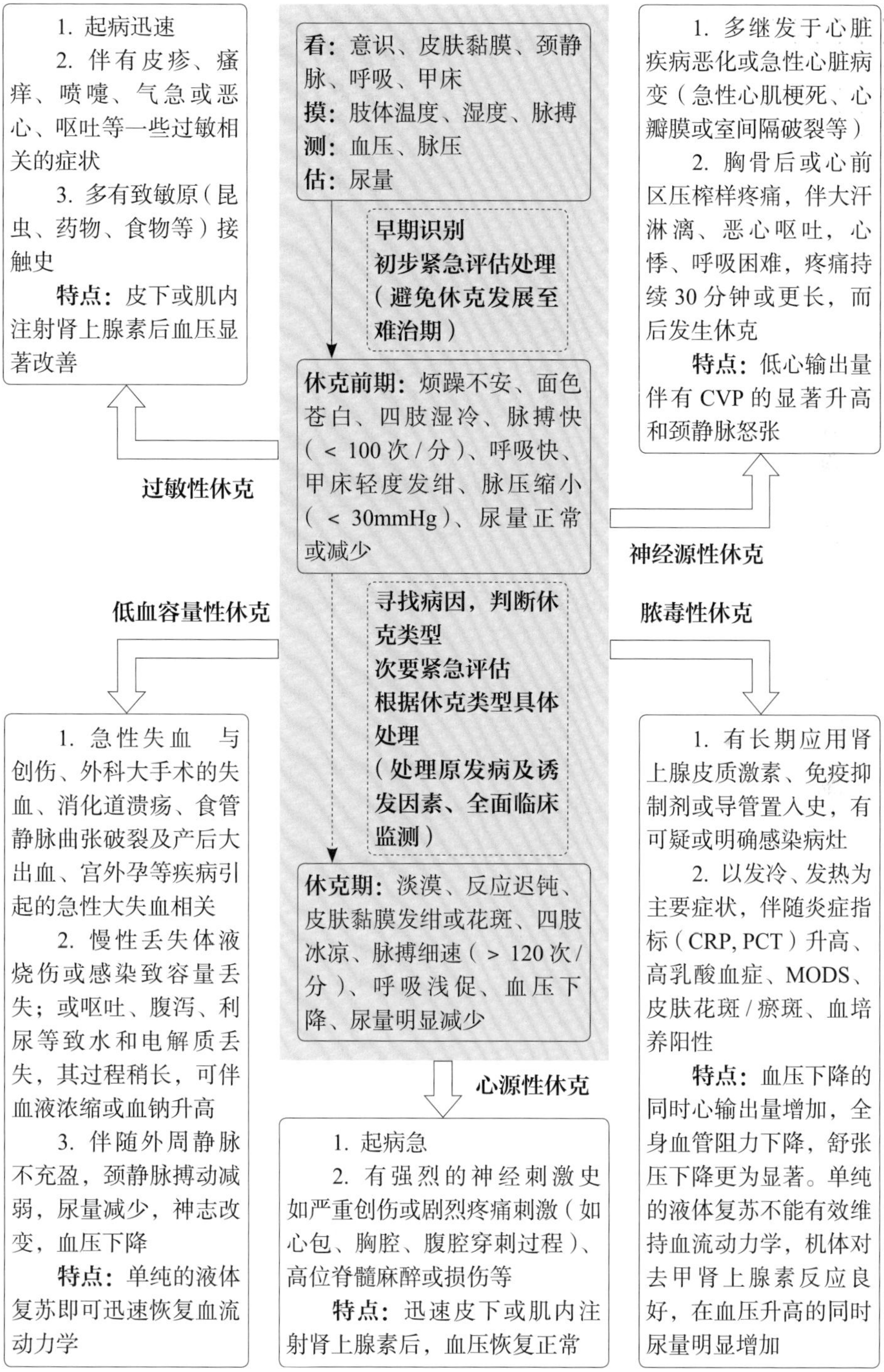

过敏性休克

1. 起病迅速

2. 伴有皮疹、瘙痒、喷嚏、气急或恶心、呕吐等一些过敏相关的症状

3. 多有致敏原（昆虫、药物、食物等）接触史

特点：皮下或肌内注射肾上腺素后血压显著改善

看：意识、皮肤黏膜、颈静脉、呼吸、甲床

摸：肢体温度、湿度、脉搏

测：血压、脉压

估：尿量

早期识别
初步紧急评估处理
（避免休克发展至难治期）

休克前期：烦躁不安、面色苍白、四肢湿冷、脉搏快（＜100次/分）、呼吸快、甲床轻度发绀、脉压缩小（＜30mmHg）、尿量正常或减少

寻找病因，判断休克类型
次要紧急评估
根据休克类型具体处理
（处理原发病及诱发因素、全面临床监测）

休克期：淡漠、反应迟钝、皮肤黏膜发绀或花斑、四肢冰凉、脉搏细速（＞120次/分）、呼吸浅促、血压下降、尿量明显减少

心源性休克

1. 多继发于心脏疾病恶化或急性心脏病变（急性心肌梗死、心瓣膜或室间隔破裂等）

2. 胸骨后或心前区压榨样疼痛，伴大汗淋漓、恶心呕吐，心悸、呼吸困难，疼痛持续30分钟或更长，而后发生休克

特点：低心输出量伴有CVP的显著升高和颈静脉怒张

神经源性休克

脓毒性休克

低血容量性休克

1. **急性失血** 与创伤、外科大手术的失血、消化道溃疡、食管静脉曲张破裂及产后大出血、宫外孕等疾病引起的急性大失血相关

2. 慢性丢失体液烧伤或感染致容量丢失；或呕吐、腹泻、利尿等致水和电解质丢失，其过程稍长，可伴血液浓缩或血钠升高

3. 伴随外周静脉不充盈，颈静脉搏动减弱，尿量减少，神志改变，血压下降

特点：单纯的液体复苏即可迅速恢复血流动力学

心源性休克

1. 起病急

2. 有强烈的神经刺激史如严重创伤或剧烈疼痛刺激（如心包、胸腔、腹腔穿刺过程）、高位脊髓麻醉或损伤等

特点：迅速皮下或肌内注射肾上腺素后，血压恢复正常

---

1. 有长期应用肾上腺皮质激素、免疫抑制剂或导管置入史，有可疑或明确感染病灶

2. 以发冷、发热为主要症状，伴随炎症指标（CRP，PCT）升高、高乳酸血症、MODS、皮肤花斑/瘀斑、血培养阳性

特点：血压下降的同时心输出量增加，全身血管阻力下降，舒张压下降更为显著。单纯的液体复苏不能有效维持血流动力学，机体对去甲肾上腺素反应良好，在血压升高的同时尿量明显增加

图 4-2 休克推导图

第二节　失血性休克

【概述】失血性休克是发展中国家女性死亡的首要原因，可见于妇产科多种情况，早期识别和有效的干预可明显改善预后。妇科的失血性休克多发生于异位妊娠破裂、黄体破裂和妇科肿瘤破裂的患者，部分异常子宫出血、出血量多拖延治疗和严重的外生殖器裂伤也可导致失血性休克，此类休克多与手术有关。治疗关键是有效止血、恢复血容量和组织氧供。

【分级】（表4-4）

表4-4　失血性休克的分级

指标	代偿	轻度	中度	重度
失血量（ml）	750	750~1500	1500~2000	>2000
失血量（%）	<15	15~30	30~40	>40
脉搏（次/分）	<100	>100	>120	>140
收缩压	正常	稍下降	下降	显著下降
脉压	正常	偏低	低	低
毛细血管再充盈速度	正常	延迟	延迟	缺少
尿量（ml/h）	>30	20~30	5~15	<5
精神状况	正常或焦虑	躁动	意识模糊	昏睡

【临床表现】

妇科疾病相关失血性休克临床表现有：

1. 异位妊娠　育龄妇女性，有停经或异常子宫出血病史。流产或破裂时，突感一侧下腹部撕裂样疼痛，常伴有恶心、呕吐。若血液局限于病变区，主要表现为下腹部疼痛，当血液积聚于直肠子宫陷凹时，可出现肛门坠胀感。腹腔内出血及剧烈腹痛可伴随出现面色苍白、脉快而细弱、血压下降等休克表现。检查尿hCG阳性或血β-hCG升高。

2. 黄体破裂　可发生于已婚或未婚的女性，以生育年龄妇女最多见。卵巢黄体破裂多发生在月经周期第12~32天。可在性生活过程中、排便用力屏气、腹部受到外力攻击等情况下突然发生或无诱因下自发黄体破裂。表现为突然下腹疼痛、恶心、呕吐、大小便频繁感，内出血引起肛门坠胀。伴随脉率快、血压下降、下腹压痛等休克表现。血 β-hCG 阴性。

3. 妇科肿瘤 可因肿瘤囊壁缺血坏死或肿瘤侵蚀穿破囊壁引起自发性破裂，或因受挤压、分娩、妇科检查及穿刺致外伤性破裂。破裂后囊液或血液流入腹腔，刺激腹膜，可引起剧烈腹痛、恶心、呕吐，甚至失血性休克。

4. 异常子宫出血 常发生于育龄期妇女性，表现为不规则出血，出血量大，没有及时就诊，拖延治疗和止血。常有无排卵性异常子宫出血和宫腔占位性病变的病史，部分患者合并血液科疾病。妇科检查见大量阴道流血，子宫正常或偏大。辅助检查凝血功能可存在异常。

5. 外生殖器损伤 有明确的外生殖器创伤病史。可造成外阴血管甚至盆底血管损伤导致大量出血。详见损伤章节。

【体格检查】首先详细检查患者一般情况、意识、生命体征，详见本章第一节诊断、鉴别诊断及抢救流程。

异位妊娠破裂或黄体破裂时下腹有明显压痛及反跳痛，反跳痛较压痛更为明显，尤以患侧为重，但腹肌紧张轻微。出血较多时，叩诊有移动性浊音。有时下腹可触及包块，反复出血并积聚，包块可不断增大变硬。妇科检查：破裂部位轻度压痛，阴道后穹隆饱满，宫颈举痛或摇摆痛，内出血多时，检查子宫有漂浮感。腹腔内出血患者可出现 Cullen 征（脐周瘀斑）。

妇科肿瘤破裂时除上述腹腔内出血症状外，可因囊液刺激腹膜导致腹部压痛、腹肌紧张，原有肿块摸不到或扪及缩小低张的肿块。

异常子宫出血可表现为出血时间长，检查腹部症状不明显，子宫可正常大小或偏大，阴道大量血及血块。

外生殖器损伤详看相关章节。

【实验室检查】

1. 血或尿妊娠试验 若患者有性生活史，则必须检测血或尿妊娠试验以鉴别妊娠相关疾病。

2. 血常规 活动性出血时，血红蛋白及血细胞比容进行性下降。

3. 凝血功能检测 合并血液科疾病时可见凝血功能异常，甚至凝血因子缺乏。

4. 尿常规、肝肾功能、电解质检测。肝炎、梅毒、HIV 检测。

5. 肿瘤标志物检测 对 CA125 或 CA199 等肿瘤标志物的检测并非必需，但对于休克前已有盆腹腔巨大包块患者，可以行肿瘤标志物检查，辅助良恶性肿瘤性质判断。

【辅助检查】

1. 超声检查 异位妊娠、卵巢黄体或盆腹腔肿瘤包块破裂通常产生少量盆腔积液，如果破裂的同时伴出血，则可出现大量盆腹腔积液。需要注意的是，即使盆腹腔存在大量积液，但在患者平卧较长时间后，盆腹腔积液会向上腹部集聚，阴道超声检查见后陷凹积液并不多，此时应检查双侧髂窝、肝肾隐窝积液情况，以免漏诊。异常子宫出血存在子宫内膜病变时可见子宫增大及宫腔占位或子宫内膜增厚。

2. 心电图、胸片。

3. 后穹隆穿刺 当超声检查提示大量盆腔积液时，可通过后穹隆穿刺术来确诊积液的性质。

【诊断与鉴别诊断】见休克的诊断与鉴别诊断。

【临床处理】

对可能存在失血性休克的患者，应及时准确判断患者情况，生命体征监测、建立静脉通路补充循环血容量，立即止血去除病因。

1. 黄体破裂伴休克 黄体囊肿破裂通常为自限性，如患者生命体征平稳，无进一步出血迹象，可予以补液止血抗感染治疗，严密监测生命体征，不需进一步处理。如患者出现血流动力学不稳定、血红蛋白进行性下降或超声见盆腹腔积液进行性增多，提示仍有活跃性出血，应予以抗休克治疗的同时立即手术，术中反复抽吸和清洗盆腹腔，剥除囊肿后彻底止血。

2. 异位妊娠破裂伴休克 出现晕厥与休克时，积极抗休克的同时行腹腔镜探查或剖腹探查术，术中清除妊娠病灶及彻底止血。

3. 恶性卵巢肿瘤破裂 如怀疑为恶性卵巢肿瘤破裂，血流动力学不稳定，积极抗休克的同时急诊手术。术中评估患者盆腹腔情况，彻底抽吸囊液后，取部分肿瘤组织送冷冻病理检查，证实为恶性肿瘤后尽量对患者进行完整的卵巢肿瘤分期手术，尽量达到满意的瘤体减灭。

4. 异常子宫出血 异常子宫出血所致休克需在积极抗休克、止血输血治疗后行诊刮术，除外内膜恶变可能后根据病理报告予孕激素或口服避孕药治疗。如考虑子宫内膜息肉或子宫黏膜下肌瘤则在抗休克止血后宫腔镜手术治疗。

5. 外生殖器损伤 在积极抗休克和对症支持治疗同时立刻手术，清除外阴血肿缝合裂伤和止血。

表 4-5　常用的血制品

成分	作用	初始剂量
红细胞	增加携氧能力	2～4U
血小板	出血伴血小板减少或功能不全	6～10U

成分	作用	初始剂量
新鲜冰冻血浆	有凝血障碍	2~6U
冷沉淀	凝血障碍伴有纤维蛋白原降低	10~20U

引自 中国血液科相关专家小组，大量输血指导方案，中国输血杂志，2012，25（7）：617-621.

【预防】及时治疗生殖系统疾病，妊娠后早期检查，无生育要求时正确避孕可预防或早期发现异位妊娠。

黄体期尽量避免剧烈运动和腹部突然受压，可减少黄体破裂发病。

凡疑有或确定为卵巢肿瘤者应及时规范治疗，对于有卵巢肿物的患者，一旦出现腹痛及腹腔内出血的症状应及时就诊。

出现异常子宫出血应尽早就医积极治疗，如合并血液科疾病还需两科协同处置。

外阴损伤出血时可在局部压迫止血状态下及时去相关医院就诊。

【病例介绍】

病例一 | 异位妊娠破裂

患者，女性，41岁，因"停经44天，阴道少量流血半月，下腹痛2小时"于2015年4月12日急诊入院。

月经史 1-0-0-1。

现病史 平素月经规律，末次月经2015年3月1日，6~7天/25天，停经28天出现阴道少量流血，无腹痛、腹胀、恶性、呕吐等不适，以为月经失调，未在意。停经40天，因阴道流血淋漓不净，外院就诊查尿hCG阳性，B超：子宫及双侧附件未见明显异常，建议1周后复查。2015年4月12日无明显诱因出现下腹撕裂样疼痛，伴恶心、呕吐、头晕，有肛门坠胀感等不适，四肢乏力，急诊120入院急诊。

既往史 既往未见异常。

体格检查 T 36.5℃，P 105次/分，R 20次/分，BP 80/50mmHg，表情淡漠，面色苍白，两肺呼吸音清，未闻及干湿性啰音。心律齐，各瓣膜区未闻及病理性杂音。腹部膨隆，下腹部压痛及反跳痛明显，右侧为剧，伴肌紧张，移动性浊音阳性。

妇科检查 外阴已婚式，阴道畅，宫颈轻糜，举痛明显，摇摆痛阳性，子宫前位，饱满，有漂浮感。右附件区可触及直径约 5cm 囊实性包块，压痛明显，边界欠清，左附件区未及肿块，无压痛及反跳痛。

辅助检查 B 超：右侧附件区见 4.5cm×3.5cm 混合性回声区，内可见约 1.2cm×1.0cm 无回声区，腹腔内游离无回声区，深约 5.2cm，直肠子宫陷凹见游离性液体暗区，深约 4.8cm，子宫腔内未见妊娠囊。急诊血常规提示血红蛋白 42g/L。血 β-hCG：109mU/L。

初步诊断 ①异位妊娠破裂；②失血性休克。

治疗措施

1. 完善凝血、血栓、肝肾功能等相关检查，吸氧，持续监测生命体征。

2. 建立静脉通路，平衡液 1000ml，万汶 500ml 快速补液，纠正休克，立刻联系血库，输注红细胞悬液 4U，新鲜冰冻血浆 400ml，同时急诊行腹腔镜探查术。

术中见腹腔内游离血及凝血块约 2000ml，子宫如孕 40$^+$ 天大小，右侧输卵管壶腹部见一 3cm×4cm×4cm 大小包块，见破裂口约 1cm 大小，有活动性出血。行右侧输卵管切除术。术后病理报告示：输卵管凝血块中见绒毛组织。

专家点评 该患者为育龄女性，有停经史，尿 hCG（＋），结合超声宫腔内未见妊娠囊，考虑为异位妊娠。患者突发下腹痛伴心率增快，血压降低，血红蛋白下降，B 超提示盆腹腔大量积液，结合病史首先考虑为异位妊娠破裂。临床处理上，异位妊娠流产或破裂，需实时动态评估患者血流动力学情况，有内出血并发休克时，血流动力学不稳定，要求术前快速诊断，尽早急诊手术。医疗设施完善的医院在抗休克治疗同时，可行腹腔镜手术；如条件不允许或不具备，直接行开腹手术。

病例二｜子宫肉瘤自发性破裂致出血性休克

患者 55 岁，已婚，有性生活史。因"停经 44 天，阴道少量流血半月，下腹痛 2 小时"急诊入院。

生育史 1-0-0-1，20 年前足月顺产 1 女活婴。

现病史 患者平素月经不规律，周期 30～60 天，经期 3～4 天，量中，无痛经，末次月经 2009-01-13。20 天前自觉间歇性下腹痛，可耐受，自行按"阑尾炎"在家中口服抗生素治疗，具体不详。2 小时前无明显诱因出现腹痛加重，晕倒 1 次，晕倒时有应答，急诊来院。急诊测量血压 70/50mmHg，急诊 B 超提示子宫后方囊实性包块，约 9.0cm×11.2cm×8.4cm 大小，明显外凸，周边见少量血流信号，盆腔内见 3.2cm×3.5cm 液性暗区。阴道后穹隆穿刺抽出不凝血 10ml，拟"盆腔包块，失血性休克"收入院。

既往史 既往体检发现子宫肌瘤 15 年，直径约 8cm，未定期随访。

体格检查 T 36.3℃，P 105 次 / 分，BP 70/48mmHg，贫血貌，神志清，自主体位。心肺检查未见异常。腹隆，肌紧张（＋），左下腹压痛（＋），反跳痛（±）。移动性浊音阳性。

妇科检查 宫颈：轻糜，举痛阳性，后穹隆饱满，腹部可触及直径约 12cm 包块，质地稍硬，活动差，压痛阳性。子宫及双附件扪不清。

辅助检查 B 超检查示子宫前位，112mm×56mm×54mm，子宫右上方可探及 173mm×171mm×101mm 等回声团块，内回声不均质，子宫后陷凹探及 51mm×49mm×45mm 液性暗区，最大深度 28mm。符合出血表现。血肿瘤标志物 CA125：39U/ml（正常值＜35U/ml），CA199：39.79U/ml（正常值＜37U/ml），AFP、CEA 在正常范围内。血常规：Hb 50g/L，WBC 9.87×10^9/L，N 65%。尿 hCG（－）。

初步诊断 腹痛待查：子宫肌瘤破裂？

治疗措施

1. 完善术前检查，积极术前准备。

2. 快速补液，纠正休克，输血的同时急诊行剖腹探查术。

3. 术中见子宫前位，如孕 2 个月，术中打开腹膜见血液外涌，子宫旁血管怒张，左侧宫底见一直径约 12cm 大小包块，向浆膜下生长，囊实性，质地较脆，呈淡黄色鱼子样，包膜不完整，有蒂，宽约 3cm，后壁见一直径约 2cm 破裂口，有活动性出血，双输卵管及双卵巢外观未见异常。盆腔积血约 2000ml。术中取活检，冷冻病理检查为子宫平滑肌肉瘤。在大量输血、输液等抗休克治疗同时，行全子宫及双附件切除术，术中出血多，止血困难，考虑患者一般情况差，未进一步扩大手术范围。术后放疗，放疗后行二次手术，术中探查肉瘤侵犯直肠浆肌层。

专家点评 子宫肉瘤早期可没有特异性特征，随着病情发展，可出现阴道不规则流血、腹痛、腹部肿块以及其他压迫症状。肌瘤短期内迅速增大或巨大子宫肌瘤需警惕肉瘤恶性变。肉瘤组织生长过快，血供不足，可继发感染及坏死。临床上子宫肉瘤造成的腹痛可为隐痛或胀痛，如肿瘤浸润性生长自发性破裂致腹腔内出血，可致急性腹痛，伴腹腔大量失血。外伤性破裂则由于腹部受外力撞击、挤压或剧烈性生活引起。怀疑肿瘤破裂需立即行剖腹探查术，切除的标本仔细肉眼观察，尤其注意破裂口边缘有无恶性变，送病理学检查。

该患者 55 岁，既往有子宫肌瘤 15 年，慢性下腹痛后突发下腹痛，但无停经史，尿 hCG（－），异位妊娠破裂基本可排除。患者以腹痛为首发症状，还需与卵巢囊肿蒂扭转、慢性阑尾炎急性发作鉴别。卵巢囊肿蒂扭转患者发病前常有卵巢囊肿病史，发病时间与月经周期无关，腹痛程度常更为剧烈且有进行性加重趋势，与体位有明显相关性，妇科检查常可扪及盆腔张力较高盆块，蒂部压痛明显，B 超检查可见附件区肿块，常需急诊手术。此外，还需与慢性阑尾炎急性发作鉴别。阑尾炎患者无阴道流血症状。慢性阑尾炎患者常有右下腹不规则隐痛，偶有其他消化道症状如排便次数增多或腹部饱胀感等，右下腹轻度压痛是主要体征。急性或亚急性发作时常有反射性胃部不适，腹胀、便秘等症状，但主要表现为右下腹疼痛和局部压痛，右下腹还可以扪到索状质硬的阑尾，触之即痛。阑尾穿孔合并弥漫性腹膜炎时，尽管腹部压痛范围广泛，但仍以右下腹最为明显，而较少表现为低血压、休克等内出血症状。

结合本例患者，既往有巨大子宫肌瘤病史，阴道不规则流血后，突发急性腹痛，入院时血流动力学不稳定，妇科检查宫颈举痛阳性，腹部移动性浊音阳性，结合超声见子宫右上方巨大包块，盆腔大量积液，结合该患者既往巨大子宫肌瘤病史，临床诊断首先考虑子宫肌瘤变性，自发性破裂，伴失血性休克。故完善术前准备立即急诊行剖腹探查手术，迅速止血的同时明确诊断。

病例三 | 异常子宫出血伴重度贫血

患者，女性，36 岁，因经期延长 18 天，月经量多 10 天，伴乏力昏厥数次于 2016-05-16 急诊入院。

生育史 已婚，1-0-1-1，末次妊娠 2009 年剖宫产。平时避孕工具避孕。

现病史 2009 年剖宫产后月经周期和经期无明显变化，但月经量明显增多，月经第 1～3 天白天需用 2～3 片夜用卫生巾（湿透），夜间需用 1 片成人尿裤（湿透），月经第 4 天开始月经量逐渐减少，持续 7 天干净。2015 年 3～6 月经量增多更明显，月经第 1～3 天每 2 小时更换一次成人尿裤，湿透，月经第 4 天开始月经量逐渐减少，周期无变化。此后仅中医中药治疗，未去妇科就诊。LMP 2016-4-28，月经第 1～7 天如以往月经来潮，第 7 天无明显诱因出现月经量明显增加，量多如冲，每 2～3 小时更换一片成人尿裤，并出现气促、乏力和晕厥。至急诊，查血常规：红细胞 1.05×10^{12}/L；血红蛋白 12g/L；白细胞 12.51×10^9/L，中性粒细胞 76%，淋巴细胞 16%；血小板 23×10^9/L，血细胞比容 5%。B 超提示：子宫内膜厚度 8mm，回声欠均，盆腔积液：后陷凹 22mm，阴道上段回声紊乱区：26mm×19mm×14mm，彩色血流不明显，提示：内膜欠均，子宫质地欠均，左侧囊块，卵巢来源可能，盆腔积液，阴道上段混合结构。急诊拟"异常子宫出血、极重度贫血"收入院。自起病以来，患者自感乏力、疲惫，3 天前可下床少量活动，近 3 天患者乏力、头晕加重，无法下床活动。

既往史 2009 年在宝山中心医院行剖宫产术；2013 年 6 月在黄浦中心医院行乳腺肿块切除，病理提示"恶性"。术前因血小板在（30～40）×10^9/L，输注血小板 2～3U（报告未见，具体不详）；2014 年在复旦大学附属肿瘤医院化疗时因血小板（10～20）×10^9/L，输注血小板 1U（报告未见，具体不详）。

体格检查 T 37.2℃，P 118 次/分，R 20 次/分，BP 99/48mmHg。神志清醒，发育好，重度贫血貌，体位自主，对答切题，查体合作。皮肤黏膜无黄染，无瘀点瘀斑。浅表淋巴结未扪及肿大。心率 118 次/分，心律齐，各瓣膜区听诊未闻及异常心音。腹软，无压痛、反跳痛，肝脾肋下未触及，肝肾区无叩痛，移动性浊音阴性。

妇科检查 外阴：已婚。阴道：畅，大量淡红色血水伴暗红色血块。宫颈：光滑。宫体：前位，正常大小；形态：规则；压痛：无；其他：无。双附件：未扪及肿块。盆腔检查其他异常情况：未扪及肿块。

初步诊断 ①AUB-O；②极重度贫血；③左卵巢囊肿可能；④乳腺癌术后化疗后；⑤血小板减少。

治疗措施 入院后告病重，完善检查，立即心电监护，吸氧，建立静脉通路，麻醉科颈静脉穿刺置管，监测中心静脉压，对症支持治疗，立即予输血（红细胞悬液 4U，血浆 400ml，低温冷沉淀 4U，凝血酶原复合物 2 瓶）治疗。同时予妇康片 8 片/次，每 8 小时一次口服。

输血后复查血常规及电解质：血常规：红细胞 0.98×10^{12}/L，血红蛋白 11g/L，白细胞 9.92×10^9/L，中性粒细胞 79%，血小板 21×10^9/L，红细胞分布宽度 21.61%，备注：见小红细胞。电解质：钾 2.8mmol/L。凝血功能：凝血酶原时间 14 秒（升高），国际标准化比值 1.24（升高），活化部分凝血活酶时间 25 秒，纤维蛋白原 2.3g/L，凝血酶时间 16 秒，D-二聚体 0.44mg/L，抗凝血酶活性 75%，纤维蛋白降解产物 1.8mg/L。予口服氯化钾纠正低钾血症。

次日患者乏力症状好转，阴道出血明显减少。予继续口服补钾，妇康片、妥塞敏止血，继输血（红细胞悬液 4U，血浆 400ml，低温冷沉淀 4U，凝血酶原复合物 2 瓶），补液（平衡液 500ml+1g 氯化钾），头孢西丁抗感染治疗，行床旁心电图，维持出入量平衡。随访血常规、血电解质。

入院第 3 天，血常规：红细胞 2.36×10^{12}/L，血红蛋白 59g/L，白细胞 6.48×10^9/L，中性粒细胞 84%，血小板 13×10^9/L。凝血功能：凝血酶原时间 12 秒，国际标准化比值 1.05，活化部分凝血活酶时间 28 秒，纤维蛋白原 2.9g/L，凝血酶时间 16 秒，D-二聚体 2.84mg/L，抗凝血酶活性 72%，纤维蛋白降解产物 12mg/L。停病重，停心电监护。复查 B 超提示：内膜单层 3mm，宫腔分离 9mm，宫腔内絮状回声 13mm×4mm×5mm，彩色血流不明显；盆腔积液：后陷凹 22mm，前陷凹 17mm。阴道上段回声紊乱区：30mm×29mm×45mm，边界不清，彩色血流不明显。

入院第 4 天输注单采血小板 1U，行 B 超监护下诊刮术。术后予缩宫素 32U，巴曲亭止血治疗。术后第一天随访血电解质、血常规、肝肾功能，丙氨酸氨基转移酶 264U/L（升高），天门冬氨酸氨基转移酶 272U/L（升高），予保肝治疗。停妇康片。予 GnRH-a 3.75mg，皮下注射，28 天一周期，周期治疗。术后第 3 天患者恢复可，阴道出血少，予出院。住院期间再次追问病史，获悉其特发性血小板减少病史。建议血液科就诊，随访乳癌情况。诊刮术后病理结果：血凝块组织。

专家点评　该患者月经量增多 3 年余，但月经周期尚规律，既往无排卵性月经失调的证据，在 2013 年因乳腺癌手术和化疗时发现特发性血小板减少的病史，本次就诊因出血量多伴极重度贫血入院，这类患者首先必须除外子宫内膜病变，尤其是子宫内膜癌的可能。故该患者在支持和输血治疗后症状缓解时行诊刮术。在异常子宫出血的病例中，孕激素周期治疗是常用的治疗方法，但本病例中患者为乳腺恶性肿瘤的患者，孕激素控制月经不可取，本次诊治过程中使用妇康片仅为紧急止血用，待经量明显减少和贫血缓解后改用 GnRH-a 是异常子宫出血合并血液疾病的治疗中非常有效的方法之一。同时对乳腺癌也有一定的预防作用。

病例四｜子宫肌瘤剥除术后失血性休克

患者，女性，42 岁，已婚育。因"检查发现子宫增大 10 年"而于 2015-8-31 入院。

现病史 患者平素月经规则，12岁初潮，周期28天，经期5~7天，量多，无痛经。LMP：2015-8-17。10年前体检B超发现子宫肌瘤，大小4cm左右，于当地医院行"经腹子宫肌瘤剥除术"，术后1年余再次发现子宫肌瘤，不足1cm，未处理。2015-8-4当地医院B超提示：宫体与宫颈见多个低回声结节，最大者位于前壁，大小约71mm×76mm×64mm。当地医院MRI：宫体及宫颈内异常信号影，多考虑子宫肌瘤（多发），较大者71mm×64mm×56mm，与周围组织界清，周围肠管受压并膀胱受压变形。门诊拟"子宫多发肌瘤"收入院。起病以来，精神、饮食可，睡眠可，大小便正常，体重无明显增减。

既往史 2014年曾在外院行子宫肌瘤剥除术。

体格检查 生命体征平稳，全身体检无异常。

妇科检查 宫体如孕4个月大小，结节感，双附件区未及异常。

辅助检查 B超：子宫前位，大小132mm×134mm×89mm；肌层彩色血流星点状，内膜厚度7mm；宫颈长度34mm。子宫肌层见多枚低回声结节，最大82mm×71mm×65mm。右卵巢：大小40mm×32mm×25mm；内无回声区：26mm×27mm×24mm。左卵巢：未探及；盆腔积液：无。提示：子宫多发肌瘤可能。右卵巢内囊性结构。血常规：红细胞$3.82×10^{12}$/L，血红蛋白92g/L，白细胞$3.94×10^9$/L，中性粒细胞66%，血小板$157×10^9$/L。

治疗措施 2015-9-2行经腹子宫肌瘤剥除术，术中见：子宫前位，大小20cm×15cm×10cm，形态不规则，子宫前、后壁见数枚大小不等肌瘤样突起直径1~9cm，共数十枚，左卵巢4cm×3cm×2cm，左输卵管外观正常，右卵巢4cm×3cm×2cm，右输卵管外观正常。考虑弥漫性平滑肌瘤病可能，告知患者家属无法剥尽可能，肌瘤残留可能大，建议全子宫切除，家属坚决拒绝。术中共剥除直径>2cm肌瘤约20余枚，直径<2cm数枚无法计数，关闭瘤腔，重建子宫。查创面无活跃性出血，置引流管一根。术中出血900ml，输血4U，血浆200ml。

术后观察

术后2小时：患者生命体征平稳，P 84次/分，BP 109/78mmHg，输血结束后复查血常规：血红蛋白80g/L↓。术后2小时腹腔引流量550ml，色暗红，尿量约100ml。急查血常规，垂体后叶素6U置腹腔。

术后3小时：患者P 82次/分，BP 90/65mmHg，腹腔引流量约400ml（1小时），尿量未见明显增加。复查血常规血红蛋白67g/L↓，再次输悬浮红细胞3U，血浆200ml，冷沉淀6U，凝血酶原复合物200U静脉滴注。

术后4小时：患者P 78次/分，BP 90/60mmHg，腹腔引流约150ml（40分钟）。

术后 5 小时：患者开始出现血压下降，P 72 次 / 分，BP 89/59mmHg，腹腔引流量约 300ml（40 分钟），尿量自手术结束后共约 200ml。

术后 6 小时：患者 P 82 次 / 分，BP 89/58mmHg，神清，气平，心肺（－），腹部切口外敷料渗血，腹腔引流通畅，自手术结束后引流量共约 1550ml，色暗红，尿色清，量约 300ml。目前已予输红细胞 3U，血浆 200ml，冷沉淀 6U，输血已结束，患者无明显不适主诉，予再次复查血常规。

术后 7 小时：患者血压进一步下降，P 84 次 / 分，BP 70/50mmHg，腹部切口处有渗血。自手术结束至现在量共约 1550ml，色暗红，尿色清，量约 300ml。患者输血后复查血常规血红蛋白 73g/L ↓，白细胞计数 11.13×10^9/L ↑，继续予输血：红细胞 3U，血浆 400ml，予缩宫素静脉维持，继观其病情变化。

术后 8 小时：患者稍感心慌，查体：P 82 次 / 分，BP 72/58mmHg，腹部切口外敷料渗血，腹腔引流管稍滑脱，复查血常规：血红蛋白 60g/L ↓，血小板 85×10^9/L ↓，床旁 B 超提示腹腔内大量积液等。考虑存在失血性休克。建议全子宫切除。术中见：盆腹腔均见大量血块及暗红色积血，取出血块，边吸积血边探查，子宫前位，大小 7cm×6cm×5cm，形态明显失常，子宫肌瘤剥除术后改变，双附件外观无异常，行全子宫切除术。患者术后恢复好，术后 5 天出院。

专家点评 该患者为肌瘤剥除术后 10 小时内即发生失血性休克。子宫肌瘤剥除术为常见妇科手术，术中创面多，若缝扎不紧或术后子宫平滑肌松弛，或是腹腔镜脐孔创面出血，均会引起内出血，严重者出现循环障碍，需行二次手术止血。术后对患者的观察至关重要。若术中放置引流管，观察相对严密，注意引流量及性状、颜色即可判断内出血情况。若未放置引流管，需严密注意术后心率、血压、尿量等情况，注意患者主诉，若出现内出血往往有血腹症，患者可出现下腹部压痛及反跳痛等。血红蛋白的监测有助于估算内出血量。当判断术后内出血时，需密切关注病情变化。保守治疗加强补液、扩容、止血治疗，可予垂体 6U 腹腔引流管内注入，必要时输血治疗。若经保守治疗，内出血仍无法控制，应及时果断手术止血，以免贻误手术时机。

第三节 过敏性休克

【概述】过敏反应指某种物质触发的威胁生命的全身反应，过敏反应多为突发和偶发，难于预测。严重程度取决于临床症状出现的早晚和涉及器官的数量，如果症状出现非常快，皮肤症状缺失和心动过缓，则病情严重。一旦出现典型症状，考虑出现过敏反应，须立即采取正确措施，稳定呼吸和循环系统，挽救患者生命。

在妇产科临床工作中，患者发生过敏性休克的情况并不常见，大多是由于治疗过程中药物引起的。

【临床表现】过敏反应大都猝然发生，一般有两大特点：一是有休克表现，血压急剧下降或测不到，面色苍白、出冷汗、四肢厥冷、心悸，出现意识障碍；二是在休克出现之前或同时，常伴有一些与过敏相关的症状，如喉头水肿、气管痉挛、肺水肿等，以及神经、消化系统症状和体征。此外，还有一些症状可以是过敏性休克前先兆表现，如咳嗽、打喷嚏、口周或手指发麻、腹痛等。

【体格检查】首先评估生命体征。

其次是体格检查，最重要的是查看有无皮肤黏膜改变：如潮红、瘙痒、继以出现广泛的荨麻疹和血管神经性水肿；呼吸道梗阻症状：喉头堵塞、胸闷、气急、憋气、喘鸣、发绀、窒息等。消化道症状：恶心、呕吐、腹痛、腹泻等。

【辅助检查】尿常规、血常规、中心静脉压测定、动脉压测定、肺毛细血管楔压测定、心排血量和心脏指数测定、动脉血气分析、尿量测定、肝肾功能、血液生化检查、心电图等。

【诊断】过敏性休克的诊断主要依靠病史、临床症状及体征。凡在接受注射、静脉滴注或口服药物，或接触其他过敏原后立即发生全身反应，就应考虑本病可能。

【鉴别诊断】

1. **迷走神经血管性晕厥** 多发生在注射后，尤其伴发热、空腹、失水、低血糖时易发生，常表现为面色苍白、四肢厥冷、出冷汗、晕厥，平卧位后立即好转，血压低，脉搏缓慢，这些与过敏性休克不同，可用阿托品对抗。

2. **遗传性血管性水肿** 有家族史、自幼发病，皮肤及呼吸道黏膜水肿，无荨麻疹、无低血压，可与此鉴别。

3. **晕厥** 患者可突然出现意识障碍，甚至意识完全丧失，极易与过敏性休克相混淆。但血压正常，并且无过敏的前驱症状，特别血管扩张及渗出性增加的体征，如各种皮疹、水肿等。

4. 梅尼埃综合征　患者突然出现旋转性头晕、恶心、呕吐等，与过敏性休克有某些相似之处，但常伴有耳鸣、眼球水平性震颤，血压正常，无各种皮疹、水肿等过敏的前驱症状。

5. 癔症　有精神刺激史，虽"意识丧失"，但血压正常，并无过敏的前驱症状。

此外，若呼吸道症状明显的，需与哮喘、异物吸入、过度通气综合征以及药物过量使用等相鉴别。

【临床处理】立即停止药物使用，使患者平卧位，保持呼吸道通畅，吸氧，持续监测生命体征。

保持静脉通畅，应用肾上腺素（成人浓度 1:1000，必要时可 15 分钟重复）、糖皮质激素（甲泼尼龙、氢化可的松、地塞米松）、补液扩容。血压不回升时应用血管活性药物。

在抢救过程中，如发生心搏骤停，需立即行胸外按压、人工呼吸、气管插管、建立有效人工通气。

其他处理措施：检测电解质及血气，纠正酸中毒，积极对症治疗，防治肺水肿、心衰、脑水肿及肾衰。记录发生过敏反应的药物名称及批号，以后不可再次使用。

【预防】对既往产生过敏的药物，永不再用；迅速识别过敏性休克的发生，及时处理。

【病例介绍】

肿瘤化疗中发生过敏性休克

患者，女性，45 岁，因"输卵管腺癌ⅢC期术后，要求化疗"入院。

生育史 1-0-0-1，末次妊娠 1987 年足月顺娩 1 男活婴。

现病史 3 个月前因"输卵管腺癌"行肿瘤减灭术，已行腹腔化疗 2 次，患者近 1 周自觉腹胀，B 超提示腹腔中等量积液，腹水。现要求入院行第 3 个疗程化疗。

既往史 3 个月前因"输卵管腺癌"行肿瘤减灭术，术后正在行化疗中。

体格检查 T 36.4℃，P 81 次/分，R 20 次/分，BP 125/76mmHg。

入院后完善相关检查后行腹腔化疗，腹腔置管顺利，腹腔缓慢注入卡铂600mg。腹腔化疗近结束时患者突然感腹部疼痛，感持续恶心，呕吐 1 次，呕吐后伴出汗，出现手心、脚心瘙痒感，大汗淋漓。

过敏史　否认药物食物过敏。

体格检查　T 36.1℃，P 132 次／分，BP 86/50mmHg，患者烦躁，面色青紫，脉速而弱，腹隆，肌紧张（＋），全腹间断性压痛（＋），反跳痛（－），四肢湿冷。移动性浊音阳性。

治疗措施　立即停化疗，拔除腹腔穿刺管，加快静脉补液。心电监护，吸氧，静脉推地塞米松 5mg。转移至病房 ICU，持续吸氧，开通静脉通路，增加补液量。予静推肾上腺素 0.01mg 后，再予缓慢静脉推注甲泼尼龙 40mg，床旁心电图检查。治疗 1 小时后患者腹痛缓解，测量血压 123/76mmHg，HR 102 次／分，R 20 次／分，尿量 300ml，四肢体温正常，监测生命体征平稳。

专家点评　这是一例过敏性休克病例。现场立即进行抢救，病情好转稳定，并取得成功。过敏性休克所致死亡可发生在几分钟内，迅速处理十分重要。开始治疗的关键是迅速去除过敏源，保持呼吸道通畅和维护有效的呼吸与循环功能。

绝大多数肿瘤化疗药物均有过敏反应报道，但多数发生率均较低，常见的肿瘤化疗药物中，紫杉醇过敏发生率为 39%，其中严重的过敏反应为 2%，多数为 I 型变态反应，主要表现为支气管痉挛型呼吸困难，荨麻疹和低血压，几乎所有的反应都发生用药后 10 分钟内，严重反应常发生在应用紫杉醇后 2～3 分钟。其次为吉西他滨、顺铂、卡铂等药物。卡铂属于第二代铂类药物，过敏反应相对较低，低于 2%，主要表现为皮疹、荨麻疹、红斑、紫癜及低血压等。对于过敏发生率高的药物，如紫杉醇，为预防过敏反应，临床上给药前均预防性应用抗过敏药物，并密切监护，而卡铂由于发生率低，在临床上不进行预处理。

结合本例患者，既往已经行腹腔化疗 2 次，化疗过程中并没有忽略对患者的密切监测，此次对卡铂过敏，迅速识别了过敏性休克，马上开通静脉通路，加大补液量，持续心电监护，及时应用肾上腺素、激素类药物，持续吸氧等，抢救较及时。患者处于过敏性休克时，病人的过敏阈值很低，还能使一些原来不过敏的药物转为过敏原，故用药切忌过多过滥。初期抢救成功后，大约 25% 的患者存在双相发作，即在初期成功的救治后 8 小时内可再发危及生命的过敏症状，因此也要对过敏性休克患者的连续观察时间不得少于 24 小时。

第四节　脓毒性休克

【**概述**】脓毒性休克亦称感染性休克，由感染引起的全身炎症反应综合征（systemic inflammatory response syndrome，SIRS），可发展为严重脓毒症（severe sepsis）和脓毒性休克（septic shock）。妇产科方面，引起脓毒性休克的疾病常见盆腔炎、流产或产褥期感染败血症、放置宫内节育器感染、绒毛膜羊毛膜炎、妊娠合并急性阑尾炎/肾盂肾炎/胰腺炎、妊娠合并性传播疾病、血栓性静脉炎等。

【**临床表现**】

脓毒性休克一般包含三种不同临床表现，即基础疾病病症、原发感染病灶和休克的共同临床特点。

1. **基础疾病病症**　如先天性心脏病的心悸、气促；糖尿病的多饮多食多尿；恶性肿瘤病人的免疫功能低下等。

2. **原发感染病灶**　妇产科不同来源脓毒性休克，还伴有其特有的临床表现，如急性盆腔炎为诱因可伴有一侧或双侧下腹持续性剧痛、寒战和高热、盆腔脓肿，如脓肿破溃则播散至盆腹腔。感染性流产或产褥期感染导致的败血症有流产、分娩等病史，可出现相应感染病灶表现，如高热、腹痛和异常恶露增多。妊娠合并急性阑尾炎或化脓性肾盂肾炎者，由于阑尾水肿或穿孔、化脓性肾盂肾炎等可继发腹膜炎，出现恶心、呕吐、腹胀、腹泻、尿液减少等。

3. **休克的共同临床特点**　意识和精神状态先表现为烦躁、焦虑、神情紧张，后转为抑郁淡漠，甚至昏迷，可有恶心、呕吐，尿量减少，心率增快，呼吸深而快，脉压小，脓毒性休克晚期伴有多脏器功能损害。

【**体格检查**】面色和皮肤苍白，口唇和甲床轻度发绀，脉搏细速、呼吸急促、血压下降、肢端湿冷。妇科检查或肛查可触及宫旁组织增厚或有边界不清的实质性包块，压痛明显；子宫压痛或反跳痛明显、阴道恶露或分泌物增多，伴异味。妊娠合并阑尾炎由于阑尾位置改变，麦氏点压痛可为阴性。

【**辅助检查**】

1. **血常规**　白细胞计数多大幅增高，中性粒细胞增多，有中毒颗粒伴核左移，休克晚期可出现血小板下降且呈进行性减少。

2. **病原学检查**　为明确病因，在应用抗生素前取血液、宫颈或宫腔分泌物、穿刺液、腹水、尿液、粪便等进行培养，培养阳性者做药敏试验。

3. **尿常规和肾功能检查**　尿常规可见少量蛋白、红细胞和管型。发生急性肾衰竭时，尿比重由初期的升高转为固定、尿/血肌酐比值 > 1.5，尿渗透液降低，尿/血毫渗量比值 < 1.5，尿钠排泄量 > 40mmol/L。

4. **酸碱平衡和动脉血气分析** 常规检测二氧化碳结合力（CO_2CP），如存在呼吸衰竭或混合性酸中毒时，应同时做血气分析。休克早期主要表现为动脉血 pH 偏高，动脉血氧分压（PaO_2）降低，剩余碱（BE）不变。休克发展至晚期则转为 pH 偏低，二氧化碳分压（PCO_2）降低，BE 负值增大。血乳酸含量测定有预后意义，重度休克多明显升高。

5. **血生化检查** 血钠多偏低，血钾高低不一，取决于肾功能情况。休克晚期伴肾功能受损、凝血血栓异常，甚至 DIC 的发生。

6. **心电图、B超等** 根据临床情况需要选择。

【诊断与鉴别诊断】诊断核心要素：确诊或疑似的感染伴有低血压和组织低灌注的迹象（如少尿、精神状态改变、周围灌注不良、高乳酸血症）。

当临床出现全身性感染表现时，出现下列表现可考虑诊断：①收缩压低于 90mmHg 或较原来基础值下降 40mmHg，经积极液体复苏（20～40ml/kg）血压不升高或需要血管活性药物维持；②脏器低灌注的表现，如尿量 < 30ml/h，或急性意识障碍；③血培养可能有致病微生物生长（表 4-6）。

表 4-6 严重脓毒症和脓毒性休克的诊断标准

严重脓毒症伴有其导致的器官功能障碍或组织灌注不足，下述任意一项：

（1）脓毒症所致低血压
（2）乳酸大于正常值
（3）即使给予足够的液体复苏，尿量仍 < 0.5ml/（kg·h）至少 2h
（4）非肺炎所致的急性肺损伤且 PaO_2/FiO_2 < 250mmHg
（5）肺炎所致的急性肺损伤且 PaO_2/FiO_2 < 200mmHg
（6）血肌酐 > 176.8μmol/L
（7）胆红素 > 34.2μmol/L（2mg/dl）
（8）PLT < 100 000μl
（9）凝血障碍（国际标准化比值 > 1.5）

脓毒性休克主要与其他病因引起的心源性休克、低血容量性休克、过敏性休克等鉴别，详见休克的诊断与鉴别诊断。

【临床处理】

尽早给予补液和抗生素使用是脓毒性休克治疗的关键。治疗原则包括：①早期支持治疗，纠正低血氧和低血压；②治疗感染，鉴别全身系统性感染或脓肿，积极抗生素治疗或手术去除感染源。

初始治疗：

1. 稳定呼吸 吸氧、检测血氧浓度，必要时气管插管机械通气，以控制感染造成的过度通气或感染合并脑病或意识丧失导致的呼吸抑制。胸部 X 线摄片、动脉血气分析监测可能发生的急性呼吸窘迫综合征。

2. 液体复苏 有效循环血容量减少是脓毒性休克早期最实际的病理改变。因此早期的容量复苏，迅速恢复有效循环血容量是确保组织灌注的基础。此时应尽快建立中心静脉通路，快速补液。

在低血压或乳酸 > 4mmol/L 时，1 小时内启动液体复苏，推荐晶体液作为脓毒性休克的首选复苏，不建议使用羟乙基淀粉，可考虑使用白蛋白；补液量为 30ml/kg 晶体液，通常在治疗头 6 小时内需补液 3000～5000ml。对无组织灌注不足，且无心肌缺血、重度低氧血症或急性出血的患者，可在血红蛋白 < 70g/L 时，输注红细胞，维持血红蛋白在 70～90g/L。液体复苏过程中需监测脉压、SVV（每搏输出变异）、CO（心排血量）、动脉压及心率变化。

初始 6 小时内复苏目标：①中心静脉 8～12mmHg；②平均动脉压（MAP）> 65mmHg；③尿量 ≥ 5ml/（kg·h）；④上腔静脉压血氧饱和度或混合静脉血氧饱和度 ≥ 70% 或 65%。

密切监测：通过复苏使血细胞比容（HCT）达到 30%，另需注意血乳酸需尽快下降至正常值，乳酸水平 > 1.5mmol/L 时，病死率增加，开始治疗的初始 8 小时内每两小时监测乳酸水平，之后 8～12 小时监测乳酸水平。每 1～2 小时监测血糖，控制血糖 ≤ 10mmol/L，直至血糖和胰岛素用量稳定后可每 4 小时监测一次。

3. 血管活性药物 在液体复苏治疗基础上，如血压不升，或出现心源性肺水肿时，需采用血管活性药物。推荐使用去甲肾上腺素作为首选缩血管药物，存在心动过缓时，可以多巴胺替代（仅限于心律失常风险极低、心排血量低下或心率慢的患者）。心功能不全或补液后依然存在低灌注时可加用多巴酚丁胺。心动过速或心律不齐时可采用去氧肾上腺素。

4. 评估判断感染来源 在抗生素治疗详细的病史询问和体格检查有助于判断感染来源及部位。如近期外伤或手术史者可能为创伤或手术部位感染；保留导尿管或静脉留置导管可能为感染源；血液、尿液、脓液应在细菌培养同时行革兰染色帮助鉴别感染病原体；血液培养应同时在两个不同的部位抽取并同时进行需氧菌和厌氧菌培养；静脉留置导管培养同时还需在身体其他部位抽取血液进行培养。如怀疑念珠菌或曲菌感染，检测 1,3 β-D- 葡聚糖、半乳甘露聚糖、抗甘露聚糖抗体有助于帮助早期诊断。

5. 抗感染 一旦明确严重脓毒症或脓毒性休克，应在 1 小时内有效静脉抗菌治疗，应用抗生素前获得培养标本，并根据患者病史、体检判断感染来源。初始的经验治疗方案采用覆盖所有可能的致病菌（革兰阳性及阴性菌），待明确病原菌后考虑降阶梯抗菌治疗策略；脓毒症患者抗菌药物治疗疗程一般为 7～10 天。通常在明确致病菌前的经验性用药可为：如不考虑合并假单胞菌感染，采用万古霉素联合下列药物中的一种：三代头孢菌素（如头孢曲松或头孢噻肟）或四代头孢菌素（头孢吡肟）；β-内酰胺酶抑制剂（哌拉西林他唑巴坦，替卡西林克拉维酸）；碳青霉烯类（亚胺培南或美罗培南）。如考虑合并假单胞菌感染，采用万古霉素联合下列药物中的两种：抗假单胞菌头孢菌素（头孢他啶或头孢吡肟）；抗假单胞菌碳青霉烯（亚胺培南或美罗培南）；抗假单胞菌 β-内酰胺酶抑制剂（哌拉西林他唑巴坦，替卡西林克拉维酸）；有良好抗假单胞菌活性的氟喹诺酮类（环丙沙星）；氨基糖苷类（庆大霉素、阿米卡星）；单酰胺菌素（氨曲南）。

6. 去除感染源 如感染源为局灶性脓肿，患者条件允许情况下，尽早手术去除病灶。

7. 其他治疗

（1）糖皮质激素：严重感染性休克（收缩压 ≤ 90mmHg）对液体复苏和血管活性药物无反应时可采用糖皮质激素治疗。

（2）营养支持。

（3）预防深静脉血栓：无禁忌证的脓毒症患者，应用肝素钠进行深静脉血栓的预防。对肝素禁忌患者，使用充气性机械装置治疗。

（4）胰岛素治疗：重症病人多合并高血糖和胰岛素抵抗。胰岛素控制血糖在 7.7～10mmol/L 之间。

（5）降温：高热患者采取积极降温措施，避免出现寒战、增加氧耗量。

（6）制酸保胃及预防应激性溃疡：建议对于存在出血风险的严重脓毒症患者首选采用质子泵抑制剂（PPI）预防应激性溃疡出血。

【预防】晚期脓毒性休克死亡率很高，因此控制感染性疾病的发生率，早期诊断和治疗脓毒性休克非常重要。

【病例介绍】

病例一 | 盆腔炎致脓毒性休克

患者，女性，40 岁。因"下腹痛伴不规则阴道出血 3 个月余，高热寒战 1 小时"急诊入院。

生育史 2-0-2-2。末次妊娠：2008 年足月顺娩 1 男活婴。目前育两子，宫内节育器避孕至今。

现病史 患者平素月经规则，6／28天。患者6个月前"带环妊娠"，于孕70余天行钳刮术，术后因"组织残留"大出血行再次清宫及放环术，口服抗生素治疗3周。近期自觉乏力，月经淋漓不净，但无腹痛、发热等不适。3个月前自觉下腹隐痛，伴不规则阴道出血，下午感低热，未就诊。2个月前起自觉腹痛持续加剧伴发热，自测体温38.0℃左右，无畏寒、寒战，当地医院拟诊"盆腔炎"，予口服抗生素治疗2周，腹痛较前稍缓解，但仍感乏力不适。近1个月小便次数增加，但无尿急、尿痛等不适。患者平卧时可自扪及下腹部包块，到医院复诊，行盆腔B超检查发现"盆腔包块"收入院。患病以来，精神较差，食欲不佳，大便次数增加、呈黄褐色糊状便、无里急后重感，小便次数增加，体重下降约5kg。30分钟前突发下腹痛，面色苍白，伴寒战、高热，测量体温39.5℃，烦躁后呼之不应，急诊入院。

既往史 体健，否认"结核"等传染病史及手术外伤史，否认药物过敏史。

家族史 未见异常。

体格检查 T 39.6℃，P 108次／分，R 20次／分，BP 95／60mmHg。一般情况可，发育正常，营养欠佳，慢性贫血貌，意识模糊；颈部皮肤见散在针尖大小的出血点，全身皮肤未见黄染；腹股沟淋巴结可触及如绿豆大，呈串珠样；头颅无畸形，眼睑口唇苍白，巩膜无黄染；颈软，气管居中，无颈静脉怒张，甲状腺未及肿大；胸廓无畸形，双肺呼吸音清晰，未闻干湿啰音；心率108次／分，律齐，未闻及病理性杂音；腹部略膨隆，无腹壁静脉曲张，肝肋下1cm，脾脏未触及肿大，右下腹可触及约10cm×7cm×6cm大小的包块、边界不规则、活动度欠佳、有压痛；全腹略韧，下腹部有压痛，明显肌卫及反跳痛，移动性浊音（－），肠鸣音正常；脊柱四肢正常，双下肢无水肿；生理反射存在，病理反射未引出。妇科检查：外阴（－），阴道内见少许咖啡色分泌物，有明显异味，宫颈轻‐中度糜烂，子宫似前位，右后方可触及包块，与子宫粘连紧密，如孕3个月大小，压痛（＋＋）；左侧附件区增厚；三合诊：子宫后方肠腔明显狭窄，指套无血染。

辅助检查 血常规：RBC 2.3×10^{12}／L，Hb 68g／L，WBC 20.9×10^9／L，N 95%，PLT 214×10^9／L。尿常规及肝肾功能未见异常。肿瘤标志物正常范围内。B超：子宫正常，宫腔内见节育环影，子宫右后方探及9cm×5cm×5cm的囊实性包块，内部见不规则回声增强光团，包块外形不规则，与子宫无明显界限，盆腔内见少量积液。

初步诊断 ①慢性盆腔炎急性发作；②脓毒性休克。

诊断依据 患者6个月前曾行钳刮术及放环，术后下腹隐痛伴间断发热，伴不规则阴道出血。外院予口服抗生素治疗不佳，B超提示"盆腔包块"。妇科检查：阴道分泌物有异味。子宫右后方可触及包块，压痛阳性。现突发下腹痛，面色苍白，伴寒战、高热，测量体温 39.5℃，烦躁后呼之不应，血常规提示白细胞及中性粒细胞升高。根据患者病史、体征及辅助检查，可拟诊。

治疗措施

1. 立即给予血培养、血液生化、多种感染指标检查，吸氧，开通静脉通路，容量补液。

2. 经验性万古霉素联合亚胺培南抗感染治疗。

3. 迅速建立静脉通道，在容量补液基础上，应用血管活性药物等综合治疗。

4. 积极物理降温，预防血栓形成。

治疗 2 小时后患者面色转红，四肢转暖，体温降至 39.0℃。治疗 4 小时后意识清醒。24 小时后血培养报告大肠埃希菌生长。患者经充分的术前检查及抗生素治疗，一般情况改善后，征得家属同意，于入院后 2 周行剖腹探查术。

术中发现盆腔组织广泛粘连，右侧输卵壁增粗扭曲，与肿大的卵巢包膜贯通形成一约 8cm×6cm×5cm 的包块，与子宫右侧壁、肠管、阔韧带粘连；左侧输卵管增粗，与左卵巢及肠管疏松粘连，左卵巢外观正常，子宫略大，表面充血。在分离过程中囊肿破裂，见有浓稠恶臭脓性液体流出。行右侧附件、左侧输卵管切除术。

专家点评　严重盆腔炎常有诱因，如妊娠、分娩、产褥感染，流产清宫及糖尿病并发感染等。慢性盆腔炎常为急性盆腔炎未能彻底治疗，或患者体质较差病程迁延所致，所以在询问病史时要注意近期有无盆腔操作史及急性盆腔炎病史。该患者 6 个月前曾有两次宫腔操作史，且主要症状为腹痛和发热等，所以应首先考虑慢性盆腔炎可能，但患者出现排便习惯的改变及慢性消耗症状，因此也应注意鉴别胃肠道及盆腔恶性肿瘤。

注意休克的预兆，体温骤升或骤降，或伴寒战，面色苍白，烦躁不安，常常提示脓毒性休克即将发生。就休克而言，本身并没有差别。分布性休克最有代表的就是脓毒性休克，最主要的特征就是体循环改变，由于体循环阻力的改变，使血流的分布发生了异常。妇产科方面盆腔感染最常见的致病菌是肠杆菌科的细菌，比如说大肠埃希菌和蜡蚪杆菌，第二拟杆菌属，是厌氧的杆菌，第三是肠球菌，第四是铜绿假单胞菌，3%～15% 有不典型的支原体、衣原体，乃至淋病奈瑟菌的感染。针对这样致病菌，我们可以经验性选择抗菌谱全面的抗生素抗感染治疗。应用抗感染药物后应立即容量复苏，关键要快，足量，升血压。如血压下降，需要加血管活性药物，如去甲肾上腺素。抗休克治疗的24小时内还可使用糖皮质激素，控制血糖、检测电解质及感染指标。

本例病情来势凶猛，值得肯定的是，在早期确诊的基础上采用了综合治疗。主要包括3个方面：①"早期、足量"强有力多种抗生素联合抗感染治疗，在致病菌确定之前必须用广谱抗生素，兼顾需氧菌和厌氧菌，且静脉给药，如用药控制2天后根据药敏试验结果调整，再次取分泌物行微生物培养。②及时有效休克复苏：脓毒性休克患者血液荷氧能力及血红蛋白释放氧能力下降，同时休克时肺血流灌注不足，呼吸障碍，伴不同程度缺氧和代谢性酸中毒。休克时血浆渗出至血管外间隙，呈现低血压。迅速扩充血容量，不但可以纠正酸中毒，还可以降低血液黏稠度，稀释炎性介质。③支持疗法：卧床休息，半卧位有利于盆腔液积聚于直肠子宫陷凹而使炎症局限；给予高热量、高蛋白、高维生素流食或半流食，补充液体，注意纠正电解质紊乱及酸碱失衡，必要时少量输血。高热时采用物理降温。尽量避免不必要的妇科检查以免引起炎症扩散，若有腹胀应行胃肠减压。

病例二 | 卵巢内膜样囊肿感染致脓毒性休克

患者，女性，24岁，因"发热伴腹胀20天、腹痛10天"于2013年6月30日急诊入院。

生育史 0-0-0-0，未婚，有性生活史。

现病史 患者平素月经规律，5/30天，末次月经：2013年5月26日。患者于20天前自述受凉后出现发热，体温最高40℃。偶有咳嗽，无咳痰，无头晕、头痛、咽痛流涕，无胸闷、憋气，无恶心、呕吐。自觉腹胀，按压时腹痛。当地医院考虑支原体肺炎，先后给予三代头孢菌素、阿奇霉素+左氧氟沙星、美罗培南治疗2周余，体温未下降，且腹胀及腹痛加重，入院2天前出现水样腹泻，20次/天，伴里急后重感。

家族史 未见异常。

体格检查 T 39.1℃，P 140次/分，BP 90/70mmHg。腹膨隆，下腹压痛（+）、反跳痛（-），肌卫（+）。妇科查体：子宫颈举痛（+），子宫8周大小，子宫后方可触及平脐肿物，固定，压痛（+）。

辅助检查

1. 盆腔B超提示子宫后上方见18.5cm×14.1cm×12.5cm包块，无回声，壁稍厚，尚光滑，内充满密集点状回声及短条状中高回声。彩色多普勒血流显像（CDFI）：壁上少许血流信号，右髂窝游离液性暗区 2.4cm。双肾盂及双输尿管上段扩张，积水。

2. C- 反应蛋白（CRP）145.2mg/L（正常值 < 3mg/L），红细胞沉降率（ESR）96mm/（L·h）[正常值 < 20mm/（L·h）]，降钙素原（PCT）< 0.5μg/L（正常值 < 0.25μg/L），全血细胞计数（CBC）（14.26×10⁹/L）/（121g/L）/（516×10⁹/L），血浆凝血酶原时间（PT）15.8 秒（正常值 10.4 ~ 12.6 秒），活化的部分凝血活酶时间（APIT）21.7 秒（正常值 22.7 ~ 31.8 秒），纤维蛋白原（Fbg）5.7g/L（正常值 1.8 ~ 3.5g/L）。

初步诊断 盆腔脓肿；脓毒性休克。

治疗措施 迅速建立静脉通路，心电监护，血液生化检查，血液细菌培养。

急诊行腹腔镜探查＋粘连分解＋脓液引流＋内膜样囊肿剥除术。

术中见盆腔大量黑褐色脓液，左侧卵巢直径 20cm 囊肿，粘连于侧盆壁部分被大网膜包裹，表面有破口，扩大破口吸出巧克力液＋脓液 2700ml。术中生命体征尚平稳，遂行粘连分解＋巧克力囊肿剥除术，剥除过程中，渗血较多，出血 600 ~ 800ml，盆腔引流 1 根。

手术结束时血压降至 60/30mmHg，持续泵入去甲肾上腺素及多巴胺，输血 600ml，术后转 ICU 病房治疗 7 天，输浓缩红细胞 8U、新鲜血浆 400ml，持续泵入多巴胺维持血压，呼吸机辅助呼吸，亚胺培南西司他丁钠 1g，1 次 /8h。

术后腹腔、盆腔引流回报：革兰阴性杆菌。术后第 2 天及第 3 天，患者一般情况改善不明显，体温 38 ~ 39℃，白细胞计数（20 ~ 30）×10⁹/L，中性粒细胞 80% ~ 90%，血红蛋白 81 ~ 96g/L，血小板（150 ~ 180）x10⁹/L，凝血功能 PT 16 ~ 20 秒，APTT 30.0 ~ 40.3 秒，Fbg 3.0 ~ 3.3g/L。B 超提示肝下及脾窝存在液性暗区，分别穿刺引流出 200ml 及 700ml 淡褐色液体，同时提示盆腔子宫后方可见混合回声包块，形状不规则，边界不清，内回声明显不均，包绕子宫周围，约 8.9cm×9.6cm，未手术。经继续保守治疗，患者体温逐渐下降，血常规及凝血功能逐步恢复正常，术后第 4 天停用多巴胺，第 5 天脱离呼吸机，第 6 天将抗生素改为特治星＋替考拉宁，第 7 天转回妇科病房继续抗生素治疗 2 周。术后第 14 天发现伤口感染，第 18 天清创缝合，预后良好。

术后诊断 脓毒性休克，左侧卵巢内膜炎囊肿感染。术后病理：（左）符合卵巢囊肿，伴血管扩张充血、中性粒细胞浸润，部分区域可见蜕变坏死。

术后 3 个月随访，患者无不适。B 超提示右侧附件区混合回声 6.3cm×5.8cm×4.1cm，边界清，局部似见卵巢样结构，边缘呈无回声，较大者

5.2cm×1.9cm，左侧见中低回声5.2cm×4.9cm×3.2cm，回声不均，部分呈卵巢样结构，盆腔未见游离液性暗区。予口服避孕药控制病情。术后11个月复查B超，右侧卵巢3.3cm×3.7cm，内见无回声2.5cm×1.5cm，周边见无回声约1.5cm，左侧卵巢4.0cm×2.4cm，周边见无回声1.2cm。继续口服避孕药（OCP）中。

专家点评

　　卵巢内膜样囊肿患者输卵管卵巢脓肿（tubo-ovarian abscess，TOA）的发生率为2.3%，远高于无卵巢内膜样囊肿人群TOA的发生率（0.20%）。卵巢内膜样囊肿患者在各种盆腔操作包括体外受精（IVF）、穿刺取卵、囊肿穿刺、宫腔镜及盆腔手术后均有发生TOA。因此对卵巢内膜样囊肿患者除应警惕其发生巧克力囊肿破裂的风险外，还应注意其合并感染可能。巧克力囊肿囊壁薄弱，细菌易于通透，同时巧克力囊肿内含大量陈旧性逆流经血，本身为细菌的良好培养基，与TOA的发生相关。肠管扩张、肠壁屏蔽功能薄弱、血行和淋巴管播散也是导致盆腔感染的原因。卵巢内膜样囊肿合并感染的治疗抗生素是一线治疗，对于手术治疗，在感染早期仅仅引流是不够的，彻底剥除囊肿才能祛除感染和病灶。

　　结合本病例，由于在感染早期未及时手术控制病情，导致巧克力囊肿感染破裂和脓毒性休克。针对脓毒性休克，除彻底引流脓液这一基本原则外，在患者生命体征不稳定的情况下，是否同时行囊肿剔除值得商榷。手术同时剔除囊肿，由于存在感染，组织充血水肿、创面渗血严重，出血增加，势必给脆弱的循环系统带来严重创伤，需要更长时间ICU支持。如果仅仅是脓肿引流，可减少出血、缩短手术时间，患者恢复或可更加顺利，但需面对感染不易控制及二次手术的问题。其次为更好地引流，手术结束时应放置多条引流管，如上腹腔的肝下、脾下，盆腔的左、右侧。由于术后仅放置左侧盆腔引流，导致在ICU期间两次穿刺引流。手术过程中，由于卵巢内膜样囊肿本身形成的粘连及感染造成的水肿充血，术中易发生肠道损伤。而术后则可能出现伤口裂开、深静脉血栓、术中肠道损伤导致的肠道皮肤瘘及长时间的ICU支持。本例患者在术后第14天伤口裂开，尽管为腹腔镜切口，仍进行清创缝合以缩短病程。

　　综上所述，妇科急腹症的认识应扩大到卵巢内膜样囊肿合并感染的鉴别和处理上，及早发现内膜样囊肿合并感染，尽快进行手术探查、避免脓肿破裂引起的败血症和脓毒性休克。建议根据药物敏感试验结果使用抗生素，无药敏试验结果时，应使用二联及三联抗生素。手术结束时特别强调放置引流管，对于开腹手术的病例，皮下引流是避免伤口裂开的有效方法。

第五节　急性肺栓塞

【概述】急性肺栓塞是妇科围术期导致患者突发死亡的重要原因。多因患者血液高凝状态，或因术后长期制动且未采取积极预防血栓措施导致深静脉血栓形成，在患者活动后血栓脱落导致急性肺栓塞发生。深静脉血栓最常见于下肢静脉和盆腔静脉。深静脉血栓形成（deep venous thrombosis，DVT）和肺血栓栓塞（pulmonary thromboembolism，PTE）实质上为一种疾病的不同部位、不同阶段表现，两者合称静脉血栓栓塞症（venous thromboembolism，VTE）。急性肺栓塞为急症之一，病情凶险，未治疗的 PTE 死亡率高达 25% ~ 30%，即使抢救及时死亡率也极高。重大妇科手术后发生 VTE 风险为 10% ~ 40%，无症状 DVT 与发生临床症状显著的肺栓塞高度相关。

了解急性肺栓塞病理生理机制有利于及时针对性处理，尽最大可能挽救患者生命。该病病理生理机制简述如下：较大的肺栓塞以及血栓引起的多种活性物质释放导致反射性支气管痉挛，造成气道压力增加呼吸困难。栓塞导致肺不张或肺水肿，导致严重的通气/血流比例失调，造成严重的低氧血症。血栓进入肺动脉，通过机械性阻塞、神经反射和生物活性物质释放，使肺血管阻力增大，引起肺动脉高压、急性右心衰，同时左心排血量骤减，出现心率加快、血压下降。新鲜血栓引起多种神经体液介质释放，加重肺动脉高压、血管通透性增加，导致呼吸、循环系统症状进一步加重。

【危险因素】妇科围术期导致 VTE 的危险因素包括恶性肿瘤、制动、术后长期卧床、肥胖（BMI ≥ 29kg/m^2）、大量吸烟（> 25 支/天）、高血压、中心静脉置管。脑卒中、轻瘫、瘫痪、慢性心脏疾病、自身免疫性疾病以及静脉血栓栓塞症病史也是 VTE 的高危因素。

【临床表现】

肺栓塞缺乏典型的临床表现，部分肺栓塞无任何症状，容易漏诊和误诊。

1. 常见症状

（1）呼吸困难、气促：表现为静息或劳累时呼吸困难。妇科手术患者可能在术后首次起床活动或如厕后突然出现呼吸困难症状。部分患者需要垫高 2 个枕头以上，端坐呼吸。呼吸困难常在数秒或数分钟内发作。

（2）胸痛、咳嗽、喘息：胸膜炎胸痛，深呼吸或咳嗽时疼痛明显加重。部分患者表现为高调喘息。

（3）烦躁不安、惊恐、濒死感。

（4）晕厥：可为肺栓塞唯一或首发症状，因大块肺栓塞阻塞 50% 以上肺血管使心排出量骤减，脑血供不足所致。

（5）小腿或大腿疼痛肿胀。

2. 常见体征

（1）呼吸系统体征：呼吸急促、发绀；肺部可及哮鸣音和（或）细湿啰音；呼吸音减弱。

（2）循环系统体征：主要为急性肺动脉高压、右心功能不全以及左心搏出量急骤减少体征。表现为心动过速、第二心音亢进和颈静脉充盈。大块肺栓塞可伴随急性右心功能衰竭，表现为颈静脉压力增高、右侧第三心音及胸骨旁抬举样搏动。严重者导致血压下降、休克。

（3）其他：下肢 DVT 的症状和体征，如下肢水肿、红斑、压痛。还可伴发热，多为低热。

【实验室检查】

1. 常规实验室检查 多为非特异性，血常规显示白细胞增多、红细胞沉降率增快。肝酶可有轻度增高。

2. 动脉血气 显示低氧血症、低碳酸血症与呼吸性碱中毒；在吸入室内空气情况下脉搏血氧读数 < 95% 的患者发生院内并发症的风险增高，包括呼吸衰竭、心源性休克和死亡。

3. D- 二聚体 水平 > 500ng/ml 即为异常。

4. 脑钠肽和肌钙蛋白 水平升高，与预后不良正相关。

5. 心电图 既往无心脏疾病患者心电图出现异常，最常见的是非特异性的 ST 段和 T 波改变。

6. 胸片 可出现较大肺动脉栓塞、肺梗死、肺不张、右心室增大、患侧膈抬高、胸腔积液等影像学表现。

7. 超声心动图 可见右心室增大、右心室功能下降及三尖瓣反流等间接肺栓塞证据。

8. 计算机断层扫描肺血管造影（computed tomographic pulmonary angiography，CTPA） 可用以确诊肺栓塞。

9. 下肢超声、血管造影、螺旋CT、磁共振等 检查有助于诊断肺栓塞。

【评估】
急性肺栓塞临床表现缺乏特异性，临床漏诊率高，然而不幸的是与得到及时诊断和处理的患者相比，漏诊患者死亡率增高数倍。因此，提高警惕性、准确识别肺栓塞就显得异常重要。

对存在危险因素尤其是同时存在多个危险因素患者应警惕肺栓塞发生。如手术后数天尤其是长期卧床突然起床活动后出现不明原因呼吸困难、胸痛、晕厥或休克临床表现时，尤其是伴有单侧或双侧下肢水肿、疼痛者，应高度怀疑肺栓塞的可能性。

应予以血常规、血生化检查、凝血功能、心电图、胸部 X 线摄片、动脉血气分析、超声心动图、下肢血管超声等协助诊断。D-二聚体阴性基本可排除肺栓塞。

急性肺栓塞年龄＞80岁、癌症病史、慢性心肺疾病、心率≥110次/分，收缩压低于100mmHg，以及动脉血氧饱和度低于90%者预后不良，死亡风险增高。

【临床处理】

1. 初始评估和建立急救团队　对疑似急性肺栓塞患者进行持续动态评估并进行诊断性试验帮助判断是否急性肺栓塞。评估着重关注患者血流动力学是否稳定，收缩压＜90mmHg持续15分钟以上、需要使用血管加压药或存在明显的休克证据者为血流动力学不稳定，需要紧急复苏处理。

通知上级医师及相关部门，立即召集心血管、麻醉、血液、护理等相关专业人员建立急救团队。多科协作诊疗团队协同工作是急性肺栓塞救治成功的关键要素。

2. 初步评估　根据血流动力学是否稳定进行初步处理。

（1）血流动力学稳定

1）建立静脉通路，给予或不给予静脉补液。

2）辅助供氧。

3）根据临床怀疑肺栓塞的程度、出血风险以及确定性诊断性试验的预计时间进行经验性抗凝治疗。

（2）血流动力学不稳定

1）初始支持措施的重点应为恢复组织灌注，方法包括静脉液体复苏、血管加压药支持以及氧气支持，必要时还要进行气管插管和机械通气来稳定气道。

2）肝素经验性抗凝。

3）根据患者情况选择计算机断层扫描肺血管造影、携式灌注扫描、床旁超声心动图等协助诊断。

3. 初始治疗

（1）呼吸支持：辅助供氧，目标为使血氧饱和度≥90%。如果患者出现严重低氧血症、血流动力学崩溃或呼吸衰竭，则应考虑进行气管插管和机械通气。

（2）血流动力学支持：伴有低血压患者先给予少量静脉补液，500～1000ml生理盐水，如果静脉补液后患者的灌注状态没有变化，随后进行血管加压治疗。血管加压治疗首选去甲肾上腺素联用多巴酚丁胺。血管活性药物受体活性及临床效果见表4-7。

表 4-7　血管活性药物受体活性及临床效果

药物	受体活性				主要临床效果
	α1	α2	β2	多巴胺能	
去氧肾上腺素	+++	0	0	0	SVR ↑↑, CO ↔/↑
去甲肾上腺素	+++	++	0	0	SVR ↑↑, CO ↔/↑
肾上腺素	+++	+++	++	0	CO ↑↑, SVR ↓（低剂量）; SVR/↑（高剂量）
多巴胺 [μg/（kg·min）]*					
0.5~2	0	+	0	++	CO
5~10	+	++	0	++	CO↑, SVR↑
10~20	++	++	0	++	SVR↑↑
多巴酚丁胺	0/+	+++	++	0	CO↑, SVR↓
异丙肾上腺素	0	+++	+++	0	CO↑, SVR↓

注：SVR 外周血管阻力；CO 心排血量；+++: 强；++: 中等；+: 弱；0: 无效

*2~5μg/（kg·min）效果各异

引自：Victor F Tapson, Jess Mandel, Robert S Hockberger, et al. UPTODATE: 成人急性肺栓塞的治疗、预后和随访概述

（3）经验性抗凝治疗：根据患者血流动力学稳定情况、是否预期手术或溶栓治疗以及合并其他危险因素等决定抗凝药物的选择。血流动力学稳定、肾功能正常且需要抗凝快速起效（即在 4 小时内达到治疗水平）可选择低分子量（low molecular weight，LMW）肝素。血流动力学不稳定且可能需要进行溶栓或取栓术者选择普通肝素。直接凝血酶和凝血因子Ⅹa 抑制剂不适用于血流动力学不稳定者。

4. 维持治疗

（1）血流动力学稳定

1）出血风险较低者进行抗凝治疗。

2）存在抗凝治疗禁忌证或不能接受的高出血风险的患者，应行下腔静脉滤器置入术。

3）出血风险中等或较高的患者，根据患者情况个体化选择抗凝或腔静

脉滤器置入。

4）对于大多数血流动力学稳定的患者，推荐不进行溶栓治疗。

（2）血流动力学不稳定

1）如无禁忌证，行溶栓治疗。

2）溶栓治疗禁忌或失败患者采取取栓手术治疗。

【预防】大多数死于急性肺栓塞患者在发病30分钟内死亡，可供医疗干预的时间非常有限。因此临床医师重点应识别高危因素，采取分层预防措施，及早发现是治疗关键，由此来减少这种多发的、通常情况下可以预防的死亡原因。妇产科手术血栓形成高危因素见表4-8。妇产科手术血栓预防措施见表4-9。

表 4-8　妇产科手术血栓形成高危因素

危险因素		0 分	1 分	2 分	3 分
年龄（岁）		< 40	40 ~ 50	51 ~ 60	> 60
BMI（kg/m²）		< 25	25 ~ 27	27 ~ 30	≥ 30
疾病性质		良性		（可疑）恶性	
手术情况预估	手术时间 / 规模	小手术或 ≤ 30min	中手术或 ≤ 2h	大手术或 ≥ 2h	盆腔淋巴结清扫
	手术方式		腹腔镜		
询问病史	既往史	无血栓史		有血栓史	
	是否合并高凝、高脂血症或心血管疾病	无		有	

表 4-9　妇科手术血栓预防措施

操作	风险	推荐血栓预防措施
小手术	无额外高危因素	早期勤下床活动
腹腔镜手术	无额外高危因素	早期勤下床活动
腹腔镜手术	存在 VTE 高危因素	一次或多次 LMWH、LDUH、ICP 或 GCS

操作	风险	推荐血栓预防措施
主要妇科手术	无额外高危因素	一次或多次 LMWH、LDUH 或 ICP 术前及术后未活动前
主要妇科手术	存在 VTE 高危因素	LMWH 或 LDUH 一天三次，或 IPC 术前及术后未活动前应用。亦或 LMWH 或 LDUH 联合 GCS 或 IPC
恶性肿瘤的广泛手术		同有 VTE 高危因素的主要手术

注：*对于重要的妇科手术操作，推荐抗凝直至出院。对于高危妇科手术患者，包括恶性肿瘤手术者、既往有静脉血栓史（VTE）者，应继续 LMWH 预防性抗血栓直到 28 天。LMWH，低分子肝素；LDUH，低剂量未分段肝素；GCS，梯度弹力袜；ICP，间歇气囊压迫

（常凯凯　易晓芳）

【病例介绍】

患者，女性，49 岁，因"经期延长伴经量增多 2 年"入院，于 2014 年 3 月 10 日入院。

生育史 2-0-3-2，已婚，剖宫产史，育有 1 子 1 女性，均体健。

现病史 患者平素月经规律，5/28～30 天，痛经，平素未服药，末次月经：2014 年 2 月 5 日。近 2 年自觉腹部略增大，伴月经期逐渐延长，经量增多，有血块，经期偶有头晕等不适，月经周期延长至 8～9/28～33 天。当地医院 B 超提示子宫增大，未治疗。近 6 个月感经期血块较前增多，经期头晕、乏力较前频繁。无发热，白带增多，无便秘。无体重进行性下降。为求治疗，至门诊行 B 超检查发现子宫 12.4cm×10.6cm×8.0cm，提示子宫偏大，子宫腺肌症。血常规提示血红蛋白 68g/L，患者要求手术治疗，随后口服铁剂纠正贫血，现血红蛋白 83g/L，门诊予收入院治疗。

家族史 未见异常。

体格检查 T 36.3℃，P 78 次 / 分，BP 125/84mmHg。腹软，下腹压痛（－）、反跳痛（－），肌卫（－）。妇科查体：子宫颈举痛（＋），子宫如孕 3 个月大小，略不规则，压痛（－）。

辅助检查 盆腔 B 超提示子宫 12.5cm×10.4cm×7.5cm，子宫不均质低回声 8.0cm×5.5cm×5.3cm，组织与周围边界不清，双卵巢显示不清。血常规：血红蛋白 83g/L。出凝血检测：未见明显异常。肝肾功：未见明显异常。

初步诊断 ① AUB-A；②继发性缺铁性贫血。

治疗措施 患者入院 1 天后在全麻下行经腹全子宫切除术，术后第 2 天患者下床至厕所小便后，回到床位边休息时出现面色苍白，随之意识丧失，呼之不应，无抽搐及大小便失禁，肺部听诊双肺呼吸音清，右下肺呼吸音低，无明显干湿啰音，四肢冰冷。立即给氧、心电监护及开通静脉通路输液处理后，血压、血氧饱和度上升不理想，给予紧急气管插管并呼吸机辅助呼吸，多巴胺升压，同时急诊行床旁心电图，示窦性心动过速，电轴不偏，ST 段改变，Ⅲ导联较入院时加深，床旁胸片示左下肺与心影重叠区密度增高，心影偏大，左侧膈面和左侧肋膈角模糊显示不清。患者即刻转入 ICU，多科会诊后考虑：晕厥伴低血压；急性肺栓塞？与患者及家属充分沟通后给予溶栓抗凝治疗，尿激酶 100 万 U 静脉滴注，1 次 /2h，监测 DIC、ECG、血气、血常规，于 APTT < 80 秒或低于正常上限 2 倍后给予抗凝：肝素 4000U 负荷，之后以 18U/（kg·h）维持，使 APTT 在 1.5～2.3 倍，同时给予监测血小板计数，避免 HITT 的发生，次日 11:40，心电监护示 HR 70～80 次 / 分，血氧饱和度 97%，BP 115/70mmHg，四肢暖干，双侧瞳孔等大等圆，双肺呼吸音清晰，未闻及干湿性啰音，双下肢不肿，予急诊行 CPTA 示：右下肺部动脉分支栓塞，考虑肺栓塞。患者急性大面积肺栓塞的诊断成立，继续给予抗凝治疗，同时给予纠正贫血、控制血压及抗感染治疗。完善心脏超声心动图、双侧下肢动静脉彩超及腹主动脉彩超等检查均未见明显异常，2 周后患者病情平稳出院。随访 2 年，未有复发。

专家点评 急性肺栓塞是一种潜在的致死性疾病，抢救成功率不足 50%，且目前缺乏特别有效的针对性预防措施，临床现行的各类血栓评分系统对于术前评估血栓风险非常有必要，针对性地使用抗血栓弹力袜与低分子肝素等可以降低肺栓塞的风险，但仍无法彻底预防其发生。近年来，妇科盆腔手术后 DVT 的发生率明显增高，急性肺栓塞的临床表现多样，缺乏特异性。若患者突发晕厥、低血压、严重的低氧血症通常提示大面积肺栓塞存在，堵塞肺血管 50% 以上的大块栓塞引起脑供血不全，多伴有休克、右心功能衰竭和严重的低氧血症。进一步检查需要心电图、胸片、动脉血气分析，肺动脉造影可以确诊。

　　该患者系中年女性，行妇科盆腔手术，具有急性肺栓塞发生的高危因素，突发晕厥，出现了难以解释的低血压和低氧血症（鼻导管吸氧不能纠正），心电图呈典型的 $SIQ_{Ⅲ}T_{Ⅲ}$ 型，胸片示心影扩大，D- 二聚体升高，高度怀疑以晕厥为首发症状的急性大面积肺栓塞，但尚缺乏影像学依据，需要排除血管，迷走神经反射性、心源性、位置性、脑血管源性等因素所引起的晕厥。对于该病的处理应在维持患者生命体征的同时尽快明确诊断，条件允许时行 CTPA。溶栓疗法为高风险肺栓塞患者的有效疗法，若出现溶栓禁忌证，则推荐手术切除。溶栓治疗可以有效降低伴有低血压或休克的肺栓塞患者的病死率或再发率，此例患者溶栓治疗后生命体征趋于平稳，届时考虑患者急性大面积肺栓塞的诊断成立，抗凝治疗是非大块 PE 的首选治疗，可以有效地防止血栓生成和复发，在患者 APTT < 80 秒后，给予抗凝治疗，同时监测 APTT、DIC、血小板计数，使 INR 控制在 2.0～2.5 之间，2 周后患者好转出院，出院后继续予华法林抗凝治疗，并定期监测 INR 值，最终恢复良好。此外，对于妇科常见的腹腔镜手术，还要警惕 CO_2 肺栓塞，CO_2 弥散系数高且其极易溶于血液和组织液中，腹腔镜下手术，气腹压力过高，术中易出现广泛皮下气肿，术后短时间内可发生 CO_2 肺栓塞。

急性肺栓塞抢救流程——多科协作情景剧本

护士发现患者异常（互相困难或气促，胸痛，晕厥，烦躁不安、惊恐甚至濒死感，干咳，咯血及心悸等），呼叫医师。

床位医师到达病床边，紧急评估患者症状（呼吸急促，心动过速，血压变化，发绀，发热等）。

床位医师检查患者体征（颈静脉充盈及搏动，肺动脉区第二心音亢进或分裂，三尖瓣区收缩期杂音，肺部哮鸣音或细湿啰音，胸腔积液相应体征等）。

呼叫主治、主任医师到场，呼叫麻醉科医师、心内科医师协助治疗，联系总值班联系床旁 B 超及摄片。

护士使患者保持仰卧位防止静脉回流受阻，抬高下肢，减少活动。护士连接心电监护，心内科医师监测患者血压、心率、呼吸、心电图，临床医师抽动脉血气等送检验科，护士予患者吸氧支持，开通静脉通路，留置 16 号针头，平衡液静脉维持。

临床医师紧急评估：有无气道阻塞，有无呼吸，呼吸频率及程度，有无体表可见大出血，有无脉搏，循环是否充分，神志是否清楚。

患者气道阻塞，呼吸异常，医师立即清除气道异物，保持气道通畅，麻醉科医师大管径管吸痰，必要时气管切开或插管。

患者对呼唤无反应，大动脉搏动消失、无心跳，主治医师和床位医师立即合作进行心肺复苏。

患者生命体征平稳后诊断性评估：心内科医师行床旁心电图（有心率失常，如房颤、右束支传导阻滞等；心电图可见电轴右偏，明显顺钟向转位；$S_1 Q_{III} T$ 波倒置，肺性 P 波），放射科医师行床旁胸片（可有多发性浸润、胸腔积液、横膈升高），B 超医师床旁 B 超，护士急抽凝血功能，医师抽动脉血气分析等，急送检验科。

医师评估栓塞面积：患者有无呼吸困难，休克、低血压，右心衰，晕厥或发绀，胸骨左侧抬举样冲动，三尖瓣杂音，以及心电图表现。

小面积栓塞：卧床休息，观察，使用低分子肝素抗凝治疗，可考虑溶栓治疗。

大面积栓塞：

1. **一般治疗** 绝对卧床，侧卧位，患侧向下避免误吸或窒息，严格限制探视；大流量吸氧，力争保持血氧饱和度 95% 以上；保持静脉通路平衡液或葡萄糖氯化钠溶液维持；进一步监护心电、血压、脉搏和呼吸；必要时机械通气；一般不镇咳。

2. **血流动力学支持** 抗休克用多巴胺 20～40mg 或者（与）间羟胺 20～40mg 加入 100～200ml 5% 葡萄糖液里静滴，依据血压调整升压药物的浓度与滴注速度，使收缩压保持在 90mmHg 以上。

3. **镇静、镇痛** 剧烈胸痛者可用地西泮 5～10mg 或者吗啡 3～10mg（昏迷、休克、呼吸衰竭者禁用）肌内或静脉注射，亦可用哌替啶 50～100mg 肌注或者罂粟碱 30～60mg 肌注。症状缓解后可使用非甾体类解热镇痛药。

4. 为防止肺水肿，补液量每天不宜超过 500ml。

5. **纠正右心衰** 可以用毒毛旋花子苷 K 0.25mg 或者毛花苷丙（西地兰）0.4～0.8mg 加入 50% 葡萄糖 20～40ml 内缓慢静注。

6. **改善呼吸** 支气管平滑肌与肺血管痉挛者皮下或者静脉注射阿托品 0.5～1mg，必要的时候可每 1～4 小时注射 1 次。对支气管平滑肌痉挛明显者给予氨茶碱 0.25g 加入 50% 葡萄糖 40ml 内缓慢静注，必要的时候可加用地塞米松 10～20mg 静注。

7. **防治继发感染** 可以选用青霉素、氨苄西林或者头孢类、丁胺卡那霉素等抗菌药物。

8. **抗凝治疗** 可疑急性肺栓塞阶段，首先静脉注射肝素 5000U，诊断确定后，每小时肝素持续静点 500～1000U，将 APTT 比对照值延长 1.5～2.0 倍。为预防新的血栓形成和血栓延伸，肝素使用时间为 7～10 天。低分子量肝素用药剂量一般在 4000～8000U/12h 皮下注射。

9. 溶栓治疗 ①UK：2 万 U/kg，2 小时静脉滴注；②rt-PA：50～100mg，2 小时静脉滴注；③SK：负荷量 500 000U，后以 10 000U/h，持续静脉滴注。

（常凯凯　王　珏　易晓芳）

参 考 文 献

1. B Taylor Thompson, Jess Mandel, Geraldine Finlay. UPTODATE: 急性肺栓塞概述.

2. Victor F Tapson, Jess Mandel, Robert S Hockberger, Geraldine Finlay. UPTODATE: 成人急性肺栓塞的治疗、预后和随访概述.

3. B Taylor Thompson, Charles A Hales, Jess Mandel, Geraldine Finlay. UPTODATE: 急性肺栓塞的诊断.

4. 王吉耀, 廖二元. 内科学. 第 3 版. 北京：人民卫生出版社,2015.

5. 王建枝, 钱睿哲. 病理生理学. 第 3 版. 北京：人民卫生出版社,2015.

6. Geerts WH, Bergqvist D, Pineo GF, et al. Prevention of venous thromboembolism: American College of Chest Physicians Evidence-Based Clinical Practice Guidelines (8th Edition). Chest, 2008；133: 381S-453S.

7. 郭庆英. 妊娠挤压病与难产. 成都：四川科学技术出版社,2004.

8. 徐希奇, 荆志成.《2014 年 ESC 急性肺栓塞诊治指南》解读. 中国循环杂志, 2015, 29:67-71.

9. Mahdi H, Aljebori Q, Lockart D, et al. Risk of Venous Thromboembolism After Laparoscopic Surgery for Gynecologic Malignancy. J Minim Invasive Gynecol, 2016,23(7):1057-1062.

10. 沈铿, 马丁. 妇产科学. 第 3 版. 北京：人民卫生出版社,2015.

11. Maurizio C, Daniel DB, Massimo A, et al. Consensus on circulatory shock and hemodynamic monitoring. Task force of the European Society of Intensive Care Medicine. Intensive Care Medicine, 2014, 40(12):1795-1815.

12. 王春耀, 杜斌. 2014 年欧洲危重病医学会休克及血流动力学监测共识. 中华急诊医学杂志, 2015, 24(2):139-141.

13. Seymour CW, Rosengart MR. Septic Shock: Advances in Diagnosis and Treatment. JAMA, 2015,314(7):708-717.

14. 冯新为. 病理生理学. 第 3 版. 北京：人民卫生出版社,1993.

15. Kimberly B. 约翰·霍普金斯妇产科手册. 第 3 版. 北京：人民卫生出版社, 2009.

16. 中华医学会重症医学分会. 中国严重脓毒症／脓毒性休克治疗指南 (2014). 中华危重病急救医学, 2015,6:401-426.

17. Martel MJ, Mackinnon KJ, Arsenault MY, et al. Hemorrhagic shock. J Obstet Gynaecol Can, 2002,24(6):504-520.

18. Maurizio C, Daniel DB, Massimo A, et al. Consensus on circulatory shock and hemodynamic monitoring. Task force of the European Society of Intensive Care Medicine. Intensive Care Medicine, 2014, 40(12):1795-1815.

19. 中华医学会重症医学分会. 低血容量休克复苏指南. 中国实用外科杂志, 2007,8(27): 581-587.

20. 吴新民, 薛张纲, 王俊科, 等. 围术期过敏反应诊治的专家共识. 中国继续医学教育, 2011, 03(10):129-130.

21. Maurizio C, Daniel DB, Massimo A, et al. Consensus on circulatory shock and hemodynamic monitoring. Task force of the European Society of Intensive Care Medicine. Intensive Care Medicine, 2014, 40(12):1795-1815.

22. 周玮, 漆洪波. 美洲母胎医学会羊水栓塞指南（2016）要点解读. 中国实用妇科与产科杂志,2016, 9:864-867.

23. Gouel-Chéron A, Harpan A, Mertes PM, et al. Management of anaphylactic shock in the operating room. Presse Med, 2016,45(9):774-783.

24. Lieberman P, Nicklas RA, Randolph C, et al. Anaphylaxis--a practice parameter update 2015. Ann Allergy Asthma Immunol, 2015,115(5):341-384.

25. Rhodes A, Evans LE, Alhazzani W, et al. Surviving Sepsis Campaign: International Guidelines for Management of Sepsis and Septic Shock: 2016. Intensive Care Med, 2017,43(3):304-377.

26. Perner A, Gordon AC, De Backer D, et al. Sepsis: frontiers in diagnosis, resuscitation and antibiotic therapy. Intensive Care Med, 2016, 42(12):1958-1969.

第五章　发热

第一节　诊断与鉴别诊断

一、诊断与鉴别诊断

由于致热原的作用使体温调定点上移而引起的调节性体温升高（口温超过37.3℃，肛温超过37.6℃），称为发热。发热是最常见的临床症状之一，其病因复杂、多样，如何及时正确地诊断发热病因并给予合适的治疗是对急诊医师的挑战。

二、病因

引起发热的病因很多，大体可区分为感染性和非感染性两大类（表5-1）。

表5-1　发热的疾病分类

发热性质	病因	疾病
感染性发热	各类病原体（细菌、病毒、支原体、衣原体、螺旋体、立克次体和寄生虫等）	急性、慢性全身或局灶性感染，包括生殖系统、泌尿系统、呼吸系统、消化系统、循环系统及血液系统等各系统的感染
非感染性发热	血液病	淋巴瘤、恶性组织细胞病、嗜血细胞综合征、白血病、再障等
	变态反应及结缔组织病	风湿热、药物热、系统性红斑狼疮、皮肌炎、多肌炎、结节性多动脉炎、结节性脂膜炎等
	实体肿瘤	肾癌、肾上腺癌、肝癌、肺癌、晚期卵巢癌、宫颈癌等
	理化损伤	热射病、大的手术、创伤及烧伤等
	神经源性发热	脑出血、脑干伤、自主神经功能紊乱等
	其他	甲亢、内脏血管梗死、组织坏死、化疗后骨髓抑制等

三、分类

1. 根据温度高低（腋窝温度）可分为低热型（＜38℃）、中热型（38～39℃）、高热型（39～40℃）、超高热型（＞40℃）。

2. 根据发热体温曲线（即热型）可分为稽留热、弛张热、间隙热、波状热、回归热及不规则热。具体见表 5-2。

表 5-2 常见热型特点及其病因

热型	特点	常见原因
稽留热	体温恒定地维持在 39～40℃以上的高水平，达数天或数周，24 小时内体温波动范围不超过 1℃	大叶性肺炎、斑疹伤寒及伤寒高热期
弛张热	体温常在 39℃以上，波动幅度大，24 小时内波动范围超过 2℃，但都在正常水平以上	败血症、风湿热、重症肺结核及化脓性炎症等
间隙热	体温骤升达高峰后持续数小时，又迅速降至正常水平，无热期（间歇期）可持续 1 天至数天，如此高热期与无热期反复交替出现	疟疾、急性肾盂肾炎等
波状热	体温逐渐上升达 39℃或以上，数天后又逐渐下降至正常水平，持续数天后又逐渐升高，如此反复多次	布氏杆菌病
回归热	体温急剧上升至 39℃或以上，持续数天后又骤然下降至正常水平。高热期与无热期各持续若干天后规律性交替一次	回归热、霍奇金（Hodgkin）病等
不规则热	发热的体温曲线无一定规律	结核病、风湿热、支气管肺炎、渗出性胸膜炎等

不同的发热性疾病各具有相应的热型，根据热型的不同有助于发热病因的诊断与鉴别诊断。但必须注意：①由于抗生素的广泛应用，及时控制了感染，或因解热药或糖皮质激素的应用，可使某些疾病的特征性热型变得不典型或呈不规则热型；②热型也与个体反应的强弱有关，如老年人休克型肺炎时可仅有低热或无发热，而不具备肺炎的典型热型。

四、评估

（一）病史

1. 仔细了解患者发热特点，如热程长短、热型及热度。热程短者感染性疾病多见，热程中等伴进行性消耗，肿瘤多见，热程长，无毒血症状，发作与缓解交替者，结缔组织疾病常见。

2. 仔细询问相关伴随症状，有无寒战、结膜充血、皮疹、呼吸道症状、神经系统症状、心血管系统症状、泌尿生殖道症状、胃肠道症状、黄疸、肝脾大、淋巴结肿大及出血等。

3. 详细回顾患者近期有无外科手术史、输血史、动物接触史、职业史、业余爱好史及旅游史。

（二）体征

1. **生命体征** 应首先评估患者生命体征，如有生命体征不稳定的情况，应立即予以相应处理。

2. **视诊** 应进行视诊评估患者一般状况，如存在恶病质消耗等表现，应考虑恶性肿瘤性疼痛可能；观察患者面容、是否有口唇疱疹等，如患者伴有黄疸，考虑肝胆系统疾病可能；伴全身皮疹应考虑过敏、药物热及 Still 病等。

3. **触诊** 应触诊患者淋巴结有无肿大，全身性淋巴结肿大多见于传染性单核细胞增多症、结核病、白血病、恶性淋巴瘤等；局部淋巴结肿大多见于局限性感染、恶性肿瘤转移等。应触诊有无肝脾大、局部有无压痛、反跳痛等。

4. **听诊** 应听诊心脏有无杂音，感染性心内膜炎常伴心脏杂音，肺部有无干湿啰音，除外肺部感染等。有无肠鸣音消失或亢进。

5. **妇科检查** 应注意子宫及双侧附件有无压痛、包块。如宫颈举痛阳性提示存在腹膜刺激。单侧附件区肿块边界不清伴压痛和腹膜刺激症状者应考虑急性附件炎症。应同时进行三合诊判断有无直肠或直肠阴道隔占位。

（三）辅助检查

1. **常规检查** 血尿常规、胸片、B 超、血沉、CRP 等。

2. **针对感染性疾病的辅助检查** 各种分泌物培养、冷凝集试验、肥达试验、结核菌素试验，痰、粪涂片查寄生虫卵，影像学检查如 B 超、MRI 等查找感染灶等。

3. **针对结缔组织疾病的辅助检查** 自身免疫抗体、类风湿因子、狼疮细胞等，蛋白电泳、免疫球蛋白定量等。

4. 针对恶性肿瘤的辅助检查　CT、MRI、PET-CT、支气管镜、胃镜、肠镜等内镜检查，骨穿、淋巴结穿刺活检、相应组织穿刺活检等。

五、鉴别诊断

引起发热的常见妇科急症有急性盆腔炎、盆腔脓肿、化疗后骨髓抑制、术后感染、妇科损伤性并发症及前庭大腺脓肿，此外，急诊患者还需与急性阑尾炎相鉴别（表 5-3）。

表 5-3　妇科发热性急诊的鉴别诊断

	病史	发热	腹痛	恶心、呕吐	下腹部压痛	反跳痛	腹块	血白细胞分布	B超	发生时间
盆腔脓肿	可有不洁性生活史或消瘦、抵抗力低下	高热	明显，剧烈	伴或不伴	明显	明显	有	高	可见盆块	月经任何时期
急性盆腔炎	可有不洁性生活史或消瘦、抵抗力低下	有，但热度低于盆腔脓肿	明显	常有	明显	常无	无	高	无明显异常	月经任何时期
化疗后骨髓抑制	有化疗药物使用史	各种热度	无	可有	无	无	无	白细胞下降	无明显异常	化疗后7~14天
术后伤口感染	有手术史	低中热	无，可有伤口痛	无	无	无	无	无或轻度升高	无明显异常	手术后
前庭大腺脓肿	可有不洁性生活史	低中热	无	无	无	无	前庭大腺肿块	轻度或明显升高	无明显异常	任何时期
术后损伤性并发症	有手术史	中高热	常有	常有	明显	明显	可有	高	可见盆块	常发生术后3周内
急性阑尾炎	常有转移性右下腹痛史	低热	转移性右下腹痛	伴	麦氏点压痛	麦氏点反跳痛明显	不明显	高	不明显	任何时期

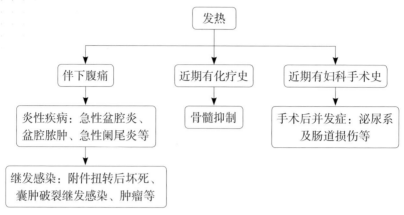

图 5-1　发热的症状推导图

（陈　默　张晓燕　罗雪珍）

第二节　急性盆腔炎

【概述】急性盆腔炎是妇科常见急腹症之一，主要包括急性子宫内膜炎、急性输卵管炎、急性输卵管卵巢脓肿、急性盆腔腹膜炎、急性盆腔结缔组织炎。多见于育龄期性生活活跃的妇女。炎症可局限于一个部位，也可同时累及几个部位，最常见的是输卵管炎及输卵管卵巢炎。急性盆腔炎发展可引起弥漫性腹膜炎、败血症、感染性休克，严重者可危及生命。若在急性期未能得到彻底治愈，则转为慢性盆腔炎，往往经久不愈，并可反复发作，导致不孕、输卵管妊娠、慢性盆腔痛等。

【临床表现】最常见的临床表现为腹痛伴发热，病情严重时可有寒战、高热、头痛、食欲缺乏。月经期发病可出现经量增多、经期延长，非月经期发病可有白带增多。若有腹膜炎，则出现消化系统症状如恶心、呕吐、腹胀、腹泻等。若脓肿形成，可有下腹包块及局部压迫刺激症状；包块位于前方可出现膀胱刺激症状；包块位于后方可有直肠刺激症状；若在腹膜外可致腹泻、里急后重感和排便困难。

临床表现随感染病原体不同而有差异。淋病奈瑟菌感染起病急，多在 48 小时之内出现高热、腹膜刺激征及阴道脓性分泌物。非淋病奈瑟菌性盆腔炎起病较缓慢，高热及腹膜刺激征不明显，常伴有脓肿形成。若为厌氧菌感染，则容易有多次复发，脓肿形成。沙眼衣原体感染病程较长，临床表现不明显，长期持续低热，主要表现为轻微下腹痛，久治不愈，阴道不规则出血。

【体格检查】盆腔检查：阴道可充血，并有大量脓性分泌物，可见脓性分泌物从宫颈口外流。穹隆有明显触痛；宫颈充血、水肿、举痛明显；宫体稍大，有压痛，活动受限；子宫两侧压痛明显，若为单纯输卵管炎，可触及增粗的输卵管，有明显压痛；若为输卵管积脓或输卵管卵巢脓肿，则可触及包块且压痛明显；宫旁结缔组织炎时，可扪到宫旁一侧或两侧有片状增厚，或两侧宫骶韧带高度水肿、增粗，压痛明显；若有脓肿形成且位置较低时，可扪及后穹隆或侧穹隆有肿块且有波动感。

【辅助检查】

1. **宫颈分泌物检查**　可见宫颈或阴道异常黏液脓性分泌物；阴道分泌物涂片见到大量白细胞；培养可见宫颈淋病奈瑟菌或衣原体可阳性。

2. **血常规**　患者可有红细胞沉降率升高，血 C 反应蛋白升高。

3. **子宫内膜活检**　可表现为子宫内膜炎。

4. **阴道超声或磁共振检查**　可表现为输卵管增粗，输卵管积液，伴或不伴有盆腔积液、输卵管卵巢肿块。

5. **腹腔镜检查**　可发现 PID 征象。

【患者评估】

当患者以发热伴下腹痛就诊时，应对患者进行详细快速评估：

1. **病史评估**

（1）患者有无不良卫生习惯？有无宫腔操作史？若患者有不洁性生活史、经期性交、反复阴道冲洗等不良习惯，或是近期有宫腔操作史，如分娩、流产、刮宫等，发生急性盆腔炎可能性较大。

（2）患者起病情况？若为急性起病，畏寒、高热明显，应考虑到淋病奈瑟菌感染可能。

（3）患者本次发病与月经关系？急性盆腔炎的发生与月经无明显关系，可发生于经前、经期及经后期。若发生于经后期，应注意与黄体破裂伴感染鉴别。

（4）患者既往有无卵巢囊肿病史？若有卵巢囊肿史，应注意与卵巢囊肿蒂扭转或卵巢囊肿破裂鉴别，但卵巢囊肿蒂扭转，腹痛常先于发热，常为低热，高热较少，且卵巢囊肿蒂扭转腹膜刺激征不明显。卵巢囊肿破裂常引起腹痛、腹膜刺激征，但高热较少。

（5）患者腹痛部位？有无转移性右下腹痛？有无伴发消化道症状？若以脐周痛为主，应注意外科急腹症或消化道炎症可能，若患者出现典型转移性右下腹痛同时伴消化道症状如恶心、呕吐等，应注意与急性阑尾炎鉴别。

（6）患者有无停经史？若有，应注意与异位妊娠流产或破裂、难免流产、流产伴感染鉴别。

（7）患者最近有无手术史？若患者最近有腹部手术史，结合手术时间及手术过程应考虑到手术并发症如尿瘘、肠瘘可能，详见第一章第九节。

（8）患者本次是否有受凉史，是否合并上呼吸道感染症状？咳嗽？鼻涕？头痛？咽痛？等，若有，应注意与上呼吸道感染相鉴别。

（9）患者是否在使用特殊药物，可通过停用可疑药物的治疗性实验来确定。若为化疗期间发热，应高度重视。

2. 仔细分析病史后，应立即进行体征评估

（1）患者生命体征如何？若患者出现神志不清、高热、生命体征不平稳时，应考虑到感染性休克可能，应立即建立静脉通道，积极抗感染、补充血容量，保证心、脑、肾等重要脏器灌注。

（2）有无麦氏点压痛、反跳痛？若腹部体检提示麦氏点压痛、反跳痛，还应注意排查到急性阑尾炎可能。

（3）妇科检查阴道分泌物性状如何？如为大量脓性白带，应考虑盆腔炎可能，尤其是淋病奈瑟菌所致的盆腔感染，如为脓性白带伴腥臭味，应考虑到厌氧菌感染可能。造成急性盆腔炎最常见病原体主要有淋病奈瑟菌、衣原体、厌氧菌、革兰阴性杆菌等。

（4）有无腹膜刺激征？若有腹膜刺激征，应注意炎症扩散波及腹膜可能。

（5）妇科检查是否可扪及盆块？若可扪及压痛明显的盆块，应考虑到盆腔脓肿可能。

（6）肺部听诊？呼吸音清？咽喉部红肿？若有啰音，咽喉部红肿，应考虑上呼吸道感染可能。

3. 对患者进行初步评估后，为明确诊断应进行以下辅助检查

（1）血常规有无提示白细胞及中性粒细胞百分比的上升？

（2）阴道分泌物培养：以协助明确感染病原体，从而对因治疗。

（3）CRP 有无上升？CRP 进行性上升常提示感染加重。

（4）血尿 hCG 是否为阳性？应注意除外妊娠相关疾病如异位妊娠流产、破裂及流产伴感染的可能。

（5）影像学检查：B 超或磁共振检查了解有无盆腔肿块，若有盆腔肿块，需注意肿块血供、有无盆腔积液等，如经积极抗感染治疗后盆块不消失，症状不缓解，常预示着可能需行手术治疗。胸片检查排除肺部感染。

【诊断与鉴别诊断】 诊断最低标准含宫颈举痛、子宫压痛或附件区压痛；附加标准见上述辅助检查；特异标准为通过子宫内膜活检证实的子宫内膜炎及阴道或磁共振所见同上述。

急性盆腔炎应与急性阑尾炎、输卵管妊娠流产或破裂、卵巢囊肿蒂扭转或破裂等急症相鉴别。

急性阑尾炎可出现发热，起初多为中下腹疼痛，后转为右下腹疼痛，查体可触及麦氏点压痛、反跳痛，辅助检查可有白细胞升高。

输卵管妊娠常有停经史，可有或无阴道流血伴下腹痛，阴道超声可见输卵管增粗或包块形成，可有盆腔积液，检测尿 hCG 阳性，查体宫颈可有举痛。

卵巢囊肿破裂者常有卵巢囊肿史，破裂时多为急性下腹痛，常伴有恶心、呕吐等消化道症状，有时导致腹腔内出血、腹膜炎甚至休克，阴道超声可见盆腔积液。妇科检查发现腹部压痛、腹肌紧张或腹水征。

【临床处理】

1. 支持疗法

（1）卧床休息，半卧位有利于脓液积聚于直肠子宫陷凹而使炎症局限。

（2）给予高热量、高蛋白、高维生素流食或半流食，注意纠正电解质紊乱及酸碱失衡。

2. 药物治疗　抗生素的选用根据药敏试验较为合理，但在化验结果获得之前，根据病史、临床特点，并参考发病后用过何种抗生素等选择经验用药。若考虑衣原体、支原体感染，首选多西环素，也可选择阿奇霉素。由于淋病奈瑟菌和沙眼衣原体在 PID 中均起重要作用，所选择的抗生素应具有针对这两种微生物的活性。克林霉素和庆大霉素联合治疗对淋病奈瑟菌和沙眼衣原体具有较好疗效，第二代头孢菌素（如头孢替坦或头孢西丁）联合多西环素也可作为优先选择。由于急性盆腔炎常合并厌氧菌感染，可考虑加用具有抗厌氧菌活性的抗生素如甲硝唑或奥硝唑等。美国 CDC 指南明确建议，如果怀疑或确定病原体为淋病奈瑟菌，不再推荐使用氟喹诺酮类药物治疗 PID。

3. 手术治疗　当患者出现以下情况时应考虑手术治疗，且术前宜行充分肠道准备。

（1）药物治疗无效盆腔脓肿形成经药物治疗 48～72 小时，体温持续不降，患者症状加重或包块增大者。

（2）输卵管积脓或输卵管卵巢脓肿经药物治疗病情有好转，继续控制炎症数天，肿块仍未消失但已局限化。

（3）脓肿破裂突然腹痛加剧，寒战、高热、恶心、呕吐、腹胀，检查腹部拒按或有中毒性休克表现，均应怀疑为脓肿破裂，需立即剖腹探查。手术可根据情况选择经腹手术或腹腔镜手术。原则以切除病灶为主。由于急性炎症，可导致盆腔充血，组织脆性较大，应注意小心操作，避免继发性脏器尤其是肠管损伤等。若为盆腔脓肿或盆腔结缔组织脓肿，可根据脓肿位置经阴道或下腹部切开排脓引流，若脓肿位置低、突向阴道后穹隆时，可经阴道切开排脓，同时注入抗生素。

【病例介绍】

患者，女性，23岁，已婚育，因"左下腹胀痛伴发热4天"于2015年5月18日急诊入院。

月经及生育史 LMP 2015-5-6，1-0-2-1。

现病史 自诉于4天前出现下腹部胀痛，能忍受，伴腰骶部坠胀，体温最高39℃，无咳嗽，无腹泻，无尿频尿急，无转移性右下腹痛。今日在门诊作彩超检查提示：输卵管增粗，积水可能，后陷凹积液20mm。门诊拟"急性盆腔炎"收住院。

既往史 平素体健；否认有肝炎、肺结核、痢疾等传染性病史；否认高血压、糖尿病等慢性病病史，无中毒史；否认药物及食物过敏史；无输血史及性病史。

体格检查 T 38.7℃，P 90次/分，BP 120/70mmHg，R 20次/分。心肺未见异常，腹平软，左下腹部压痛，无反跳痛，无触及包块。

妇科检查 外阴已产型，阴道畅，较多黄色分泌物，宫颈光，举痛，左侧附件压痛，未触及包块，右侧附件轻压痛。

辅助检查 彩超检查提示：输卵管增粗，积水可能，后陷凹积液20mm。血常规：白细胞 16×10^9/L，中性粒细胞85%。尿hCG阴性。

治疗措施

1. 完善CRP、PCT等血液学检查，采取阴道分泌物培养及血培养。

2. 胸片、ECG、B超等影像学相关检查。

3. 密切注意腹痛及体温情况。

4. 采用二代头孢菌素+甲硝唑静脉滴注2天后体温下降至正常，体温平3天后停药。

5. 随访血常规、CRP，降至正常后出院

6. 出院继续口服头孢克洛、奥硝唑1周。

7. 出院后随访B超。

专家点评 该患者为育龄期女性，首发症状为左下腹痛伴高热，应与输卵管妊娠流产或破裂、卵巢囊肿破裂相鉴别。该患者无转移性腹痛，无停经史，尿hCG阴性，B超未见明显包块或卵巢囊肿。可排除急性阑尾炎、输卵管妊娠流产或破裂、卵巢囊肿蒂扭转或破裂等急症。在治疗上根据病史、临床特点，并参考发病后用过何种抗生素等选择联合用药，注意足量规范。待药敏试验结果，可选择相应抗生素继续治疗。

（陈 默 张晓燕）

第三节　盆腔脓肿

【概述】盆腔脓肿系盆腔感染急性期炎症病变继发脓液积聚的结果，包括输卵管积脓、输卵管卵巢脓肿以及由于盆腔腹膜炎、盆腔蜂窝组织炎的脓液积聚于盆腔或盆腔最低部位所形成脓肿。主要来自厌氧菌的感染，70%～80%盆腔脓肿可培养出厌氧菌。对于急性盆腔炎导致的脓肿，一般主张先抗感染治疗，后行手术治疗。盆腔脓肿形成后，抗菌药物往往不能充分发挥作用，从而需要进一步手术治疗。

【临床表现】

1. **急性附件炎表现**　主要表现为急性腹痛、发热，体温可达39℃左右，同时伴阴道分泌物增多，伴或不伴子宫异常出血。盆腔检查有明显下腹部压痛和宫颈举痛，子宫和双附件区亦触痛剧烈。有时子宫一侧可扪及明显包块或直肠子宫隔上端扪及包块，有部分患者发病弛缓，脓肿形成过程较慢，症状不明显，甚至有无发热者。

2. **脓肿表现**　症状持续恶化，出现弛张型高热，腹膜刺激征更加明显，出现直肠压迫感、排便感及排尿痛等直肠和膀胱刺激症状，并有全身中毒症状。双合诊和肛门指诊感觉盆腔饱满，直肠子宫陷凹组织增厚、发硬或有波动性肿块，伴有明显触痛。

3. **脓肿破溃表现**　出现大量脓血便、脓尿或经阴道排出大量脓液后，高热、腹痛、腹部压痛等临床征象明显好转，检查原肿块消失或缩小，提示盆腔脓肿已向直肠、膀胱、阴道穿破。

4. **脓肿破入腹腔表现**　病情突然恶化或下腹痛持续加剧转为全腹疼痛，伴恶心、呕吐、寒战，随之脉搏微弱增快，血压急骤下降，冷汗淋漓等。查体腹式呼吸消失，全腹弥漫性压痛，反跳痛、肌紧张明显，并有腹胀、肠鸣音减弱或消失。提示盆腔局限型脓肿向腹腔破溃，必须紧急处理。

【体格检查】

1. **妇科检查**　阴道充血，常有大量脓性分泌物。穹隆触痛明显；宫颈充血、水肿、举痛明显；宫体压痛，活动受限；子宫两侧压痛明显，可触及包块且压痛明显；若脓肿位置较低时，可扪及后穹隆或侧穹隆有肿块且有波动感。

2. **肛门指检**　直肠前饱满并有触痛的包块。

【辅助检查】

1. **血液学**　白细胞计数可增高或正常；血沉多加快；C-反应蛋白增高。

2. **宫颈分泌物检查**　可见宫颈或阴道异常黏液脓性分泌物；培养可见

病原体。

3. B超 表现为盆腔内圆形或片状的无回声区，大部分边界不清楚，内可见点、斑状及条索状中等回声或弱回声。

4. X线检查 腹部平片可见脓腔内液平面和反射性肠瘀胀、肠粘连以及盆壁脂肪线模糊或消失，侧位观察骶骨前直肠不充气，或周围有受压征象。

5. CT扫描 依原发灶不同，脓肿可偏于一处，脓肿壁增厚毛糙，如有液化，中心为低密度。增强扫描呈环状强化，中心液化区无强化。

6. 诊断性穿刺 已婚者可经阴道后穹隆穿刺，抽出脓液即可确诊。

【患者评估】见急性盆腔炎章节。

【诊断与鉴别诊断】根据病史、症状、体征及实验室检查可作出初步诊断。

应与急性阑尾炎、输卵管妊娠流产或破裂、卵巢囊肿蒂扭转或破裂等急症相鉴别。

急性阑尾炎可出现发热，起初多为中下腹疼痛，后转为右下腹疼痛，查体可触及麦氏点压痛、反跳痛，辅助检查可有白细胞升高。

输卵管妊娠常有停经史，可有或无阴道流血伴下腹痛，阴道超声可见输卵管增粗或包块形成，可有盆腔积液，检测尿hCG阳性，查体宫颈可有举痛。

卵巢囊肿破裂者常有卵巢囊肿史，破裂时多为急性下腹痛，常伴有恶心、呕吐等消化道症状，有时导致腹腔内出血、腹膜炎甚至休克，阴道超声可见盆腔积液。妇科检查发现腹部压痛、腹肌紧张或腹水征。

卵巢囊肿蒂扭转：卵巢囊肿蒂扭转一般不引起，常以下腹绞痛为主诉。当扭转的囊肿或附件发生坏死时可伴发热，体温常为中热，伴白细胞轻度上升。查体常无明显反跳痛，以局部压痛为主，B超检查可提示盆块。

【临床处理】

1. 支持疗法 半卧位；给予高热量、高蛋白、高维生素流食或半流食，注意纠正电解质紊乱及酸碱平衡。高热时采用物理降温。

2. 抗生素治疗 抗生素的治疗原则：经验性、广谱、及时及个体化。根据药敏试验选择抗生素较合理，初始治疗往往根据经验选择抗生素。选择广谱抗生素以及联合用药。

3. 手术治疗 当出现以下情况时应考虑手术治疗：

（1）药物治疗无效：输卵管卵巢脓肿或盆腔脓肿经药物治疗48～72小时，体温持续不降，患者中毒症状加重或包块增大者，应及时手术，以免发生脓肿破裂。

（2）脓肿持续存在：经药物治疗病情有好转，继续控制炎症数天（2～3周），包块仍未消失但已局限化，应手术切除，以免日后再次急性发作。

（3）脓肿破裂：突然腹痛加剧、寒战、高热、恶心、呕吐、腹胀，检查腹部拒按或有中毒性休克表现，应怀疑脓肿破裂。若脓肿破裂未及时诊治，死亡率高。因此，一旦怀疑脓肿破裂，需立即在抗生素治疗的同时剖腹探查。手术可根据情况选择经腹手术或腹腔镜手术。手术范围应根据病变范围、患者年龄、一般状态等全面考虑。原则以切除病灶为主。年轻妇女应尽量保留卵巢功能，以采用保守性手术为主；年龄大、双侧附件受累或附件脓肿屡次发作者，行全子宫及双附件切除术；对极度衰弱危重患者的手术范围需按具体情况决定。若盆腔脓肿位置低、突向阴道后穹隆时，可经阴道切开排脓，同时注入抗生素。亦可在超声或 CT 引导下采用经皮引流术。

【病例介绍】

患者，女性，32 岁，因"腹痛伴发热 5 天，B 超发现盆腔包块 1 天"于 2015 年 4 月 20 日急诊入院。

月经及生育史 LMP 2015-4-7，1-0-3-1。

现病史 平素月经规则，末次月经：2015-4-7。5 天前患者感下腹痛，逐渐加重，并伴腰部胀痛，体温波动于 38～39℃，大小便正常，无肛门坠胀，无阴道出血。B 超示：左侧附件区囊性包块 5cm×4cm×4cm。门诊以"盆腔包块待查：盆腔脓肿？"收入院。

既往史 平素体健；否认有肝炎、肺结核、痢疾等传染性病史；否认高血压、糖尿病等慢性病病史，无中毒史；否认药物及食物过敏史；无输血史及性病史。

体格检查 T 39℃，P 96 次/分，BP 130/76mmHg，R 20 次/分。心肺未见异常，腹软，下腹部压痛明显，无反跳痛。

妇科检查 外阴已产型，阴道畅，较多黄色分泌物，宫颈中糜，举痛，左侧附件压痛，触及包块约 5cm 大小，右侧附件轻压痛。

辅助检查 彩超检查提示：左侧附件区囊性包块 5cm×4cm×4cm。血常规：白细胞 $15×10^9$/L，中性粒细胞 90%。尿 hCG 阴性。

治疗措施

1. 完善 CRP、PCT、肿瘤标志物、hCG 等血液学检查，采取分泌物培养及血培养，完善胸片等影像学相关检查，密切注意腹痛及体温情况。

2. 根据病史，经验性选用抗生素联合足量治疗，并予补液对症支持。

3. 随访血常规、CRP、PCT。

4. 根据药敏试验结果选择抗生素治疗。

5. 完善肠道准备后行腹腔镜下左输卵管切除术。

专家点评 该患者为育龄期女性，下腹痛伴发热，应与急性阑尾炎、输卵管妊娠流产或破裂、卵巢囊肿破裂相鉴别。该患者无转移性右下腹痛，尿 hCG 阴性，无停经史。可基本排除急性阑尾炎、输卵管妊娠流产或破裂、卵巢囊肿蒂扭转或破裂等急症。但需进一步检查排除卵巢肿瘤。在治疗上选择联合用药，注意足量规范。待药敏试验结果选择相应抗生素继续治疗。如抗生素治疗不满意，考虑手术治疗。盆腔脓肿手术时机选择很关键。

双输卵管切除术（双输卵管脓肿）视频请见视频 6。

视频 6　双输卵管切除术（双输卵管脓肿）

（陈　默　罗雪珍）

第四节　前庭大腺脓肿

【概述】前庭大腺位于大阴唇下 1/3 深部，开口于处女膜与小阴唇之间，易受病原体侵入，发生急性感染。腺管开口因肿胀或渗出物凝聚而阻塞，脓液不能外流，形成脓肿，称为前庭大腺脓肿。前庭大腺脓肿是妇女常见的感染性疾病。若治疗不当，易反复发作，可能会导致败血症、蜂窝织炎和坏死性筋膜炎，甚至感染性休克而死亡。若前庭大腺腺管开口阻塞，腺体分泌物积聚于腺腔，可导致前庭大腺囊肿形成。

【临床表现】常表现为外阴肿痛，行走不便，偶伴小便困难。查体可见局部皮肤红肿、发热、压痛明显。若为淋病奈瑟菌感染，挤压局部可流出稀薄、淡黄色脓汁。若脓肿形成，可触及波动感，严重者脓肿直径可达 5 ～ 6cm，患者出现发热等全身症状，腹股沟淋巴结可呈不同程度增大。当脓肿内压力增大时，表面皮肤变薄，脓肿自行破溃，若破孔大，可自行引流，炎症消退较快而痊愈，若破孔小，引流不畅，则炎症持续不消退，并可反复急性发作。

【**体格检查**】初期局部皮肤红肿、发热、压痛明显。若为淋病奈瑟菌感染，挤压局部可流出稀薄、淡黄色脓汁。若脓肿形成，可触及波动感。腹股沟淋巴结可不同程度增大。

【**辅助检查**】急性期患者血常规白细胞、C反应蛋白可呈不同程度增高。取前庭大腺开口处分泌物进行细菌培养，确定病原体。

【**患者评估**】

当患者以外阴肿痛为主诉收治入院后，应对患者进行评估：

1. 患者生命体征是否平稳？若高热，伴生命体征不平稳，需考虑严重前庭大腺脓肿致感染性休克可能，应启动抢救机制，抗感染抗休克治疗。

2. 患者有无发热？血常规有无白细胞明显上升？若伴发热，尤其是高热，血白细胞明显上升，应考虑有全身症状，宜进行静脉抗炎补液治疗？

3. 患者既往有无前庭大腺脓肿或囊肿反复发作史？如有，本次为囊肿，无急性感染患者，可酌情考虑行前庭大腺囊肿剥除术。

4. 患者外阴局部有无肿块形成？有无波动感？若无波动感，则切开引流手术时机尚不成熟，以保守治疗为主。若外阴肿块形成，伴波动感，提示切开引流手术时机已成熟，可尽快手术治疗。

【**诊断与鉴别诊断**】根据患者病情、病史、妇科检查，诊断较明确。

【**临床处理**】

关键是妇科检查，判断是否为前庭大腺囊肿，是否有波动感，决定是保守观察还是手术治疗。

1. 局部清洁，药物坐浴。

2. 如伴发热、血白分升高等全身症状时应予广谱抗生素治疗。

3. 如脓肿形成，应切开引流，抗生素液（如甲硝唑）冲洗脓腔并放置引流物。

4. 前庭大腺囊肿较小者可观察随访，囊肿较大或反复发作，宜行前庭大腺囊肿造口术或前庭大腺囊肿剥除术，但急性感染期不行剥除术。

【**病例介绍**】

患者，女性，34岁，已婚育，因"右侧外阴肿痛1周"于2015年10月13日急诊入院。

生育史 1-0-2-1，2年前顺产，人流2次。

现病史 患者平素月经规律，初潮16岁，周期30天，经期3天。7天前患者无诱因感右侧外阴包块，约1cm大小，感疼痛，2015-01-04就诊外院妇科检查考虑：右侧前庭大腺炎，给予口服"妇平胶囊3片、tid、po，甲硝唑栓塞，qd，PV，阴道泡腾片 1 片，qd，pV"治疗。治疗后会阴疼痛无好转，今感疼痛加重，影响行走，急诊来院就诊，急诊拟"右侧前庭大腺脓肿"收入院，发病来，神清，精神可，无畏寒、发热，无尿频、尿急等不适，二便正常。

既往史 既往未见异常。

体格检查 T 37.3℃，P 76 次 / 分，R 18 次 / 分，BP 122/84mmHg。无贫血貌，腹部无明显膨隆，未扪及肿块，右下腹压痛，无反跳痛，无移动性浊音。妇科检查：外阴已婚式，阴道畅，分泌物脓性，右侧会阴中下 3/1 处触及 4cm×3cm×3cm 肿块，触痛，波动感（图 5-2），宫颈肥大，光滑，子宫前位，无压痛，双侧附件区未触及异常。

辅助检查 血常规：WBC $10.8×10^9$/L，N% 82%，Hb 139g/L，余正常范围内。

治疗措施 入院后完善检查，予急诊行右侧前庭大腺脓肿切开引流造口术，术中见右侧大阴唇下 1/3 处触及大小 3cm×3cm 肿块，压痛，波动感。沿皮肤黏膜交界纵向切开 1.5cm 直达脓腔，见黏稠脓性液体流出，约 5ml，无异味。取分泌物行衣原体、支原体、淋病奈瑟菌、一般细菌培养，碘伏、甲硝唑注射液清洗脓腔，3-0 可吸收线扣锁缝切缘一周，查无出血，脓腔置橡皮片引流，术后给予抗炎、引流对症治疗，注意切口渗液及体温情况。

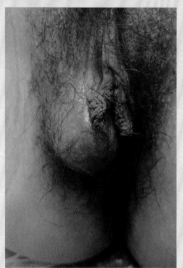

图 5-2 右侧前庭大腺脓肿

专家点评 该患者为已婚育龄女性，有外阴肿痛史，妇科检查发现右侧大阴唇下 1/3 处触及大小 3cm×3cm 肿块，压痛，波动感，诊断明确。因有波动感，考虑脓肿成熟，外院保守治疗无效，有手术指征。因患者无发热等全身症状，血白分无明显升高，暂不予全身抗炎处理。若无波动感，手术效果差，术后易复发。在手术过程中，切口应位于外阴皮肤黏膜交界处最低点，切开长度应接近囊肿 / 脓肿全长，术中取脓液行细菌培养以指导抗生素使用，完全清除脓肿，可予甲硝唑溶液冲洗脓腔，术毕放置皮片充分引流，术后抗炎，保持清洁卫生。

（陈 默 张晓燕）

第五节 化疗后骨髓抑制

【概述】化疗后骨髓抑制常以发热为主诉就诊。化疗对血液系统的毒副作用以粒细胞影响最大，呈剂量限制性和累积药物量增加，其主要影响化疗药物剂量选择和按期进行，增加感染机会，甚至自发脑出血、败血症，危及患者生命。

表 5-4　骨髓抑制的分度（NCI-CTC3.0）

级别	0	Ⅰ	Ⅱ	Ⅲ	Ⅳ
白细胞（10^9/L）	≥ 4.0	3.0～3.9	2.0～2.9	1.0～1.9	＜ 1.0
粒细胞（10^9/L）	≥ 2.0	1.5～1.9	1.0～1.4	0.5`0.9	＜ 0.5

【临床表现】粒细胞减少多发生在化疗停药后 7～10 天，低水平维持 2～3 天后缓慢上升，至第 21～28 天恢复正常。发生率高达 90%，但因药物不同，发生时间也有差异。当粒细胞减少引起发热，口腔温度 ≥ 38.3℃，或 ≥ 38.0℃持续超过 1 小时，称为粒细胞减少性发热。患者可表现为疲乏、无力、发热，其他如心率加快、血压下降等败血症表现。

【体格检查】常无特殊表现，或有体温升高、心率加快、血压下降等表现。

【辅助检查】血常规：白细胞总数、中性粒细胞不同程度的下降。

病原学检查：血、尿、口咽部分泌物、胸腹水、深静脉导管末端等培养。

胸片等影像学检查。

【患者评估】

1. 当患者因化疗后发热急诊就诊时，应尽快对患者进行以下临床评估：

（1）患者手术史？化疗情况？了解患者何时手术、手术范围、术中情况、有无残留灶，术后病理情况。详细问询术后化疗方案及剂量、时间。

（2）患者有无伴随症状？如有无咳嗽、咳痰、腹胀、便秘、腹泻、尿频、尿急、尿痛等伴随症状，了解有无合并呼吸系统、消化系统、泌尿系统等感染症状？

（3）患者血常规情况，根据血细胞计数判断骨髓抑制分度。

2. 当快速评估病情后，应对患者进行体征评估：

（1）患者生命体征是否平稳？为高热或低热？血压、心率如何？若生命体征不平稳，需立即建立静脉通路，维持生命体征。

（2）对患者进行妇科检查，伤口愈合情况？有无伤口感染可能？阴道顶愈合情况？

（3）必要时对患者进行咽拭子、伤口分泌物或血培养。

【诊断与鉴别诊断】 患者有明确的化疗史，根据患者疲乏、无力、发热等临床症状和血常规辅助检查可初步诊断。

肿瘤相关性感染：肿瘤患者在病程中发生细菌、真菌、病毒等感染。可出现呼吸道、消化道、泌尿道等不同感染部位的相应症状，根据化疗病史和血常规可初步鉴别。粒细胞减少也可并发感染。

【临床处理】 保护性隔离，减少外源性微生物引起的感染。有条件者可住层流病房。

升白细胞治疗：应用粒细胞集落刺激因子（G-CSF）皮下注射治疗。

若为Ⅲ度骨髓抑制，伴发热或Ⅳ度骨髓抑制应预防性使用抗感染治疗，如三或四代头孢菌素，根据药敏试验结果进行调整。

必须注意，尽量避免对患者使用吲哚美辛栓等对症处理。

【预防】 化疗前评估出现骨髓抑制的风险，高危患者预防性使用G-CSF，减少粒细胞减少的发生，定期随访血常规，及时发现及时处理。

【病例介绍】

化疗后Ⅳ度骨髓抑制

患者，女性，59岁，因"卵巢癌术后第4次化疗后11天，发热1天"于2015年8月3日急诊入院。

现病史 患者卵巢浆液性腺癌Ⅲ期术后4次化疗后，化疗方案为紫杉醇＋卡铂，末次化疗时间为2015年7月23日，8月3日无明显诱因出现发热，自测体温为38.2℃，随访血常规发现白细胞及中性粒细胞降低。无发热，无咳嗽，无恶心无呕吐，无腹痛。饮食可，二便未见异常。

既往史 既往未见异常。

体格检查 体温偏高，38.3℃，血压、心率平稳。无贫血貌，心肺腹未见异常。妇科检查：外阴已婚式，阴道畅，顶端愈合好，盆腔无压痛及反跳痛。

辅助检查 血常规：白细胞 1.1×10^9/L，中性粒细胞 0.4×10^9/L。

治疗措施

1. 完善肝肾功能、影像学等相关检查，监测生命体征，密切注意生命特征。
2. 立即粒细胞集落刺激因子皮下注射治疗。
3. 经验性应用广谱抗生素预防感染。
4. 随访血常规，恢复后出院。

> **专家点评** 该患者为晚期卵巢癌术后 4 次化疗后，有发热，血常规提示中性粒细胞 $0.4×10^9/L$，结合病史考虑为化疗后Ⅳ度骨髓抑制。临床处理上以升白细胞及预防感染为主，后续化疗中应注意使用预防性升白细胞措施，并适当调整化疗剂量，避免再次出现类似情况。

（陈 默 张晓燕）

第六节 术 后 发 热

【概述】术后发热为妇科手术后最常见的并发症之一，可发生于术后早期及晚期。常继发于术后吸收热、术后感染、各种损伤性并发症、术后内出血及血肿形成等。不同原因处理不一。

【临床表现】发生于手术后各种原因导致的发热，其热型、出现时间及有无伴随症状各不相同。临床上应仔细询问患者不适主诉为后续诊断找寻蛛丝马迹查明发热原因。具体热型分析等详见总论。

【体格检查】

1. **全身检查** 了解是否有皮疹，肺部听诊及叩诊，肾区有无叩痛，腹部压痛及反跳痛，肺部听诊及叩诊，伤口是否红肿渗血渗液等。

2. **妇科检查** 了解是否有盆腔感染，阴道伤口愈合情况等。

【患者评估】

当患者出现术后发热时，应对患者进行评估：

1. 患者生命体征是否平稳？若高热，伴生命体征不平稳，需考虑感染性休克可能，应启动抢救机制，抗感染抗休克治疗。

2. 患者发热发生于术后何时？若发生于 48 小时内，且尚未排气，术后肠胀气可能大；如发生于术后 48 小时后，需考虑术后感染可能；如发生于术后数天至数周左右，应考虑手术损伤性并发症如输尿管损伤、肠道损伤等的可能。

3. 术后发热热度如何？如为低热，且发生于术后48小时内，吸收热可能大。若为低热持续发生于术后一周左右，伴血红蛋白下降，应考虑血肿形成可能。如为术后中高热，应考虑术后感染或损伤可能。

4. 患者有无其他症状？若无排气伴腹胀，考虑肠胀气可能；如为高热伴下腹部压痛、反跳痛，应考虑损伤可能；如伴咳嗽、咳痰，应考虑合并呼吸系统感染可能；如伴阴道排液，应考虑输尿管损伤可能等。若存在术后不活动，下肢肿痛应考虑到血栓形成可能。

5. 血常规有无白细胞明显上升？若伴发热，尤其是高热，血白细胞明显上升，应考虑感染或损伤可能；尿常规有无白细胞升高，如有，伴尿路刺激征，应考虑泌尿系感染可能。

【辅助检查】

1. **血常规** 可有白细胞总数、中性粒细胞数目不同程度增高；若有血肿形成或内出血常伴血红蛋白的下降。

2. **超声检查** 可作为评估盆腹腔中是否存在积液或包块的基本方法。超声检查发现盆腔肿块和盆腔积液常提示术后的炎性改变，但不具备诊断性。

3. **胸片** 合并肺炎时可有肺纹理增粗、肋膈角变钝等表现。

4. **血培养** 若阳性可根据药敏试验选用敏感抗生素治疗。

5. **尿培养** 若阳性提示尿路感染，并可根据药敏试验选用敏感抗生素治疗

【诊断与鉴别诊断】首先初步判断发热是术后吸收热还是其他原因引起的发热。

多数患者在术后48小时内会出现不同程度的发热，但是体温一般不会超过39℃，持续时间也较短。如果体温超过39℃，在术后48小时以后依然持续存在，则感染的可能性增加。

进行仔细的体格检查和相应的实验室检查，进一步查找发热原因（流程如图5-3）。

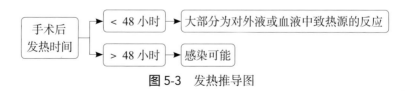

图 5-3 发热推导图

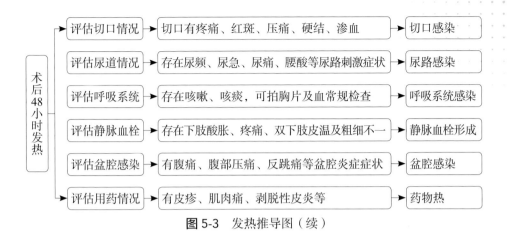

图 5-3　发热推导图（续）

【临床处理】

术后发热通过详细的病史询问、仔细的体格检查及适当的辅助检查来查明原因，再根据不同的原因给予相应的处理。

1. **术后反应性发热**　可予对症支持治疗，不需特殊处理。

2. **感染性发热**　在相关病原学检查未出之前，可选用广谱抗生素经验性治疗，同时注意患者的营养支持，待结果出来后根据药敏试验选用敏感抗生素治疗；若相关病原学检查阴性，长时间应用抗生素抗感染治疗，要考虑真菌感染，可行真菌实验或 G 试验，暂时用氟康唑经验治疗，待结果出来后再做调整。

3. **非感染性发热**　若为药物引起，及时停用相关药物，并予对症支持治疗。血栓形成需请血管外科会诊给予抗凝对症支持治疗。

【预防】术前对患者进行全面评估，从生理、心理方面提高患者对手术应激的承受能力。

术中小心操作，尽量减少对组织的损伤，预防术后炎症性发热，严格遵守无菌操作原则。

术后小心护理，避免侵入性操作，加强营养，提高患者免疫力。

【病例介绍】

患者，女性，40 岁，已婚育。

现病史　平素月经规律，15 岁初潮，周期 7/30 天，量中，无痛经。末次月经：2016-08-14，量同以往，因"白带带血丝 6 个月余，发现宫颈病变 2 周"于 2016 年 8 月 17 日入院。患者近 6 个月来无诱因出现白带带血丝，无其他不适，2016 年 7 月初外院查 TCT 示 ASCUS，宫颈活检示：宫颈腺癌组织，组织较破碎，更重病变不除外。2016-08-08 在本院行 LEEP 术，术后病理提示：宫颈浸润性黏液腺癌。

妇科检查 宫颈：LEEP 术后改变；宫体：前位，正常大小，双侧无增厚。故门诊拟"宫颈腺癌 I B1 期"收入院。完善术前检查后于 2016 年 8 月 19 日在全麻下行广泛子宫切除术＋双侧附件切除＋盆腔淋巴结清扫术＋腹主动脉旁淋巴结活检术，手术顺利，术中出血 200ml。术后常规予头孢西丁预防性抗感染治疗。术后第一天下午，患者出现发热，体温达 38.7℃，无鼻塞流涕等不适，无咽喉部疼痛，查体未见异常。

辅助检查 C- 反应蛋白 37mg/L。血常规：血红蛋白 80g/L，白细胞计数 $10.58×10^9$/L，中性粒细胞 88%，继续头孢西丁钠抗感染治疗。患者术后第二天仍有发热，体温最高 38.7℃，少许咳嗽，心肺听诊无异常，血常规：血红蛋白 78g/L，白细胞计数 $12.72×10^9$/L，中性粒细胞 86%，血小板 $290×10^9$/L，予更改为左氧氟沙星 100ml Bid，奥硝唑 100 ml Bid 静滴联合抗感染治疗，患者咽喉部少量痰液考虑为术中插管所致，故嘱其多饮水，患者已排气。术后第三天，诉咽部痰液较前增多，体温：38.6℃，继续左氧氟沙星、奥硝唑联合抗感染治疗，并给予沐舒坦化痰。术后第四天，咽喉部有痰液较前稍有好转，仍有发热，体温最高为 38.4℃，腹软，无明显压痛，反跳痛（＋），两侧腹腔引流管通畅，左侧引流 140ml，右侧引流 0ml，色暗红。

妇科检查 阴道顶端愈合趋势好，盆腔无压痛，反跳痛（＋），考虑盆腔感染可能性大，予阴道分泌物培养，并将抗生素更改为哌拉西林他唑巴坦钠和磷霉素钠加强抗感染治疗。

术后第五天，仍有发热，体温最高 38.2℃，引流液肌酐正常，继续抗感染治疗，并拔除双侧引流管。术后第六天，下腹部疼痛较前明显好转，体温最高为 38.1℃，血常规：血红蛋白 67g/L，白细胞计数 $6.99×10^9$/L，中性粒细胞 74%，考虑患者更改抗生素后体温仍高，且血红蛋白进行性下降，考虑为术后发热消耗所致，但不能排除盆腔血肿可能，复查 B 超，了解盆腔情况，并给予输红悬 2U、血浆 200ml 纠正贫血，予大黄芒硝敷下腹部促进炎症吸收，治疗仍以哌拉西林他唑巴坦钠和磷霉素钠加强抗感染治疗为主。输血后复查血常规（2016-08-25）：红细胞 $3.43×10^{12}$/L，血红蛋白 84g/L，白细胞计数 $8.89×10^9$/L，中性粒细胞 71%，血小板 $239×10^9$/L。

患者术后第七天，阴道有少量粉红色分泌物，无咳嗽咳痰，体温最高为 38.4℃（18:00），患者阴道分泌物培养提示粪肠球菌感染，将抗生素更换为万古霉素 1g q12h 静滴。

静滴万古霉素抗感染治疗期间，仍有发热，体温最高达 38.5℃，C- 反应蛋白 117mg/L，血常规：血红蛋白 83g/L，白细胞计数 10.18×10^9/L，中性粒细胞 85%，淋巴细胞 7%，仍有发热。另外患者诉双侧腹股沟处疼痛，但双下肢活动正常，无疼痛，且双下肢体检无异常，但不能完全排除深静脉血栓形成的可能，今日行 B 超检查排除双下肢静脉血栓，同时行腹部平片检查排除肠梗阻，患者术后抗生素使用时间长，今日复查肝肾功能，尿常规，凝血血栓检查。

　　静滴万古霉素第四天起体温平，无不适主诉，腹部立位平片未见异常。继续抗炎补液治疗。体温平三天后停用抗感染治疗。恢复可，予出院。

专家点评

　　患者为已婚育龄女性，因"宫颈癌"接受腔镜下广泛全子宫＋双附件切除＋盆腔淋巴结清扫＋腹主动脉旁淋巴结活检术，手术创面大。术后第一天起即出现无明显主诉性发热，体温超过 38.5℃。一般术后 48 小时内出现的术后发热，最常为术后吸收热或肠胀气所引起。但这两种原因所致发热常在 48 小时后随排气功能恢复而自行消退。患者术后第 2 天排气后体温仍无明显下降，伴有白细胞及中性粒细胞百分比的上升，考虑到手术创面大，应注意术后感染可能。此外，动态随访血常规提示血红蛋白轻度下降，应注意术后伤口渗血可能。一般而言，术后发热应注意考虑到感染性和非感染性因素。前者更为常见，包括术后伤口感染、呼吸道、泌尿道、消化道等感染，常伴随相应症状，如伤口愈合不良、咳嗽、咳痰、尿频、尿急或恶心、呕吐等症状，结合血尿常规、C 反应蛋白等常不难判断。非感染性因素包括损伤性并发症、术后血肿形成等。损伤性并发症主要有输尿管瘘、肠瘘等，若术中未能发现，常在术后 2～10 天内出现高热、腹痛、阴道排液等，后果严重，结合本患者术后始终无特殊主诉，仅有发热症状，暂不支持。术后血肿形成，最常见临床症状为发热，常为午后发热，体温常不超过 39℃，若进行性渗血不止，可伴血红蛋白进行性下降，妇科检查或超声检查可发现盆腔肿块，此时应加强抗炎、止血治疗。若内出血已止，患者仍可能持续低热或中度发热，持续一周以上即可逐渐消退。该患者术后即出现发热，无明显主诉，损伤性并发症及术后感染暂不支持。患者术后伴血红蛋白进行性下降，盆腔 B 超提示：考虑术后血肿形成可能性大。由于盆腔血肿是良好的细菌培养基，极易并发感染，故应加强抗感染治疗。该患者经过抗炎、输血、止血支持治疗后，术后 10 天体温平，血红蛋白稳定，继续抗炎待体温平 3 天后停用所有药物，体温及病情稳定，处理及时。

（陈　默　张晓燕）

参 考 文 献

1. 沈铿, 马丁. 妇产科学. 第 3 版. 北京: 人民卫生出版社, 2015.

2. Jonathan S. Berek. Berek & Novak 妇科学. 郎景和, 向阳, 译. 第 14 版. 北京: 人民卫生出版社, 2008.

3. 万学红, 卢雪峰. 诊断学. 第 8 版. 北京: 人民卫生出版社, 2013.

4. Lareau SM, Beigi RH. Pelvic inflammatory disease and tubo-ovarian abscess. Infect Dis Clin North Am, 2008,22(4):693-708.

5. Schwandt A, Andrews SJ, Fanning J. Prospective analysis of a fever evaluation algorithm after major gynecologic surgery. Am J Obstet Gynecol 2001; 184:1066.

第六章 机械性损伤

第一节 诊断与鉴别诊断

当机体受到机械性暴力作用后，器官组织结构被破坏或功能发生障碍称为机械性损伤。女性生殖器官的损伤多发生于分娩期，详见产科部分。本章主要叙及妇科常见的外伤、器械、性交、异物所致及部分分娩相关的生殖器官机械性损伤。女性生殖器官损伤作为妇产科急症，常见的是外阴阴道创伤。因女性外生殖器官血运丰富，解剖结构特殊，损伤严重累及血管时可能导致无法控制大出血，甚至失血性休克，如处理不及时可能危及生命。此外，某些患者可能出于不同的原因不愿意提及创伤事件或提供具体细节，造成诊断的困难，因此准确识别那些有风险的患者以及详细全面的检查是处理的关键步骤。

常见的女性生殖器官机械性损伤及病因见表 6-1。

表 6-1 女性生殖器官机械性损伤常见情况及病因

常见病因	损伤
外伤	外阴骑跨伤
器械损伤	子宫穿孔
性交	常为处女膜及阴道的裂伤，而后者较少见
异物嵌顿	包括阴道、宫腔和盆腔异物残留，以阴道异物多见，种类甚多
分娩相关	子宫内翻、宫颈裂伤、外阴阴道撕裂伤、会阴裂伤

一、诊断

（一）病史

详细询问病史，了解患者年龄、婚育情况、月经情况、避孕措施、有无内外科病史以及用药情况。并了解受伤部位、受伤过程，疼痛性质、部位、持续时间，出血量等相关信息。幼女应注意询问有无阴道异物置入的情况。青春期女性应关注有无月经初潮，有无性交史及外伤史。育龄女性应询问婚育、月经情况，尤其应注意检查鉴别妊娠相关疾病。应注意阴道分泌物、排尿、排便情况等。对于所有诉阴道疼痛或生殖道出血或肿胀的女性儿童、青少年和成年，都应仔细检查，以寻找有无外阴或阴道的创伤或裂伤。还应谨记，外阴或阴道创伤的患者因腹痛或腰痛为主诉就诊，应详细全面检查生殖道情况。

患者可能不愿意提供创伤事件的细节，因此识别那些有风险的患者是处理的关键步骤。病史应始终与体格检查结果一致，若不一致，进一步询问很重要，必须始终考虑到性虐待或性侵犯的可能性。

（二）体格检查

1. **全面查体** 包括神志、脉搏、血压等情况。全面的外生殖系统检查对了解受伤的程度、部位和病情的评估非常重要。当然不可忽视其他部位的查体，以免导致漏诊。体格检查始终应该在监督人在场的情况下进行。如果疑似性虐待、非自愿性交或过度暴力，检查时应特别注意避免对受害者造成额外的创伤，并邀请在评估性暴力受害者方面受过训练的医师会诊。此外，可能有必要进行专门的记录或操作来获取法医证据。

2. **生命体征** 应首先评估患者生命体征，如有阴道大量出血或生命体征不稳定的情况，应立即予以相应处理，包括建立静脉通路，生命体征检测和支持、迅速采取止血措施等。

3. **妇科检查** 主要是查清损伤的部位、深度及范围，可先用触诊，窥器检查阴道或肛门情况，必要时可在麻醉下进行全面评估。阴道检查应仔细评估四个壁及后穹隆有无裂伤。继续进行妇科检查评估子宫及双侧附件，如宫颈举痛阳性提示存在腹膜刺激盆腔内出血情况。如宫旁组织增厚边界不清伴压痛需警惕盆腔内血肿。同时，还应仔细评估尿道与直肠有无损伤存在。

需要指出的是外生殖器损伤很容易通过妇科检查发现，但需仔细评估损伤是否向阴道深部及盆腔延伸。很多时候延误诊治就是因为没有充分评估和处理延伸到盆腔的生殖道损伤。遗漏的生殖道损伤可能导致严重的并发症，包括：感染、瘘道形成和大量出血。

（三）辅助检查

1. **实验室检查** 除常规生化检查、血尿常规外，对育龄妇女应继续尿妊娠试验或血清 hCG 检测。应当注意的是在急性失血的患者，由于短期内血液浓缩，血常规检查可能暂时看不到血红蛋白降低，切不可麻痹大意，应根据患者生命体征、体格检查及辅助超声检查判断有无大量失血的情况存在。

2. **超声检查** 了解盆腔脏器损伤情况，有无血肿、异物，有无盆腔积液。

3. **腹部 X 线平片** 适用于怀疑肠穿孔患者，可见膈下游离气体。

二、常见女性生殖器官机械性损伤的鉴别诊断

（一）外生殖器损伤

有外伤史或性交史有助诊断。但性交致伤者一般较隐讳，应考虑到性虐待或性侵犯的可能性。会阴、阴道或下腹部有突发性剧痛伴出血、血肿。局部有不同程度活动性出血，严重出血者可引起休克。性交致伤者多见于后穹隆呈"一"字形或新月形裂口。陈旧性损伤者阴道内有瘢痕性狭窄。血红蛋白正常或下降，白细胞计数正常或稍升高。

（二）子宫穿孔

有刮宫史。术时患者有剧烈腹痛，检查有腹膜炎体征或移动性浊音阳性者，有内出血、内脏损伤的可能。术时患者出现恶心、牵拉痛，或从宫腔内夹出黄色脂肪组织或肠管，可确诊为肠管损伤。血红蛋白正常或下降，如并发感染时，白细胞总数及中性粒细胞数可增高。B 超及腹部 X 线检查可协助诊断。

（三）宫颈裂伤

当宫颈未充分扩张时，流产、中期引产、分娩或强行助产均可造成宫颈裂伤。阴道持续性少量或大量出血。如撕裂延伸至穹隆部，可发生盆腔血肿。可以根据有无病理缩复环、有无头盆不称及阴道检查情况与先兆子宫破裂或宫颈受压后坏死、脱落相鉴别。

（四）子宫内翻

一般发生在第三产程处理不当，极少数亦可发生在产后 24 小时内。急性翻出时，产妇突然感到剧烈腹痛，出现休克、出血。腹部检查：摸不到宫底，在耻骨后上方可触及一个凹陷。阴道检查：可触及一个圆形肿物，质软，表面有红绒样物覆盖，可见两侧输卵管开口。肿物根部可摸到宫颈环。慢性外翻症状不明显，以肿物脱出为主伴有感染，产妇仅感腹部下坠或小便困难。B 超检查：盆腔内无子宫。

（五）陈旧性会阴三度裂伤

有难产、急产史及产钳助产史或巨大胎儿分娩史，产后大便不能控制。妇科检查：会阴部较松弛，局部有瘢痕组织。会阴体消失，阴道口松开，阴道后壁膨出。肛诊时，肛门括约肌失去张力，嘱患者做缩肛运动时，其肛门无收缩力。肛门两侧可见撕裂的括约肌断端回缩的凹陷瘢痕。裂伤达肛管直肠前壁者，可见直肠黏膜外翻，充血水肿。肛指检查时要注意有无直肠阴道瘘并存。

（六）异物残留

有人为或医源性异物留置史。阴道有脓性或脓血性分泌物、恶臭。当损伤严重或有广泛感染时，有剧烈的疼痛。肛查：可触及一定活动度的物体，如残留硬物体，可用金属探针放入阴道内即可探及异物存在。幼女必要时可在全麻下用鼻镜或宫腔镜镜头窥视加以确诊。腹腔内异物，术后多有持续发热、腹痛和腹部包块。严重者可并发肠梗阻、肠瘘、伤口感染。但金属异物残留腹腔内时，除腹痛外，并无其他症状。宫腔内异物残留者，术后长期发热、腹痛，宫内有大量分泌物排出，子宫复旧不良。B超检查：可见宫腔内、盆腔内、腹腔内异物。X线检查：可见金属异物残留。

女性生殖器官损伤症状推导图。

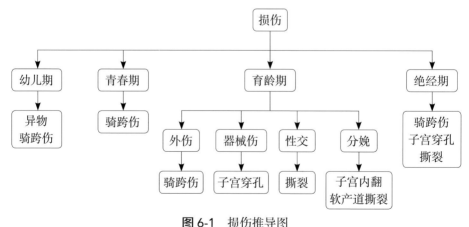

图 6-1　损伤推导图

（陈晓军）

第二节　外阴骑跨伤

【概述】外阴骑跨伤即因外阴受到各种原因外力击打后，发生的外阴软组织不同程度的损伤。严重者可以并发邻近器官（如阴道、尿道、膀胱、肛门、直肠）及腹腔内器官等软组织损伤，甚至并发骨折。常见原因有：①跌落骑跨于硬物，如自行车横杆、椅背等；②摔跌时外阴碰撞，如撞击在石块、铁器、凳角、木棒上；③暴力打击，如脚踢、性暴力等；④车祸。

【临床表现】受伤后患者即感外阴部疼痛，可伴外阴出血。由于外阴部血管丰富，富于血供，而皮下组织疏松，当局部受到硬物撞击时，皮下血管破裂而皮肤无裂口时，极易形成外阴血肿。血肿继续增大时，患者除扪及肿块外，常伴剧烈疼痛和行动不便，甚至因巨大血肿压迫尿道而导致尿潴留。

【体格检查】发生皮肤裂伤时检查可见外阴皮肤、皮下组织，甚至肌肉有明显裂口及活动性出血；如无皮肤裂伤但有软组织血肿则外阴部有紫蓝色块物隆起，压痛显著。如并发周围脏器损伤，则有相应的表现，特别是通过阴道及肛门直肠检查，可发现膀胱、直肠损伤后的破口，甚至有漏尿、漏粪现象。注意全身体检，勿遗漏其他损伤的征象。

【辅助检查】

1. **一般检查**

（1）血常规：注意血红蛋白情况，了解失血或内出血情况。

（2）尿常规：注意有无血尿，了解膀胱及尿道损伤情况。

（3）大便常规：注意有无血便，了解直肠情况。

2. **超声检查**　了解有无内出血，血肿及盆腹腔脏器情况。

3. **X线检查**　必要时了解有无骨折。

4. **泌尿道造影**　了解泌尿道系统如膀胱、尿道有无损伤。

【诊断与鉴别诊断】根据病史、临床表现、体格检查及辅助检查，诊断往往比较明确，应警惕对复合伤的诊断与鉴别诊断。急诊应分清轻重缓急，如患者一般情况好，生命体征平稳，应作细致全面的询问和检查。如一般情况较差或失血过多，应迅速建立静脉通道，立即进行术前准备，尽快完成必要检查，通知相关人员到场，通过绿色通道直送手术室。

【临床处理】虽然外阴骑跨伤威胁生命者极少，但是有时候损伤会造成大量失血，甚至可能合并其他重要脏器的损伤，因此要做好生命体征的监测。

根据损伤的原因、间隔时间、损伤部位与程度、伤口是否合并感染、是否合并其他脏器损伤等情况，综合分析决定治疗方案。

外阴阴道浅表损伤：包括处女膜损伤、出血不活跃、无感染者，可消毒后压迫止血，随访观察。

外阴阴道撕裂伤：尽早清创缝合，如果组织破碎或污染严重，时间间隔较长，应充分清创后放置引流条。

外阴血肿：应根据血肿大小、是否继续增大及就诊的时间决定。血肿小，无继续增大者，予止血镇痛药物，并密切随访观察。在最初的 24 小时，可采用局部冷敷或压迫止血。

24 小时后可改为热敷或超短波、远红外线治疗，以促进血肿吸收。需注意外阴皮下组织疏松，外阴血肿的特点是出血弥漫渗入疏松的皮下组织，因此，如无活动性出血，无血肿持续增大，不应切开引流，否则一来出血弥漫在组织间隙无法得到有效的引流，二来反而容易造成继发感染，导致病情恶化。对于有活动性出血或造成血流动力学不稳定时，应在良好的麻醉条件下切开血肿，排除积血，仔细寻找结扎出血点后再予以缝合。术毕应在外阴部和阴道部同时用纱布加压以防止继续渗血，同时保留尿管导尿，并加强止血药及抗生素的应用。

合并尿道或膀胱损伤：立即手术缝合修补。

肛门直肠损伤：如肛门部分撕裂，应予Ⅰ期清创缝合。如完全撕裂，治疗延误（＞8 小时），伤口污染严重，应先行结肠造口，以后再行Ⅱ期修补术。

合并多脏器损伤：请相应的专科医师联合会诊，按轻重缓急分别诊治。

【预防】应加强安全知识教育，避免玩耍跨越游戏，严禁翻越护栏，减少不必要的伤害；自觉遵守交通法规，减少意外的发生概率。

【病例介绍】

女性，30 岁，急诊入院。

现病史 摔倒后引起外阴部疼痛伴肿胀 2 小时。患者 2 小时前不慎跌倒在碎石堆上，臀部着地。当时即感臀部及外阴部疼痛伴肿大，但无出血。遂来院。

妇科检查 左侧外阴高度肿胀，大小如拳头，表面紫红色，无裂口，按之有波动感，压痛明显。该侧小阴唇累及，阴道口被堵塞，排尿困难。耻骨及尾骨无压痛。

辅助检查 血常规：Hb 120g/L，X 线显示无骨折。麻醉下仔细检查阴道壁、尿道、膀胱无损伤，血肿未见明显增大，随访血常规未见血红蛋白下降，心电监护生命体征平稳。

治疗措施 予以保留导尿，冰袋冷敷外阴 24 小时，继以温水坐浴，每日 2 次。同时予以红外线理疗。必要时哌替啶止痛治疗。3 天后血肿逐步消退，拔除导尿管后出院。

外阴骑跨伤有明确诱因、临床表现，诊断通常无困难。但需注意三点：
①因外阴血管丰富，可能造成血管破裂导致活跃的大出血危及生命安全，所以接诊时应首先检查有无严重外出血或内出血，判断生命体征是否平稳，以免发生失血性休克甚至更严重的后果；②需仔细检查有无合并阴道深部裂伤或其他器官创伤；③对于幼女应注意判断有无性虐待可能。意外骑跨伤不常发生处女膜或阴唇后联合创伤。如发现从 3 点方向延伸至 9 点方向的处女膜区域撕裂伤，或者同时还有躯体其他部位瘀伤、怀疑性传播疾病时，必须作进一步检查。

对于外骑跨伤的处理，必须注意如无活跃性出血，血流动力学稳定，即使外阴血肿较大，也应采取保守治疗，不应行切开引流。因出血弥漫渗入外阴皮下疏松结缔组织，切开后基本不可能充分引流，且通常无法找到出血血管，反而因外阴部位特殊，极易诱发感染，造成脓肿。另外必须注意导尿，很多患者会因外阴血肿疼痛或压迫尿道后导致排尿困难。

如检查发现阴道深部裂伤，应请有经验的医师一起在麻醉状态下进行仔细检查确切缝合，因阴道解剖位置特殊，与膀胱、直肠、尿道相邻，阴道壁 3 点、9 点位置有血管走行，所以缝合时务必小心谨慎，避免损伤。如发生阴道上端裂伤，可能伴随多种结构的损伤，包括盆底血管（如，卵巢血管、髂内血管和髂外血管）、子宫、输卵管、膀胱、乙状结肠或小肠等。应仔细探查，必要时进行腹腔镜检查或剖腹探查。

（陈晓军）

第三节　外阴阴道撕裂

【概述】外阴撕裂通常发生于钝挫伤，最常见的是骑跨伤。由于幼女较成年人外阴脂肪组织少，缺少缓冲，发生碰撞时更容易出现外阴裂伤。阴道撕裂多为贯通伤，常见的原因包括分娩时产道裂伤，性交所致裂伤，后者可见于自愿性交用力过大所致或非自愿性交时。另外，少见的原因包括异物穿通伤，过大的气压或水压进入阴道也可导致裂伤（如坐在喷泉出水口时突然高压出水进入阴道），以及外伤导致骨盆骨折累及阴道等。

阴道裂伤的危险因素包括：巨大儿阴道分娩；低雌激素水平所致阴道狭窄萎缩（如绝经后妇女）；初次性交；生殖道畸形，如阴道纵隔、处女膜环狭窄等；盆腔放疗史；性虐待或强奸行为等。

外阴撕裂伤通常易于判断。阴道撕裂伤可能向上延伸甚至累及盆腔脏器及血管，因此，发生阴道撕裂伤时应进行仔细检查，必要时麻醉下进行全面检查，评估损伤部位及范围，避免遗漏。

此外，医师在接诊外阴阴道撕裂患者时应注意有无性虐待或家庭暴力嫌疑，有时患者可能因为年龄过小或羞于启齿不愿讲述受伤原因及经过，医师应仔细耐心询问病史，评估患者精神状态，检查患者身上其他部位是否有被虐待的伤痕，收集阴道分泌物进行精液检查。但应注意不要在检查过程中给患者造成额外的伤害或疼痛。如认为有受性虐待或暴力可疑，应及时报警。

【临床表现】外阴阴道裂伤患者通常表现为外伤后突发外阴阴道剧烈疼痛，伴外阴或阴道出血，少数病例因累及血管，可发生严重出血甚至休克。

受伤时间较长导致感染者外阴阴道出现脓性分泌物，伴恶臭，患者可出现发热、寒战等全身症状。

分娩导致阴道裂伤表现为在胎儿娩出后，阴道立即有持续不断的鲜红色血液流出，而子宫收缩良好。

【体格检查】未成年患者体格检查应有监护人在场。应对患者进行全面评估，包括精神状态、一般情况、全身检查及妇科检查。如疑有性虐待、强奸、暴力可疑应报警并由有资质进行伤残鉴定的医师进行检查。

评估患者一般状态及生命体征，有大量出血或生命体征不稳定时应送手术室急救处理。

体格检查还应注意身体其他部位有无受伤情况。

妇科检查应首先检查外阴、阴蒂、尿道、会阴体及直肠情况，观察有无裂伤、裂伤部位、深度、有无累及周围器官，并应观察有无活跃性出血及出血部位。外阴撕裂患者可同时合并外阴血肿，表现为外阴局部肿胀疼痛有波动感伴皮肤瘀青，单侧血肿者外阴左右两侧不对称。

裂伤部位位于会阴前部时应注意有无尿道损伤。会阴体裂伤者应注意检查有无肛门外括约肌、直肠损伤。可将示指置于肛门内嘱患者进行提肛运动，如患者提肛时示指周围无肛门括约肌收缩感觉，提示肛门外括约肌撕裂。通常将会阴体撕裂分为4度：①Ⅰ度：会阴皮肤及阴道入口黏膜撕裂。②Ⅱ度：会阴体和肌层组织裂伤，累及阴道后壁黏膜，并可沿阴道后壁两侧沟向上延伸撕裂。此种情况局部解剖结构不清，可有大量阴道出血。③Ⅲ度：伤及肛门外括约肌肌层，直肠黏膜完整。④Ⅳ度：肛门外括约肌完全撕裂，直肠黏膜撕裂，直肠与阴道贯通。

检查阴道裂伤情况时应注意患者多疼痛难忍、心情紧张、扩张阴道可能导致患者疼痛加重不能放松配合检查。必要时应在麻醉情况下进行全面检查，以防遗漏裂伤部位。应采用阴道窥器或阴道前后位拉钩充分暴露阴道4壁，并暴露阴道前、后穹隆，仔细评估阴道壁的完整性。可将前后位拉钩置于阴道内暴露宫颈和穹隆后，一叶拉钩不动，另一叶拉钩缓慢外移，仔细观察该侧阴道壁有无损伤及出血。尤应注意暴露阴道穹隆，观察阴道穹隆与宫颈之间有无裂伤，因此处为性交所致阴道撕裂最常见部位。如存在阴道裂伤，须沿裂伤伤口向上确定裂伤顶点，此点非常重要，如无法准确定位裂伤顶点，可能导致遗漏损伤部位未予及时修复，造成巨大血肿蔓延、膀胱阴道瘘、直肠阴道瘘等严重后果。另应注意阴道窥器放置后可能导致遮盖损伤部位或压迫出血点造成不出血或出血不多的假相，可在缓慢撤出阴道窥器时仔细观察有无损伤及出血加重。阴道前壁损伤因注意判断有无膀胱、尿道裂伤，必要时可行导尿（血尿提示膀胱损伤可能）、膀胱充盈予以鉴别。阴道后壁损伤应注意有无直肠及肛门裂伤，应行肛门指检协助判断。

初次性生活导致外阴阴道裂伤者应仔细检查有无生殖道畸形情况，如处女膜环狭窄、阴道纵隔、阴道斜隔等。

如阴道撕裂向上延伸至盆腔，必要时需行腹腔镜检查或剖腹探查评估有无更重盆腔内脏器、血管损伤情况。

此外还应触诊骨盆骨性结构，评估有无骨折存在。

【辅助检查】

1. **血常规** 了解失血情况及有无合并感染。

2. **尿常规及大便常规** 有无隐血评估是否合并泌尿道或直肠损伤。

3. **B超** 评估子宫双侧附件情况，了解有无血肿形成及血肿大小。

4. **X线** 如疑有骨盆骨折，需行X线检查。

5. **直立位腹部平片** 对疑有阴道穹隆穿通伤或盆腹腔肠道裂伤者，可采用腹部平片查寻膈下有无游离气体，如可见游离膈下气体，提示肠道裂伤或阴道损伤已穿通至盆腹腔。

【诊断与鉴别诊断】外阴血肿应与前庭大腺脓肿或血肿鉴别。

外阴阴道裂伤应注意评估判断有无合并邻近盆腔脏器、血管损伤。

生命体征不稳定者应注意鉴别失血性休克或严重外伤导致空气、脂肪栓塞的情况。

【临床处理】

1. **生命体征监控** 生命体征不稳定者应予以迅速建立静脉通路，有大出血者局部压迫止血急送手术室。

2. **麻醉和抗生素** 对于较严重的外阴阴道裂伤一般均需局部麻醉、骶麻或全身麻醉下行清创缝合手术。一般不需使用预防性抗生素，对于遭受性侵、异物损伤创面不洁者需预防性使用抗生素。不洁异物导致深部创伤者还应给予破伤风针注射。对于感染创面，应采取标本进行细菌培养。

3. 清创 外阴、阴道裂伤多因外伤、性交等造成，应充分清创，避免异物残留导致的继发感染。

4. 轻微裂伤处理 轻微的外阴阴道皮肤黏膜损伤无活动性出血者可充分消毒后观察，或阴道黏膜损伤少量渗血者碘伏或凡士林纱条压迫止血即可。

5. 外阴裂伤 外阴较严重裂伤伴活跃出血者需紧急缝合。应找到出血点缝合止血。损伤时间较长合并感染者不应一期缝合，应采用过氧化氢溶液清洗伤口并用凡士林纱布或生理盐水纱布填充创面数天，每天更换 1～2 次，待创面新鲜清洁后再予以 2 期缝合。

6. 阴道裂伤 在麻醉下充分暴露阴道裂伤部位，仔细探查明确裂伤部位顶点，有无合并其他邻近脏器损伤。对于累及血管合并大量出血、合并其他脏器损伤或裂伤延伸至盆腔者，应由经验丰富的医师或相关科室资深医师协作进行修复手术。必要时需要进行腹腔镜或开腹探查。阴道裂伤修补的要点在于：①以阴道裂伤顶点为起始点进行缝合，缝合第一针必须超过裂伤起始点。②缝合不可留有无效腔。对于深部裂伤，需要分层进行缝合。③需注意阴道解剖的特殊性，其前后均有重要器官组织及大血管，须注意不能在缝合过程中造成这些结构的损伤或穿通。④可在创面内放置引流皮片，以免局部止血不充分导致血肿形成。⑤裂伤修补后可在阴道内填塞聚维酮碘纱条压迫止血和预防感染。⑥对于感染创面，在充分止血的前提下，可进行清创后保持引流，待感染控制后行二期缝合。

【病例介绍】

患者，女性，25 岁，急诊入院。

现病史 性侵犯后发生阴道出血 1 小时。患者被迫非自愿性交，当时疼痛，阴道出血进行性增多，遂来院急诊。110 警察及主任医师到场后，记录病史及体格检查。患者现一般情况好，生命体征平稳，情绪较激动。

妇科检查 外阴红肿，处女膜破损，会阴后联合见擦伤。阴道畅，少量出血，阴道窥视，后穹隆正中有一横裂，长约 4cm，裂口处见活跃性出血。肛查直肠黏膜完整。

治疗措施 急诊在静脉麻醉下，探查此裂口未与盆腔相通，消毒伤口，予可吸收线连续扣锁缝合，术后碘伏纱布填塞阴道，抗炎对症支持治疗，术后 24 小时取出阴道纱布无出血，恢复好，予出院。

> **专家点评**
>
> 性暴力所致外阴阴道裂伤是较常见的妇科急诊情形。出现类似情况应及时报警并呼叫上级医师同时到场进行伤害检查和鉴定。阴道裂伤患者多有剧烈疼痛，在无麻醉的情况下有时因疼痛所致检查不配合，可能导致无法充分评估损伤情况，因此，通常需要在麻醉状态下充分暴露进行检查评估。如发现大量阴道出血，应立即建立静脉通路，暂时紧急阴道填塞压迫止血，立即送手术室。阴道裂伤通常因为位置深、暴露困难、复合裂伤、周围解剖结构复杂导致缝合困难。建议在修补时需要有经验丰富的上级医师在场，并且确保切实止血、缝合裂伤顶部、扎实缝合关闭创面，不留无效腔。否则可能由于局部止血不充分出血在无效腔内聚集，血肿形成并沿组织间隙延伸，造成更大的损伤，使修复更加困难，并导致感染形成。同时还应避免缝合过程中缝针穿透直肠、尿道、膀胱或大血管造成继发损伤。

（陈晓军）

第四节　子　宫　内　翻

【概述】子宫内翻指子宫底部向子宫内膜腔内陷入，子宫部分或全部翻出，是一种极少见的情况。产后子宫内翻是危及生命的产科急症。如果没有及时发现和处理，子宫内翻会引起严重的出血和休克，导致产妇死亡，详见分娩期并发症。本章讨论非产后发生的自发性子宫内翻，占子宫内翻的5%，多数由子宫肌瘤牵引所致，也有子宫肉瘤、子宫未成熟性畸胎瘤导致子宫内翻的报道。主要因子宫底肌肉乏力，肿瘤的牵引，宫底形成凹陷，而宫口松大，造成子宫内翻。子宫内翻后，由于循环障碍，子宫可发生组织水肿、感染及坏死。

由于翻出程度不同，又可分为完全内翻和不完全内翻。

【临床表现】患者可有子宫肌瘤病史，在急性发作时，可表现为剧烈腹痛、休克及呕吐。慢性内翻者可无腹痛，以阴道少量出血或排液、排脓为主要临床表现。病人在发作前可有下坠感、腹痛、阴道不规则出血及白带增多等表现。合并感染时可合并阴道脓性分泌物伴恶臭。

【体格检查】

1. **完全性子宫内翻**　阴道检查见光滑球状肉样组织充满阴道，与子宫黏膜下肌瘤不同，球状物表面为绒毛状子宫内膜，可伴有局部凸起的肿瘤占位。如仔细辨别，可在球状物底部发现两侧输卵管开口。阴道内探查无法探及宫颈及宫颈口；腹部触诊在预期宫底所在位置摸不到宫底。

2. 不全性子宫内翻 阴道内见光滑肉样球状组织突出，妇科检查可在突出物阴道顶突出物周围摸到扩大的宫颈口，肿块自宫颈口脱出。腹部检查正常宫体所在部位宫体大部分缺失，宫底部区域可以触及杯状缺损（宫底切迹）。

子宫内翻较久时可因组织嵌顿水肿导致感染，表现为阴道内填充物充血水肿伴脓性渗出，触痛或压痛明显，合并全身感染时可出现发热。

【辅助检查】

1. 超声检查 子宫内翻超声检查无法看见正常宫颈结构，超声显示宫底轮廓异常，同时子宫腔内有一个均匀的球形块状物（即内翻的宫底）。

2. 磁共振 可见宫底形态异常，宫腔内有块状物。

【诊断与鉴别诊断】 子宫内翻发生率低，且通常合并子宫肌瘤，故诊断较困难，常与子宫黏膜下肌瘤混淆，有时因子宫黏膜下肌瘤手术，术中无法找到宫颈才确诊子宫内翻。

急性子宫内翻的诊断依据临床表现，通常包括急性下腹痛、阴道内可见凸出的光滑球形包块。经腹部检查不能触及正常位置的宫底部是关键的检查发现。影像学检查无法辨识正常的宫颈结构。影像学检查在患者血流动力学稳定且诊断不明确时可用来帮助诊断子宫内翻。

需要进行鉴别诊断的最常见疾病是脱垂的黏膜下子宫肌瘤。妇科检查在肌瘤蒂部可及周围一圈宫颈，妇科检查可及宫底部以及超声检查有助于鉴别两种疾病：脱垂的子宫肌瘤的宫底通常是正常的，而子宫内翻时，宫底从正常位置消失或明显异常（如杯形和小于预期）。

【临床处理】 子宫内翻是妇科较严重的疾病，要防止继发感染，可给予抗生素。

子宫内翻一般均要手术治疗。手术的方法有两种：非彻底性手术和彻底性手术。非彻底手术适用于年轻妇女性，需要保留子宫。早期发现，只需切除肌瘤，再行阴道内复位即可。对于宫颈环较窄，无法将宫体复位者，可在推离膀胱后切开宫颈前壁，松解狭窄环，将宫体复位后缝合宫颈前壁。

彻底性手术，对于内翻时间较长、年龄较大无保留子宫内意愿、合并恶性肿瘤或伴感染或坏死现象者，应行子宫切除。需注意子宫内翻可导致解剖结构异常，如维持内翻情况切除子宫可能造成膀胱或输尿管损伤，应仔细辨识，或将子宫复位后行全子宫切除术。

【病例介绍】

患者，女性，33岁，于7小时前无明显诱因出现大量阴道流血，为持续性、色鲜红，估计出血量1200ml，遂入当地医院，给予悬浮红细胞输注，症状无缓解。

现病史 1小时前自觉阴道脱出肿物，伴大量出血，并出现血压下降、四肢厥冷等休克前期症状转入院。患者1年前查体发现子宫肌瘤，拟诊为黏膜下子宫肌瘤，未给予特殊治疗。

体格检查 血压114/81mmHg，精神差，重度贫血貌。查体：欠合作，皮肤黏膜及睑结膜苍白，心率80次/分，律齐，四肢湿冷，腹部未触及明显异常。

妇科检查 外阴口脱出一肿物，紫黑色，约14cm×6cm×6cm大小，表面尚光滑，有隆起结节，蒂粗大，直径约4cm，不能触及根部（图6-2），余未及明显异常。

初步诊断 ①黏膜下子宫肌瘤合并感染坏死；②子宫内翻？③失血性休克代偿期。

治疗措施 予开通静脉输血、吸氧等对症，治疗同时积极进行术前准备，全麻下首先行宫腔镜检查："宫颈"外口张开，松弛如鱼嘴状，色粉红，顺瘤蒂进入宫腔，可见网络状无序结构，未见内膜，未见典型的宫腔形态，双侧宫角不能显示。超声同时进行监护，显示宫腔形态失去常态，未见内膜线回声。结合病史，认为急性子宫内翻诊断成立。遂静滴缩宫素的同时试行经阴子宫内翻回复术，二次失败，分析原因可能为黏膜下肌瘤巨大，且病史长，反复发作，经阴道复位困难较大，取得家属同意后先行经阴子宫肌瘤切除术后即行经腹子宫内翻复位术。术中见：子宫前壁显露的部分浆膜层呈紫蓝色，宫底失去常态，呈杯口状狭窄环，部分圆韧带输卵管卵巢固有韧带陷于其中（图6-3），阴道口显示的瘤蒂为陷入的宫底组织，行子宫内翻复位术，复位后见除部分宫底组织呈坏死状外，余子宫浆膜层颜色基本恢复正常，切除部分坏死组织及腺肌病灶，修剪坏死的黏膜层组织后成形子宫，继之缩短圆韧带，防止病情反复。术后病人恢复良好，痊愈出院术后1个月和3个月随访，月经正常，无其他不适。

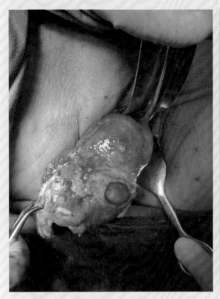 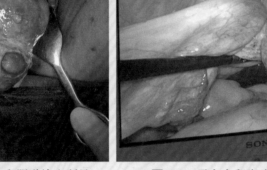

图 6-2　子宫内翻阴道检查所见　　图 6-3　子宫内翻腹腔镜下所见

专家点评　子宫内翻发生率极低，非分娩相关的子宫内翻发生率更低。非分娩相关子宫内翻中 70% 与子宫肌瘤有关，约 20% 合并子宫恶性肿瘤。非分娩相关子宫内翻以阴道内肿块脱出为主要临床表现，首诊确诊率低，常误诊为子宫黏膜下肌瘤脱垂。在妇科检查时应仔细检查脱出肿块蒂部周围是否有宫颈环存在。如瘤蒂部周围可扪及正常宫颈，瘤蒂自宫颈口内脱出，则黏膜下肌瘤可诊断明确，如无法扪及正常宫颈，或似乎宫颈环松弛似分娩过程中宫颈完全扩张容受的表现，结合腹部检查和超声检查无法发现宫体结构及正常宫颈结构，则应高度怀疑子宫内翻。需注意导致子宫内翻的疾病可能有 20% 为子宫恶性肿瘤在短期内长大导致子宫内翻，因此在剥除子宫肿瘤后应送冷冻快速病理检查，明确诊断。是否保留子宫应根据快速病理检查结果、患者年龄、保留子宫意愿、是否合并感染、组织损伤坏死程度等情况综合判断决定。需保留子宫的应告知有再次内翻可能。另外子宫内翻或多或少存在感染情况，术前应行阴道分泌物培养，术后应使用抗生素预防或治疗感染。

（陈晓军）

第五节 异物嵌顿

【概述】

生殖器官异物嵌顿，包括阴道内、盆腔内和宫腔内异物，以阴道内异物嵌顿最为常见，后两者多为医源性原因所致。

常见的原因有：

（1）幼女无知或出于好奇心：自己或其他小孩将纽扣、豆子、果核回形针等塞入阴道内。精神病妇女亦可发生类似情况。

（2）性生活过程中避孕套掉入阴道无法取出，或故意将异物放入阴道而无法取出。

（3）医源性异物：医务人员手术时放置需在一定时间后取出，但由于遗忘或未向患者交代清楚而导致遗留。或由于医务人员手术操作过程中遗留未及时取出。最常见的为宫颈活检、锥切或会阴、阴道修补术后阴道内留置的纱条未及时取出或只取出部分所造成的阴道异物残留。此外，也曾发生在剖宫产时，将纱布遗忘在宫腔而形成的宫腔异物。

（4）宫腔节育器嵌入子宫肌层或穿过肌层进入腹腔内（图6-4）。因子宫脱垂长期将子宫托放置于阴道内而不是按医嘱定时取出时，也可导致子宫托嵌顿于阴道壁内。

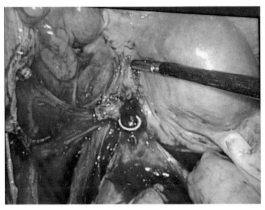

图6-4 节育环穿出宫体达腹腔

【临床表现】避孕套嵌顿或故意放置异物无法取出时通常无明显临床表现。如异物（如灯泡）在阴道内发生破碎可造成阴道疼痛、坠涨及阴道出血。阴道异物长期嵌顿的主要症状为阴道有脓性或脓血性分泌物流出，时间久常有恶臭，幼女可出现外阴阴道口红肿。严重感染时可有发热、恶寒等全身感染症状。少数情况异物嵌顿损伤压迫阴道前后壁可导致直肠阴道瘘或膀胱阴道瘘，出现阴道漏尿或漏粪。

宫内节育器嵌顿表现为无法取出节育器或取出节育器不完整。

【体格检查】短期内嵌顿的异物如避孕套等阴道窥器检查可直接发现并取出。少数情况如灯泡在阴道内破碎可造成阴道壁广泛割裂伤。

阴道异物长期嵌顿者妇科检查可见外阴红肿，出现皮疹等炎症。阴道口脓性或血性分泌物，有性生活史成年妇女阴道窥诊可见阴道壁炎性充血，阴道粘连以及异物。发生膀胱阴道瘘或直肠阴道瘘时可见尿液或粪便自阴道壁瘘口溢出。应同时检查子宫、双侧附件及盆腔有无炎症表现。

婴幼儿阴道内异物若为质硬异物，肛诊可发现。但若异物质软而小，肛诊不易查出，可全麻下鼻镜或宫腔镜镜头窥视阴道，可见异物。

【辅助检查】怀疑全身感染者行血常规、C-反应蛋白检查了解有无合并全身感染及感染严重程度。

影像学检查是判断有无异物及异物所在位置的重要辅助检查手段。超声检查可用判断嵌顿宫内节育器位置、与子宫肌层关系；也可用于探查体检无法发现的小的异物，特别是婴幼儿肛查无法明确的异物。对于带金属成分的嵌顿宫内节育器，X线盆腔正、侧位摄片可助判断节育器位置。

【诊断与鉴别诊断】根据患者病情、病史、体格检查及辅助检查常可明确诊断。成人阴道异物一般通过阴道窥诊即能确诊。对幼女则须详细询问有无异物放入史，肛查多可触及有一定活动度的物体，其大小、形状及硬度因异物种类而异。

幼女阴道异物嵌顿所致阴道脓性或血性分泌物应与阴道炎鉴别。幼女阴道炎症可表现为阴道脓性分泌物，外阴瘙痒。阴道分泌物细菌或真菌培养可发现阳性结果，超声检查无阴道异物。需注意如予以抗炎对症治疗后症状持续存在，即使影像学检查无异常发现，也应考虑阴道异物可能，应予以麻醉下阴道内镜检查明确诊断。幼女的阴道蛲虫感染，也可表现阴道分泌物增多、瘙痒，但阴道涂片炎症反应轻，并可查到蛲虫卵。

幼女阴道脓性或血性分泌物还应与生殖道恶性肿瘤相鉴别。幼女最常见的阴道恶性肿瘤为横纹肌肉瘤，肿瘤呈灰白或半透明状充满整个阴道或突出于阴道口，类似成串葡萄状。可通过超声检查、肛查、脱落细胞学检查或阴道内镜检查和组织病理检查帮助明确诊断。

【临床处理】成年妇女阴道内异物可利用阴道窥器暴露后取出。如异物破碎造成阴道内广泛扎伤，则应在麻醉下仔细取出所有残留异物并进行必要的创面缝合。

　　幼女阴道内异物可用长钳轻轻夹出，或在麻醉下用宫腔镜或鼻镜窥视阴道予以取出。

　　有炎症者取出异物后用甲硝唑注射液低压冲洗阴道。对于异物造成阴道粘连者，应予充分分离，术后留置并定期更换皮片或凡士林纱布，防止再次粘连。对于阴道炎症严重者，亦应注意预防粘连，可采用阴道冲洗预防粘连。

　　对发生膀胱阴道瘘或直肠阴道瘘者应请泌尿外科或普外科医师会诊，制定适当的治疗方案。

　　宫内节育器嵌顿者如大部分位于宫腔，可在宫腔镜监护下取出。如大部分嵌入子宫肌层或已穿入腹腔，则应在腹腔镜下或腹腔镜联合宫腔镜取出。对于已穿出子宫的节育器，应注意检查有无腹腔脏器包括膀胱、肠道的损伤。

　　【预防】

　　1. 医务人员应加强责任心，在手术前后清点敷料，以确保无异物残留。凡阴道手术后需进行阴道填塞者，应使用带尾丝的棉塞，将尾丝留置于阴道口外，让患者能够用手摸到，如填塞了数块纱布，应详细记录纱布数量，将棉塞或纱布取出时间以及取出数量记录在医嘱上并向患者本人交代清楚。取出时应仔细清点纱布或棉塞数量是否与医嘱相符。幼女或未婚妇女取阴道分泌物检查时，应旋紧棉絮，以防脱落，发现脱落应立即设法取出。

　　2. 对儿童应加强教育与监督，严防将异物塞入阴道。建议不要穿开裆裤。对精神病患者应严加监护并给予相应治疗。

【病例介绍】

　　患儿，女性，4岁，急诊入院。

　　现病史 外阴肿痛伴脓性分泌物1周。患者为留守儿童，暑假来上海看望父母。今晚父母发现患儿外阴红肿，疼痛伴少量脓性分泌物，追问病史一周前疼痛至今，未曾诊治。

　　体格检查 外阴红肿，肛查未见异常。

　　辅助检查 白带常规：真菌（－），滴虫（－），PC（＋＋）。超声检查（肛超）：阴道内高回声区，大小约2cm×0.5cm，伴少量积液。

　　治疗措施 再次追问病史，患儿诉2周前，同班男同学曾将一树枝放入阴道。与患者家属沟通交代病情后，全麻下鼻内镜检查阴道见一树枝，予取出，消毒阴道，放置凡士林纱条防粘连，术后予抗炎对症支持治疗，后恢复好予出院。

专家点评　幼女阴道异物通常以持续阴道脓性或血性分泌物为主要临床表现，由于幼女妇科检查不便，易误诊为阴道炎症而延误诊治，对已行抗感染治疗无效患者尤应警惕阴道异物的可能。经直肠超声检查或充盈膀胱后经腹部超声检查有助于明确诊断，但应注意对于小的异物，有时超声检查并不一定能够发现。因此，对于怀疑阴道异物嵌顿的幼女性，即使肛查或影像学检查未发现异常，也应在与患者监护人充分沟通、知情告知的情况下行全麻下阴道窥器检查。鼻窥器或宫腔镜镜头都是幼女阴道检查不错的手段，尤其宫腔镜镜头自带光源，可在生理盐水充盈阴道的情况下对阴道进行全面检查，可起到充分评估的作用。对于阴道异物放置时间久、阴道炎症严重的患者，应预防阴道粘连的发生。可予以阴道内放置凡士林纱条 2～3 天后取出或采用甲硝唑液每天用注射器冲洗阴道预防粘连发生。此外还应对监护人进行教育，不要让幼女穿开裆裤，耐心告诉孩子阴道里是不能放东西的。

（陈晓军）

参 考 文 献

1. 李晓梅 , 梁巧霞 . 临床医学诊疗丛书妇产科分册 . 北京 : 军事医学科学出版社 ,2008.
2. 魏丽惠 . 妇产科急症诊断与治疗 . 西安 : 世界图书出版西安公司 ,2003.

第二篇

产 科

第七章　妊娠期恶心、呕吐、腹痛

第一节　诊断与鉴别诊断

妊娠期恶心、呕吐和腹痛是较常见的症状，造成恶心、呕吐和腹痛的病因十分广泛，包括正常妊娠期的生理改变、妊娠并发症如子痫前期、胎盘早剥，以及妊娠合并症如合并胃肠道、肝脏、胆囊、生殖系统疾病甚至血管病变和代谢异常，都可能引起不同部位不同性质的腹痛，如何及时正确地诊断恶心、呕吐和腹痛的病因并给予合适的治疗是对急诊医师的挑战。

表 7-1　常见恶心、呕吐和腹痛的病因

妊娠生理	早孕反应
妊娠期并发症	·妊娠剧吐
	·早产
	·流产
	·异位妊娠
	·胎盘早剥
	·子宫破裂
	·急性妊娠期脂肪肝
	·子痫前期
	·HELLP 综合征
	·羊膜腔感染
合并消化系统疾病	·急性阑尾炎
	·急性胆囊炎
	·急性胰腺炎
	·肠梗阻

续表

妊娠生理	早孕反应
合并消化系统疾病	· 消化道穿孔
	· 消化性溃疡病
	· 嵌顿性疝
	· 急性胃肠炎
	· 急性病毒性肝炎
合并泌尿系统疾病	· 尿路感染
	· 肾结石、肾绞痛
妇科来源	· 附件扭转
	· 卵巢囊肿破裂或出血
	· 盆腔炎性疾病：输卵管 / 卵巢脓肿
	· 子宫肌瘤变性
合并神经系统疾病	· 脑膜炎
	· 脑肿瘤
	· 脑血管意外

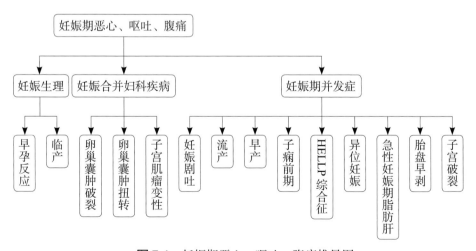

图 7-1 妊娠期恶心、呕吐、腹痛推导图

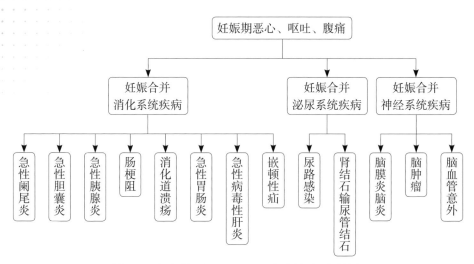

图 7-1　妊娠期恶心、呕吐、腹痛推导图（续）

一、病因

（一）妊娠期并发症

1. 早产　妊娠满 28 周至不足 37 周，出现规律宫缩（每 20 分钟 4 次或每 60 分钟 8 次）同时伴有宫颈管消退（宫颈缩短 ≥ 80%）、宫颈进行性扩张 2cm 以上，诊断早产临产。出现上述规律宫缩但宫颈尚未扩张，经阴道超声测量宫颈长度 < 20mm，诊断为先兆早产。

2. 胎盘早剥　典型症状是孕晚期出现阴道出血、腹痛，也可为隐性出血，胎盘早剥严重程度与出血量不符。查体子宫偶有压痛，但通常是胎心率先发生变化，出现晚期减速、变异减速和胎心基线变异消失，子宫张力增大，宫缩间歇期子宫张力不减退，严重时子宫呈板状，压痛明显，胎位触及不清。超声检查无异常发现也不能排除胎盘早剥。

3. HELLP 综合征　表现为右上腹疼痛、恶心呕吐、全身不适，多数伴发于重度子痫前期，约 15% 患者无高血压、蛋白尿，实验室检查为溶血、肝酶升高和血小板减少为特点。

4. 子宫破裂　临产时头盆不称、采用催产素和前列腺素等是高危因素。在妊娠晚期或临产期，突然感到撕裂状剧烈腹痛，伴恶心呕吐、阴道流血、子宫收缩消失、腹痛可暂时缓解。如内出血较多则患者很快发生休克，同时胎心音消失，妇科检查，宫口较前缩小，先露部上升，宫口回缩，可触及子宫破裂口。

（二）合并消化系统疾病

1. 急性阑尾炎 多以转移性右下腹痛为特征性表现，常伴随恶心呕吐等胃肠道症状，以及发热和白细胞升高。妊娠合并阑尾炎也以右下腹痛为主要临床表现，但可能因子宫增大导致疼痛部位上移或隐藏于子宫后方而导致症状不明显。

2. 急性胆囊炎 常在慢性胆囊炎的基础上急性发作，多为突然右上腹部出现阵发性绞痛，常见诱因为饱餐、高脂肪饮食，炎症发展疼痛加剧，可放射至右肩部、肩胛痛及右上臂疼痛，常伴有恶心呕吐和发热。查体右上腹部墨菲征阳性，可有腹膜炎体征。白细胞总数和中性粒细胞升高。

3. 急性胰腺炎 饮酒或暴饮暴食为诱因，妊娠期高脂血症为常见诱因。表现为上中或全腹部出现刀割样剧烈腹痛，呈持续性阵发性加重，多向腰背部放射痛，伴恶心呕吐、发热、黄疸，严重者出现面色苍白、表情淡漠、烦躁不安、四肢厥冷、尿少、脉搏快弱、呼吸急促、血压下降等休克表现。查体上腹正中或偏左，有明显的压痛、反跳痛及肌紧张，实验室检查血性液体，实验室检查血尿淀粉酶升高，白细胞总数和分类均增高。B超、X线及CT检查均有诊断意义。

4. 急性胃肠炎 常有不洁饮食，有恶心呕吐和腹痛腹泻，可以伴发热，胃肠道症状较腹痛更为明显。实验室检查有白细胞升高，大便常规检查异常。如轻型腹泻，大便次数在10次以下，为黄色或黄绿色，有时大便呈"蛋花汤样"，常呈自限性。较重的腹泻，大量水样便，可出现低血钾、脱水和全身中毒症状。

（三）合并泌尿系统疾病

1. 急性膀胱炎 孕妇由于阴道分泌物增多，尿液中葡萄糖、氨基酸等营养物质增加有利于细菌滋长，以及孕期子宫增大引起膀胱变位和尿潴留，因此是急性膀胱炎的高危人群。表现为尿频、尿急、尿痛等膀胱刺激症状，重者伴有血尿和脓尿，有膀胱区和会阴区疼痛。可伴发热和肾区叩击痛。查体膀胱区有压痛、无反跳痛及肌紧张。尿常规检查见白细胞和红细胞，尿培养阳性。

2. 急性肾盂肾炎 孕期由于增大的子宫压迫输尿管，使上尿路扩张，影响尿液通畅排泄，同时妊娠子宫略向右侧旋转，右侧输尿管更容易受压迫。以腰痛、发热（＞38℃）、恶心呕吐为主要临床表现，体检肾区叩击痛明显。

3. 肾结石／输尿管结石 肾结石脱落经肾盂进入输尿管时引发症状。疼痛程度可从轻微至强烈疼痛，常为绞痛，上输尿管或肾盂梗阻以腰痛为主要表现，输尿管下段梗阻疼痛位于下腹部，向同侧会阴放射。70%~90%病例可出现血尿。

（四）妇科来源疾病

1. **附件扭转**　输卵管系膜囊肿、卵巢囊肿均可发生蒂扭转，发生扭转的囊肿或者肿瘤通常中等大小，蒂较长，活动度良好。患者常在活动或排便后突发一侧下腹部绞痛，伴恶心呕吐，既往有附件囊肿史。

2. **肌瘤变性**　在妊娠中期之后，由于肌瘤的供血相对减少，容易产生红色变性，表现为腹痛、白细胞计数升高。

二、评估

（一）病史

应仔细询问病史，了解患者年龄、婚育情况、月经史、末次月经、确定孕周和预产期、既往有无内外科病史以及用药情况。

了解恶心、呕吐和腹痛发生的急缓，有无诱因，腹痛性质、部位、持续时间和伴随症状，恶心呕吐的诱因、性状和有无伴随症状。

（二）症状

应仔细询问恶心、呕吐和腹痛的特征，包括：

1. 发病的缓急。

2. 有无诱发或缓解因素，如不洁饮食史，外伤或性生活，与体位改变的关系。

3. 腹痛的性质，如绞痛、钝痛或针刺样疼痛等。

4. 腹痛的部位及范围，如腹痛是否局限于中上腹、下腹或呈弥漫性全腹疼痛，疼痛部位有无转移。

5. 腹痛的伴随症状，如恶心、呕吐、腹泻、阴道出血、血尿、腰痛、尿频、尿急等。

6. 呕吐的伴随症状，如发热、头痛、眩晕和腹痛等；方式和特征，是否喷射性；与进食的关系。

7. 病程持续时间，如持续数小时或数天，有无缓解期或呈进行性加重，持续性或阵发性等。

（三）体格检查

1. **生命体征**　应首先评估患者全身状况，检测体温、心率、血压和尿量等，如有生命体征不稳定的情况，应立即予以急诊处理。

2. **腹部体征**　腹痛部位、有无压痛和反跳痛，有无腹膜刺激症状，有无腹部肿块，有无胃型、胃蠕动波、振水声等幽门梗阻表现，有无肠鸣音亢进、肠型等急性肠梗阻表现。有无肝区压痛、肾区叩痛、墨菲征和麦氏点压痛。

3. **妇产科检查**　应注意子宫张力，有无宫缩以及宫缩的持续时间、间隔时间和质地。应注意子宫体及双侧附件区有无压痛和包块。阴道检查宫口容受和扩张，妊娠早期有无宫颈举痛。

4. **其他**　眼部检查注意眼球震颤、眼压测定、眼底有无视网膜和视盘水肿等。有无神经病理反射。

（四）辅助检查

1. **实验室检查**　血尿常规、肝肾功能、电解质、血尿淀粉酶、心肌酶谱、血尿 hCG 等。

2. **超声检查**　可判断有无附件囊肿、胎盘早剥、子宫肌瘤变性，有无胆囊结石、尿路结石。

3. **腹部 X 线平片**　适用于怀疑肠梗阻或肠穿孔患者。肠梗阻可见肠胀气及肠腔内液平，肠穿孔者可见膈下游离气体。

（胡　蓉）

第二节　妊娠合并急性胆囊炎和胆结石

【**概述**】妊娠期急性胆囊炎和胆石病的发生率仅次于急性阑尾炎，妊娠胆石相关疾病的发病率较低，为 0.33%。急性胆囊炎的起病多因胆结石存在、胆汁排出不畅细菌感染所致。妊娠期在体内孕激素的作用下，血液及胆汁内胆固醇浓度增加，胆道平滑肌松弛，胆囊运动能力减弱，胆汁淤积易致胆固醇沉积形成结石。一部分妊娠期胆石病是无症状的，在具有胆泥或结石的女性中，仅 1.2% 于妊娠期出现了胆囊相关症状。在产褥期，61% 有胆泥的病例会溶解，10mm 以下的结石中大约有 30% 消失。

妊娠期患急性胆囊炎诊断较非孕期困难，如漏诊、误诊有发生坏死、穿孔、胆汁性腹膜炎和胆源性胰腺炎的危险，需提高警惕。发热、疼痛有引起胎儿窘迫及诱发流产、早产的可能。治疗应以保守治疗为主，保守治疗失败可行胆囊切除术。

【临床表现】妊娠期急性胆囊炎的临床表现与非孕期基本相同，常在进油腻餐后或夜间发作，多数患者表现为上腹部阵发性剧烈绞痛或胀痛，并可向右肩部放射，常伴有恶心、呕吐、发热，合并感染化脓时伴有高热，体温可达40℃。

急性胆囊炎病人很少出现黄疸，或仅轻度黄疸。如果嵌于胆囊管或Hartmann囊的结石引起胆囊炎，同时压迫胆总管，引起胆管堵塞（Ⅰ型）；或者胆结石嵌入肝总管，产生胆囊胆管瘘，引起胆管炎或黄疸（Ⅱ型），称为Mirizzi综合征。表现为反复发作的胆囊炎、胆管炎及梗阻性黄疸。

【体格检查】右上腹有压痛或叩痛，右肋缘下可触到随呼吸运动触痛的肿大胆囊，压痛明显，可出现反跳痛和肌紧张。用手压于右上腹肋缘下胆囊区深吸气时有触痛反应，或突然吸气暂停，即Murphy征阳性，但在孕妇并不多见。

【辅助检查】血白细胞和中性粒细胞均明显升高，血清转氨酶、谷酰转肽酶和胆红素可能有升高。高热时血培养阳性，以大肠埃希菌最多见，厌氧菌感染也较常见。

超声检查是妊娠期首选诊断方法，是诊断本病的重要依据。超声可显示胆囊增大，囊壁增厚，并可探及胆囊内有结石光团和声影，随体位改变而移动。

【诊断与鉴别诊断】

1. **诊断**　主要依靠病史和体检发现，B超检查发现胆囊内有结石影可确诊。同时应注意与急性胰腺炎、急性脂肪肝、急性肠梗阻和胃、十二指肠溃疡穿孔、高位阑尾炎等相鉴别。

2. **鉴别诊断**

（1）妊娠合并急性胰腺炎：发病时都有急性上腹痛的表现。需要符合3条中的2条：急性发作的持续性严重上腹部疼痛，常辐射至背部；血清脂肪酶或淀粉酶升高超过正常上限3倍或以上；以及影像学检查（增强CT、MRI或腹部超声检查）发现有急性胰腺炎的特征。胆石症可能是胰腺炎的诱因，但胆囊炎不伴有淀粉酶升高。当胆石嵌入Vater壶腹，阻塞了胰管的排泄，会发生胆源性胰腺炎。胆源性胰腺炎的疼痛是急性胰腺炎的典型特征。

（2）妊娠合并肠梗阻：部分或完全肠梗阻都可引起重症急性弥漫性腹痛。妊娠期最常见的病因是肠粘连和肠扭转。妊娠期常见的还有严重便秘，偶尔也会由于粪便嵌塞导致大肠梗阻。少见的有肠扭转，腹部平片有助于确诊。当患者主诉腹痛、呕吐和便秘时，应考虑肠梗阻。

（3）急性脂肪肝：发生于妊娠后半部分，通常为晚期妊娠。最常见的初始症状为恶心或呕吐、腹痛、厌食及黄疸。有时易与胆囊炎临床表现混淆，脂肪肝中血清氨基转移酶的升高程度通常比胆囊疾病中的高，范围从轻度升高到 1000U/L。低血糖为严重急性脂肪肝的一个特征，胆囊疾病中没有此情况。严重急性脂肪肝的特征还包括肾衰竭和弥散性血管内凝血，这些均不是胆囊疾病的特征。

【临床处理】

妊娠合并急性胆囊炎的治疗原则是以保守治疗为主，适当控制饮食，缓解症状，给予抗生素预防感染，消除并发症。多数经保守治疗后缓解，对保守治疗失败、并发胆囊积脓、穿孔、弥漫性腹膜炎及胆源性胰腺炎者，应积极手术治疗。

1. 保守治疗

（1）控制饮食：重症患者应禁食，轻症患者症状发作期应禁脂肪饮食，如在缓解期可给予高糖、高蛋白、低脂肪、低胆固醇饮食。适当补充液体，补充维生素，纠正水、电解质失调。

（2）对症治疗：可用解痉止痛剂，如阿托品肌内注射，或哌替啶（杜冷丁）肌内注射。硝酸甘油、美沙酮、吲哚美辛（消炎痛）等也有解痉镇痛作用，可适当选用。症状缓解期可适当服用利胆药，如选用 50% 硫酸镁口服，可使 Oddi 括约肌松弛，促进胆囊排空。其他利胆药有去氢胆酸、熊去氧胆酸、羟甲烟胺（利胆素）等。

（3）抗感染治疗：应选用广谱抗生素头孢菌素类，对胎儿无不良影响，应作为首选。其中头孢哌酮（先锋必）在胆汁中的浓度是血液浓度的 100 倍，是治疗严重胆道感染的有效抗生素。

2. 手术治疗　手术治疗主要适用于治疗期间患者症状逐渐加重，保守治疗失败，或出现严重的合并症，如阻塞性黄疸、胆囊积脓、坏疽性胆囊炎穿孔、胆囊周围脓肿合并弥漫性腹膜炎者。除非病情危急，应选择妊娠中期手术。如临近预产期，最好等到产后再行手术治疗。手术方式主要有胆囊造口引流术、胆总管引流术、胆囊切除术或病灶局部脓液引流术、腹腔镜下胆囊切除术。腹腔镜下胆囊切除术是目前创伤最小的胆囊切除术，具有伤口小、对腹腔内脏器干扰小、术后恢复快、对胎儿影响小的优点。

【病例介绍】

患者，女性，33 岁，已婚，无业。妊娠 37 周，因右上腹部痛伴恶心、呕吐 10 小时入院，入院日期 2016 年 3 月 27 日。

生育史　孕 2 产 0。

现病史 既往月经规律 5/30，末次月经 2015 年 7 月 10 日，预产期 2016 年 4 月 17 日。停经 35 天验尿 hCG 阳性，孕期未作产前检查，10 小时前无明显诱因出现右上腹持续性疼痛，改变体位不缓解，伴恶心，呕吐 3 次，为胃内容物。急诊来院。

既往史 未提示有内科疾病病史，无手术外伤史。

体格检查 T 39.0℃，P 102 次 / 分，R 20 次 / 分，BP 100/70mmHg，急性痛苦病容，被动体位，全身皮肤巩膜无黄染，心肺无异常，腹隆起如孕月大小，LOA，胎心 170 次 / 分，中上腹压痛反跳痛伴肌紧张，Murphy 征阴性，双肾区无叩痛，产科检查：宫高 30cm，腹围 99cm。宫缩 10 分钟一次，质弱，宫口未开，容受 60%。胎心 148 次 / 分。

辅助检查 血常规：白细胞 $26.5×10^9$/L，中性粒细胞 76.8%，血红蛋白和血小板正常。凝血功能：正常范围。血生化：血清转氨酶和血胆红素轻度上升：谷丙转氨酶 106U/L，总胆红素 25mmol/L，血清淀粉酶 240U/L。产科 B 超检查：胎盘位于宫底后壁，胎盘与肌层间因肠管明显胀气显示欠清，胎儿符合孕周大小，双附件未见异常包块。胎心正常。胎心监护胎儿心动过速，基线变异差。普外科急会诊作 B 超检查提示：胆囊结石合并急性胆囊炎已穿孔。

初步诊断 妊娠合并胆囊结石；急性胆囊炎已穿孔。

治疗措施

1. 完善术前检查及准备，剖宫产术同时行急诊胆囊切除手术。

2. **术中见** 肿大的胆囊底穿孔，周边胆囊壁坏疽样病变，并于胆囊周围可见黄绿色的脓汁，同时发现胆囊管内有一块大小为 1.2cm×1.0cm 结石。

术后诊断 ①孕 37 周；②急性坏疽性胆囊炎合并穿孔，胆囊结石。

专家点评 腹痛需明确原因并决定下一步处理方案。患者腹痛表现以右上腹为主，鉴别应围绕引起右上腹痛的相关疾病。患者血清淀粉酶正常，暂不支持胰腺炎；无尿频尿急及腰痛，双肾区无叩击痛，根据查体不支持肾盂肾炎及尿路结石；无腹泻恶心呕吐及不洁饮食史，不支持胃肠炎诊断；产科超声提示双附件未见异常包块，胎盘与肌层间显示欠清，不支持卵巢囊肿扭转或子宫破裂等因素造成腹痛；考虑其他外科因素引起不除外，需要请普外科会诊排除外科因素。

患者体征为被动体位，中上腹压痛反跳痛伴肌紧张，下腹部扪及不规律宫缩，伴发症状为发热提示感染。辅助检查显示血清总胆红素 25mmol/L，伴白细胞显著升高，Murphy 征阴性，但可能受增大子宫影响。普外科会诊超声提示胆囊结石合并急性胆囊炎已穿孔。需立即外科干预。急性胆囊炎治疗是保守治疗还是手术干预，需要综合患者情况判断：有并发症的胆石症—存在诸如急性结石性胆囊炎、胆总管结石、胆管炎或胆源性胰腺炎等并发症的胆石症妊娠女性，需要初始支持治疗，包括住院、疼痛控制、静脉内补液治疗和营养支持，还需要抗生素治疗。如果保守治疗有效，接近足月时行胆囊切除手术在技术上存在一定困难，可将胆囊切除术推迟至分娩后进行。任何合并脓毒症、疑似坏疽或穿孔体征的胆囊炎患者都需要立即接受根治性手术治疗。外科干预手术同时是否行剖宫产术根据产科指征决定。妊娠本身并不会增加胆囊切除术后的并发症发病率。患者已孕 37 周，现急性胆囊炎伴坏疽穿孔、高热，有不规律宫缩，胎心监护异常，故需在胆囊切除术同时行剖宫产终止妊娠。

（彭　婷）

第三节　妊娠合并急性肠梗阻

【概述】妊娠期急性肠梗阻较少见，发病率 1/150 000～1/17 000 不等。妊娠期急性肠梗阻以肠粘连和肠扭转多见，其次为肠套叠，个别为恶性肿瘤所致。其中多数病例是由于既往盆腔手术粘连所引起的。有文献报道孕妇死亡率为 6%，胎儿死亡率为 26%，所以妊娠期急性肠梗阻不论对母亲或胎儿都会带来很大的危险，关键是能否及时作出诊断，及时进行手术。

妊娠时由于增大的子宫可能对肠梗阻产生某些影响。例如，妊娠期子宫增大可使以往粘连的肠管受牵拉而扭曲或闭塞；增大的子宫挤压盆腔内的肠管，尤其乙状结肠受压明显；妊娠期孕激素的作用使肠管平滑肌张力减低，肠蠕动减弱，甚至发生肠麻痹；如果肠系膜过长或过短，妊娠后肠管间的相互位置发生改变等。

据报道，由于粘连所致的肠梗阻发生在妊娠早、中、晚期的比例分别为 6%、27%、44%，发生在产褥期的比例约为 21%。妊娠晚期和产褥期容易发生结肠和小肠扭转。

【临床表现】腹痛为肠梗阻的主要症状。由于肠内容物通过受阻，引起肠壁平滑肌强烈收缩和痉挛，产生阵发性的剧烈绞痛。高位肠梗阻时，呕吐出现早而频繁，呕吐物为胃或十二指肠内容物；低位梗阻时，呕吐出现迟而次数少。但由于妊娠晚期子宫增大占据腹腔，肠袢移向子宫的后方或两侧，增大的子宫对腹腔脏器的挤压以及腹壁张力受增大子宫的影响，常常使肠梗阻失去典型症状及体征，给诊断带来一定困难，应予警惕。如果妊娠期出现阵发性腹部绞痛伴有恶心、呕吐、腹胀、停止排气或排便，腹部可见肠型、肠蠕动波，有腹部振水音，叩诊鼓音，肠鸣音亢进、有气过水声等，应想到肠梗阻的可能。

妊娠期最常发生急性肠梗阻的时期有 3 个：妊娠中期增大的子宫成为腹腔器官时；足月胎头下降时；产后子宫大小骤然改变时。

【体格检查】单纯性肠梗阻早期全身情况无明显变化。晚期因呕吐、脱水及电解质紊乱可出现唇干舌燥、眼窝内陷、皮肤弹性减退、脉搏细弱等。绞窄性肠梗阻可出现全身中毒症状及休克。

腹部视诊：机械性肠梗阻可见肠型和蠕动波；麻痹性肠梗阻则腹胀均匀。触诊：单纯性肠梗阻因肠管膨胀，可有轻度压痛，但无腹膜刺激征；绞窄性肠梗阻时，可有固定压痛和腹膜刺激征，压痛的包块常为有绞窄的肠袢。叩诊：绞窄性肠梗阻时，腹腔有渗液，移动性浊音可呈阳性。听诊：肠鸣音亢进，有气过水声或金属音，为机械性肠梗阻的表现，麻痹性肠梗阻时，则肠鸣音减弱或消失。

【辅助检查】

1. **X 线摄片检查及超声检查**　随着超声检查水平的提高，临床上一部分肠梗阻病例可由超声进行诊断。超声检查简便、无创、安全、诊断正确率高且可重复进行，使急腹症的诊断率明显提高。孕期是否选择 X 线摄片检查应权衡利弊，需同时考虑放射线对母儿的潜在危险及可能造成延误诊断等。对高度怀疑为妊娠期肠梗阻的患者，当无急诊超声诊断结果或超声诊断结果不明确时，应坚持行 X 线摄片检查。X 线腹部平片检查见肠段扩张、积液和气液平面，将有利于诊断。由于妊娠期肠梗阻绝大多数发生于妊娠中、后期，此时进行 X 线摄片检查对胎儿影响较小，且腹部立、卧位片显示的阳性率达80% 以上。首次 X 射线摄片检查不明确者（占 50%），可在 6 小时后复查。

2. **尿量、尿密度、血清离子测定及血气分析**　妊娠期肠梗阻严重患者可出现水、电解质紊乱，须注意监测患者尿量、尿比重，进行血清离子测定及血气分析等。

3. **血、尿淀粉酶测定**　妊娠期肠梗阻导致急腹症时，多可出现血清淀粉酶轻度上升，但仅由这一指标区别肠梗阻与胰腺炎和其他急腹症有一定困难，妊娠期肠梗阻患者血、尿淀粉酶的升高幅度至少超过正常值上限 2 倍。

4. 随着病情发展，由于失水和血液浓缩，白细胞计数、血红蛋白和血细胞比容都可增高。但国外文献报道，亦有 60% 的该病患者即使因肠绞窄死亡，仍无白细胞升高症状。

【诊断与鉴别诊断】

1. **诊断**　孕妇以往有手术史，尤其手术后并发肠粘连，一旦出现腹痛、呕吐、腹胀，无肛门排便、排气时，应怀疑肠梗阻的可能。此外，需与早产、妊娠剧吐、子宫破裂、子宫肌瘤变性、隐性胎盘早剥、先兆子痫呕吐、妊娠合并急性阑尾炎等加以鉴别。当怀疑妊娠并发肠梗阻时，应及时行超声检查；高度怀疑而超声检查结果不能确定者应及时行 X 线摄片检查。

2. **鉴别诊断**

（1）子宫破裂：可出现胎心监护异常或胎儿死亡、子宫压痛、腹膜刺激征、阴道出血、胎儿先露部消失和休克。大多数子宫破裂发生在既往有剖宫产史或经子宫肌层子宫手术史（如肌瘤切除术）的临产女性。与肠梗阻鉴别主要在肠梗阻初期胎儿相关均正常。

（2）隐性胎盘早剥：典型表现为阴道出血、腹痛或背痛、子宫压痛、子宫强直收缩；胎心率模式可能不良。如果出现严重的胎盘剥离，常发生母体弥散性血管内凝血或胎儿死亡。胎盘后或绒毛膜下血凝块是胎盘早剥的典型超声表现，但并不总是存在。肠梗阻不存在阴道流血，但肠梗阻合并早产时易混淆。肠梗阻很少合并胎心监护异常。

（3）急性阑尾炎：阑尾炎是妊娠期间导致外科急腹症的最常见原因。阑尾炎最常见的症状为右下腹痛，发生在距麦氏点几厘米的范围内。当妊娠女性存在以下典型表现时应高度怀疑该临床诊断：转移性右下腹疼痛、右下腹压痛、恶心、呕吐、发热以及白细胞增多伴核左移。若患者的表现不典型需要行超声影像学检查。与肠梗阻有时难以鉴别。

【临床处理】

妊娠合并肠梗阻的治疗取决于梗阻的性质、程度、类别、部位及胎龄。该病的治疗原则是纠正肠梗阻引起的水、电解质紊乱及酸碱失衡，解除肠梗阻和进行恰当的产科处理。

1. **保守治疗**

（1）禁食与胃肠减压是治疗妊娠合并肠梗阻的首要措施，尤其对手术后粘连所引起的小肠梗阻的治疗非常有效，成功率可达 81%。

（2）注意监测并及时纠正水、电解质紊乱及酸碱失衡，给予充分的营养支持，必要时给予血液及血浆制品等。

（3）应用广谱抗生素预防感染，应首选青霉素类及头孢菌素类。

（4）对于诱发宫缩的妊娠合并肠梗阻应给予镇静、抑制宫缩等保胎治疗。

2. **预防**

（1）开塞露纳肛、灌肠等针对妊娠期大便秘结的治疗也同样重要。

（2）孕期合理膳食营养，提高蔬菜、水果等植物纤维的摄入量，可保持大便通畅，预防便秘，减少妊娠期肠梗阻的发生。

假性肠梗阻是结肠功能紊乱所致的非器质性肠梗阻，多发生在妊娠晚期和分娩期。可给予胃肠减压、肛管排气、纠正水电解质紊乱及酸碱平衡失调，如保守治疗 72 小时无好转，或 X 线提示结肠扩张已达 9～12cm 时，则应手术治疗。

3. **手术治疗** 妊娠合并单纯粘连性肠梗阻及不完全性和麻痹性肠梗阻在严密观察下保守治疗 12～24 小时未缓解，应及时行手术治疗。高度怀疑为完全性肠梗阻、绞窄性肠梗阻、肠套叠及肿瘤时，应及时行剖腹探查。对所有确定为恶性肿瘤导致本病的患者应同期终止妊娠。引起胎儿死亡的最常见的两个因素为低血压与缺氧，因此应注意在术前补充足够的血容量，减少因麻醉所致的血压波动，同时持续低流量鼻导管给氧减少胎儿宫内缺氧。手术一般采用连续硬膜外麻醉方法，手术切口一般多选正中切口，暴露充分，尽量减少手术对子宫的刺激。手术方式根据病因不同可分别行肠粘连松解术、肠扭转复位术、肠部分切除术及肠造口术等。

4. **产科处理** 肠梗阻发生于妊娠早期，经保守治疗缓解者可继续妊娠。需手术治疗者，应先行人工流产，部分患者流产后梗阻可自行缓解。肠梗阻发生于妊娠中期，如无产科指征不必终止妊娠，术后适当应用保胎药。妊娠晚期外科手术操作对妊娠子宫影响很大，可在促胎儿肺成熟的基础上同时行剖宫产术。尤其是 34 周以后，胎肺已成熟，胎儿存活率较高时，可先行剖宫产手术再行肠梗阻手术，以利于暴露视野。

【病例介绍】

患者，女性，27 岁。现停经 33 周，因"下腹绞痛 1 天伴呕吐 1 次"于 2015 年 1 月 26 日急诊入院。

生育史 孕 1 产 0。

现病史 既往月经规律 4～5/30，末次月经 2014 年 6 月 10 日，预产期 2015 年 3 月 17 日。停经 35 天验尿 hCG 阳性，孕期定期产前检查，孕期检查及各项筛查无异常。1 天前无诱因出现下腹绞痛，呕吐 1 次，呕吐物为胃内容物。改变体位不缓解，入院前 1 天有排气排便。孕期便秘，平均 2～3 天一次。

既往史 2010 年化脓性阑尾炎手术史。

体格检查 体温 37.7℃，脉搏 102 次 / 分，呼吸 20 次 / 分，血压 100/70mmHg，急性痛苦病容，侧卧蜷曲体位，心肺未见异常，腹膨隆，张力不高，未见胃肠型，腹胀，无明显压痛点，软，叩诊鼓音，肠鸣音亢进，未闻及气过水声。肾区无叩击痛。产科检查：宫高 28cm，腹围 98cm。宫缩 10 分钟一次，质弱，宫口未开，容受 60%。胎心 148 次/分。

辅助检查　血常规：白细胞 $16.5 \times 10^9/L$，中性粒细胞 76.8%。尿常规未见白细胞及红细胞。肝肾功能、电解质、血尿淀粉酶均正常。胎心监护正常。超声检查胎儿大小符合孕周，胎盘与肌层间分界尚清。

初步诊断　G_1P_0 孕 33 周，下腹痛原因待查。

治疗措施　入院后予积极补液，止吐治疗，阿托品治疗后疼痛缓解，但 4 小时后再次出现腹部绞痛，呕吐，疼痛较前无明显缓解。入院后未再有排气排便，行腹部平片提示有气液平面的扩张肠袢；考虑肠梗阻，急转外科行手术治疗。术中见腹腔有淡黄色腹水，十二指肠下端肠管粘连，形成锐角，造成不全肠梗阻，解除粘连后，术中观察肠管蠕动好，色泽正常，探查未见异常。术后予保胎治疗，术后 7 天顺利出院。

术后诊断　① G_1P_0 孕 33 周；②急性肠梗阻；③肠粘连松解术后。

专家点评

患者下腹痛表现为绞痛，痛苦面容，蜷曲体位。需要与引起下腹痛的其他原因鉴别。肌瘤变性一般发生在孕中期，患者既往无子宫肌瘤病史，超声也未提示有子宫肌瘤，不支持肌瘤蒂扭转或变性之诊断。患者无尿频尿急等表现，尿常规正常，不支持下尿路结石可能；产科超声双附件未见异常包块，结合病史不支持卵巢因素腹痛，因此需要排除外科来源的疾病。

患者有阑尾手术史，可排除阑尾炎，淀粉酶正常且非上腹痛，不支持胰腺炎。腹部膨隆，腹胀，叩诊鼓音，肠鸣音亢进，未闻及气过水声。提示肠道原因可能；孕期有长期便秘，且有化脓性阑尾炎病史，有腹腔粘连可能，存在机械性肠梗阻的病理基础。进一步排除需要腹部 X 线检查，腹部 X 线的胎儿吸收量估计为 1 ~ 4.2mGy（0.1 ~ 0.42rad），这低于可导致短期或长期不良反应的剂量。所以可用于孕期需要评估成人腹痛的患者。对于肠梗阻，处理原则等同于非孕期，是否能行保守治疗需要临床评估，必须首先排除需立即进行手术的复杂性梗阻（如绞窄、坏死）。对于术后早期肠梗阻、炎症性肠病、胆石性肠梗阻、感染性小肠疾病、结肠憩室性疾病导致的部分性肠梗阻可以考虑保守治疗，但需要动态观察评估病情进展，做好外科手术干预治疗准备。

（彭　婷）

第四节　妊娠合并泌尿道结石

【概述】妊娠合并泌尿道结石偶可见到，多以上尿路结石（肾与输尿管结石）为主，妊娠并不增加泌尿道结石的发生率，但妊娠期一旦合并泌尿道结石，处理上较非妊娠期困难。

妊娠使输尿管受到机械性挤压，同时有泌尿道结石者，泌尿道感染的发生率明显增高，且感染不容易控制，需要联合用药或用药时间较长。如果出现急性尿路梗阻或剧烈绞痛，可使孕妇发生流产或早产。

【临床表现】妊娠合并泌尿道结石的临床表现与非妊娠期基本相同，随结石形成的部位、形状、结石大小、是否合并梗阻或感染而异。由于结石的某些症状与有些产科并发症的症状类似，并且妊娠期检测手段相对受限，增加了诊断上的难度。

上尿路结石的典型症状为疼痛及血尿。疼痛常位于肋脊角、腰部或上腹部，可向下腹部、腹股沟、大腿内侧、阴唇放射，多为间歇性钝痛，也可呈绞痛发作。发作时常伴肉眼血尿或镜下血尿，偶尔血尿为无痛性。合并尿路感染时，可出现发热。下尿路结石，可表现膀胱区疼痛、尿流突然中断和血尿，并发感染时可出现尿路刺激症状。当结石在肾与输尿管交汇处或向下移动时，可出现肾绞痛，患者疼痛难忍，大汗淋漓，辗转不安，呻吟不止，恶心呕吐，疼痛可沿侧腹部向下放射。

【辅助检查】

推荐的实验室检查包括：尿常规、中段尿培养及药敏试验、血常规、电解质、肝肾功、二氧化碳结合率、血钙、尿酸。妊娠期结石患者血尿发生率95%，脓尿42%，尿培养阳性约24%。对于反复发作结石的患者，建议在妊娠前对结石成分以及机体代谢情况进行分析。

明确诊断需要进行恰当的影像学检查，但需考虑到妊娠期的特殊性，特别是射线对胎儿可能造成的影响，如胎儿死亡、畸形、胎儿生长发育异常、基因突变及诱发肿瘤，故在选择影像学检查时，需同时考虑到对胎儿的影响。

1. **超声**　因超声简便、无创、对胎儿无影响的优点，且可对肾积水、输尿管扩张以及部分泌尿系结石做出准确诊断，故超声一般作为首选影像学检查。

2. **泌尿系腹部平片及静脉肾盂造影**　泌尿系腹部平片及静脉肾盂造影检查为泌尿系结石的确诊检查，但考虑到操作时射线的暴露量难以控制以及造影剂对胎儿的潜在影响（可能抑制甲状腺发育），仍不推荐妊娠时常规选择。

3. **磁共振检查**　虽然结石在 MRI 检查中不显像，但可通过结石存在部位的充盈缺损以及近段输尿管扩张等间接表现来推断结石的存在，其对病理性的肾积水及输尿管扩张的诊断敏感性在 93% ~ 100%，故 MRI 可作为静脉肾盂造影的替代检查。

4. **CT**　CT 检查对泌尿系结石的诊断率接近 100%，但因其较高的射线暴露剂量，妊娠期患者需避免 CT 检查。

【诊断与鉴别诊断】

1. **诊断**　有泌尿道结石病史的孕妇，出现典型症状时，诊断比较容易。但在妊娠期，行腹部 X 线平片和静脉肾盂造影检查应慎重。多数需要结合临床表现、超声及实验室检查作出判断。

2. **鉴别诊断**　右侧肾绞痛需与急性阑尾炎、胆囊炎、胆石病、卵巢囊肿蒂扭转、卵巢巧克力囊肿破裂、胎盘早剥及早产引起的疼痛相鉴别。

（1）卵巢囊肿扭转：妊娠女性和非妊娠女性卵巢扭转的表现相似，典型表现为单侧下腹痛，常伴有恶心、呕吐、低热，白细胞增多。妊娠期的任何阶段均可发生，但最常见于早期妊娠。危险因素包括存在卵巢囊肿或肿块以及诱导排卵，鉴别诊断主要依靠病史及辅助超声表现。

（2）卵巢囊肿破裂：可能会引起突发单侧下腹部疼痛，破裂可能伴有严重的盆腔出血和血压下降、心率加快。超声检查是发现和描述卵巢囊肿的最佳辅助检查，可用于发现子宫陷凹积液。

【临床处理】

1. **保守治疗**　保守治疗为首选治疗方式，包括：水化、抗生素、解除痉挛、止痛、止吐、休息以及密切观察排尿时是否存在结石排出。若考虑为右侧泌尿系结石，则建议妊娠期患者尽量采取左侧卧位，多饮水，保持日尿量在 2000 ~ 3000ml 以上，配合利尿解痉药物，可促使小结石排出。治疗期间需加强胎儿监测及密切观察是否伴发产科相关并发症。

（1）镇痛：在妊娠期阿片类止痛药物为首选，其他类型止痛药物均有一定程度的致畸作用，如非甾体抗炎药可能引起羊水过少、早期自发流产以及胎儿心脏畸形等，故在妊娠期为禁忌。在出现剧烈疼痛时，可使用患者自控的止痛泵或硬膜外麻醉止痛。

（2）抗生素：约 50% 的妊娠期输尿管结石患者伴随泌尿系感染，如肾盂肾炎、膀胱炎，致病菌 90% 为大肠埃希菌，存在使用抗生素指征。由于大部分抗生素可通过胎盘屏障，故不仅需根据细菌培养及药敏试验结果合理选择，同时需考虑患者与胎儿的安全。目前被证明对妊娠安全的抗生素包括头孢类、青霉素类、大环内酯类以及呋喃妥因类。

2. **外科介入治疗**　外科治疗的指征包括：不能控制的疼痛、败血症、孤肾梗阻、双侧输尿管梗阻、出现先兆早产或先兆子痫等产科并发症，以及具有进行微创泌尿外科治疗的经验及器械。

（1）经皮肾穿刺造瘘术：这是一种临时性的尿流改道手术，一般不作为首选，但在患者因结石梗阻致败血症或需避免输尿管内操作的情况下，可作为选择方案。该手术需要超声引导、局部麻醉下进行，优点在于创伤小、解除梗阻快速及有确切效果，可以在患者急性败血症期、局麻下进行，操作可不需射线引导，利于收集肾盂尿进行培养检查、避免输尿管内操作及相关并发症，为以后进行经皮肾镜碎石或溶石治疗建立通道。

（2）输尿管内支架管置入：经膀胱镜逆行或经皮肾穿刺顺行放置输尿管内支架管是解除输尿管梗阻的有效且快速的传统治疗方案。操作一般采用局部麻醉，可使用超声引导，但是在导丝上行受阻时，则需 X 线透视观察。放置内支架管后，结石可待妊娠结束后处理。留置输尿管内支架管的并发症有内支架管刺激不适、生活质量下降、操作引起输尿管损伤、血尿、严重下尿路刺激症状、逆行泌尿系感染以及内支架管附着结石形成诱发梗阻等。而妊娠期高钙血症及高尿酸的生理状态和泌尿系结石多伴发感染的因素易引起内支架管附着结石形成而造成梗阻。故建议放置内支架管的患者术后多饮水、控制饮食中钙摄入以减少内支架管梗阻发生。一般建议 4~6 周更换内支架管，但每次操作均可能带来上述并发症。所以有学者认为在孕 22 周前采用经皮肾穿刺造瘘术，放置输尿管内支架管则在晚期妊娠期采用。

（3）输尿管镜检查术：随着医疗技术的发展，在具有输尿管镜设备及丰富手术经验医师的情况下，输尿管镜检查术及碎石、取石术可作为保守治疗失败的妊娠期泌尿系结石的治疗方案。其优势在于缩短住院时间、直视下观察患侧输尿管及肾盂以明确诊断，同时进行治疗。因妊娠期输尿管的扭曲及子宫压迫，对输尿管镜操作造成一定困难，但妊娠期输尿管生理性扩张又有利于输尿管镜操作。操作可采用全身麻醉、椎管内麻醉或镇静状态下进行，体位为膀胱截石位。操作一般不需要 X 线引导，在输尿管镜上行困难时可采用超声引导。输尿管镜下碎石可采用钬激光、脉冲激光、气压弹道、超声、取石篮甚至异物钳等。一般认为钬激光具有较大的安全操作范围、对所有成分的结石均有较好的碎石效果、可应用于硬性及软性输尿管镜、热损伤较小、操作中对患者及胎儿无明显有害能量传递、碎石后绝大多数结石可采用取石篮取出等优点，具有较好的安全性及有效性。有学者认为超声碎石时可能产生高频噪音，引起胎儿听力受损，而钬激光工作时产生的噪音较小，减少了对胎儿听力的影响。

（4）经皮肾镜碎石术：有学者认为经皮肾镜碎石术可能诱发大出血，而且手术体位为俯卧位、碎石时间较长及需采用 X 线定位等特点，均可能影响妊娠，所以在妊娠期不推荐该种方法，对于较大肾结石伴梗阻，可先行经皮肾穿刺造瘘术待妊娠结束后再行经皮肾镜碎石术。

（5）体外震波碎石术：一般认为，妊娠为体外震波碎石术的禁忌证，因冲击波可能造成胎儿死亡。

（6）开放手术：一般不推荐，但在所有上述治疗失败或缺少输尿管镜的情况下，可慎重选择。

【病例介绍】

患者，女性，30岁。因"停经29^{+6}周、右侧腰部疼痛3小时伴呕吐"入院。

现病史　既往月经规律4/30，末次月经2014年4月10日，预产期2015年1月17日。孕35天验尿hCG阳性，孕期未定期产前检查，3小时前出现右侧腰部疼痛，改变体位不缓解，呕吐一次，无阴道流血，急诊来院。

既往史　既往体健，否认肾结石病史。

体格检查　T 36.5℃，P 86次/分，BP 100/70mmHg。急性病容，心肺听诊未闻及异常，腹部隆起，腹软，无腹肌紧张，全腹无压痛及反跳痛，肝脾肋下未触及，麦氏点无压痛，右侧肾区叩击痛阳性。

产科检查　宫高脐上四横指，胎心150次/分，无宫缩。

辅助检查　血常规：白细胞9.8×10^9/L，中性粒细胞70%。尿常规：白细胞（＋＋），红细胞（＋），蛋白（＋）。产科超声提示胎儿生长经线符合孕周。胎心监护反应型。泌尿系B超检查：右肾大小正常，肾盂扩张，内径2.5cm，右输尿管显示不清；左肾及左输尿管未探及异常，印象：右肾积水、扩张。

初步诊断　G$_1$P$_0$，孕29^{+6}周，右肾积水，肾绞痛。

治疗措施

1. 给予静脉滴注青霉素、肌内注射山莨菪碱抗感染、解痉治疗黄体酮40mg肌注2天，效果不明显。

2. 泌尿外科会诊，在局麻下经膀胱放置输尿管支架(DJ)管。经尿道注入2%利多卡因凝胶5分钟，经尿道插入F22膀胱镜，镜下观察双输尿管口位置，形态正常，蠕动良好，左输尿管口喷尿清亮，量正常，右输尿管喷尿清亮，量少。膀胱黏膜光滑，血管纹理清。向右输尿管内插入F6 DJ管，顺利留置F16 Foley尿管。

3. 术中监测胎心良好，孕妇无不适。

4. 术后嘱患者卧床休息，左侧卧位，静脉滴注青霉素480万U每日2

次，共3天，同时予补液治疗，嘱患者多饮水。3天后拔除尿管，复查B超示：DJ管位置正常，肾积水消失。查尿红细胞（＋），蛋白（－）。之后每周查一次B超均未发现肾积水，查尿常规、血肾功能正常。于孕39周足月分娩一女性活婴，产程顺利，产后6周取出DJ管，复查B超双肾未见异常，查尿常规及血肾功能均正常。

专家点评

　　引起右侧腰部疼痛的原因分为产科原因及非产科原因。患者下腹痛表现为右侧腰部疼痛，能引起腰部痛的疾病可能有后腹膜血肿、肝肋下积气、胃肠穿孔，阑尾炎，孕晚期的卵巢囊肿扭转等。患者无子宫手术或临产宫缩，故子宫破裂后腹膜血肿无病史支持。患者无腹泻、恶心、呕吐及不洁饮食史，既往无胃溃疡、腹部外伤史，不支持胃肠穿孔及肝肋下积气等诊断；产科超声提示双附件未见异常包块，不支持卵巢因素腹痛。阑尾炎也多合并白细胞升高，以右下腹痛为主要表现，腰大肌试验阳性。患者腹软，无腹肌紧张，全腹及麦氏点均无压痛，入院查体及辅助检查也不支持，可进一步通过超声评估。

　　患者除右侧腰痛外阳性体征还有肾区叩击痛阳性，化验检查显示尿常规有白细胞和红细胞，目前存疑的内科原因有肾盂肾炎、肾周脓肿等，外科原因包括尿路结石。患者体温临界，辅助检查白细胞正常，中性粒细胞无偏移，而肾盂肾炎或肾周脓肿伴有发热，多为高热，体温超过38℃，辅助检查白细胞显著升高，所以暂不支持肾盂肾炎、肾周脓肿。进一步排除需要泌尿系超声检查。该患者行超声提示右侧肾盂扩张，内径扩张，而右输尿管显示不清，提示右肾积水、扩张，说明下方有梗阻，尿常规白细胞、红细胞、蛋白均阳性。故右肾积水、肾绞痛诊断成立。对尿路结石等原因引起的梗阻性肾积水，治疗首选保守治疗，主要包括多饮水、抗感染治疗及解痉镇痛治疗，但对于伴有脓毒症、持续性严重疼痛或有功能的孤立肾发生梗阻的患者可能需要通过膀胱镜下输尿管支架置入或输尿管镜来取出或粉碎结石。

（彭　婷）

第五节　妊娠合并急性胰腺炎

　　【概述】急性胰腺炎的病因很多，在世界大部分地区，胆石（包括微小胆石）是急性胰腺炎最常见的原因，35%～40%的病例都是由胆石引起的，在美国，大约30%的急性胰腺炎病例是由酒精引起的。高甘油三酯血症（hypertriglyceridemia，HTG）在急性胰腺炎（acute pancreatitis，AP）的常见病因中位居第三，仅次于饮酒和胆石，所有急性胰腺炎病例中，由HTG引起的占1%～4%，而由HTG引起的妊娠期胰腺炎病例多达56%。此病还可能与妊娠剧吐、增大的子宫机械性压迫致胰管内压增高、妊娠期高血压疾病、胰腺血管长期痉挛、感染、甲状旁腺功能亢进诱发高钙血症、噻嗪类利尿药及四环素等药物的应用等有关。

不同程度的水肿、出血和坏死是急性胰腺炎的基本病理改变。根据病变程度的轻重，胰腺炎分成急性水肿性胰腺炎和急性出血坏死性胰腺炎两类。

【临床表现】

1. **腹痛**　为本病主要临床症状，腹痛剧烈，起于中上腹，也可偏重于右上腹或左上腹，并放射至背部。累及全胰则呈腰带状向腰背部放射痛，常在饱餐后12～48小时发病。疼痛可轻重不一，呈持续性，进食可加剧。水肿型腹痛数天后即可缓解。出血坏死型病情发展较快，腹部剧痛持续时间长，并可引起全腹痛。

2. **恶心呕吐**　呕吐剧烈而频繁，呕吐后腹痛不见减轻。

3. **腹胀**　以上腹为主，早期为反射性肠麻痹，严重时为炎症刺激所致。腹腔积液时腹胀更明显，肠鸣音减弱或消失，排便、排气停止，并可出现血性或脓性腹水。

4. **发热**　体温38℃左右，合并胆管炎时可有寒战、高热。胰腺坏死伴感染时，高热为其主要症状之一。胆源性胰腺炎可见黄疸，重症胰腺炎患者可出现脉搏细速，血压下降，低血容量乃至休克。伴急性肺功能衰竭者有呼吸急促、困难和发绀，也可有精神症状、胃肠道出血（呕血和便血）。重症胰腺炎多有水、电解质及酸碱平衡紊乱和多脏器功能衰竭。少数重症患者左腰部及脐周皮肤有青紫色斑（Grey-Turner征和Cullen征）。

5. **对胎儿影响**　受胰腺坏死及炎性渗液的刺激引起宫缩致流产、早产。胰腺炎症坏死组织及消化酶通过血液循环及淋巴管进入体内各脏器，可致子宫胎盘血液循环障碍，导致胎儿严重缺氧或胎死宫内。

【体格检查】水肿型胰腺炎时，压痛只限于上腹部，常无明显肌紧张。妊娠期宫底升高，胰腺位置相对较深，使腹膜炎体征出现迟，且常不明显。出血坏死型胰腺炎压痛明显，并有肌紧张和反跳痛，范围较广，且延及全腹。

【辅助检查】

1. **外周血清淀粉酶和脂肪酶的测定**　对确诊妊娠合并急性胰腺炎有重要意义。随妊娠的发展，血清淀粉酶和脂肪酶有上升的趋势，但其上限仅分别为 100U 和 200U。

（1）血清淀粉酶测定：90% 以上的妊娠合并急性胰腺炎病人，血清淀粉酶升高一般在起病后 24 小时达高峰，48～72 小时后开始下降，持续 3～5 天，随妊娠的发展，尿淀粉酶也升高。但也有报道指出，妊娠不会引起血清淀粉酶的太多改变，其水平也不随孕周的增加而增加，而且血清淀粉酶正常也不能排除急性胰腺炎。

（2）血清脂肪酶测定：对于妊娠合并急性胰腺炎的诊断，血清脂肪酶比血清淀粉酶更为敏感，这是因为高甘油三酯血症可能导致妊娠期血清淀粉酶的升高，但对于血清脂肪酶却没有什么影响。妊娠合并急性胰腺炎病人，血清胆固醇、游离脂肪酸、甘油三酯、脂蛋白均明显增高。

2. CT 和 B 超　对诊断妊娠有重要意义。70% 妊娠合并急性胰腺炎的病人腹部 B 超有异常发现。B 超检查可见胰腺体积增大和实质结构不均，并可发现一些急性胰腺炎的诱因，如胆结石等。CT 则可显示胰管扩张程度，而 CT 增强提示胰腺肿大，有明显减弱区，周围组织有不同程度的浸润。

【诊断与鉴别诊断】

妊娠期急性胰腺炎的诊断较非孕期困难。常会将其误诊为妊娠剧吐、消化性溃疡穿孔、胆囊炎、肝炎、肠梗阻及 HELLP 综合征等，须认真加以鉴别。

1. 妊娠合并重症肝炎　病毒性肝炎可能发生在妊娠期，并且可能导致暴发性肝衰竭。临床发现通常包括发热、恶心、右上腹痛和明显的转氨酶水平升高（通常高于 1000U/L）。死亡率很高。除消化道症状，有严重的胆酶分离，肝炎标志物异常。

2. 妊娠合并消化性溃疡穿孔　患者可能有长期的间歇性上腹痛病史。疼痛并不辐射至背部。既往可能有非甾体类抗炎药使用史或幽门螺杆菌感染史。消化性溃疡病患者实验室检查显示淀粉酶和脂肪酶水平正常。

3. HELLP 综合征　包括溶血、肝酶升高、血小板降低，严重引起肝血肿甚至肝衰竭。子痫前期相关肝病的治疗包括支持治疗和分娩胎儿。肝血肿破裂很可能需要外科干预。

【临床处理】

治疗妊娠合并急性胰腺炎的治疗原则上与非妊娠期急性胰腺炎基本相同，目前多主张保守治疗加手术治疗，但在治疗中应充分考虑病因和病人本身情况、胎儿的生长状况应用不同的治疗方法。

1. 保守治疗　现主要是抑制胰酶，防止感染，使胰腺得以充分休息，以免胰腺发生出血坏死。

（1）禁食、胃肠减压、保护胃黏膜。

（2）维持血容量，防休克。补液支持，提高血浆胶体渗透压，治疗中除应注意循环容量外，还应考虑及早应用全肠外营养（TPN）来满足母体及胎儿对营养的需求，保护胎儿。

（3）解痉止痛。

（4）抑制胰腺外分泌及胰酶抑制剂：药物虽能通过胎盘，但病情危重时仍须权衡利弊使用。

（5）抗生素预防感染。

（6）血浆置换：妊娠合并急性胰腺炎病人中有高脂血症者通过血浆置换可迅速而安全地降低血脂，防止病情恶化。

2. 手术治疗　目前，对妊娠合并急性胰腺炎的手术一直存在有争议。但在病人保守治疗不佳时，手术是必要的。手术处理主要针对病因，包括对胰腺的直接手术和与胰腺炎相关的胆道疾病的手术。胰腺手术主要是清除坏死组织和引流，对于已经发生坏死的急性胰腺炎病人，术中对坏死区胰腺的清创引流尤为重要。如果病人伴有胆道疾病时，针对胆道的手术也是重要的，而目前随着微创胆道外科的发展妊娠期胆道手术可应用腹腔镜、胆道镜和十二指肠镜"三镜"联合治疗，以减少对病人的创伤，而取得较好的效果。所以，在妊娠期胆源性急性胰腺炎时，怀疑胆总管结石时可先行 ERCP，对确诊胆管结石存在者再行 EST 切开取石治疗。目前大多数研究表明，妊娠期腹腔镜手术治疗是安全可靠的，腹腔镜术中所致的二氧化碳气腹并不干扰胎儿的酸碱平衡，但应注意母体的酸碱平衡。一般来说，手术时机在妊娠中期或产褥期，此时手术较安全，因为此期胎儿器官发育已经完善，自发性流产和早产的可能性较小，况且子宫也未进入上腹腔，对于手术野影响较小。

3. 产科处理

（1）预防早产：早产率可达 60%。

（2）密切监护胎儿宫内情况以及宫缩情况。

（3）对终止妊娠及手术时机、指征的选择：终止妊娠可使急性胰腺炎缓解，如保守治疗未能使病情好转，应及时终止妊娠，以挽救母儿生命。妊娠合并急性胰腺炎作为一种全身性疾病，产生的细胞因子和炎症介质必然会通过胎盘影响胎儿的生长发育；当胎儿宫内死亡后又可影响孕妇的预后。因此，对于妊娠晚期病人，如预计胎儿出生后可以存活，应作准备后立即终止妊娠。孕早、中期病人应加强对胎儿的监测，一旦发现胎儿死亡应及早采取措施，排出死胎。但在中止妊娠前仍应及早使用 TPN 支持疗法来保护胎儿。在终止妊娠的决策过程中应以保全孕妇的生命为首要目标，不应为了胎儿而过分延误，也不能因为治疗胰腺炎的需要而盲目伤害胎儿，导致最佳治疗时机的丧失。

【病例介绍】

患者，女性，33 岁，因"上腹痛 1^+ 小时，伴恶心呕吐"急诊入院。入院时间为 2013 年 1 月 5 日。

生育史 G_4P_0，孕 38 周。

现病史 既往月经规律 3/30，末次月经 2012 年 4 月 12 日，预产期 2013 年 1 月 19 日。孕 35 天验尿 hCG 阳性，孕期定期产前检查，血脂偏高，1 小时前出现右上腹疼痛，改变体位不缓解，恶心呕吐 2 次，为胃内容物，急诊来院，入院前晚曾进食较多油腻食物。

既往史 否认其他内科疾病史，有高血脂家族史。

体格检查 T 37.8℃，P 86 次 / 分，BP 110/70mmHg，R 26 次 / 分，有稍微宫缩，胎心 140 次 / 分。上腹部压痛，无反跳痛。Murphy 征阴性。

辅助检查 血常规：WBC 20×10^9/L，N 87%，RBC 3.42×10^{12}/L，Hb 110g/L，PLT 112×10^9/L。血生化：血清转氨酶和血胆红素轻度上升，谷丙转氨酶 106U/L，总胆红素 25mmol/L。血清淀粉酶高于正常 540U/L，血甘油三酯 23mmol/L，胆固醇 10.3mmol/L。

辅助检查超声提示胎儿偏大，4000g 左右，胎盘与肌层见无异常回声。入院时胎心监护反应型。腹部超声检查可见胰腺呈弥漫性肿大，低回声。

初步诊断 G_4P_0 孕 38 周，头位，临产，急性胰腺炎，高脂血症。

治疗措施 予以待产、禁食补液，对症治疗。入院后 4^+ 小时，上腹疼痛加重，听胎心 80 ~ 100 次 / 分，监护见频繁晚期减速，诊断胎儿宫内窘迫行急诊剖宫产术，取下腹直切口，术中发现腹腔内有红褐色乳糜样液体 600ml，子宫、附件呈灰褐色，手术娩出一女活婴，Apgar 评分 0 分钟、5 分钟各评一次，得分为 4 分、4 分，抢救后转儿科治疗。子宫收缩差，出血 500ml，缝合子宫后请外科医师台上共同会诊，探查发现胰腺肿胀，考虑胰腺炎，做左上腹单管引流。术后查电解质低钠、低钾、低钙血症，尿淀粉酶 1400U/L，血淀粉酶 840U/L。患者术后转入 ICU，术后予积极纠正电解质紊乱，禁食、生长抑素、肠道外营养支持治疗，持续心电监护。术后 6 小时出现呼吸急促，血压逐渐下降，予以气管插管呼吸机加压吸氧、胃肠减压、血浆 400ml 补充血容量、升压药物等治疗，术后 8 小时出现少尿、全身水肿，至术后 15 小时期间无尿，腹痛加重，肠鸣音消失，诊断妊娠晚期重症胰腺炎、急性呼吸窘迫综合征、肾衰竭，腹腔间隔室综合征？于术后 18 小时取上腹切口做剖腹探查，术中见血性液体 800^+ ml，胰腺组织大部分坏死，局部有脓苔，清除坏死组织，切开胰腺被膜，开放腹腔引流，术后予血浆置换治疗，加强抗生素治疗、扩容、血糖控制、正常体温的维持和充分的镇痛，通过术中置管肠内低脂营养。病情逐渐缓解，尿量增多，于 15 天后转出 ICU。

专家点评

患者主要以上腹部疼痛为主要表现。除非病情明确，不明原因的右上腹部疼痛均应首先排除胰腺炎，这是由于胰腺炎本身的高死亡率，是非常凶险的疾病。本患者右上腹疼痛，疼痛特点为持续性，改变体位不缓解。有进食油腻食物史，血甘油三酯 23mmol/L，胆固醇 10.3mmol/L，且有高血脂家族史，这是胰腺炎的高危因素。孕期胰腺炎有两种最常见的高危因素，一个是胆结石引起的梗阻性胰腺炎，另一种是高脂血症性胰腺炎，妊娠期应该对存在胰腺炎高危因素的孕妇加强监护，高度警惕胰腺炎，少部分未出现胰腺炎症状的患者术中发现乳糜样腹水，要进行相关检查，加强病情监护，可能是胰腺炎的初期表现。

腹部 CT 可以帮助区分轻型还是重型，并评估患者病情确定治疗方案。对于术前未确诊的重型，术中如发现红褐色乳糜样腹水，且患者已合并有其他脏器功能损害的表现，要按重型处理。胎儿已孕 38 周，胎儿状况不稳定，有终止妊娠指征。母体现血清胆红素转氨酶均上升，提示病情向重型发展，已合并其他脏器功能损害，需要尽早终止妊娠，尽快外科干预。

该病例处理的不足是未尽早重视其高脂血症病因，未能及时进行血浆置换治疗，对高脂血症性胰腺炎 48 小时内接受血浆分离置换联合静脉用肝素及胰岛素治疗，其临床转归较好。妊娠期肝素的应用有争议。但急性胰腺炎的抢救需要综合强大的内外科技术支持。二次手术是考虑到有腹腔间隔室综合征的可能，腹腔间隔室综合征定义为腹内压持续 > 20mmHg，并伴有新发生器官功能衰竭。重度胰腺炎患者积极液体复苏引起的组织水肿、胰周炎症、腹水和肠梗阻都造成出现腹内压升高和腹腔间隔室综合征的风险增加，二次手术有减压的作用，胰腺清创术的最佳时间是急性胰腺炎发病后 3～4 周，但如果有病情不稳定且胰腺感染坏死也有清创术指征。患者经积极管理，病情缓解。

（彭　婷）

第六节 早 产

【概述】妊娠满 28 周或新生儿出生体重 ≥ 1000g 至不足 37 周分娩者称为早产。早产儿占活产儿的 8%～10%。早产分为自发性早产和治疗性早产。前者包括自然发动的早产和胎膜早破后早产；后者是因妊娠合并症或并发症，为母儿安全需要提前终止妊娠早产。最常见的早产类型是自发性早产，占早产总数的 70%～80%，早产分娩的胎儿称为早产儿，早产儿因出生低体重，各器官发育不成熟，易合并呼吸窘迫综合征、坏死性结肠炎、高胆红素血症、脑室内出血、视网膜病变、脑瘫等近期远期并发症。早产是直接导致新生儿死亡（出生后 28 天以内死亡）的首要原因。全球 27% 的新生儿死亡都归因于早产。

【高危因素】

1. 有晚期流产及（或）早产史。

2. **阴道超声检查** 孕中期阴道超声检查发现宫颈长度 < 25mm。

3. 子宫发育异常或有子宫颈手术史（如宫颈锥切术、环形电极切除术）。

4. **孕妇年龄过小或过大** 孕妇 ≤ 17 岁或 > 35 岁。

5. **妊娠间隔过短的孕妇** 两次妊娠间隔如控制在 18～23 个月，早产风险相对较低。

6. **过度消瘦的孕妇** 体重指数 < 19kg/m²，或孕前体质量 < 50kg，营养状况较差。

7. 多胎妊娠。

8. 辅助生殖技术助孕。

9. **胎儿及羊水量异常** 胎儿结构畸形和（或）染色体异常、羊水过多或过少者早产风险增加。

10. **有妊娠并发症或合并症** 如并发重度子痫前期、子痫、产前出血、妊娠期肝内胆汁淤积症、妊娠期糖尿病、并发甲状腺疾病、严重心肺疾患、急性传染病等，早产风险增加。

11. **异常嗜好** 有烟酒嗜好或吸毒的孕妇，早产风险增加。

【临床表现】患者初期表现为不规律性下腹痛，类似月经样绞痛，初期是轻度、不规律宫缩，偶伴腰痛、阴道压迫感，还可以有阴道黏液性分泌物，可能无色、粉红色或有少许血性成分（即黏液栓、见红）。后期早产临产，下腹痛规律。

【体格检查】腹部可扪及宫缩，后期宫缩规律持续存在，宫缩（4 次 /20 分钟或 8 次 /60 分钟）。使用无润滑油窥器进行阴道检查，看见宫颈管缩短或扩张，偶见羊膜囊膨出。

【辅助检查】

1. **超声评估宫颈管长度**　30mm 以上早产率低；20～30mm 需要辅助其他检查；20mm 以下患者早产率极高。

2. 获取阴道拭子进行胎儿纤连蛋白（fetal fibronectin，fFN）检测。推荐对宫颈长度 20～30mm 进行检测，阴性预测值更高。

3. 5 周内未进行直肠阴道的 B 族溶血性链球菌做 GBS 培养，对淋菌、衣原体感染高风险患者也需进行检查，存在细菌性阴道病或滴虫症状的患者进行相关检查。

4. 尿培养排除无症状菌尿与早产相关性。

【诊断】

1. **高危因素**　早产的高危因素包括上述产妇接受辅助生殖技术助产、多胎妊娠、上胎早产史、宫颈缩短等。

2. **早产临产**　妊娠满 28 周至不足 37 周，出现规律宫缩（每 20 分钟 4 次或每 60 分钟 8 次）同时伴有宫颈管消退（宫颈缩短 ≥ 80%）、宫颈进行性扩张 2cm 以上。

3. **先兆早产**　妊娠满 28 周至不足 37 周，出现上述规律宫缩但宫颈尚未扩张，经阴道超声测量宫颈长度 < 20mm。

目前常用以下两种方法进行早产预测：

1. **阴道超声检查**　中孕期阴道超声检查发现宫颈长度 < 25mm。

2. 前次晚期自然流产或早产史，但不包括治疗性晚期流产或早产。

3. 阴道后穹隆棉拭子检测胎儿纤维连接蛋白，阳性预测值低，但阴性预测值较高。且未改善围产儿结局，但可用于排除诊断。

【鉴别诊断】

1. **胎盘早剥**　轻型胎盘早剥胎盘边缘出血，剥离面积小也表现为间断出血，有不规律宫缩及下腹隐痛。有时与先兆早产很难鉴别。如反复应用抑制宫缩剂无效，仍间断有阴道出血，要考虑轻型胎盘早剥可能。

2. 其他原因引起下腹痛合并先兆早产，有时其他原因如子宫肌瘤变性、阑尾炎、急性胃肠炎等可能同时有宫缩、阴道出血等早产症状，要警惕这些合并疾病被早产症状掩盖。

【临床处理】

1. **宫缩抑制剂**　为完成促胎肺成熟治疗疗程，以及转运孕妇到有早产儿抢救条件的医院分娩赢得时间，推荐于 34 周前应用，满 34 周后不应用抑制宫缩药物。因 90% 有先兆早产症状的不会在 7 天内分娩。所以对有规律宫缩的孕妇根据宫颈长度确定是否应用宫缩抑制剂。

（1）钙通道阻断剂：硝苯地平：起始剂量 20mg，然后每次 10mg，每天 3 次，持续 48 小时。需要监测血压。不良反应为低血压。

（2）前列腺素抑制剂：吲哚美辛，主要用于妊娠 32 周前的早产，起始剂量 50mg 口服，然后每次 25mg，每天 4 次，也可经阴道或直肠给药，需要监测羊水量及胎儿动脉导管宽度。

（3）β_2- 肾上腺素受体激动剂：利托君起始剂量 50μg/min 静脉滴注，每 10 分钟可增加剂量 50μg/min，至宫缩停止，最大剂量不超过 350μg/min，持续 48 小时。使用过程中需密切监测心率及主诉，如心率超过 120 次 / 分，或诉心前区疼痛则停止使用。不良反应包括孕妇出现低血钾、心动过速、高血糖、肺水肿、胸痛，偶有心肌缺血。

（4）缩宫素受体拮抗剂：阿托西班：起始剂量为 6.75mg 静脉静滴 1 分钟，继之 18mg/h 维持 3 小时，接着 6mg/h 持续 45 小时。

（5）硫酸镁的应用：推荐 32 ～ 34 周前可能发生早产的孕妇给予保护胎儿神经系统治疗，对于可能在 1 周内发生早产的孕妇应用以便于完成促胎肺成熟治疗疗程尚存在争议。最新 ACOG 指南推荐硫酸镁可用 48 小时抑制宫缩以争取时间促胎肺成熟。不推荐应用超过 7 天，FDA 认为长期应用硫酸镁且应用剂量较大可引起胎儿骨骼脱钙。使用过程中应监测呼吸、膝反射、尿量，24 小时总量不超过 30g。

2. 其他治疗

（1）根据我国中华医学会妇产科学分会产科学组早产的临床诊断与治疗指南（2014）34^{+6} 周前有早产风险的患者要进行促胎肺成熟治疗。方案：地塞米松 5mg 肌内注射，12 小时重复 1 次，共 4 次。

（2）有感染因素如尿培养或 GBS 检测阳性推荐治疗，但如无感染证据，不推荐常规治疗。

（3）黄体酮对急性早产临产无用。但对非急性期的宫颈管短有效。适用黄体酮的指征详见早产临床诊断及治疗指南：有晚期流产或早产史的无早产症状者、前次有早产史，此次孕 24 周前宫颈缩短 < 25mm 者、无早产史，孕 24 周前阴道超声发现宫颈缩短 < 20mm 者可使用。

【病例介绍】

患者，女性，31 岁，孕 2 产 0，因"停经 33^{+3} 周，下腹痛 3 小时"入院。

生育史 0-0-1-0，2 年前早孕人流 1 次。

现病史 患者平素月经规律，因患 PCOS 无优势卵泡行 IVF-ET 术，LMP：2015 年 5 月 30 日，2015 年 6 月 14 日移植 2 枚冻胚，存活一枚，预产期 2016

年3月6日。早孕反应明显。孕4个月自觉胎动。孕期检查未见异常。今晨起6:00出现下腹阵痛，间隔7~8分钟，无阴道流液，遂至急诊收入院。

既往史、个人史、家族史 未见异常。

体格检查 T 36.5℃，P 78次/分，R 20次/分，BP 115/69mmHg。心肺听诊未见异常，腹软，肝区无压痛，肾区无叩痛，腹部无压痛、反跳痛，肠鸣音3次/分，阵发性下腹痛，间隔7~8分钟，持续20秒，产科检查宫缩质弱，与腹痛时间同步，宫缩间歇期子宫软。胎心左下腹，胎心率125次/分，宫口开1cm，宫颈完全容受，软，后位。

辅助检查 超声提示胎儿符合孕周大小，胎盘与肌层关系分界尚清。血常规白细胞正常范围。胎心监护反应型。

治疗措施 因未满34孕周，予地塞米松促胎肺成熟，安宝抑制宫缩治疗48小时后停药，宫缩缓解。

专家点评 该患者为育龄女性，有停经史，行IVF-ET术，存活一枚，早孕反应明显，孕4个月自觉胎动，结合超声所见胎儿符合孕周大小。考虑G_1P_0。孕33^{+3}周诊断成立。患者下腹痛发生于孕晚期，不规律，产检腹痛与宫缩发生时间同步，伴少量阴道流血，结合病史首先考虑为先兆早产。还需注意鉴别胎盘早剥，患者宫缩间歇期子宫软，张力低，超声提示胎盘与肌层分界清，胎心监护反应好，无证据支持胎盘早剥。临床处理上以先兆早产处理为宜，同时观察治疗效果及后续症状改善情况，注意严密观察病情变化。同时可以进行早产原因查找，进行相关检查。关于糖皮质激素促胎肺成熟的应用，我国2014年早产的临床诊断与治疗指南认为34^{+6}周前应用，而美国妇产科学会（ACOG）是定义的33^{+6}周未应用过，且有7天内分娩的风险，建议单疗程促胎肺成熟，能改善早产儿预后。如果34^{+0}周前有早产风险而距应用糖皮质激素促胎肺成熟已经超过14天，可以追加单个疗程的糖皮质激素，但不应超过2次。不同指南虽然规定孕周不同。但最新2017ACOG指南推荐对34^{+0}周~36^{+6}周妊娠有7天内早产风险的孕妇，既往未应用过糖皮质激素促胎肺成熟，可以给与单疗程，但不推荐为给予促胎肺成熟药物而应用宫缩抑制剂。宫缩抑制剂的选择现在也发生了变化，硫酸镁已经不作为宫缩抑制剂应用，仅用于子痫前期预防抽搐及32^{+0}周前应用保护胎儿脑神经。而国内指南推荐的一线用药有钙通道阻滞剂、前列腺素抑制剂和β受体激动剂。

（彭 婷）

第七节 胎盘早剥

【概述】妊娠20周后或分娩期，正常位置的胎盘在胎儿娩出前全部或部分从宫壁剥离，称为胎盘早剥。胎盘早剥是妊娠晚期出血的重要原因之一，起病隐匿，病情进展迅速，严重时可危及母儿生命安全。妊娠中胎盘早剥的发病率为0.4%～1%。40%～60%的早剥发生于妊娠第37周之前，14%发生于妊娠第32周前。

【高危因素】胎盘早剥的高危因素包括产妇血管病变（子痫前期、慢性高血压、慢性肾脏疾病等）、机械因素（腹部外伤、性交活动、破膜后宫压骤减如羊水过多胎膜失控性的破裂后或双胞胎中一胎分娩后等）、子宫静脉压升高（仰卧位低血压）、高龄多产、不良生活习惯（吸烟）及接受辅助生育技术等。

【临床表现】

胎盘早剥的典型症状是孕晚期出现阴道出血、腹痛、宫缩。胎盘早剥有三种类型：胎盘剥离后形成胎盘后血肿，但无阴道出血，为隐性型；胎盘剥离后血液沿胎膜下行，经子宫颈口向外流出，为显性型；既有胎盘后血肿，又有外出血，则为混合型。

临床特点：

1. **轻型** 常为显性型或混合型。

（1）有少量阴道出血，有腹痛，但轻微。

（2）血压无改变，腹部检查无明显异常，胎心率正常。

（3）产后胎盘检查可见胎盘母体面凝血块压迹。

2. **重型** 常见于隐性型。

（1）发病突然，腹痛明显。常伴胎心率异常。

（2）恶心，呕吐，面色苍白，脉细速而呈休克状态。

（3）阴道出血少或无出血，外出血与休克不成比例。

（4）若行破膜可见羊水呈血性，少数患者尿少或有凝血功能障碍表现。

当胎盘附着于子宫后壁时，背痛突出。但大部分胎盘早剥缺乏上述典型症状，10%～20%的胎盘早剥为"隐匿性剥离"。部分胎盘早剥的严重程度与阴道出血量不相符，不能仅根据阴道流血量估计早剥面积。胎盘早剥病情凶险者，可迅速发生胎儿宫内死亡、休克、凝血功能障碍甚至死亡。

【体格检查】子宫偶有压痛，但不是典型症状。通常是胎心率首先发生变化，子宫张力增大，宫缩间歇期子宫张力不减退，严重时子宫呈板状，压痛明显，胎位触及不清。

【辅助检查】

1. 超声检查　胎盘后血肿是胎盘早剥的典型超声表现，胎盘早剥超声检查可无异常发现，超声检查无异常发现也不能排除胎盘早剥，临床高度怀疑胎盘早剥需动态随访超声检查。

2. 胎心监护　胎盘早剥时可出现胎心基线变异消失、变异减速、晚期减速、正弦波等，如未及时发现，胎心听不清或胎死宫内。

3. 实验室检查　活动性出血时，血常规可出现血红蛋白及血细胞比容进行性下降。母体出血程度和血液学异常程度相关；纤维蛋白原水平和出血严重程度最为相关。

【诊断与鉴别诊断】

胎盘早剥的诊断主要依靠尽早根据临床表现、胎心监护等识别，超声不是可靠依据，超声阴性表现不能排除胎盘早剥。加强监测，尽早识别及处理。主要与能引起下腹痛的前置胎盘早产和先兆子宫破裂鉴别。

1. 前置胎盘早产　前置胎盘多为孕 28 周后无痛性阴道流血，但合并早产出血时需要超声判断，胎盘早剥胎盘位置正常，而前置胎盘胎盘位置异常，需要通过 B 超检查可以鉴别。

2. 先兆子宫破裂　患者多有子宫手术史，子宫发生先兆破裂时，患者出现强直宫缩，腹部压痛明显，胎心率异常，腹部可见子宫病理性缩复环伴血尿。

【临床处理】

1. 凡疑有胎盘早剥者，应住院治疗。

（1）严密观察血压、脉搏、呼吸。

（2）注意子宫底高度、子宫收缩、子宫张力及压痛情况，并注意胎心变化。

（3）胎心监护：注意胎心基线率、基线变异及各种减速。

2. B 超检查　紧急情况或临床诊断明确时可不必做 B 超检查。纠正休克：监测孕妇生命体征，开放静脉，积极输血、补液维持治疗，使血细胞比容不 < 0.30，尿量 > 30ml/h。

3. 监测胎儿宫内情况　连续监测胎心情况判断胎儿的宫内情况。

4. 及时终止妊娠

（1）阴道分娩：临产后出现胎盘早剥，宫口已经近开全，生命体征稳定或胎儿状况良好，估计短期内能结束分娩者，尽快实施人工破膜降低宫腔压力后经阴道分娩，慎用缩宫素以防子宫破裂。分娩过程中，密切监测孕妇生命体征、宫缩及出血情况，连续胎心监护，评估胎儿宫内情况，备足血制品；如生命体征不稳定或出现胎儿窘迫还是剖宫产为宜。如胎儿已死亡，孕妇生命体征平稳条件下，无其他产科禁忌证，可经阴道分娩。

（2）剖宫产：孕 32 周以上，胎儿存活，高度怀疑胎盘早剥者，应尽快行剖宫产术。阴道分娩过程中，如出现胎儿宫内窘迫征象或产程进展缓慢，应尽快行剖宫产术。

5. 防治 DIC 胎盘早剥发生 DIC 与剥离面大量出血及凝血物质进入血管内而发生消耗性凝血有关。需补充足够的红细胞悬液、血浆及凝血因子，并在改善休克状态的同时及时终止妊娠。

6. 肾功能不全 在改善休克后仍少尿者（尿量 < 17ml/h）则给予利尿剂如呋塞米、甘露醇等处理。注意维持电解质及酸碱平衡，监测肾功能，必要时行血液透析治疗。

【预防】加强对产前产时阴道流血、不明原因下腹痛的原因排查，对高危人群提高警惕性。

【病例介绍】

患者，女性，28 岁，因"G_1P_0 孕 39 周，下腹痛伴阴道流血 2 小时"入院。入院时间 2014 年 4 月 5 日。

生育史 0-0-0-0。

现病史 患者平素月经规律，末次月经 2014 年 7 月 5 日，预产期 2014 年 4 月 12 日。停经 30 余天尿 hCG 阳性，孕 4 个月自觉胎动，定期产检。孕 35 周、孕 36 周分别出现阴道出血，量少，孕期超声检查胎儿大小符合孕周，胎盘位于后壁，距宫颈内口 > 7cm。2 小时前出现少量阴道流血伴腰酸下腹痛，改变体位及休息后无法缓解，少于平时月经量，无头晕眼花，无恶心呕吐，遂来院急诊，至急诊时又出现阴道流血约 100ml。

既往史、个人史、家族史 未见异常。

体格检查 T 36.5℃，P 89 次 / 分，R 20 次 / 分，BP 115/69mmHg。心肺听诊未见异常，腹软，肝区无压痛，肾区无叩痛，腹部无压痛、反跳痛，肠鸣音 3 次 / 分。

产科检查 宫高 31cm，腹围 102cm。宫缩间隔 10 分钟，持续 10 秒，质弱，间歇期子宫质地也较硬，胎心左下腹，胎心率 125 次 / 分，阴道检查宫口未开，容受 60%。超声未做。

辅助检查 入院即行 NST 见频发晚期减速。立即术前准备紧急剖宫产，术中见切口下方及胎盘后均见血块，胎盘剥离约 1/2。胎儿评分 1 分钟 9 分，5 分钟 9 分。

> **专家点评**
>
> 患者突发无诱因下腹痛伴阴道流血，需考虑前置胎盘、前置血管破裂、胎盘早剥等可能。患者既往查胎盘位置正常，腹痛于休息时无缓解，且宫缩疼痛间歇期子宫张力较高，高度怀疑胎盘早剥可能。在 10%～20% 的胎盘早剥中，患者只表现为早产临产，没有阴道出血或出血很少。这些病例称为"隐匿性剥离"。早剥的体征和症状偶尔出现在子宫迅速减压后，如羊水过多胎膜突然破裂后或双胞胎中一胎分娩后。早剥的体征和症状也可能出现于母亲腹部创伤或机动车辆撞击后。在这些情况下，胎盘早剥常发生在 24 小时内，而且常常情况严重。严重早剥可导致 DIC。DIC 出现于 10%～20% 伴有死胎的严重早剥病例中。因此，遇到产前出血的孕妇，首先需要评估的是母体及胎儿安全，母亲生命体征尚平稳，需要立即评估胎儿安全，胎儿安全评估最迅速的方法是胎心监护，超声对胎儿的即时情况评估不如胎心监护，且对后壁胎盘早剥的漏诊率极高。此患者胎心监护提示频繁晚期减速，说明胎盘早剥的情况已经很严重影响到胎儿的血流动力学，此时不宜保守治疗，不考虑阴道分娩等方式，应立即剖宫产终止妊娠，抢救胎儿。

（彭　婷）

第八节　子宫肌瘤变性

【概述】子宫肌瘤是女性生殖器最常见的良性肿瘤，好发于生育年龄，多无或很少有症状，常在体检时偶然发现。子宫肌瘤为实质性包块，表面光滑，质地较硬，由平滑肌细胞及结缔组织构成。肌瘤变性是指肌瘤失去了原有的典型结构，发生各种退行性变。常见的变性有：玻璃样变；囊性变；红色样变；肉瘤样变。引起孕期下腹痛的多是红色变性，红色变性多见于妊娠期或产褥期，可能与肌瘤内血供不良、肌瘤梗死、血栓形成有关，是一种较为常见的并发症，其发生率为 0.3%～2.6%。近年来由于高龄产妇增多，发病率明显升高。红色变性据报道行肌瘤剔除术病理发现有 22%～40%。但很多孕期并无临床症状。

【临床表现】患者孕前有肌瘤病史或有肌瘤而不自知。孕期多无明显症状，常在产检时发现。发生肌瘤红色变性后患者可出现明显下腹痛，持续性，有固定部位，后壁肌瘤常表现为后背痛。患者可以发热，腹膜刺激有恶心、呕吐症状。肌瘤刺激可伴有先兆早产症状。少数有疼痛或压迫症状，如压迫膀胱引起尿频尿急，子宫后壁肌瘤可引起下腹坠胀、便秘等。

【体格检查】肌瘤如位于前壁，孕中期胎儿进入盆腔在腹壁能扪及肌瘤并有压痛。治疗后压痛明显缓解。

【辅助检查】B超可协助子宫肌瘤诊断，特别是后壁肌瘤。肌瘤体积可较变性前明显增大，未变性前见单个或多发的中低回声区，变性典型可见呈囊实性回声。有发热时血常规提示白细胞升高，中性粒细胞偏移。

【诊断与鉴别诊断】

1. **卵巢肿瘤扭转**　实质性卵巢肿瘤需与带蒂浆膜下肌瘤鉴别，肌瘤囊性变需与卵巢囊肿扭转鉴别，红色变性时也易混淆，但卵巢囊肿除非扭转极少伴疼痛，超声提示附件来源可鉴别。

2. **子宫腺肌瘤**　子宫腺肌病多有痛经史，子宫多呈均匀增大，B超可协助诊断，有时合并腺肌瘤或两者并存无法区分，腺肌瘤不会发生红色变性，孕期不会疼痛。

3. **宫颈癌**　不规则阴道流血为主要表现，颈管内癌块多边界不清，超声血供丰富，可借助于宫颈细胞学刮片检查、HPV、阴道镜等鉴别。

4. **浆膜下子宫肌瘤蒂扭转**　少见，较变性少见，带蒂肌瘤发生扭转，症状可能与红色变性相似，存在腹痛、诱发宫缩等症状，超声或磁共振有助于鉴别。必要时需手术治疗。

【临床处理】子宫肌瘤红色变性目前保守治疗成功率高。应用广谱抗生素治疗后症状多能缓解，局部压痛消失，体温恢复正常。避免在妊娠期间行子宫肌瘤切除术。极少情况下，为了处理急腹症或梗阻，需在产前行有蒂纤维瘤或浆膜下纤维瘤的子宫肌瘤切除术。而红色变性极少需要手术治疗。如腹痛剧烈，可应用乙酰氨基酚止痛。

【病例介绍】

患者，女性，28岁，因"停经20周，左下腹痛4小时"入院。入院时间2013年5月1日。

生育史 0-0-0-0。

现病史 患者月经规律，末次月经2012年12月5日，预产期2013年9月12日。末次月经孕35天尿hCG阳性，孕12^{+5}周建卡时胎儿符合孕周大小，腹部超声提示子宫左前壁向外突中低回声区35mm×33mm×29mm。孕4个月自觉胎动。入院前4小时孕妇出现左下腹持续性疼痛，右侧卧位稍有缓解，无放射痛，遂至急诊住院。

既往史 未见异常。

体格检查 T 37.7℃，P 102 次 / 分，R 20 次 / 分，BP 120/80mmHg。发育正常，营养良好，全身皮肤巩膜无黄染，心肺听诊未见异常，腹软，左下腹扪及突起包块，约 5cm 大小，压痛，无反跳痛，肝区无压痛，肾区无叩痛，Murphy 征（－）。宫高脐耻之间，腹围 85cm，胎位头位，胎心率 145 次 / 分，骨盆外测量正常。

辅助检查 血常规白细胞 $15×10^9/L$，尿常规、肝功能、肾功能、凝血功能均正常。B 超提示子宫左前壁向外突中低回声区 55mm×40mm×34mm，内部回声不均，可见片状无回声，右后壁肌层低回声区 19mm×18mm×14mm。

治疗措施 抗生素治疗后疼痛渐缓解，治疗 10 天停药出院。

专家点评 患者既往无子宫肌瘤病史，孕 12^{+5} 周产检发现子宫左前壁突发中低回声。现左下腹痛持续性，且与肌瘤位置相符，肌瘤部位有压痛，B 超提示肌瘤较前增大，血白细胞增高，体温高于正常。因此符合子宫肌瘤变性诊断。子宫肌瘤变性通常由纤维样变性引起，极少数情况下由肌瘤扭转引起。纤维瘤的快速生长可导致血流灌注相对减少，从而造成缺血、坏死（红色样变）及前列腺素的释放。需要鉴别的是子宫肌瘤蒂扭转，有蒂的纤维瘤具有发生扭转和坏死的风险，但这比变性少见得多。患者腹部肌瘤压痛，但并不活动，且超声也不符合带蒂肌瘤表现。目前对于肌瘤变性的处理以保守治疗为宜。本患者经抗生素治疗后好转出院，需告知有复发可能。如肌瘤未梗阻产道，分娩方式并不推荐行剖宫产。如有产科指征需剖宫产，是否同时行子宫肌瘤切除术需结合子宫收缩情况、肌瘤部位、大小、数目等综合考虑，避免手术创面过大导致严重出血的风险。

（彭　婷）

第九节　卵巢囊肿蒂扭转

【概述】卵巢囊肿扭转是妇科急诊手术的第五大常见原因，发病率约为 2.7%。扭转后轻者短时间内可自行缓解，重者可出现破裂、出血、休克甚至死亡。卵巢囊肿扭转多见于体积中等大小、带蒂、活动度良好的肿瘤，扭转发生时间与月经周期无关。随着辅助生殖技术的开展，卵巢囊肿扭转还常见于卵巢过度刺激综合征人群。妊娠合并良性肿瘤以成熟囊性畸胎瘤及浆液性囊腺瘤居多，占妊娠合并卵巢肿瘤的 90%，恶性者以无性细胞瘤及浆液性囊腺癌为多。

【临床表现】 最主要的临床表现是急性发作中重度盆腔痛。有腹膜炎体征，扭转的附件可产生腹膜炎，引起腹肌紧张伴扭转侧压痛。若扭转破裂后可出现活动性出血可发生低血压、心动过速等休克表现。急性扭转后静脉回流受阻，瘤体血管破裂，腹膜刺激后患者可伴随出现恶心呕吐。若并发感染时可出现发热和白细胞升高。

【体格检查】 妇科检查：非妊娠期检查下腹部有中等大小、活动的附件肿块，压痛明显。妊娠期由于胎儿遮挡，难于发现包块。局部附件区有压痛，易误诊。

【辅助检查】

1. 血或尿妊娠试验，孕早期首先需监测血或尿 hCG 以除外异位妊娠。

2. 超声检查、MRI、CT 可能有助于描述盆腔肿块的性质，测量肿块大小，描述肿块与周围邻近器官的关系。

3. 肿瘤血清学标志物检测可以评测良恶性。

【诊断与鉴别诊断】 卵巢扭转的确诊是通过术中直接看到卵巢扭转。术前诊断主要根据临床诊断（结合症状、体征和超声检查结果）作出的。存在急性盆腔痛和附件肿块且具有与扭转一致的超声学所见，并且排除了异位妊娠、输卵管卵巢脓肿和阑尾炎之后，可以作出卵巢扭转的推定诊断。其他发现，如恶心、发热和检查时盆腔压痛也可进一步支持诊断。

【鉴别诊断】

1. **异位妊娠** 宫内妊娠的超声证据可降低异位妊娠的可能性，异位妊娠和卵巢扭转患者都可能有盆腔痛、附件肿块和恶心。然而，卵巢扭转中，疼痛发作后通常很快出现恶心。另外，异位妊娠通常会与阴道出血相关，而扭转通常不会。

2. **卵巢囊肿破裂** 破裂往往伴随腹腔积血或盆腔内游离液体的超声证据，扭转也可能可见游离液体。此外，囊肿破裂的典型病史是有腹部撞击或性交史。

3. **卵巢输卵管脓肿** 多有长期低热和下腹痛病史，起病时发热，腹痛，白细胞升高，感染症状明显。超声提示囊块多腔性。与卵巢囊肿扭转不同。

4. **妊娠合并阑尾炎** 阑尾炎也可伴有盆腔痛、发热、恶心等表现，阑尾炎腰大肌实验阳性，通过患者的症状、对疼痛进行定位的体格检查和有无特征性影像学检查结果来鉴别。

5. **肾盂输尿管结石** 突发下腹痛，可伴尿频、尿急、血尿，疼痛为绞痛，有时不伴尿路刺激症状不易鉴别，需要超声辅助诊断，阿托品治疗症状可缓解。而卵巢囊肿扭转不会。尿常规常见血尿。

【临床处理】

妊娠期卵巢扭转的治疗与非妊娠期相同。首先明确扭转囊肿性质。治疗卵巢扭转的主要方法是迅速进行手术评估以保留卵巢功能和防止其他不良影响（例如，出血、腹膜炎和粘连形成）。

1. 期待疗法 仅适用于病情稳定的怀疑是生理性囊肿的情况。生理性囊肿如黄素化囊肿、卵泡囊肿多发生于排卵期或黄体期，有时不全扭转可自然复位，患者急腹症状随之逐渐缓解，可予期待治疗，密切随访病情变化，随访血红蛋白有无进行性下降，超声检查盆腹腔积液是否增多。

2. 手术治疗 如卵巢畸胎瘤、子宫内膜异位样囊肿等良性卵巢囊肿发生扭转时，常引起患者剧烈腹痛及腹膜炎，囊肿扭转明确诊断后需尽快行急诊手术，术中如扭转时间短、无血栓形成征象，可在解除扭转后保留附件。如怀疑有血栓形成时，在复位扭转附件前，先钳夹扭转组织根部，以防血栓脱落。

3. 恶性卵巢肿瘤扭转 如怀疑为恶性肿瘤扭转破裂，先送病理检查，然后根据孕周及术前准备情况决定是否同时行卵巢减灭术和剖宫产术，必要时二次手术。

【病例介绍】

患者，女性，30 岁，因"停经 16^{+6} 周，右下腹痛 2 小时"入院。入院时间 2016 年 5 月 28 日。

生育史 1-0-2-1，足月顺产史。

现病史 平素月经规律，7/30，经量正常，无痛经。LMP：2016-1-30。量同既往经量，停经 40 天验尿 hCG 阳性，预产期 2016 年 11 月 7 日。2 小时前下蹲起身后突发右下腹剧痛，伴呕吐一次，无阴道流血，无血尿，改变体位后无缓解，遂至急诊。既往体检发现右卵巢囊肿约 4cm 大小。

体格检查 T 37.5℃，P 102 次 / 分，R 20 次 / 分，BP 105/54mmHg。发育正常，营养良好，全身皮肤巩膜无黄染，心肺听诊未见异常，全腹肌紧张，右下腹压痛明显，无反跳痛，肝区无压痛，肾区无叩痛，Murphy 征（－）。子宫软，无宫缩。

辅助检查 血常规：白细胞 14.74×10^9/L，N 87%。B 超提示胎儿发育符合孕周，胎心胎动见，右侧盆腔低回声区 54mm×23mm×51mm，卵巢来源可能大，张力欠佳，盆腔少量积液。

治疗措施 抗生素治疗并积极术前准备，患者疼痛无缓解迹象，予行剖腹探查见右卵巢扭转 360°，局部组织坏死，予行右侧附件切除术。术后予保胎，抑制宫缩治疗。

专家点评

患者下蹲起身后突发右下腹痛，伴呕吐，疼痛特点为持续性，不伴阴道流血，改变体位无缓解，体检全腹肌紧张，右下腹压痛明显，无反跳痛。需要与引起下腹痛的疾病相鉴别。患者下腹痛非阵发性，无阴道流血，查体子宫软，不支持先兆早产诊断；而阑尾炎多伴有发热，可进行腰大肌试验鉴别；此外肾盂输尿管结石也常突发下腹痛，伴恶心呕吐，肾区有叩击痛，尿常规有血细胞，超声可帮助鉴别。本患者既往有右卵巢囊肿病史，超声提示卵巢来源盆腔包块、盆腔积液。盆腔超声检查推荐作为疑似卵巢扭转患者的一线影像学检查。对于孕期卵巢囊肿蒂扭转，妊娠患者扭转的治疗与非妊娠患者相似，但从技术上而言可能更加困难。孕早中期可行腹腔镜手术评估以保留卵巢功能和防止其他不良影响。孕晚期如疼痛无法缓解，因腹腔镜难度大需要进行剖腹探查术。至于行扭转复位还是切除术要根据术中卵巢坏死情况决定。对于大多数绝经前的卵巢扭转患者，推荐行扭转矫正术和保留卵巢而非输卵管卵巢切除术。但要严密观察术后出现的腹膜炎、卵巢坏死等可能。此患者扭转严重，且已局部坏死，有指征进行右侧附件切除术。

（彭　婷）

第十节　妊娠剧吐

【概述】妊娠早期出现，频繁恶心呕吐，不能进食，排除其他疾病引发的呕吐，伴有孕妇脱水、电解质紊乱及酸中毒，需住院输液治疗者，称为妊娠剧吐，发生率 0.5%～2%。

【临床表现】停经 40 天左右出现食欲缺乏、轻度和中度的恶心呕吐，同时伴有头晕、嗜睡、乏力、心慌等症状，称为早孕反应，早孕逐渐加重直至频繁呕吐不止不能进食，呕吐一般发生在妊娠 4～6 周，高峰期为妊娠 8～10 周，以后缓解，呕吐可发生在一天任何时间，早晨严重，进食可诱发呕吐，呕吐物开始为胃内容物，以后可为胆汁或咖啡样物质。严重呕吐者引起脱水及电解质紊乱，动用体内脂肪，其中间产物丙酮积聚，引起代谢性酸中毒。体重较妊娠前减轻 ≥5%，主要表现为面色苍白，皮肤干燥，眼球下陷，脉搏细数，尿量减少，严重时血压下降，引起肾前性急性肾衰竭。酸碱平衡失调包括酮症酸中毒和低氯性碱中毒。一些孕妇会出现暂时的肝功能异常。近年研究发现妊娠剧吐患者常存在促甲状腺素的抑制状态，如无甲状腺本身疾病证据，一般不诊断为甲状腺功能亢进。

【诊断】

根据病史、临床表现及妇科检查，其诊断至少应包括每天呕吐 ≥ 3 次，尿酮体阳性，体重较妊娠前减轻 ≥ 5%。

实验室检查有助于妊娠剧吐的诊断。

1. **尿液分析**　尿量、尿比重、酮体，注意有无蛋白尿及管形尿。

2. **血液检查**　血常规检查，包括红细胞计数、血红蛋白含量、血细胞比容、全血及血浆黏度，了解有无血液浓缩；血气分析测定血液 pH、二氧化碳结合力等，了解酸碱平衡情况；血电解质，包括血钾、血钠、血氯等；肝肾功能、凝血功能情况。

3. **必要时行眼底检查及神经系统检查**　孕妇出现精神神经症状，如遗忘、定向障碍、意识模糊、谵妄、昏迷、震颤、共济失调及维生素 B_1 缺乏引起的其他神经症状，提示可能并发 Wernicke 脑病。

【鉴别诊断】

1. **妊娠合并急性胃肠炎**　孕妇常有饮食不当，或食入生冷变质、不洁食物，表现为恶心、呕吐、腹痛、腹泻、发热，大便次数增加，大便常规检查及粪培养可阳性，血白细胞计数可正常或异常。

2. **葡萄胎**　葡萄胎系妊娠后胎盘滋养细胞增生、间质水肿，而形成大小不一的水泡，超声提示无妊娠囊或胎心搏动，宫腔内充满不均质密集状或短条状回声，呈落雪状，也可表现为妊娠剧吐，出现时间一般比正常妊娠早，症状重且持续时间长，未及时纠正可导致水电解质紊乱，两者可通过超声鉴别。

3. **妊娠合并急性胰腺炎**　妊娠期急性胰腺炎主要表现为突然发作的持续性上腹疼痛，可放射至腰背肩部，可伴恶心呕吐、腹胀、发热等，但常伴血淀粉酶或脂肪酶升高，≥正常值上限 3 倍，超声提示胰腺体积弥漫性增大，实质结构不均匀等。

4. **妊娠合并病毒性肝炎**　可有恶心呕吐、上腹不适等消化道症状，但可伴全身不适、酸痛、畏寒、发热等流感样症状，血清肝炎标志物检测阳性，常伴肝功能异常，查体可见皮肤巩膜黄染，肝脾大，超声检查可有肝脏缩小、肝硬化等表现。

5. **妊娠合并急性阑尾炎**　妊娠合并急性阑尾炎也可表现为恶心呕吐、腹泻等消化道症状，妊娠早期因阑尾位置尚未发生明显改变，多伴有转移性右下腹痛，查体可有麦氏点压痛、反跳痛和肌紧张，孕中晚期由于子宫增大导致阑尾移位，常无典型的转移性右下腹痛，疼痛可位于右侧腰部。查血常规提示白细胞升高，核左移，超声检查可发现肿大的阑尾。

【临床处理】

妊娠剧吐的治疗包括饮食、精神心理治疗、药物治疗及并发症治疗。原则为对症、止吐、支持治疗。

1. **饮食**　改变饮食习惯，不食引起恶心呕吐食物，多食易消化吸收的清淡食物，少食油腻食物。

2. **药物治疗**　妊娠剧吐患者应住院治疗，禁食，根据化验结果，明确失水量及电解质紊乱情况，酌情补充水分和电解质，每天补液量不少于3000ml，尿量维持在1000ml以上，补液中加入氯化钠、维生素C，给予维生素 B_1 肌注。营养不良者，静脉补充氨基酸、脂肪乳。一线止吐用药为维生素 B_6 或维生素 B_6- 多西拉敏复合制剂。一般经上述治疗 2～3 天，病情多可好转，孕妇可在呕吐停止后，尝试少量多次进食，逐渐增加进食量，同时调整补液量。

3. **精神心理治疗**　对精神情绪不稳定孕妇，给予心理治理，解除思想顾虑。

4. 出现下列情况危及孕妇生命时，考虑终止妊娠：经上述处理，病情无改善，并持续出现黄疸，体温在38℃以上，心率≥120次/分，持续蛋白尿，合并 Wernicke 脑病。

【病例介绍】

患者，女性，28岁，因"停经10周，反复恶心、呕吐2周"来诊。

生育史 0-0-0-0。

现病史 平素月经尚规律，LMP2015 年 11 月 1 日，患者停经 40 天时自测妊娠试验阳性，孕 50 天时出现早孕反应，恶心、呕吐、厌食，每天呕吐 3 次，进食后呕吐明显，1 周前上述症状加重，出现持续性呕吐，进食即吐，伴头晕、乏力，尿量减少，前来就诊，查尿酮体＋＋＋，拟"妊娠剧吐"收入院。发病以来饮食、睡眠欠佳，无阴道流血、无阴道排液、无腹痛和腹泻。

既往史 既往未见异常。

体格检查 T 36.8° C，R 20 次/分，P 82 次/分，BP 95/70mmHg，精神差，倦怠，脸色苍白，全身皮肤、黏膜、巩膜无黄染，双眼睑无水肿，全身浅表淋巴结无肿大，心肺听诊无异常，全腹软，无压痛和反跳痛，子宫增大与停经月份相符，腹壁静脉无曲张，双下肢无水肿。

辅助检查 血常规：Hb 122g/L，白细胞及中性粒细胞正常范围内；尿常规：尿酮体（4＋）；B 超检查示：单胎，胚芽：32cm，原始心血管搏动（＋）。

初步诊断 ①宫内妊娠早期；②妊娠剧吐。

治疗措施

1. 完善肝肾功能、电解质、凝血功能等相关检查，记录 24 小时尿量，建议每天尿量 1000ml 以上。

2. 禁食，补液支持治疗，补液量 3000ml/d，加入葡萄糖、氯化钠、氯化钾、维生素 C、维生素 B_6、维生素 B_1 肌内注射。甲氧氯普胺止吐对症治疗。

3. 随访超声检查，了解胎儿发育情况。

4. 密切监测孕妇生命体征，预防并发症。

5. 经积极治疗 1 周后，症状缓解，尿酮体转阴性，正常进食，予出院门诊随访。

专家点评 该患者根据病史和检查，可明确诊断为妊娠剧吐。妊娠剧吐时，由于丢失大量胃液，容易出现低钾、低钠和代谢性碱中毒，因此需要密切随访血电解质、血酮体以及血气分析。对症支持治疗除了补充能量外，补充氯化钾和氯化钠也很重要。止吐药物的选择，一线药物为维生素 B_6- 琥珀酸多西拉敏复合物（组胺 H_1 受体拮抗剂），或者单独维生素 B_6 效果不好添加琥珀酸多西拉敏复合物。二线药物为组胺 H_1 受体拮抗剂如苯海拉明和茶苯海明片，症状仍然无法控制可选择多巴胺受体拮抗剂如甲氧氯普胺和 5- 羟色胺受体拮抗剂如恩丹司琼。对于难治性顽固性患者，过了孕早期后可使用糖皮质激素。病情严重、持续时间长的孕妇容易并发 Wernicke 脑病，对于呕吐时间长的孕妇应引起重视，尽早补充维生素 B_1。严重的妊娠剧吐需要 B 超检查排除妊娠期滋养细胞疾病或者明确有无多胎妊娠。密切随访甲状腺功能，重视妊娠一过性甲状腺功能亢进，排除和警惕甲状腺功能危象。

（胡　蓉）

第十一节　妊娠期急性脂肪肝

【概述】妊娠期急性脂肪肝是妊娠期特有疾病，发生在妊娠晚期，多见于妊娠 35 周左右的初产妇、多胎妊娠者，该病起病急骤，病情变化迅速，预后不良，死产、死胎、早产及产后出血多见，孕产妇病死率高，是妊娠晚期特有少见致命性疾病。

妊娠期急性脂肪肝（acute fatty liver of pregnancy，AFLP）病因不明，属于脂肪变性类疾病，主要病理改变是肝细胞内大量的脂肪微滴浸润，肝脏总体结构不发生改变，肝细胞肿胀，胞质内充满脂肪滴，脂肪滴微小，并且在胞质中围绕在胞核周围，HE 染色组织切片上见许多独特的空泡。

【临床表现】 临床表现不典型，起病初期仅有持续性的恶心呕吐、食欲缺乏、乏力、上腹部疼痛或头痛，有的有烦渴，数天或 1 周后出现黄疸，且进行性加重，常无瘙痒，有 1/2 以上患者可合并高血压、蛋白尿、水肿等妊娠期高血压疾病表现，少数病人无首发症状。疾病进一步发展，出现肝功能衰竭、凝血功能障碍、肾衰竭等，表现为全身出血，包括皮肤瘀点、瘀斑、消化道出血等，出现低血糖、高血氨、低蛋白血症、意识障碍、精神症状及肝性脑病、少尿、无尿，常在短期内死亡。

【诊断】

AFLP 易发生妊娠晚期，初产妇、妊娠期高血压疾病、多胎是 AFLP 的高危因素，1/2 以上的 AFLP 伴有妊娠期高血压疾病的诊断，主要根据临床表现、实验室和影像学检查结果作出 AFLP 的临床诊断。

1. **实验室检查**

（1）血常规：外周血白细胞计数升高，可达（15～30）×10^9/L，血小板降低至低于 100×10^9/L。

（2）尿液检查：尿蛋白（＋），尿胆红素（－），当出现明显黄疸，但尿胆红素阴性，是 AFLP 重要诊断依据之一。

（3）肝功能检查：血清转氨酶升高，但很少超过 300U/ml，碱性磷酸酶明显升高，血清总胆红素中度或重度升高，以结合胆红素为主，一般不超过 200μmol/L，血清白蛋白偏低，β 脂蛋白升高，但有时出现血清转氨酶的升高和黄疸不同步，称为肝酶分离，是急性肝功能衰竭的特殊表现。

（4）低血糖和高血氨：持续性重度低血糖是 AFLP 特征之一，血糖浓度常为正常的 1/2、1/3，血氨在早期可升高，在肝性脑病时可升高达正常的 10 倍以上。

（5）肾功能检查：尿酸、尿素氮、肌酐升高，尤其尿酸升高与肾功能改变不成比例，有时高尿酸血症可在 AFLP 临床发作前就存在。当肝功能和肾功能同时异常时，称"肝肾综合征"，是病情严重的表现。

（6）凝血功能检查：凝血酶原时间延长，部分凝血活酶时间延长，纤维蛋白原减少。

2. **影像学检查** 超声检查可见肝脏大小无明显改变或稍缩小，回声强弱不均，呈雪花状，有典型脂肪肝表现。CT 及 MRI 检查可显示肝内多余的脂肪，肝实质呈均匀一致的密度减低，CT 检查提示大片的肝脏密度降低，可以用脾脏作为参照，当肝脏脂肪变性时，肝密度低于脾脏，当肝细胞仅有脂肪小滴浸润，无肝细胞变性时，密度高于脾脏。

3. 组织学检查 肝脏组织活检是唯一确诊的方法，肝脏穿刺早期特征以油红脂肪染色证明肝细胞内空泡为脂滴，重症者肝穿组织学表现为肝细胞广泛坏死，小叶结构破坏。胎盘的组织学无明显特征性异常。

【鉴别诊断】

1. 急性重症病毒性肝炎 肝脏衰竭是急性重症病毒性肝炎的主要表现，临床上与 AFLP 极为相似，重症病毒性肝炎的血清免疫学检查往往阳性，包括肝炎病毒的抗原和抗体检查，转氨酶极度升高，往往 > 1000U/ml；尿三胆阳性。血尿酸升高不明显，白细胞计数正常，肾功能异常出现较晚。外周血涂片无幼红细胞及点彩细胞。肝组织学检查见肝细胞广泛、大片状坏死，肝小叶结构破坏。

2. 妊娠期肝内胆汁淤积症 表现为瘙痒、转氨酶升高、胆汁酸升高、黄疸，而 AFLP 一般无瘙痒和胆汁酸升高，ICP 组织学表现为肝小叶中央毛细胆管中胆汁淤积，胎盘组织亦有胆汁沉积，而 AFLP 肝细胞主要是脂肪小滴浸润，胎盘无明显改变。

3. 妊娠期高血压疾病 AFLP 的肾曲小管上皮细胞有游离脂肪酸沉积，肾小管重吸收障碍导致水钠潴留，出现恶心、呕吐、高血压、蛋白尿、水肿等类似于妊娠期高血压疾病的表现。重度子痫前期也会出现肝功能、肾功能和凝血功能的障碍，并发 HELLP 综合征时，临床表现和实验室检查与 AFLP 十分相似。但妊娠期高血压疾病和 HELLP 综合征极少出现低血糖和高血氨，这是 AFLP 病情严重的标志，预示肝脏衰竭和预后不良。有时两者的临床表现十分类似，且两者可能同时存在，临床鉴别十分困难。

【临床处理】

治疗原则：确诊后及时终止妊娠和给予最大限度的支持治疗。

1. 产科处理 终止妊娠的方式根据实际情况决定，阴道试产：宫颈条件成熟、胎儿大小中等、已临产，估计短期内可终止妊娠者。试产过程中应注意：加强胎儿监护，若有胎儿窘迫表现，应及时终止妊娠；注意产程进展，缩短第二产程；监测孕妇状态，定期监测孕妇血糖、凝血功能；防止产后出血，分娩前尽量纠正凝血功能障碍。估计阴道分娩困难，应及时剖宫产。剖宫产需注意：术前检查孕妇凝血功能，有异常及时纠正；术中大出血，经宫缩剂等保守治疗无效，及时行全子宫切除术；产后抗感染治疗；术后止痛、镇静治疗。

2. 纠正凝血功能　①输注血制品及凝血物质：新鲜冰冻血浆、血小板、凝血酶原复合物、纤维蛋白原、低温冷沉淀；②维生素 K_1 40mg im qd；③防止胃肠道出血：胃肠道凝血酶冻干粉、去甲肾上腺素。

3. 对症支持　①补充能量、纠正低血糖：暂禁食防止血氨升高，静脉补液和静脉营养为主，改饮食后低脂、低蛋白质、高碳水化合物为主；②纠正低蛋白血症：补充白蛋白（20～40g/d）；可以血浆和白蛋白交替使用。

4. 保肝治疗　首选多烯磷脂酰胆碱、葡萄糖、维生素及能量合剂，其他选择复方甘草酸苷、还原型谷胱甘肽等；降胆汁酸选择丁二磺酸腺苷蛋氨酸和熊去氧胆酸；退黄用茵栀黄、苦黄等。

5. 预防肝性脑病　口服乳果糖保持大便通畅；适当口服抗生素：抑制肠内细菌、减低胃肠道内氨等有毒物质吸收；降低血氨浓度。

6. 预防感染　选择广谱、对肝功能影响小的抗生素如三代头孢，氟康唑预防深部真菌感染；可加用丙种球蛋白，提高机体抵抗力。

7. 其他治疗　①糖皮质激素短期使用可保护肾小管上皮：氢化可的松 200～400mg 静脉滴注每日 1 次，或者甲泼尼龙 40～80mg 静脉滴注每日 1 次；②人工肝系统血浆置换：清除有害物质，为肝细胞再生创造内环境；③肝移植：一切治疗无效，可考虑肝移植。

【病例介绍】

患者，女性，34 岁，因"G_1P_0 孕 36^{+1} 周，上腹痛伴恶心、呕吐 2 天"就诊。

生育史 0-0-0-0。

现病史 平素月经规律，LMP 2013 年 5 月 23 日，停经 35 天时测妊娠试验阳性，早孕反应轻，孕 5 个月感胎动至今。孕期未行唐氏筛查和 B 超筛查，糖耐量正常。孕期无头痛、视物模糊和皮肤瘙痒。2 天前无明显诱因出现上腹部隐痛，伴恶心、呕吐，呕吐物为胃内容物，无发热，今日来院就诊，拟"G_1P_0 孕 36^{+1} 周未临产，腹痛待查"收入院。起病以来饮食、睡眠欠佳，大、小便正常，无阴道流血，无阴道排液。

既往史 既往未见异常。

体格检查 T 37.1℃，R 20 次/分，P 90 次/分，BP 128/72mmHg，全身皮肤、巩膜轻度黄染，双眼睑无水肿，全身浅表淋巴结无肿大，心肺（－），腹膨隆，全腹软，中上腹部轻压痛，反跳痛不明显。宫高 35cm，腹围 102cm，胎心 145 次/分，10 分钟未及宫缩，腹壁静脉无曲张，无双下肢水肿。

辅助检查 血常规：白细胞 18×10^9/L，中性粒细胞88%，血红蛋白 100g/L，血小板 85×10^9/L；肝肾功能：肌酐230μmol/L，尿素氮12.6mmol/L，血尿酸560μmol/L，天冬氨酸氨基转移酶390U/L，丙氨酸氨基转移酶286U/L，乳酸脱氢酶820U/L，总胆红素175.5μmol/L，结合胆红素91.4μmol/L，钾离子（K^+）3.7mmol/L，总蛋白57.1g/L，白蛋白28.0g/L，淀粉酶44U/L。血糖2.5mmol/L。凝血功能：凝血酶原时间16秒，部分凝血活酶时间45秒，纤维蛋白原0.9g/L。肝炎标志物全套（－）；尿常规示，尿胆原弱阳性，胆红素（＋），隐血（－），尿蛋白（＋），WBC 8～10个/高倍镜，红细胞0～2个/高倍镜。B超：头位，宫内单胎。肝胆胰脾彩超：肝实质回声增强不均质改变，脂肪肝可能，胆总管未见明显扩张。

初步诊断 ①G_1P_0孕36^{+1}周，未临产，头位；②妊娠期急性脂肪肝。

治疗措施

1. 卧床休息，低脂饮食，随访血常规、凝血功能、肝肾功能、电解质、血糖，记24小时出入量。

2. 纠正凝血功能、补液、抗炎、护肝、退黄等对症支持治疗。

3. 连续胎心监护。

4. 完善术前准备后急诊行剖宫产终止妊娠。

5. 产后继续保肝对症支持治疗、纠正凝血功能异常，抗生素预防感染。

6. 产后2个月，产妇肝功能逐渐恢复正常，予出院。

专家点评

妊娠期急性脂肪肝是具有致死性的严重的妊娠期并发症，但如能早期发现、早期诊断、及时合理的产科处理，可以改善母胎结局，降低孕产妇死亡率。如未能及时识别、缺乏有效的救治和及时终止妊娠，就可能错失最佳抢救时机。

AFLP的临床表现没有特异性，大多数有恶心呕吐，也可能是乏力、食欲缺乏和黄疸，部分表现为子痫前期的类似症状，主要的诊断依据是不明原因的肝功能异常和凝血功能异常。本例患者表现为孕晚期恶心呕吐，需要与急性胃炎、急性病毒性肝炎、子痫前期和肠梗阻鉴别诊断。

目前对急性妊娠期脂肪肝尚无特效疗法，临床确诊后应及早终止妊娠，加强支持和对症治疗，包括补充新鲜冰冻血浆、保肝治疗、加强营养支持，如有感染选用敏感的抗菌药物，同时维持水、电解质和酸碱平衡，动态监测肝肾功能，一旦伴有肝肾综合征或肝功能衰竭应及时行持续性血液滤过和（或）人工肝支持治疗。经综合治疗（包括护肝治疗、纠正凝血功能障碍等），待患者各项指标和生命体征趋平稳时及时终止妊娠。如经积极治疗，病情无好转或发生胎儿窘迫，而胎儿有子宫外存活可能性时，需积极终止妊娠。

　　本例患者抢救成功的重要因素主要是及时终止妊娠和纠正凝血功能、保肝治疗。不同患者终止妊娠的方式也有所不同，对于晚期妊娠合并严重肝功能异常和凝血功能障碍，倾向于选择剖宫产，而阴道试产仅适用于已临产、宫颈条件较好、估计短期内可阴道分娩者。

（胡 蓉）

第十二节　妊娠合并急性病毒性肝炎

　　【概述】病毒性肝炎是由肝炎病毒引起、以肝细胞坏死为主要病变的传染性疾病。病毒性肝炎是妊娠妇女肝病和黄疸的最常见原因，妊娠合并病毒性肝炎发病率为 0.8% ~ 17.8%。根据病毒类型可分为甲型、乙型、丙型、丁型、戊型、庚型和输血传播型肝炎 7 个类型。

　　妊娠的任何时期都有被肝炎病毒感染的可能，其中乙型肝炎病毒感染最常见。甲型肝炎病毒及戊型肝炎病毒主要通过消化道传播，甲型肝炎病毒感染后可获得持久免疫力，母婴传播罕见，临床症状较轻，肝功能衰竭发生率低，戊型肝炎病毒极少发展为慢性肝炎，但妊娠期感染戊型肝炎病毒合并乙型肝炎病毒，易发生重型肝炎。乙型病毒性肝炎主要经血液传播，但母婴传播是其重要途径，乙型病毒性肝炎在妊娠期更容易进展为重型肝炎。丙型肝炎病毒主要通过输血、血制品、母婴传播等途径传播，重型肝炎少见。丁型肝炎病毒需伴随乙型肝炎病毒存在。

　　妊娠合并病毒性肝炎病情复杂化，重症肝炎是我国孕产妇死亡的主要原因之一；同时对胎儿也产生一定的影响，围产儿患病率、死亡率增高；流产、早产、死产和胎儿畸形发病率增高；而且胎儿可通过垂直传播而感染肝炎病毒，尤以乙肝病毒的母婴垂直传播率为高，围产期感染的婴儿容易成为慢性携带状态，以后更容易发展为肝硬化及原发性肝癌。

　　【临床表现】可表现为身体不适、乏力、食欲减退、畏寒、发热、肌肉酸痛等流感样症状，恶心呕吐、腹部不适、右上腹疼痛、腹胀、腹泻等消化道症状，也可表现为黄疸、肝区叩痛和肝脾大等。

【诊断】

结合病史、临床表现和实验室检查进行诊断。妊娠期病毒性肝炎诊断较非孕期困难，许多患者无病毒性肝炎密切接触史、症状无特异性、无明显体征，仅在产前检查时发现实验室检查结果异常而诊断。

病史包括：有与病毒性肝炎患者密切接触史、6 个月内接受输血史、注射血制品史等。

实验室检查：血清病原学检测、肝功能检查、影像学检查等。肝功能检查主要包括 ALT、AST 等，其中 ALT 是反映肝细胞损伤程度最常用的敏感指标，1% 肝细胞坏死时，ALT 水平可升高 1 倍，总胆红素升高在预后评估上较 ALT、AST 更有价值。"胆酶分离"即胆红素持续上升而转氨酶下降，提示重型肝炎的肝细胞坏死严重，预后不良。影像学检查主要是超声检查，观察肝脏大小、有无肝硬化表现、有无腹腔积液以及有无肝脏脂肪变性等，必要时行磁共振检查。

1. **妊娠合并甲型肝炎**　症状与非孕妇者相同，发病较急，除有消化道症状及黄疸外，血清学检查中抗 HAV-IgM 阳性则可确诊。

2. **妊娠合并乙型肝炎**　表现为恶心、呕吐及乏力、黄疸等，起病急，血清 ALT 升高。血清病原学指标为：乙型肝炎表面抗原（HBsAg）阳性是 HBV 感染的特异性指标，其滴度与乙型肝炎传染性强弱有关，可用于预测抗病毒治疗效果；乙肝表面抗体（HBsAb）是保护性的抗体；乙肝 e 抗原（HBeAg）：在 HBV 感染肝细胞进行病毒复制时产生，提示存在大量病毒的标志，滴度高低反映传染性的强弱，若 HBeAg 存在时间超过 12 周，将被视为 HBV 慢性感染；乙肝 e 抗体（HBeAb）：一般当 HBeAg 在血中消失，而后出现抗 HBe，提示病毒复制减少，传染性降低，病情多渐趋稳定；核心抗体（HBcAb）：阳性提示血清中病毒颗粒减少或消失，多见于感染早期或慢性感染的活动期：乙肝病毒 DNA（HBV-DNA）：观察抗病毒药物疗效和判断传染性大小。

乙型病毒型肝炎又可分为急性肝炎和慢性肝炎。急性肝炎病程在 24 周之内，分为急性无黄疸型肝炎和急性黄疸型肝炎，前者起病相对较慢，易被忽视；后者起病急，常在消化道症状出现后 1 周皮肤黏膜出现黄染、瘙痒，大便颜色变浅，小便呈茶水状。

3. **妊娠合并丙型肝炎**　单项 HCV 抗体阳性多为既往感染。

4. **妊娠合并丁型肝炎**　HDV 是一种缺陷的嗜肝 RNA 病毒，需依赖 HBV 存在而复制和表达，需同时检测血清中 HDV 抗体和乙肝两对半。

5. **妊娠合并戊型肝炎**　HEV 抗原检测困难，抗体出现较晚，在疾病急性期有时难以诊断，需反复检测。

6. 重型肝炎的诊断 ①消化道症状严重，表现食欲极度减退，频繁呕吐、腹胀，出现腹水；②血清胆红素 ≥ 171μmol/L（10mg/dl），或每天升高 ≥ 17.1μmol/L（1mg/dl），或黄疸迅速加深；③凝血功能障碍，全身出血倾向，凝血酶原时间明显延长，较正常值延长 0.5～1 倍甚或更长；④肝脏缩小，出现不同程度的肝性脑病，严重者可出现肝臭；⑤肝性脑病；⑥肝肾综合征。

【鉴别诊断】

1. 妊娠剧吐引起的肝损害 妊娠早期反复呕吐和长期饥饿，可出现肝功能受损，病情好转后，肝功正常，病毒学标志有助于鉴别。

2. 妊娠期急性脂肪肝 为妊娠晚期特有的疾病，表现为急性肝细胞脂肪变性所引起的肝功能异常和凝血功能障碍，多见于妊娠 35 周左右，以初产妇居多，早期表现与肝炎相似，病情进展快，发展为急性肝功能衰竭表现为凝血因子缺乏、出血倾向、尿素水平明显上升、少尿、低血糖、高血氨、DIC、肝性脑病、昏迷和休克，一般肝炎标志物检查阴性，肝脏穿刺有助于明确诊断。

3. 妊娠期高血压疾病引起的肝损害 在高血压、蛋白尿及肝功能受损的基础上合并肝损害。HELLP 综合征是妊娠期高血压疾病并发肝损害的一种严重并发症，往往是在妊娠期高血压疾病的基础上伴有溶血、肝酶升高和血小板降低三大特征，妊娠结束后病情迅速缓解。

4. 药物性肝损害 孕妇因服药发生肝损害及黄疸较非孕期多见。药物性肝损害均有服药史而无病毒性肝炎史，服药后迅速出现黄疸及轻度 ALT 升高，可伴有皮疹、皮肤瘙痒。停药后多可恢复。

【临床处理】

1. 非重型肝炎 主要采用护肝、对症、支持疗法。

肝炎急性期应卧床休息，慢性肝炎及无症状病毒携带者，应适当休息。禁用对肝脏有损害的药物。饮食宜高营养、易消化的食物。每天需给大量维生素 C、维生素 K_1 及维生素 B_1、B_6、B_{12} 等。维生素 C 有增加抗感染能力、促进肝细胞再生与改善肝功能的作用，维生素 K_1 可促进凝血酶原、纤维蛋白原和某些凝血因子（因子Ⅶ、Ⅹ）合成作用。同时给予能量合剂、肌内注射维生素 E，对防止肝细胞坏死有益。常用护肝药物有：葡醛内酯、多烯磷脂酰胆碱、丁二磺酸腺苷蛋氨酸、还原性谷胱甘肽、复方甘草甜素、丹参注射液、门冬氨酸钾镁等。如有贫血或低蛋白血症者，可予适量输新鲜血、人体白蛋白或血浆。

治疗期间严密监测肝功能、凝血功能等指标。经治疗后病情好转，可继续妊娠，若治疗效果不佳、肝功能、凝血功能指标继续恶化者，应考虑终止妊娠。分娩方式以产科指征为主，但对于病情较严重者或血清胆汁酸明显升高者可考虑剖宫产。

2. 重型肝炎　除护肝、对症、支持治疗外，还需防治并发症。

（1）一般处理：正确记录血压、呼吸、脉搏及出入水量；予以低脂肪、低蛋白、高糖类流质或半流质饮食，保证热能为 1800kcal/d 以上，并予以大量维生素。

（2）护肝治疗：给予人血白蛋白促进肝细胞再生，改善低蛋白血症；肝细胞生长因子、胰高血糖素加胰岛素疗法促进肝细胞再生；选用葡醛内酯、多烯磷脂酰胆碱、腺苷蛋氨酸为主的两种以上的护肝药物。

（3）对症支持治疗：可采用新鲜冰冻血浆和冷沉淀改善凝血功能，维持水电解质平衡。必要时考虑短期使用肾上腺皮质激素。

（4）防治并发症

1）防治肝性脑病：注意饮食、排便，低蛋白、低脂肪、高糖饮食，充足维生素，保持大便通畅，酸化肠道，减少氨的吸收；肝性脑病者给予复方氨基酸、左旋多巴。

2）防治凝血功能障碍：给予维生素 K、输新鲜血或低温冷沉淀等。

3）肝肾综合征：按急性肾衰竭处理，严格限制入量，避免应用肾毒性药物，早期可渗透性利尿，晚期大剂量呋塞米，予以多巴胺扩张肾血管，监测血钾浓度，防治高血钾，必要时肾透析。

（5）防治感染：重型肝炎患者易发生胆道、腹腔、肺部等部位的细菌感染，注意无菌操作、口腔护理、会阴护理，预防感染；有计划地逐步升级使用强有力的广谱抗生素；使用丙种球蛋白增强抵抗力。

（6）严密监测病情变化：血常规、凝血功能、肝肾功能电解质等，尤其总胆红素、转氨酶、白蛋白、纤维蛋白原、肌酐等；监测中心静脉压、尿量、出入量、水电解质变化、胎儿宫内情况等。

（7）产科处理

1）妊娠早期：急性肝炎经保肝治疗好转者可继续妊娠，慢性肝炎、妊娠后肝炎加重，应在积极治疗情况下，可行人工流产术。

2）妊娠中晚期：以保肝治疗为主，尽量避免终止妊娠，加强监测肝功能、胎儿监护，定期检测胎动、胎心监护、B 超及生物物理评分等。积极防治妊娠期高血压疾病，在预产期前终止妊娠。若为重症肝炎，经保守治疗无效，且考虑妊娠本身可加重肝脏负担，应及时终止妊娠。

3）分娩期：重症感染积极治疗后，病情稳定 24 小时左右，即凝血功能、白蛋白、胆红素、转氨酶等重要指标改善，或治疗过程中出现胎儿窘迫、胎盘早剥、临产等，应终止妊娠。分娩方式宜采用剖宫产方式终止妊娠，术前行中心静脉插管，建立静脉通路，监测中心静脉压，留置导尿管，用精密尿袋测量尿量，及时发现肾衰竭并调整补液量。请新生儿科医师到场协助处理新生儿。妊娠合并重型肝炎常发生产时产后出血，术时取下腹正中切口，有利于术中出血处理及探查肝脏，必要时行子宫次全切除术，若保留子宫，术中及术后应采用足够措施减少及预防出血，如子宫动脉栓塞、B-lynch 缝合、促子宫收缩药物等应用。

4）产褥期：继续随访肝功能，加强保肝治疗，以免分娩加重肝损伤，产后应用肝脏损害较小的广谱抗生素。

【病例介绍】

患者，女性，28 岁，因"停经 36^{+2} 周，乏力、食欲缺乏 2 周，发现肝功能异常 1 天"就诊。

生育史 0-0-1-0。

现病史 平素月经尚规律，LMP 2014 年 6 月 1 日，患者停经 40 天时自测妊娠试验阳性，早孕反应轻。孕期定期产检，孕早中期未见异常。2 周前无明显诱因出现食欲差，胃纳欠佳，伴乏力，未予重视，昨日产检，查肝功能提示：ALT 1050U/ml，AST 950U/ml，总胆红素 78μmol/L，总胆汁酸 45μmol/L，拟"G_2P_0 孕 36^{+2} 周，妊娠合并肝炎"收入院。孕期胎动可，无腹痛、无阴道流血和排液。此次发病以来，饮食、睡眠欠佳，大、小便正常。

既往史 乙肝大三阳 10 年，自诉既往肝功能正常。

体格检查 T 36.5℃，R 20 次/分，HR 80 次/分，BP 118/72mmHg，全身皮肤、巩膜轻度黄染，无瘀斑、瘀点，无肝掌、蜘蛛痣，双眼睑无水肿，全身浅表淋巴结无肿大，甲床尚红润，心肺（-），腹膨隆，腹部无压痛、反跳痛，宫高 36cm，腹围 102cm，胎心 140 次/分，10 分钟未及宫缩，腹壁静脉无曲张，双下肢中度水肿，外生殖器未查。

辅助检查 肝功能提示：ALT 1550U/ml，AST 1250U/ml，总胆红素 78μmol/L，总胆汁酸 45μmol/L，白蛋白 25g／L，血糖 5.9mmol/L。乙肝病毒血清学标志物：HBsAg（+），HBcAg（+），HBeAg（+），HBV-DNA：$1.35×10^6$ 拷贝/ml。血常规示：白细胞 $4.6×10^9$/L，中性粒细胞 88%，血红蛋白 100g/L，血小板 $150×10^9$/L。凝血功能：凝血酶原时间 16.1 秒，部分凝血活酶时间 40 秒，纤维蛋白原 1.0g/L。肾功能：肌酐 240μmol/L，尿素氮 9.0mmol/L，血尿酸 280μmol/L。尿常规：尿胆红素阳性。B 超：头位，宫内单胎。肝胆胰脾彩超：肝实质回声增强不均质改变，脂肪肝可能，胆总管未见明显扩张。

初步诊断 ① G_2P_0 孕 36^{+2} 周，未临产，头位；②乙型病毒性肝炎（亚急性重型，黄疸型）。

治疗措施

1. 卧床休息，低脂饮食，监测血常规、肝肾功能、电解质、凝血功能，记 24 小时出入量。

2. 护肝、退黄治疗，维生素 K_1 预防出血。

3. 输注人血白蛋白纠正低蛋白血症；纠正凝血功能异常。

4. 完善术前准备，拟急诊行剖宫产终止妊娠。

5. 术后继续护肝、抗感染、促宫缩治疗，随访凝血功能、肝肾功能等，预防产后出血。

6. 术后转诊至重症 IUC 病房，继续内科随访。

7. 术后 2 周，肝肾功能好转出院。

专家点评　该患者产前检查发现乙肝大三阳 10 余年，孕 34 周起出现乏力和食欲缺乏，2 周后出现肝功能异常，以后病情迅速进展，出现亚急性重症肝炎的表现，诊断明确。由于妊娠期急性脂肪肝病情重、死亡率高，故需要排除妊娠期急性脂肪肝，以下几点有助于鉴别：部分病人有上腹痛，转氨酶轻度~中度升高，胆红素明显升高，有胆酶分离现象，血尿酸明显升高，低血糖和尿胆红素阴性，可有血小板减少；妊娠期急性脂肪肝经积极终止妊娠、支持治疗后，一周病情趋于稳定和好转，但重症肝炎常常恢复较慢。

处理上，病毒性肝炎与妊娠期急性脂肪肝略有不同，后者一经诊断，应迅速终止妊娠，病毒性肝炎根据孕周和病情的轻重区别对待，孕晚期胎儿有存活能力者可积极控制 24 小时后迅速终止妊娠。但围术期应激、手术出血和创伤，均可导致病情进一步加重，术前应充分评估手术风险、准备充足的血制品、术前谈话充分的知情同意。围术期积极保肝治疗，预防肝性脑病，细致地观察和随访实验室结果，补充凝血因子、新鲜冰冻血浆、凝血酶原复合物、纤维蛋白原，避免使用损害肾脏的药物，低蛋白血症以及机体免疫功能的下降，易发生感染，感染增加肝性脑病的风险，使用广谱抗生素预防感染。

（胡　蓉）

第十三节　HELLP 综合征

【概述】HELLP 综合征（hemolysis，elevated liver enzymes and low platelets syndrome，HELLP syndrome），以溶血、肝酶升高和血小板减少为特点，是妊娠期高血压疾病的严重并发症，一般出现在足月前，常危及母儿生命。HELLP 综合征的确切病因和发病机制仍不清楚，可能与自身免疫机制有关。HELLP 综合征孕妇可并发肺水肿、胎盘早剥、产后出血、弥散性血管内凝血、肾衰竭、肝包膜下血肿破裂等，因胎盘供血、供氧不足、胎盘功能减退，可导致胎儿生长受限、死胎、死产、早产。

【临床表现】常见主诉为右上腹疼痛、恶心呕吐、全身不适，有时像非特异性流感症状，少数可伴有轻度黄疸，多数患者有重度子痫前期的基本体征，约 15% 患者无高血压、蛋白尿，20% 患者有轻度高血压、蛋白尿，如凝血功能障碍严重可出现血尿、消化道出血等，查体可发现右上腹或上腹肌紧张，体重骤增、水肿。本病可发生在妊娠中期至产后数天的任何时间，产后发生 HELLP 综合征伴肾衰竭和肺水肿者，危险性更大。

【诊断】
本病表现多为非特异性症状，确诊主要依靠实验室检查。

1. **血管内溶血**　外周血涂片见破碎红细胞、球形红细胞，胆红素 ≥ 20.5μmol/L 或 1.2mg/dl，血清结合珠蛋白 < 25mg/dl。

2. **肝酶升高**　ALT ≥ 40U/L 或 AST ≥ 70U/L，LDH ≥ 600U/L。

3. **血小板减少**　血小板计数 < 100×10^9/L。

未满足上述全部实验室异常的孕妇诊断为部分性 HELLP 综合征，有可能发展为完全性 HELLP 综合征。

但是，关于 HELLP 综合征的实验室诊断标准尚未达成共识。用来界定 HELLP 综合征的常用替代标准（Mississippi 分类）为：

1. LDH 水平升高和进展性贫血证明溶血。

2. LDH 水平 > 600U/L 证明肝功能障碍，AST > 40U/L 或 ALT > 40U/L 或两者都存在，证明肝酶升高。

3. 血小板最低值低于 150×10^9/L，证明血小板减少。根据血小板减少程度再分为 I 级 HELLP 综合征：血小板最低值 ≤ 50×10^9/L；II 级 HELLP 综合征：血小板最低值 ≤ 100×10^9/L；或 III 级 HELLP 综合征：血小板最低值 ≤ 150×10^9/L。

【鉴别诊断】
1. **特发性血小板减少性紫癜（ITP）**　ITP 主要表现是皮肤黏膜出血和贫

血，系因免疫性血小板破坏过多致外周血小板减少，血小板低于 $100 \times 10^9/$L，一般血小板低于 $50 \times 10^9/L$ 才有临床症状，血小板抗体测定阳性，骨髓涂片检查发现巨核细胞正常或增多，成熟型血小板减少，但肝酶正常，无溶血表现。

2. **妊娠期急性脂肪肝**　AFLP 为妊娠晚期特有的疾病，表现为急性肝细胞脂肪变性所引起的肝功能障碍，多见于妊娠 35 周左右，以初产妇居多，临床表现可有恶心呕吐、上腹部不适，但病情重，进展快，实验室检查提示肝酶升高、血小板正常或轻度减少、低血糖、高血氨，超声提示脂肪肝，发展为急性肝功能衰竭表现为凝血因子缺乏、出血倾向、尿素水平明显上升、少尿、DIC、肝性脑病、昏迷和休克等。

3. **溶血尿毒综合征（hemolytic uremic syndrome，HUS）**　HUS 是一类原因不明的急性血管内溶血性贫血伴肾衰竭的综合征。本病累及多系统，以微血管病性溶血、急性肾衰竭和血小板减少为主要特征，前驱症状可为胃肠炎表现，但主要损伤器官为肾脏，产后常见，可见不同程度的血尿、红细胞碎片，10% 有肉眼血尿，根据突然出现的溶血性血尿、急性肾衰竭鉴别。

【临床处理】

按重度子痫前期治疗，在此基础上的其他治疗包括：

1. 有指征地输注血小板和使用肾上腺皮质激素：血小板计数 $< 50 \times 10^9/$L 且血小板迅速下降或存在凝血功能障碍时应考虑备血及血小板；$< 20 \times 10^9/L$ 时，分娩前建议输注血小板；血小板 $< 50 \times 10^9/L$ 可考虑肾上腺皮质激素治疗，妊娠期每 12 小时静脉滴注地塞米松 10mg，产后继续应用 3 次，以免出现血小板再次降低、肝功能恶化、少尿等风险。

2. **胎儿监护**　NST、B 超生物物理评分、多普勒脐动脉血流测定等。

3. **适时终止妊娠**　孕龄 ≥ 34 周或胎肺已成熟、胎儿窘迫、先兆肝破裂及病情恶化者，应立即终止妊娠；病情稳定、妊娠 < 32 周、胎肺不成熟及胎儿情况良好者，应考虑对症处理、延长孕周，通常期待治疗 48 小时，已完成糖皮质激素促胎肺成熟，然后终止妊娠。

4. **分娩方式**　HELLP 综合征可酌情放宽剖宫产指征。

5. **麻醉选择**　血小板 ≥ $80 \times 10^9/L$，无凝血功能障碍和进行性血小板计数下降，首选区域麻醉。

6. **产褥期**　产后必须仔细监护至少 48 小时，大多数患者在分娩后 48 小时内恢复。无并发症产妇在产后 4 天开始血小板计数上升，乳酸脱氢酶浓度下降，病情较重的 HELLP 综合征患者产后恢复较长。产后定期随访血常规、肝肾功能和凝血功能。

【病例介绍】

患者，女性，32 岁，因"停经 35^{+5} 周，血压升高 1 个月，中上腹痛 1 天"就诊。

生育史 0-0-0-0。

现病史 平素月经尚规律，LMP：2013 年 12 月 28 日，患者停经 40 天时自测妊娠试验阳性，早孕反应轻，孕期无正规产检。孕早中期自述未见异常。孕 32 周产检发现血压升高至 150/100mmHg，尿蛋白（－），考虑妊娠期高血压疾病住院治疗，予拉贝洛尔 50mg，每天 3 次口服降压，血压控制可出院。出院后自行监测血压。1 天前无明显诱因感中上腹疼痛，伴恶心呕吐，呕吐胃内容物，有头痛，无视物模糊，来院急诊。发病以来饮食、睡眠欠佳，大、小便正常，无阴道流血，无阴道排液。

既往史 既往未见异常。

体格检查 T 36.7℃，R 20 次 / 分，HR 88 次 / 分，BP 180/110mmHg，全身皮肤、巩膜无黄染，双眼睑无水肿，全身浅表淋巴结无肿大，甲床尚红润，心肺（－）。腹膨隆，上腹部自觉有疼痛，无压痛和反跳痛，宫高 34cm，腹围 95cm，胎心 138 次 / 分，10 分钟未及宫缩，腹壁皮肤水肿，腹壁静脉无曲张，双下肢水肿，外生殖器未查。

辅助检查 血常规示：白细胞 5.0×10^9/L，中性粒细胞 85%，血红蛋白 98g/L，血小板 45×10^9/L；肝肾功能：肌酐 250μmol/L，尿素氮 8.5mmol/L，血尿酸 360μmol/L，天冬氨酸氨基转移酶 386U/L，丙氨酸氨基转移酶 450U/L，乳酸脱氢酶 290U/L，钾离子（K^+）3.6mmol/L，总蛋白 57.1g/L，白蛋白 35.0g/L。凝血功能：凝血酶原时间 12.5 秒，部分凝血活酶时间 25 秒。肝炎标志物全套（－）；尿常规示，尿胆原（－），胆红素（＋），隐血（－），尿蛋白（＋＋＋），WBC 8～10 个 / 高倍镜，红细胞 0～2 个 / 高倍镜。B 超：头位，宫内单胎。肝胆胰脾彩超：肝胆胰脾未见明显异常。

初步诊断 ① G_1P_0 孕 35^{+5} 周，未临产，头位；②子痫前期（重度）；③ HELLP 综合征。

治疗措施

1. 卧床休息，低脂饮食，监测血糖、血常规、肝肾功能、电解质、凝血功能，备血，记录 24 小时出入量。

2. 硫酸镁解痉，佩尔降压，眼底检查。

3. 申请输血小板。

4. 完善术前准备，拟急诊行剖宫产终止妊娠。

5. 产后继续使用硫酸镁 72 小时。

6. 随访至产后 5 天，血小板正常、肝功能好转予出院。

专家点评

该患者有高血压和无诱因的中上腹疼痛，伴恶心呕吐，伴蛋白尿、血小板减少、肝酶升高、乳酸脱氢酶升高、尿酸升高、肌酐升高，故诊断首先考虑子痫前期重度、HELLP 综合征。有中上腹腹痛、伴恶心呕吐和肝酶异常，需要排除急性妊娠期脂肪肝，但该患者凝血功能正常，B 超检查肝脏未见异常，无低血糖改变和黄疸，故可能性小。中上腹腹痛伴恶心呕吐需要排除外科疾病，如急性胰腺炎、肠梗阻和急性胃肠炎。需要与其他引起血小板减少的疾病鉴别，血栓性血小板减少性紫癜常有发热和神经系统症状，伴有微血管内溶血的改变，该患者无溶血性贫血改变，无皮肤黏膜出血点和发热，故可排除。该孕妇孕周超过 34 周，有子痫发作和 HELLP，故需急诊终止妊娠。围术期建议硫酸镁使用 72 小时，预防再次子痫发作，产后随访肾功能和尿蛋白，评估预后。

（胡　蓉）

第十四节　妊娠合并神经系统疾病（脑膜炎）

【**概述**】脑膜炎是包绕脑和脊髓的组织——柔脑膜（即软脑膜和蛛网膜）的炎症性疾病，由脑脊液（cerebrospinal fluid，CSF）中的白细胞数异常所定义。脑膜由三部分组成：软脑膜、蛛网膜及硬脑膜。

细菌性脑膜炎反映的是蛛网膜以及蛛网膜下腔和脑室中脑脊液的感染。脑膜炎根据病因分为感染性和非感染性脑膜炎；根据其病程可分为急性脑膜炎和慢性脑膜炎。脑膜炎发病率低但病情进展快，病死率较高，若不及时处理预后较差。妊娠期脑膜炎较少见，其中多为结核性脑膜炎。妊娠期脑膜炎若不及时处理可致严重的母儿并发症。

一、无菌性脑膜炎

指临床及实验室检查发现脑膜炎证据，但常规细菌培养结果阴性的患者。最常见的病因是肠道病毒感染，其他病因包括其他感染（分枝杆菌、真菌、螺旋体）、脑膜外感染、药物及恶性肿瘤等。

【临床表现】无菌性脑膜炎的临床表现一般为非特异性，表现为发热、头痛、恶心和呕吐，偶伴发畏光及颈项僵硬。体格检查常常发现颈项强直的体征。由于病原体的多样性及可用的诊断工具相对有限，无菌性脑膜炎患者的诊断较为复杂。但是和细菌性脑膜炎不同的是，大部分无菌性脑膜炎患者的病程呈自限性，不经特定治疗即可缓解。

【诊断】

无菌性脑膜炎患者的诊断可能比较困难，因为潜在病原体很多，且自限性病毒感染和可能致命的细菌感染的临床表现及实验室检查结果存在重叠。

1. 仔细询问病史，应包括旅行史及暴露史，包括暴露于啮齿类 [淋巴脉络丛脑膜炎病毒（LCMV）]、蜱 [莱姆病螺旋体、落基山斑疹热（RMSF）、埃立克体属]、蚊 [西尼罗病毒（WNV）、圣路易脑炎病毒]，以及与结核病患者接触，有性生活 [单纯疱疹病毒（HSV-2）、人免疫缺陷病毒（HIV）、梅毒]，旅行（球孢子菌、管圆线虫）及与其他有类似症状或病毒皮疹（肠道病毒）的患者接触。还需要询问患者用药及其他共病情况。需特别询问患者是否使用过与脑膜炎相关的药物（例如，NSAIDs、静脉用免疫球蛋白、复方磺胺甲噁唑）。

2. 密切注意脑脊液开放压，并且应将脑脊液送检细胞计数、糖浓度、蛋白浓度及病毒培养或病毒特异性抗原或核酸，以及细菌培养。依据临床表现决定是否应进行额外的检查（例如，真菌及分枝杆菌培养）。可选择观察或根据脑脊液检查情况对症治疗。

3. 不确定是病毒性还是细菌性脑膜炎时，推荐在获得血和脑脊液培养物之后进行经验性抗生素治疗或观察，并在 6 ～ 24 小时后重复腰椎穿刺。如果患者症状改善且培养结果阴性，一般可以停用抗生素，并且不进行再次腰椎穿刺。

二、有菌性脑膜炎

【临床表现】急性细菌性脑膜炎的典型三联症包括发热、颈项强直和精神状态改变，但相当一部分患者不具备所有这 3 项特点。大多数患者有高热，体温高于 38℃，但一小部分患者为低体温。头痛是常见表现，常常是重度且呈泛发性，不容易与平常的头痛相混淆。在许多细菌性脑膜炎患者中，缺乏 1 项或多项病史（发热、颈强直和精神状态改变）或体格检查（颈项强直）中的典型发现。

除了这些典型表现外，细菌性脑膜炎患者也可出现若干其他表现（神经系统和非神经系统表现），有些表现可能提示存在某一特定细菌病因：①神经系统并发症如癫痫发作、局灶性神经功能缺损（包括脑神经麻痹）和视盘水肿，可能在病程的早期或晚期出现；②脑膜炎奈瑟菌，可引起特征性的皮肤表现，如瘀点和可触及性紫癜；③李斯特菌脑膜炎患者在感染病程早期发生癫痫发作和局灶性神经功能缺损的倾向增加，并且部分患者可能表现为菱脑炎（脑干脑炎）综合征 [表现为共济失调、脑神经麻痹和（或）眼球震颤] 等。

【辅助检查】

1. **实验室检查**　常规的血液检查意义不大。白细胞计数往往升高，伴转为不成熟形态；但是，严重的感染可引起白细胞减少。血小板计数也可能减少。白细胞减少和血小板减少与不良结局之间存在相关性。

2. **血培养**　对于所有患者，在使用抗生素之前，若不能获得脑脊液，血培养是有帮助的，因此在开始抗生素治疗之前应该获取 2 套血培养。有 50% ~ 90% 的细菌性脑膜炎患者血培养结果为阳性。

3. **腰椎穿刺术（LP）+ 脑脊液分析**　每一例疑似脑膜炎的患者均应获取脑脊液进行检查，除非存在 LP 的禁忌证。当临床发现强烈提示脑膜炎时，脑脊液分析（包括革兰染色和培养）可有助于区分是细菌性还是病毒性感染。正常脑脊液蛋白值小于等于 500mg/L，脑脊液葡萄糖与血清葡萄糖比值高于 0.6，白细胞数 < 5 个 /μl，且乳酸浓度 < 3.5mol/L。细菌性脑膜炎患者通常的脑脊液发现是白细胞计数为 1000 ~ 5000/μl（范围为 < 100 ~ > 10 000），伴中性粒细胞所占比例通常 > 80%，蛋白为 1000 ~ 5000mg/L，葡萄糖 < 2.2mmol/L（伴脑脊液葡萄糖与血清葡萄糖比值 ≤ 0.4）。

4. **LP 之前进行 CT 扫描的适应证**　当存在以下 1 项或多项危险因素时，应该在 LP 之前进行头部 CT 扫描：①免疫功能受损状态（如 HIV 感染、免疫抑制治疗、实体器官移植或造血干细胞移植）；② CNS 疾病病史（占位病变、脑卒中或局灶性感染）；③新发癫痫发作（就诊前 1 周内）；④视盘水肿；⑤意识水平异常；⑥局灶性神经功能缺损。

5. **革兰染色**　怀疑存在细菌性脑膜炎时，均应进行革兰染色。其优势在于，在培养结果可获得之前的 1 天或更早就可提示细菌病因学。

【诊断与鉴别诊断】

1. **诊断**　患者可有近期接触脑膜炎患者病史，出现发热、头痛、颈项强直和精神状态改变等表现，血培养多为阳性，脑脊液检查对诊断有重要意义。

2. **鉴别诊断**　根据患者临床表现需与偏头痛、颅内占位等引起颅内高压病变、脑炎等鉴别，同时细菌性脑膜炎需与无菌性脑膜炎等其他病原体引起的脑膜炎鉴别。

【临床处理】

1. **一般处理**　细菌性脑膜炎是医疗急症，必须立即采取措施以确定具体病因并开始有效治疗。对细菌性脑膜炎的抗生素治疗有3条基本要求：使用对感染微生物有效的杀菌药物、使用能进入脑脊液（CSF）的药物以及使用具有最佳药物效应动力学的药物。

2. **经验性抗生素治疗**　在获取脑脊液（CSF）或腰椎穿刺（LP）被推迟时，必须立即选择经验性抗生素治疗。

（1）对于无已知免疫缺陷且肾功能正常的患者，在得到培养和药敏试验结果之前，应按以下方案给予经验性治疗：头孢曲松2g静脉给药，每12小时一次，或头孢噻肟2g静脉给药，每4～6小时一次，加万古霉素15～20mg/kg静脉给药，每8～12小时一次。

（2）细菌性脑膜炎的经验性治疗必须覆盖革兰阳性和革兰阴性（如肺炎克雷伯杆菌和铜绿假单胞菌）病原体。对于肾功能正常患者，适当的治疗方案是：万古霉素15～20mg/kg静脉给药，每8～12小时一次，加头孢他啶2g静脉给药，每8小时一次，或头孢吡肟2g静脉给药，每8小时一次，或美罗培南2g静脉给药，每8小时一次。

（3）对β-内酰胺类药物过敏：对β-内酰胺类药物严重过敏且肾功能正常的患者，经验性抗生素覆盖治疗方案如下：万古霉素15～20mg/kg静脉给药，每8～12小时一次，加莫西沙星400mg静脉给药，一天1次。

3. 使用抗生素过程中需监测血药浓度，尽量减少对胎儿影响，如妊娠前3个月期间尽量避免使用链霉素等有明显致畸作用的抗生素，同时告知孕妇及家属可能后果。当有指征时，应在给予首剂抗生素之前不久或同时使用辅助性地塞米松治疗，有助于减轻神经系统并发症。

【预防】妊娠期脑膜炎较为罕见，且疾病进展迅速。若有脑膜炎患者接触史或疾病尚未控制应避免妊娠，一旦有出现如头痛、发热、颈项强直等症状应尽早就诊，有菌性脑膜炎需尽早应用抗生素治疗，切不可因为担心对胎儿远期影响耽误治疗时机。

【病例介绍】

患者，女性，25岁，因"G₁P₀孕25周，间断发热2个月，头痛2周"入院。

生育史 0-0-0-0。

现病史 患者平素月经规律，LMP2012年3月21日，停经35天时测妊娠试验阳性，早孕反应轻，孕期未行唐氏筛查和B超筛查。现孕25周，自觉有胎动。2个月前出现发热，体温高达39.2℃，以午后明显，伴乏力、盗汗、食欲缺乏，偶有咳嗽、咳痰，无咯血。2周前出现头痛，呈持续性且逐渐加重，伴恶心、呕吐，不能进食，急诊来院，拟"G_1P_0孕25周，发热待查"收入院。

既往史　体健，其姐于2011年患结核性胸膜炎，有结核病密切接触史。

体格检查　T 38.2℃，P 90次/分，R 20次/分，BP 125/80mmHg。急性痛苦病容，双侧眼球张力偏高，颈项抵抗感，双肺呼吸音清，未闻及干湿性啰音，心率90次/分，律齐，腹部微隆，肝脾肋下未触及，胎心156次/分，无宫缩。Brudzinski征（+），Kering征（-）。

辅助检查　胸片提示两肺可见粟粒状密度均匀一致阴影，以两中下肺为著。TSPOT-TB试验阳性。脑脊液检验：蛋白定量0.90g/L，葡萄糖1.60mmol/L，氯化物106mmol/L，细胞数$68×10^6$/L。测颅压300mmH₂O。

初步诊断　①急性血行播散型肺结核；②结核性脑炎；③G_1P_0孕25周，未临产。

治疗措施

1. 给予抗结核、降颅压、腰穿、鞘内注射、激素治疗。

2. 抗结核用HRZE方案，利福平（RFP，R）+吡嗪酰胺（VZA，Z）+乙胺丁醇（EB，E）口服，异烟肼静滴（INH，rt），联合使用3周后减量。

3. 腰穿后鞘内注射异烟肼+地塞米松。

4. 住院期间共行腰穿18次，头疼症状减轻，脑压逐渐下降，脑脊液生化、常规趋于正常。

5. 继续妊娠，至孕34周时早产，新生儿重1800g，外表未见畸形，母婴隔离。

6. 产后1个月出院。继续抗结核治疗。出院1个月复查，无自觉症状，双肺呼吸音清，胸片较前明显好转。9个月后随访，婴儿未发现结核病。患者已停抗结核药，未复发。

专家点评

1. 诊断及时　该患者反复发热伴头痛，发热以午后明显，伴乏力、盗汗、食欲缺乏，偶有咳嗽、咳痰，有明确的结核接触史，及时行TSPOT-TB试验、胸片和脑脊液检查协助诊断，较快明确诊断。TSPOT-TB试验对于肺外结核如结核性脑膜炎和结核性腹膜炎诊断的敏感性较高，可作为迅速诊断的手段之一。但妊娠期头痛需要排除子痫前期和脑部占位性病变。反复发热也需要排除其他感染性发热如肺炎、泌尿系统感染，以及非感染性发热如风湿性疾病和血液系统疾病等。

2. **处理得当** 该患者使用利福平（RFP，R）+吡嗪酰胺（VZA，Z）+乙胺丁醇（EB，E）口服+异烟肼静滴（INH，rt）（HRZE）方案抗结核治疗，迅速控制病情，新生儿随访未发现宫内感染。根据世界卫生组织建议，妊娠期发现活动性结核感染需要抗结核治疗，不治疗对母体和胎儿的危害大于抗结核治疗药物的副作用。不良妊娠结局与延迟诊断、不完全和不正规治疗有关。妊娠期结核感染不是终止妊娠的指征。一线药物包括异烟肼、利福平和乙胺丁醇2个月，之后用异烟肼和利福平治疗7个月，总疗程9个月。吡嗪酰胺不是一线治疗药物，一线药物耐药时考虑使用，但合并结核性脑膜炎需使用吡嗪酰胺。吡嗪酰胺在早孕期使用的安全性不确定。

（胡 蓉）

第十五节　妊娠合并神经系统疾病（脑肿瘤）

【**概述**】脑肿瘤的发生率在妊娠期间并不增加，且妊娠期脑肿瘤的类型与同龄的非妊娠女性相似。低级别和高级别胶质瘤及脑膜瘤各占病例的1/3。绒毛膜癌在诊断时3%～20%的患者有脑转移，除此之外，没有与妊娠相关的伴脑转移的特定全身性肿瘤。妊娠期间发生的变化，可对症状和肿瘤生长产生显著影响。例如，液体潴留可增加肿瘤水肿并使血管性肿瘤增大，如脑膜瘤和前庭神经鞘瘤。此外，脑膜瘤和前庭神经鞘瘤均具有性激素受体，可能在妊娠期间的肿瘤生长加快中发挥作用。

【**临床表现**】取决于肿瘤的种类、部位及生长速度，可表现为头痛、呕吐、视觉障碍等颅内压增高症状，以及定位的神经障碍，如复视、感觉障碍、共济失调或偏瘫等；新发的癫痫发作也可为脑肿瘤相关的症状，肿瘤相关的癫痫发作可能为局灶性且伴有局灶性神经系统表现，然而，其可能很快出现继发全身性发作，因此局灶性发作可能不明显而不易被发现。

【**辅助检查**】眼底检查显示视盘水肿，MRI和CT检查发现颅内异常占位性病变可协助诊断。

【**诊断与鉴别诊断**】

1. 诊断

（1）妊娠前有脑肿瘤病史或妊娠期发病。

（2）有上述临床表现。

（3）结合影像学检查发现颅内有异常占位。

2. 鉴别诊断

（1）早孕反应：虽然恶心和呕吐是妊娠和脑肿瘤两者的常见症状，但妊娠相关的恶心和呕吐发生于妊娠极早期，且在妊娠期间往往改善，而肿瘤相关的恶心和呕吐更可能出现于妊娠的晚期、逐渐加重，并且可能伴有头痛。

（2）癫痫发作：新发的癫痫发作可为子痫的一个症状，也可为脑肿瘤相关的症状。子痫性癫痫发作通常为全身性发作。肿瘤相关的癫痫发作可能为局灶性且伴有局灶性神经系统表现。

【临床处理】

1. **妊娠问题** 恶性脑肿瘤或肿瘤生长速度快以及特殊部位肿瘤危及生命者应严格避孕，若已妊娠则应建议行治疗性人工流产。

2. 脑肿瘤应由神经外科医师处理，有恶性肿瘤或肿瘤引起严重症状的患者需要进行妊娠期手术时，术中需严密监护胎儿情况；妊娠期间如果有指征，可进行脑部照射。抗癫痫药或皮质类固醇对症治疗均应谨慎使用，都不能预防性使用。应密切监测母体血压及液体情况。需避免低血压，因低血压可导致脑灌注不足。过度补液可加重脑水肿，也应避免。

3. **终止妊娠方式** 有报道正常女性在子宫收缩疼痛时会出现脑脊液压力升高，脑肿瘤患者在第二产程屏气时，也可能导致已经存在基线颅内压升高的神经功能受损。因此，应仔细评估分娩方式。根据肿块的部位及大小，可能需要进行全麻下剖宫产。对于每例患者，建议咨询神经内科及神经外科的亚专科医师的意见。

【预防】目前无明显有效方法预防脑肿瘤发生，病情严重者避免妊娠，孕期发病者对症治疗，及时终止妊娠对改善母儿预后有重要作用。

【病例介绍】

患者，女性，34 岁，因"G_1P_0 孕 38 周，头痛伴呕吐 2 周"入院。

生育史 已婚，0-0-0-0。

现病史 平素月经规律，停经 40 天查尿 hCG 阳性，早孕反应轻，停经 4.5 个月自觉胎动，孕早期无腹痛和阴道流血，孕晚期无头晕、眼花、视物模糊和皮肤瘙痒，孕期偶有感冒，未用药物。现孕 38 周，2 周前开始无明显诱因下出现头痛，呈阵发性，发作后伴喷射性呕吐，偶有视物模糊，自觉视力下降。孕期食欲、睡眠可，大小便正常。

既往史 未见异常。

体格检查 T 37.2℃，R 20 次 / 分，HR 86 次 / 分，BP 120/80mmHg，全身皮肤、巩膜无黄染，轻度贫血貌，双眼睑无水肿，全身浅表淋巴结无肿大，心肺（－）。腹圆隆，宫高 35cm，腹围 104cm，胎方位：LSA，胎心 142 次 / 分，10 分钟未及宫缩，胎儿估计 3600g。腹壁静脉无曲张，双下肢无水肿。

辅助检查 血常规：红细胞计数 3.01×10^{12}/L，血红蛋白 85g/L，余化验正常。头颅 CT 检查结果：右侧脑室内见约 4.5cm×3.2cm 类圆形长 T_1、混杂长 T_2 异常信号影，FLAIR 像呈稍高信号，右顶叶见大片状水肿信号，左侧脑室内见等 T_1、长 T_2 信号，中线结构向左移，提示：①脑出血破入脑室；②右侧脑室内类圆形异常信号，考虑脑胶质瘤。彩超：胎儿臀位，双顶径 9.5cm，胎心胎动有，胎盘位于子宫前壁，成熟度Ⅲ级，羊水指数 9cm。

初步诊断 ① G_1P_0 孕 38 周，LSA，未临产；②臀位；③妊娠合并脑胶质瘤可能；④妊娠合并贫血。

治疗措施 因孕妇初产臀位已足月，胎儿估计 3600g，行急诊手术终止妊娠。完善术前准备后，在腰硬联合麻醉下行剖宫产术。术中顺利，出血约 100ml。术后转诊至脑外科病房行开颅手术。术中行肿瘤近全切除术，病理类型为少突胶质细胞瘤，属高级别脑胶质瘤，术后放疗和化疗，术后随访 1.5 年存活。

专家点评　妊娠合并脑部肿瘤较少见。由于其症状不是特异性的，如孕期出现头痛和恶心呕吐等脑水肿的症状，应检查有无高血压、蛋白尿、肝功能受损、血小板减少，了解有无子痫前期和 HELLP 综合征。伴癫痫及视物不清、听力减退、言语障碍等其他神经功能障碍的表现时，应积极进行脑部 CT 或者 MRI 检查，了解有无脑部肿瘤、脑出血性疾病或脑梗死，还需排除偏头痛发作以及梅尼埃病等。

妊娠合并脑胶质瘤患者的总体预后不良，应充分评估孕妇的肿瘤情况、孕周、胎儿成熟度以及妊娠意愿，权衡利弊，适时终止妊娠并进行神经外科手术治疗。如孕足月或胎儿已成熟，建议剖宫产后神经外科手术。如病情危及生命，则急诊神经外科手术。如孕早、中期，脑胶质瘤恶性程度高者，建议脑部手术后终止妊娠。

（胡　蓉）

第十六节　妊娠合并急性阑尾炎

【概述】急性阑尾炎是妊娠期间最常见的外科合并症，孕期急性阑尾炎的疑诊率为 1/1000～1/600 例次妊娠，确诊率为 1/1500～1/800 例次妊娠；由于妊娠中、晚期阑尾位置改变及临床体征与非孕期不一致，诊断较非孕期困难，误诊率高达 26%，并发腹膜炎时流产及早产率均增加，因此，早期诊断和及时处理对预后有重要影响。

【临床表现】妊娠期急性阑尾炎临床表现不典型，易造成漏诊和误诊。

妊娠早期急性阑尾炎的症状和体征与非妊娠期基本相同。腹痛常为首发症状，最初在脐周，然后随着炎症过程进展而转移至右下腹。厌食、恶心和呕吐常在疼痛发作后发生。随后出现发热和白细胞增多。

妊娠中晚期因增大的子宫使阑尾的解剖位置发生改变，临床表现常不典型。腹痛可能不明显，无转移性右下腹痛，如果阑尾位于子宫背面，疼痛可能放射至右侧腰部。随着子宫不断增大，阑尾的位置会向头侧移位几厘米，压痛点位置较高，可能局限于右中腹甚至右上腹。由于妊娠子宫提升及牵拉腹壁远离发炎的阑尾，所以腹部压痛可能不明显，炎症区域与壁腹膜之间的直接接触受阻，所以反跳痛和肌紧张的腹膜炎体征可能不明显。

【辅助检查】

1. **血常规**　大约 80% 的非妊娠阑尾炎患者术前会出现白细胞增多（白细胞计数 > 10×10^9/L）且分类计数中有核左移。然而，妊娠女性存在轻度白细胞增多可以是正常表现：晚期妊娠时总白细胞计数有生理性增高，且可能出现轻微的核左移。白细胞计数超过 15×10^9/L 才有诊断意义，但也有白细胞无明显升高者。

2. **胆红素的轻度升高**　总胆红素 > 17μmol/L 已被作为阑尾穿孔的一个标志（敏感性为 70%，特异性为 86%）。

3. **超声检查**　妊娠期阑尾炎的影像学诊断方法首选分级加压超声。若超声发现右下腹存在非压缩的盲端管状结构且最大直径超过 6mm，则支持疑似阑尾炎的临床诊断。如果阑尾显示正常，不应排除该诊断，除非超声图表现提示可能的其他诊断（例如，卵巢扭转或肾结石）。

4. **磁共振成像**　当临床和超声检查结果不确定时，MRI 是排除妊娠女性急性阑尾炎的一个极好方法。MRI 避免了暴露于电离辐射。不常规使用含钆造影剂是出于理论上胎儿安全性的考虑，但如果必要也可使用。美国放射学会适宜性标准建议，在超声评估妊娠期疑似阑尾炎结果而无法确定后，将MRI 作为优选的检查。

【诊断与鉴别诊断】妊娠期急性阑尾炎临床表现不典型，易造成漏诊和误诊，鉴别诊断较困难。妊娠早期要与黄体破裂、卵巢囊肿蒂扭转、异位妊娠破裂和圆韧带综合征等鉴别。妊娠中晚期还要与急性肾盂肾炎、膀胱炎、泌尿系统结石、急性胆囊炎、急性胰腺炎、肠梗阻和静脉血栓性静脉炎等鉴别，以及与临产、先兆早产、产科并发症包括胎盘早剥、急性妊娠期脂肪肝、子痫前期 HELLP 综合征鉴别。

【临床处理】妊娠期急性阑尾炎不主张保守治疗，一旦高度怀疑急性阑尾炎，应积极抗感染治疗同时立即手术。如一时难以明确诊断，又高度怀疑急性阑尾炎时应积极剖腹探查以免延误病情。围术期抗生素应选择覆盖革兰阴性和革兰阳性菌的广谱抗生素（例如，第二代头孢菌素）及针对厌氧菌的抗生素（例如，克林霉素或甲硝唑）。

孕早期可以选择腹腔镜下阑尾切除术。孕中晚期由于子宫增大阑尾未知的改变，腹腔镜手术视野的改变，常选择开腹阑尾切除术。手术切口的选择建议在麦氏点或更常见的是在最明显的压痛点处做横向切口行阑尾切除术。当诊断不太确定时，建议做低位中线纵切口，因为这样可以充分暴露腹部，从而对与阑尾炎相似的外科情况进行诊断和处理。如果随后因一般的产科指征而需要进行剖宫产，也可用纵切口。有以下情况需先行剖宫产再行阑尾切除术：①阑尾穿孔并发弥漫性腹膜炎，有子宫感染以及羊膜腔感染的征象；②近预产期或胎儿接近成熟，已具备体外生存能力；③病情危重危及孕妇生命，术中暴露阑尾困难。

【预防】目前对妊娠合并急性阑尾炎无有效预防方法，受妊娠影响，诊断较非妊娠困难，流产和早产率均较高，故早期诊断和及时处理对预后有重要影响。

【病例介绍】

患者，女性，27 岁，因"孕 37 周，转移性右下腹痛 1.5 小时"入院。

生育史 0-0-0-0。

现病史 平素月经规律，LMP：2014 年 5 月 7 日，患者停经 40 天时测妊娠试验阳性，早孕反应轻，孕期正规产检，孕期唐氏筛查、B 超筛查和糖耐量均无异常。孕期无见红、皮肤瘙痒、无头痛视物模糊、无阴道流液。1.5 小时前患者出现全腹阵痛，逐渐转移并固定于右下腹，于 15:00 急诊入院，起病以来无恶心、呕吐，无腹泻，无发热。

既往史 体健，否认有高血压，心、肺、肝、肾等器官慢性疾病史。无药物过敏史，无传染病史，无遗传性家族史。

体格检查 T 37℃，P 84 次 / 分，R 20 次 / 分，BP 110/70mmHg。一般情况可，神志清，萎靡，全身皮肤、巩膜无黄染，双眼睑无水肿，全身浅表淋巴结无肿大，心肺检查正常。腹膨隆，全腹软，无肌紧张，右侧麦氏点上方有压痛及反跳痛，可闻及肠鸣音。腹壁静脉无曲张，双下肢无水肿。

产科检查 胎心率 140 次 / 分，无宫缩。宫高 34cm，腹围 95cm，胎心 138 次 / 分，10 分钟未及宫缩。

辅助检查 血常规：RBC 3.82×10^{12}/L，Hb 132g/L，WBC 10.4×10^9/L，N 80%，L 16%，M 4%，PLT 142×10^9/L。

初步诊断 ① G_1P_0，孕 37 周，单胎，未临产；②妊娠合并急性阑尾炎可能。

治疗经过 入院诊断为"急性阑尾炎可能"，请外科紧急会诊，同意入院诊断，考虑已孕足月，胎儿已经成熟，立即行子宫下段横切口剖宫产术＋阑尾切除术。术中见阑尾直径 7mm，表面充血水肿。术后病理检查为急性化脓性阑尾炎。术后抗感染治疗 5 天，术后 7 天体温正常，腹部切口愈合Ⅱ / 甲，子宫复旧好，恶露量少，予出院。

出院诊断 ① G_1P_1，孕 37 周，单胎，LOA 位，剖宫产；②妊娠合并急性化脓性阑尾炎。

专家点评 该患者表现为妊娠期转移性右下腹痛，查体右侧麦氏点上方有压痛及反跳痛，故诊断并不困难。但妊娠期合并急腹痛，可能的原因很复杂，还需排除右侧卵巢囊肿蒂扭转或破裂、右侧子宫肌瘤变性、右侧泌尿系统结石引起的绞痛等。该患者已足月，故一旦诊断，首选的治疗是剖宫产同时行剖腹探查术，建议先行剖宫产（优先选择腹膜外剖宫产）再阑尾切除术，术后放置腹腔引流管，术后广谱抗生素＋针对厌氧菌的抗生素使用至少 5 天。

妊娠期合并阑尾炎，往往临床症状和体征均不典型，容易误诊和漏诊，延误手术时机而导致阑尾炎穿孔、腹膜炎、流产或者胎儿宫内感染，导致严重的并发症。一般不主张保守治疗，诊断明确时应在积极抗感染治疗的同时行手术。即使无法明确诊断但高度怀疑时，也应积极行剖腹探查术。如已足月或胎儿已成熟，建议剖宫产术后行阑尾切除术。如在孕早、中期，术中采用左侧卧位，便于暴露阑尾，减少对子宫的牵拉，术后积极抗感染，选择对胎儿影响小、敏感的广谱抗生素，同时给予保胎药物。

（胡 蓉）

参 考 文 献

1. 谢幸 , 苟文丽 . 妇产科学 . 第 8 版 . 北京 : 人民卫生出版社 ,2013:97-99.

2. 华克勤 , 丰有吉 . 实用妇产科学 . 第 3 版 . 北京 : 人民卫生出版社 ,2013:302-307.

3. F Cunningham, Kenneth Leveno, Steven Bloom, et al. Williams Obstetrics.24th ed. New York: McGraw-Hill,2009:1084-1096,1057,1078.

4. 中华医学会妇产科学分会 . 早产的临床诊断与治疗指南 . 中华妇产科杂志 ,2014, 49(7): 481-484.

5. American Congress of Obstetricians and Gynecologists Committee on Obstetric P Committee Opinion No. 713: Antenatal Corticosteroid Therapy for Fetal Maturation. Obstet Gynecol, 2017, 130(2):e102-e109.

6. 中华医学会妇产科学分会 . 胎盘早剥的临床诊断与处理规范 . 中华妇产科杂志 , 2012, 47(12):957-958.

7. 中华医学会泌尿外科学分会 . 中国泌尿外科疾病诊断治疗指南 ,2014

8. 中华医学会妇产科学分会妊娠期高血压疾病学组 / 中华医学会妇产科学分会 . 妊娠期高血压疾病诊治指南 (2015). 中华妇产科杂志 , 2015,50(10):721-728.

9. American Congress of Obstetricians and Gynecologists,Task Force on Hypertension in Pregnancy. Hypertension in pregnancy. Report of the American College of Obstetricians and Gynecologists'Task Force on Hypertension in Pregnancy. Obstet Gynecol,2013,122(5):1122-1131.

10. American Congress of Obstetricians and Gynecologists. Committee Opinion No. 692: Emergent Therapy for Acute-Onset, Severe Hypertension During Pregnancy and the Postpartum Period. Obstet Gynecol, 2017,129(4):e90-e95.

11. Di Saverio S, Birindelli A, Kelly MD,et al. WSES Jerusalem guidelines for diagnosis and treatment of acute appendicitis.World J Emerg Surg,2016,11:34.

12. Howell JM, Eddy OL, Lukens TW,et al. Clinical policy: Critical issues in the evaluation and management of emergency department patients with suspected appendicitis. Ann Emerg Med, 2010,55(1):71-116.

13. No. 342-Hepatitis B and Pregnancy, J Obstet Gynaecol Can, 2017, 39(3):181-190.

14. Society for Maternal-Fetal Medicine (SMFM).Dionne-Odom J, Tita AT, Silverman NS. #38: Hepatitis B in pregnancy screening, treatment, and prevention of vertical transmission. Am J Obstet Gynecol, 2016, 214(1):6-14.

15. 中华医学会肝病学分会 / 中华医学会感染病学会分会 . 慢性乙型肝炎防治指南 (2015 年版). 中国肝病学杂志 ,2015,7(3):1-18.

16. van de Beek D, Cabellos C, Dzupova O,et al. ESCMID guideline: diagnosis and treatment of acute bacterial meningitis. Clin Microbiol Infect, 2016,Suppl 3:S37-62.

17. van Ettekoven C, van de Beek D, Brouwer MC. Update on Community-acquired bacterial meningitis: Guidance and challenges. Clin Microbiol Infect,2017, 23(9):601-606

18. Tunkel AR, Hasbun R, Bhimraj A. 2017 Infectious Diseases Society of America's Clinical Practice Guidelines for Healthcare-Associated Ventriculitis and Meningitis. Clin Infect Dis, 2017 Feb 14. [Epub ahead of print].

19. 曹泽毅 . 中华妇产科学 . 第 2 版 . 北京 : 人民卫生出版社 ,2005.

20. National Comprehensive Caner Network. NCCN clinical practice guidelines in Oncology: Central Nervous System Cancers（2016.V1）.

21. Odelia A, Erel J, Chava P, et al. Continuing dilemmas in the management of lymphoma during pregnancy: review of a 10-point case-based questionnaire. Int J Clin Oncol,2017,22(1):190-199.

22. 中华医学会妇产科学分会产科学组 . 妊娠剧吐的诊断及临床处理专家共识 (2015). 中华妇产科杂志 ,2015,50(11):801-804.

第八章　妊娠晚期阴道出血、腹痛

第一节　阴道出血的诊断与鉴别诊断

阴道流血在妊娠各阶段均是一个常见现象，妊娠晚期阴道流血病因较多，主要包括前置胎盘、胎盘早剥等。有时妊娠晚期阴道流血具有流血量多、速度快、起病急、病情重的特点，如果能及时寻找出血原因并进行恰当的处理，对降低围产儿死亡率、提高母婴生命质量有非常重要的意义。

一、评估

医师应首先评估患者的生命体征是否平稳，阴道流血的量以及此次流血是否伴随疼痛，少量、间歇性、无痛性阴道流血提示见红可能来自于先兆临产、前置胎盘、小面积胎盘早剥或宫颈/阴道病变（如息肉、感染、肿瘤）。出血量较大（特别是当伴有疼痛时）甚至伴有血性羊水时则较大面积胎盘早剥的可能性更大。尤其要注意的是，在排除前置胎盘前应避免进行颈管内指诊，必要时可考虑进行阴道窥视，除外宫颈/阴道病变（如息肉、感染、肿瘤）。

（一）病史

应仔细询问病史了解患者年龄、月经情况、婚育情况、本次妊娠情况、有无内外科病史以及用药情况，并详细了解阴道流血发生急缓、有无诱因、是否合并腹痛，腹痛性质、部位、持续时间，是否曾就诊及相关处理、既往是否有阴道流血及相关医疗处理等信息。

（二）体格检查

1. **生命体征**　应首先评估患者生命体征，如有生命体征不稳定的情况，应立即予以相应处理。

2. **视诊**　应进行视诊评估患者一般状况，初次少量阴道流血患者可无特殊体征，而患者坐卧不安、痛苦面容可能为先兆子宫破裂、胎盘早剥表现，反复多次阴道流血或一次大量流血，患者可有贫血貌，严重出血可出现休克。

3. **腹部检查**　可初步判断子宫大小是否同孕周相符，胎位如何，胎头是否高浮、腹痛部位、程度，有无肌紧张、压痛、反跳痛以及有无腹部肿块。

4. **产科检查**　进行胎心听诊，必要时进行胎心监护，同时注意宫缩情况（宫缩强度、持续时间、是否有间歇等）、子宫有无压痛、反跳痛，必要时行阴道窥视，以除外宫颈 / 阴道病变。

（三）辅助检查

1. **实验室检查**　除常规生化检查、凝血功能、血尿常规外，应当注意的是在急性失血的患者，由于短期内血液浓缩，血常规检查可能血红蛋白暂无下降，切不可麻痹大意，应根据患者生命体征、体格检查及辅助超声检查判断有无大量失血的情况存在。

2. **超声检查**　可判断胎儿、胎盘有无异常，比如胎心胎动是否存在、胎盘下缘距宫颈内口距离除外前置胎盘、胎盘后方或边缘有无回声紊乱 / 囊性结构、有无胎盘增厚、胎盘回声不均，或有无盆腹腔内游离液体。

二、鉴别诊断

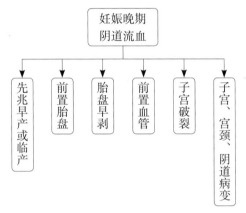

图 8-1　妊娠晚期阴道流血常见疾病的鉴别诊断

（一）与先兆早产或临产有关的见红

因宫腔压力随妊娠进展逐渐增大，孕晚期成熟的子宫下段及宫颈被迫扩张，宫颈内口附着的胎膜与该处的子宫肌层分离，毛细血管破裂而少量出血，与宫颈管内的黏液相混合而排出，即是见红。理论上一般发生于分娩发动前 24 ~ 48 小时内，但临床上常常见到很多孕妇见红数天甚至一周后才分娩。如果阴道流血较多，甚至超过月经量，应考虑是否有前置胎盘或者胎盘早剥等异常情况发生。

（二）前置胎盘

晚期妊娠阶段，无痛性并反复地阴道流血是前置胎盘的主要症状，对于任何在妊娠后半期出现阴道流血的女性，都应怀疑前置胎盘。前置胎盘是一种异常位置的种植，随妊娠进展，当子宫下段或宫颈与胎盘的相对位置关系发生改变，而胎盘不能随之做相应的变化时，胎盘与种植部位发生剥离，其下的血窦破裂，故有出血。出血时间、出血频率、出血量与前置胎盘类型有关。一般而言，出血时间早、反复次数多且出血量中等或是大量的往往是完全性前置胎盘，初次出血时间可早至妊娠 28 周左右，有时一次大量出血患者即进入休克状态。边缘性前置胎盘或低置胎盘初次出血时间较晚，常发生在妊娠 36 周或临产后，出血量相对较少，部分性前置胎盘的初次出血时间及出血量介于上述两者之间。通常认为不存在腹痛和宫缩是区分前置胎盘和胎盘早剥的临床特征，胎盘早剥是此阶段阴道流血的另一个主要原因。然而，某些前置胎盘孕妇除阴道流血外还有宫缩，因此通过超声检查确定前置胎盘的诊断极为重要。

（三）胎盘早剥

胎盘早剥是指在胎儿娩出前，正常位置的胎盘过早发生剥离，是一种起病及发展较快的妊娠晚期并发症。最常见的高危因素包括：既往胎盘早剥史、吸烟、酗酒、食用可卡因、宫内感染、有血栓形成倾向、高龄孕妇和经产妇。

胎盘早剥的主要病理变化是底蜕膜出血，出血逐渐增多，形成血肿，使该处胎盘自子宫壁剥离，若剥离面积小，出血停止，血液凝固，临床上症状较轻，如少量阴道流血，常无腹痛或腹痛轻微；若底蜕膜出血不停止，剥离面积超过胎盘面积的 1/3 时，阴道流血量增多，常有持续性腹痛、腰酸及腰背痛，若剥离面积超过胎盘面积的 1/2，可出现血压下降、脉搏细弱、四肢湿冷等休克征象，且休克的严重程度与阴道流血量不相符。

临床上，胎盘早剥主要表现为阴道流血、子宫压痛、子宫强直收缩，伴或不伴胎儿宫内窘迫。对疑有胎盘剥离的患者应例行超声检查以明确有无胎盘早剥并与前置胎盘相鉴别，应注意的是超声可能显示胎盘剥离，但并不常见。

对于遭受创伤（如机动车碰撞、跌倒甚至家庭暴力）的孕妇，应考虑到胎盘早剥的可能性。

（四）子宫破裂和前置血管破裂

子宫破裂和前置血管破裂是妊娠期阴道流血的罕见原因，更常发生在分娩时而不是分娩前。子宫破裂多发生在分娩期，也可发生在妊娠中晚期，典型的临床表现为病理性缩复环、子宫压痛及血尿，母体低血容量，一旦发生，直接威胁产妇及胎儿生命。前置血管破裂导致胎儿血而不是母血丢失，可引起胎儿死亡。

（五）宫颈、阴道/子宫病变

如息肉、炎症/感染、肿瘤、滋养细胞疾病等，亦可有阴道流血，量可多可少，可通过阴道窥视发现部分病变。

三、预后

与早期妊娠阴道流血一样，中期和晚期妊娠阴道流血也可导致不良妊娠结局，不良结局的风险取决于出血的程度和原因。据报道，妊娠后半期不明原因的产前出血，可使早产的风险增加 2～3 倍。

四、处理

对于晚期妊娠时阴道流血的妊娠女性，其处理取决于很多因素，包括孕龄、出血的原因、出血的严重程度和胎儿的状况。

（郭　方）

第二节　腹痛的诊断与鉴别诊断

妊娠期腹痛和急腹症的处理与非妊娠状态时类似，但有时也存在一些额外的挑战。妊娠期由于孕妇机体各系统发生一系列适应性的生理变化，增大的子宫使腹腔脏器的生理位置、功能发生相应的改变，构成妊娠期急腹痛的特点：起病急、进展快、变化多、病情重，而且症状不典型，体征不明显，诊断有时十分困难，严重威胁孕产妇及胎儿的生命，是临床医师随时都有可能面临的难题。

一、诊断

（一）病史

1. 应仔细了解患者年龄、月经情况、婚育情况、本次妊娠情况，有无内外科病史以及用药情况，是否有阴道流血或流液，并详细了解腹痛发生急缓、有无诱因，腹痛程度、性质、部位及范围、持续时间等信息。同时还应询问本次发病后是否曾就诊，曾接受何种医疗处理，应注意妊娠晚期患者有罹患阑尾炎、胆囊炎等常见疾病的风险，还应注意阴道分泌物，排尿、排便情况等。

2. 腹痛多数由腹部脏器疾病引起，但腹腔外疾病及全身性疾病也可引起。应仔细询问疼痛出现的部位、性质、持续时间和程度、缓解或加剧的因素，有无放射及伴发症状，了解这些特点对判断疾病所在的系统或器官以及病变的部位、范围和性质很有帮助。

（二）体格检查

1. **生命体征**　应首先评估患者生命体征，如有生命体征不稳定的情况，应立即予以相应处理。

2. **视诊**　初步判断起病缓急。

3. **腹部触诊及叩诊**　有助识别腹痛部位、程度，有无腹膜刺激症状（肌卫、压痛、反跳痛），以及有无腹部肿块。

4. **听诊**　应注意有无肠鸣音。

5. **产科检查**　产科检查应该评估子宫大小、张力，是否存在压痛及反跳痛，此外，还应评估胎儿宫内安危（妊娠已经达到或者超过 28 周时，应进行胎心监测）及宫缩情况（质地、持续时间、间歇性还是持续性等）。

（三）实验室检查

对于腹痛患者，在充分了解病史并进行全面的体格检查后，应进行必要的实验室检查来辅助诊断。可考虑进行：血尿常规、肝肾功能、空腹血糖／随机血糖、血脂、电解质、凝血功能全套（包括 D- 二聚体）、血型和交叉配血检查等。应当注意的是，在急性失血的患者，由于短期内血液浓缩，血常规可能暂时无明显的血红蛋白下降，应根据患者生命体征、体格检查及辅助超声检查判断有无大量失血的情况存在。

若同时合并发热，应进行相关微生物学检验如血培养、尿培养、宫颈分泌物培养、咽拭子培养或痰培养等。

（四）影像学检查

由于超声检查应用广泛，且无电离辐射，是妊娠女性腹部诊断性影像学检查的首选检查方式。除进行胎儿生长测量及脐血流检测外，还可初步判断盆腹腔脏器有无异常，盆腹腔内有无游离液体等。依据病情需要，还可使用磁共振成像（magnetic resonance imaging，MRI）。

此外，胸部和腹部放射影像学检查也通常用于腹痛成人患者的评估。每次胸部 X 线片的胎儿吸收量估计 < 0.01mGy（< 0.001rad），这一剂量远低于可导致任何短期或长期不良反应的剂量。腹部 X 射线的胎儿吸收量估计为 1 ~ 4.2mGy（0.1 ~ 0.42rad），这也低于可导致短期或长期不良反应的剂量。故当病情需要时，应进行相关放射影像学检查。

（五）腹腔镜检查

急性盆腔痛或腹痛的评估中有时需要行腹腔镜检查，特别是使用了侵入性较小的评估后诊断仍不清楚，并且鉴别诊断包括那些可能危及生命或器官的疾病时。该检查通常在早期妊娠、中期妊娠及晚期妊娠的初期实施。计划手术时，应咨询相应的科室，如产科、普外科、麻醉科和儿科，进行多学科合作。

二、诊断与鉴别诊断

位于腹部和盆腔的器官包括肝脏、胆囊、胰腺、脾、胃、双肾、子宫、输卵管、卵巢、小肠、阑尾、乙状结肠和降结肠、膀胱、输尿管等，这些脏器的病变均可能造成腹部疼痛。此外，一些比较少见的情况比如来自后腹膜的病变也可能导致腹部疼痛。

妊娠期女性腹痛或急腹症的鉴别诊断与非妊娠女性的相似，但存在一些妊娠期特有的情况。

（一）与妊娠相关的病因

1. **临产** 在对妊娠晚期女性的腹痛进行鉴别诊断时应该考虑临产（足月产或早产），临产是指逐渐增强的子宫收缩，伴随宫颈管消退、宫口扩张及胎先露部下降。在除外前置胎盘后，必要时可行阴道检查了解宫口扩张程度。

2. **胎盘早剥** 胎盘剥离即正常位置的胎盘在胎儿娩出前部分或全部从子宫壁剥离，典型表现为阴道流血（大量或少量均有可能）、腹痛和（或）背痛、子宫压痛、子宫强直收缩或宫缩间歇期不放松；胎心监护可能为无反应型。如果出现严重的胎盘剥离，常发生母体弥散性血管内凝血和（或）胎儿死亡。胎盘后或绒毛膜下血凝块是胎盘早剥的典型超声表现，但并不常见，更多的是超声提示胎盘厚度增加或者回声紊乱不均，一旦明确诊断或高度怀疑胎盘早剥，常需要终止妊娠。

3. **子宫破裂** 子宫破裂是指子宫体部或子宫下段于妊娠晚期或分娩期发生破裂，是产科严重并发症，临床上较为罕见，可由梗阻性难产（如头盆不称、胎位异常、产道被阻等）、瘢痕子宫破裂（如既往有剖宫产史或子宫肌瘤剥除术史临产后）、分娩时手术损伤（如宫口尚未开全行产钳助产或臀位牵引术、忽略性横位强行作内倒转、胎盘植入时作困难的人工剥离胎盘等）、缩宫素应用不当、外伤及先天性异常（如双子宫、单角子宫）等引起。

先兆子宫破裂时，产妇疼痛难忍、烦躁不安，有时可见子宫病理性缩复环，胎心监护图形提示变异性减速或晚期减速等不同程度的胎儿窘迫图形，尿潴留、血尿甚至休克。子宫破裂后出现全腹疼痛、压痛、反跳痛等腹膜刺激征，阴道流血、胎心音消失，先露部回缩。

子宫破裂也可能发生在临产前，自发性子宫破裂可能发生在有瘢痕子宫的女性中，或者由间质部或宫角妊娠或残角子宫妊娠破裂造成。

4. 妊娠相关的肝病　妊娠相关的肝病可导致上腹部或右上腹疼痛，这些疾病（重度子痫前期、HELLP 综合征和妊娠期急性脂肪肝）的临床表现存在部分重叠，临床上有时难以区分。

（1）重度子痫前期：子痫前期的基本病变为全身小动脉痉挛，特征为既往血压正常的女性在妊娠 20 周后出现高血压、水肿和蛋白尿，肝脏受累是疾病严重的一种表现，右上腹疼痛往往是肝细胞缺血、坏死、水肿的结果，最严重的情况下出现肝包膜下出血或肝破裂。结合临床病史（如主诉头痛、头晕、视物模糊、上腹部疼痛）、体格检查（高血压、水肿）和辅助检查结果（蛋白尿伴或不伴血小板减少，肝肾功能受损），可以作出相应的诊断。

（2）HELLP 综合征：HELLP 综合征是妊娠期高血压疾病的严重并发症，以溶血（微血管病性溶血）、肝酶升高及血小板计数减少为特征。最常见的临床表现为右上腹疼痛，有时也有胸骨下压痛，体重骤增、脉压增宽，部分患者会出现恶心、呕吐和全身不适，这容易被误认为是非特异性胃肠炎或急性病毒性肝炎。需要注意的是，不是所有的患者都有上述的典型表现，有部分患者血压正常或者仅轻度升高，但病情可能严重至足以危及生命的程度。肝破裂很罕见，一旦发生，孕产妇死亡率明显增高。

（3）妊娠期急性脂肪肝：妊娠期急性脂肪肝是妊娠期特有的疾病，通常见于晚期妊娠时。病因不明，主要病理改变是肝细胞内大量脂肪微滴浸润，起病初期可仅有恶心或呕吐（约75%的患者）、腹痛或头痛（尤其是上腹部，50%）、食欲缺乏，数天或一周后出现黄疸，且进行性加重。约50%的患者合并有高血压、蛋白尿、水肿等妊娠期高血压疾病的表现，少数患者有多尿和烦渴，病情进一步发展，可出现肝功能衰竭、凝血功能障碍（尤其是纤维蛋白原减少）、肾衰竭，常在短时间内死亡。如上所述，若妊娠后半期出现恶心和呕吐，应进一步仔细评估。

持续性重度低血糖是妊娠期急性脂肪肝的特征之一，血氨在起病早期即可升高，在肝性脑病时可升高达正常 10 倍以上，尿胆红素大多阴性。肝脏的超声检查可见肝脏大小无明显改变，回声增强，呈雪花状，强弱不均，称为"明亮肝"，灵敏度达95%，主要用于排除其他诊断，如肝梗死或肝血肿。

5. 羊膜腔感染　羊膜腔感染最常见于胎膜早破的患者，患者可有发热、腹痛、子宫压痛、母体和胎儿心动过速和子宫收缩、羊水有异味以及白细胞增多等感染表现。

6. 自发性腹腔出血　妊娠期自发性腹腔出血是一种极其罕见的致命性疾病，患者于妊娠后半期时突然出现腹痛，伴低血容量性休克和（或）胎心率异常。剖腹探查术显示腹腔内有 500～4000ml 血液，通常源于子宫后壁或宫旁的浅表静脉/静脉曲张出血，危险因素包括初产妇和子宫内膜异位症病史。

7. 动脉夹层破裂　目前也有关于夹层动脉瘤和动脉瘤破裂（脾、肾、子宫、卵巢、主动脉）的描述，主要为个案报告，似乎与妊娠的生理和血流动力学变化有关。患有 Marfan 综合征、Ehlers Danlos 综合征或 Turner 综合征的女性出现上述情况的风险较大。患者表现为突发腹痛、游离腹水、突然出现的生命体征不稳定，在进行剖腹探查之前往往不能正确识别病因。脾动脉瘤可发生在没有结缔组织病的女性中，与妊娠的关系密切。

（二）非妊娠相关性病因

疼痛的部位有助于鉴别诊断，但并不具有诊断意义，尤其是在妊娠期间。

上腹部疼痛

1. 心肌梗死　虽然心肌梗死（myocardial infarction，MI）在孕龄期女性中十分罕见，但是晚期妊娠及产褥期早期女性发生该病的风险增加。危险因素包括传统的冠状动脉性心脏病危险因素，尤其是母亲的年龄超过 35 岁、糖尿病、高血压、吸烟、血栓形成倾向、产褥期出血和产褥期感染。动脉粥样硬化更常见于产前 MI 女性患者，而冠状动脉夹层更常见于围产期和产褥期。典型症状为突然发作剧烈而持久的胸骨后或心前区压榨性疼痛，休息和含服硝酸甘油不能缓解，常伴有烦躁不安、出汗、恐惧或濒死感，部分患者疼痛位于上腹部，可能误诊为胃穿孔、急性胰腺炎等急腹症；少数患者表现颈部、下颌、咽部及牙齿疼痛，易误诊。诊断急性 MI 的主要指导原则与一般人群相同，包括缺血性症状（如心绞痛性胸痛）、心电图改变及心脏生物标志物升高。

2. 胃食管反流　胃食管反流病（gastroesophageal reflux disease，GERD）在妊娠期间也很常见，最常见的症状是烧心（胃灼热）、反流和吞咽困难；其他症状包括胸痛、反酸、吞咽痛和恶心，可根据临床症状作出推定诊断。

3. 胆囊疾病

（1）胆石症：包括发生在胆囊及胆管的结石，与非妊娠状态时相比，妊娠期胆石病的表现并没有明显不同，但疾病发作所需治疗对孕妇和胎儿有一定的影响和危险性，因而早期诊断及治疗十分重要。患者常主诉在进食后特别是进食油腻食物后出现上腹部或右上腹部隐痛不适，饱胀、嗳气、呃逆等，或呈阵发性绞痛，可向肩胛部和背部放射，多伴恶心、呕吐，疼痛发作在 12～24 小时内逐渐达到高峰。

（2）急性胆囊炎：与结石堵塞胆管及细菌感染有关，典型症状为突发性右上腹阵发性绞痛，常在饱餐、进食油腻食物后，或在夜间发作。疼痛向右肩部、肩胛部和背部放射，常伴恶心、呕吐和厌食等，随病情发展，疼痛可转为持续性并阵发加剧，患者常伴低热，如出现寒战、高热可能已成为急性胆管炎或并发胆囊积脓、穿孔。右上腹可有不同程度、不同范围的压痛、反跳痛及肌紧张，墨菲征呈阳性，但在妊娠期可能不典型。

依据典型病史，突发性右上腹绞痛，阵发性加重，右上腹胆囊区压痛、肌紧张，体温升高，血象增高即可诊断。超声是诊断胆结石和急性或慢性胆囊炎的可靠的方法。妊娠时白细胞计数和碱性磷酸酶水平通常升高，因而减少了这些检测的诊断价值。然而，氨基转移酶和碱性磷酸酶或结合胆红素显著升高时，应怀疑存在胆总管结石、胆管炎或 Mirizzi 综合征。

4. 急性肝炎　妊娠本身并不增加对肝炎病毒的易感性，但妊娠期新陈代谢率高，肝脏负担加重，使病毒性肝炎病情加重，增加诊断和治疗的难度，妊娠通常不影响甲型、乙型或丙型肝炎的病程，而患戊型肝炎的女性晚期妊娠时更易发生严重的临床疾病。肝炎的全身症状包括厌食、恶心、食欲减退、黄疸和右上腹不适。该病的诊断依据为特征性的实验室检查结果。

5. 胰腺疾病　急性胰腺炎是由于胰腺消化酶被激活对胰腺组织自身消化所致的急性化学性炎症，是一种罕见的妊娠并发症，基本病理改变为胰腺不同程度的水肿、出血和坏死。大多数病例与胆石病及饮食因素有关，几乎所有患者都有急性和持续性上腹部疼痛，起于中上腹，也可偏重于右上腹或左上腹，疼痛可能放射至背部，累及全胰则呈腰带状向腰背部放射，常在饱餐后 12～48 小时间发病，可伴有腹胀、发热、恶心呕吐及腹膜炎体征。

健康的妊娠和非妊娠女性中血清淀粉酶和脂肪酶水平的正常范围相似，若测定值显著升高，应考虑为病理性的情况。超声可用于发现胆总管结石和假囊肿形成，如果需要进一步的影像学检查，MRI 可能有所帮助。

6. 肺炎　累及肺下叶的肺炎是腹痛综合征的一个常见原因，可能与膈肌刺激有关，并可能与急性胆囊炎相混淆，罕见情况下也可与急腹症混淆。腹痛有时是肺下叶肺炎患者唯一的主诉。

7. 肠梗阻　妊娠期肠梗阻较为少见，随着妊娠的不断进展，子宫增大进入上腹部，推挤肠袢，加之以往的粘连使肠管受压或扭转而形成梗阻，肠系膜过长或相对过短受妊娠子宫推挤可使小肠顺时针扭转发生梗阻。妊娠期肠梗阻由于梗阻的原因、部位、病变程度、发病急慢的不同可有不同的临床表现，但共同点是肠内容物不能顺利通过肠腔而共有腹痛、呕吐、腹胀及停止自肛门排气。

妊娠女性肠梗阻的诊断和治疗与非妊娠女性相似，超声可能显示有气液平面的扩张肠袢，腹部平片和直立片更有助于发现肠梗阻和肠管随时间进行性扩张的典型表现，由于延误治疗会增加母体和胎儿的并发症、发病率和死亡率，故需要积极干预。

8. 穿孔性溃疡　妊娠期消化性溃疡病不太常见，尤其发生出血及穿孔等并发症更为罕见。症状包括恶心、呕吐、上腹部疼痛，通常在夜晚和餐后加重。相比之下，胃食管反流病在妊娠期更常见，以反流和疼痛为特征，餐后和卧位时加重。如果有消化性溃疡症状病史的患者突然出现剑突下刀割样剧烈腹痛，并迅速扩散至全腹，引起化学性腹膜炎，应怀疑溃疡穿孔。检查上腹部有明显压痛、反跳痛、肌紧张等腹膜炎症状，肠鸣音减弱、消失，如延误治疗可出现感染性休克。

快速诊断是至关重要的，穿孔很大程度上是一种临床诊断，病史和体格检查可为疾病诊断提供重要的线索，通常首选腹部 X 线平片来检测是否存在游离气体，但 10% ~ 20% 十二指肠溃疡穿孔患者不会有游离气体。

9. 脾脏疾病

（1）对于无症状的女性，腹部 X 线片显示曲线样或印戒状的钙化灶高度提示脾动脉瘤。

（2）妊娠期脾脏破裂往往见于晚期妊娠，严重威胁母儿生命，主要症状包括：集中于中腹部或左上腹并放射至肩部的弥漫性腹痛、厌食、恶心、呕吐、晕厥及便秘或腹泻。若患者存在出血性休克，应立即行剖腹手术，如果脾动脉瘤是导致患者出血性休克的原因，则应结扎脾动脉并进行脾切除术。

（3）游离脾综合征是导致急性腹痛的罕见病因，通常见于年轻的青少年和儿童，但也可见于成人。患者通常表现为与腹部肿块有关的急性左上腹疼痛，超声检查有助于诊断。

10. 食管裂孔疝　食管裂孔疝最常见的症状是上腹部或胸骨下疼痛、餐后饱胀、胸骨下饱胀、恶心和干呕，若出现疝嵌顿，疼痛可能剧烈。减肥手术会增加食管裂孔疝的风险。该病的诊断依据通常为特征性的临床症状和胸部 X 线片表现。

11. 肾上腺出血　妊娠期肾上腺出血十分罕见，表现为非特异性症状，最常见的症状为腹痛和低血压，诊断时需要提高警惕，MRI 是最具敏感性和特异性的影像学检查方式。首先可采取液体复苏和纠正凝血障碍等保守治疗，对于尽管采取了积极的复苏治疗但临床情况仍不断发生恶化的患者，需要进行手术治疗，而且为了防止循环衰竭，应对肾上腺功能减退症进行处理。

下腹部疼痛

1. 急性阑尾炎 阑尾炎是妊娠期非产科疾病导致外科急腹症的最常见原因，因为妊娠期子宫增大及局部防御自限机制受影响，临床表现常不典型，病情进展快，并发症多。以脐周疼痛为初始症状，6~8小时后转移至右下腹部，可伴随恶心呕吐等胃肠道症状为阑尾炎的典型症状，妊娠合并阑尾炎也以右下腹痛为主要临床表现，但可因子宫增大导致疼痛部位上移或隐藏于子宫后方而导致症状不明显。当妊娠女性存在以下典型表现时应高度怀疑该临床诊断：转移性右下腹疼痛、右下腹压痛、恶心/呕吐、发热以及白细胞增多伴核左移。若患者的表现不典型，则需要行影像学检查，分级加压超声诊断是一线检查方式。

2. 肾结石 合并肾结石的妊娠患者通常于中期或晚期妊娠时发病，症状取决于结石的大小、形状、所在部位和有无感染等并发症，典型临床表现为急性腰痛（90%），呈持续性或阵发性，常放射至腹股沟或下腹部；血尿（因结石移动擦伤肾盂和输尿管引起），其中1/3有肉眼血尿，若并发感染，可出现发热、尿频、尿急、尿痛以及脓尿。当实施诊断性超声检查时，必须区分妊娠期生理性肾盂积水和梗阻引起的病理性肾盂积水。有需要的话可在充分知情同意的基础上进一步行磁共振尿路造影或小剂量CT检查。

3. 炎症性肠病 炎症性肠病的疼痛是痉挛性疼痛，与排便变化（松软、血性、黏液性）相关，疼痛或轻或重，与其他肠道症状正相关，严重疾病中可出现发热和体重减轻。妊娠期间作出初始诊断比较复杂，对于有相符临床病史的患者而言，其初始诊断是基于内镜表现或影像学检查结果。

4. 憩室炎 为结肠憩室并发感染所致，合并显微镜下或肉眼可见的憩室穿孔。西方国家多发生于左半结肠，表现为左下腹痛，亚洲人群右侧肠憩室更多见，易被误诊为阑尾炎。憩室炎腹痛多持续 > 24小时，伴恶心呕吐和（或）排便习惯改变，且可能多次发作。用于诊断阑尾炎的影像学检查方式（超声诊断、MR、CT）可能有所帮助，但作出诊断通常需要临床对该病的高度怀疑和手术干预。

5. 肠胃炎 妊娠期常见，发热、恶心/呕吐和腹泻等胃肠道表现可能较腹痛更为明显，肠系膜淋巴结炎也可能引起急腹症。

6. 嵌顿性肠疝 以腹股沟疝最常见，随着腹腔镜手术的开展，切口疝也应引起重视，嵌顿性肠疝可造成剧烈腹痛、腹胀，需外科急诊处理。

7. 肠系膜静脉血栓形成 肠系膜静脉血栓形成可导致肠道水肿，若动脉血流受损，也可引起肠梗死。临床表现的特点是弥漫性腹痛，起病隐匿，可伴有恶心、呕吐和腹部膨隆。

8. 髂腰肌脓肿　髂腰肌脓肿是导致妊娠期或产褥期腹痛的一种罕见原因，目前仅在个案报告中进行过描述。患者的症状一般不具备特异性，包括背痛、活动困难、体重减轻和不适。对于有静脉注射毒品史的患者，诊断时临床上需要高度怀疑该病的可能。体格检查表现可能包括：发热、肋脊角压痛、腰部压痛或腹股沟肿块，CT 或 MRI 检查可有助于诊断脓肿并指导治疗。

9. 腹壁疼痛

（1）前皮神经卡压综合征（anterior cutaneous nerve entrapment syndrome, ACNES）：通常会引起慢性腹壁疼痛，体格检查时，患者能够用一根手指指出最大压痛的区域，并可能表现出 "悬停征（hover sign）"，即患者保护受累区域阻止检查者用手检查。

（2）腹部疝：腹部疝可能表现为疼痛、膨隆，或两者兼有，严重时可能会有肠阻塞的征象。腹部疝可由之前的手术（切口）导致，也可自发形成（脐疝、上腹部疝、半月线疝或腰疝），该病的临床表现取决于疝的类型和部位。

（3）遗传性血管性水肿：遗传性血管性水肿（hereditary angioedema, HAE）的临床特点是反复发作的血管性水肿，不伴荨麻疹和瘙痒，最常累及皮肤、上呼吸道或肠道。肠道水肿表现为不同程度的胃肠绞痛、恶心、呕吐和（或）腹泻，1/3 的女性在妊娠期间病情会发生恶化。超声诊断有助于评估 HAE 的胃肠道受累情况，最常见的早期表现为肠壁水肿，但这可迅速缓解。病程较晚期阶段可能仅有腹水这一表现。

10. 弥漫性腹痛或疼痛位置不一

（1）镰状细胞危象：镰状细胞病是一种常染色体显性遗传血红蛋白病，临床表现为慢性溶血性贫血、易感染和疼痛危象，患者的血管阻塞危象中可能出现腹痛表现，这种疼痛可能难以同阑尾炎、胆囊炎等外科急腹症鉴别，若累及肝脏，会常见右上腹痛症状。约 1/2 的发作都伴随着客观临床表现，如发热、肿胀、压痛、呼吸过速、高血压、恶心和呕吐。

（2）创伤：创伤在妊娠期较为常见，可导致母亲和（或）胎儿死亡，任何能够挽救母亲生命或治疗其危险状况所需的治疗方式都应立即使用，包括任何有必要的诊断性影像学检查。一旦排除了灾难性的创伤，临床医师应该判断患者是否存在任何产科并发症，例如胎盘早剥、子宫破裂、早产、胎膜早破等，大多数发生不良产科结局的女性初次就诊时会有一些症状，如宫缩、阴道出血或腹痛，但部分患者的症状可能极轻。

妇科原因疼痛

1. 卵巢扭转　妊娠女性和非妊娠女性卵巢扭转的表现相似，典型表现为单侧下腹痛，常伴有恶心、呕吐、低热和（或）白细胞增多，妊娠期的任何阶段均可发生，但最常见于早期妊娠。危险因素包括妊娠前存在卵巢囊肿或肿块以及诱导排卵，诱导排卵可导致卵巢多囊性增大。若高度怀疑诊断为卵巢扭转，可实施手术以评估和治疗，手术过程中直接观察到旋转的卵巢才能够作出确定诊断。

2. 输卵管扭转　妊娠时输卵管扭转的表现与卵巢扭转相似，扭转通常与输卵管病变相关（Morgagni 包虫囊肿、输卵管积水和输卵管积脓）。常发生于右侧，伴有恶心、呕吐和下腹痛。超声检查可以帮助识别盆腔内的囊性结构，但术前区分输卵管旁囊肿和卵巢囊肿很困难，大多数患者的诊断在术中作出。

3. 子宫扭转　子宫扭转是临床上罕见而危重的病例，但在妊娠女性的任何阶段及非妊娠女性中均有描述，它被定义为子宫沿纵轴旋转 > 45°，多由子宫肌瘤、先天性子宫畸形、盆腔肿瘤或炎症、腹部或韧带松弛和胎先露部异常引起。

根据文献回顾，大多数情况下子宫旋转 180°，但可达到 360°，子宫通常右旋，临床表现因扭转程度而异，腹痛为主要症状，此外还有恶心和呕吐、肠道或泌尿道主诉症状、高张性子宫、阴道流血、胎儿心动过缓。如果通过超声观察到胎盘位置与之前确定的位置不一致（如由前壁变为后壁），或观察到卵巢血管经过子宫下段前方，那么可在分娩前通过超声正确诊断出子宫扭转。但几乎所有情况下，子宫扭转引起的症状和体征会致使患者紧急行剖宫产术，从而确认诊断。如果不能复位子宫，可以通过子宫下段后部横切口娩出胎儿，据报道，有些子宫扭转病例可导致胎儿和母亲死亡。

4. 卵巢囊肿破裂或出血　卵巢囊肿破裂或出血可能会引起突发单侧下腹部疼痛，疼痛往往在剧烈活动时出现，如运动或性交或经受机械撞击后，破裂可能伴有严重的盆腔出血和血流动力学不稳定。超声检查是发现卵巢肿块 / 囊肿的一线影像学检查方法，可用于发现直肠子宫陷凹积液。妊娠期间发现的卵巢肿块的处理取决于其超声诊断特征以及是否存在相关症状。

5. 肌瘤扭转 / 变性　蒂较细的浆膜下肌瘤发生扭转也可发生急腹痛，子宫肌瘤变性，尤其是妊娠期间肌瘤红色变性可出现急性腹痛，还可能伴发低热、子宫压痛及白细胞增高等。抗感染治疗常有效，影像学检查有助于区别子宫肌瘤变性和卵巢囊肿破裂。

6. 盆腔炎性疾病　妊娠期盆腔炎性疾病（pelvic inflammatory disease，PID）非常罕见，因为宫颈黏液栓和蜕膜形成一道屏障，保护子宫不发生上行性细菌感染。对于有发热和下腹痛的妊娠女性，在诊断 PID 之前应考虑其他诊断。

7. 耻骨联合分离　耻骨联合分离可能与个别孕妇本身耻骨联合构造薄

弱有关，临床表现包括耻骨联合处剧烈疼痛、骨盆不能承受压力，下肢活动受限或不能在床上进行翻身活动，其疼痛可放射至腿、臀部或背部，负重时疼痛往往加剧。诊断依据为一些特征性的症状和体格检查结果，比如耻骨联合处明显压痛，当双侧粗隆受压或髋关节屈曲、双腿外展时可诱发疼痛。罕见情况下，体格检查时可在耻骨联合水平扪及一条沟。

（郭　方）

第三节　早　产

详见第七章第六节早产。

【病例介绍】

患者，女性，30 岁，因"G_1P_0 孕 33^{+5} 周，规律下腹痛 1 小时"而入院。

现病史 孕妇平素月经规则，4/26 天，末次月经 2014-08-24，预产期 2015-06-01，停经 30 余天自测尿 hCG（＋），早孕反应轻，孕早期阴道少量见红，休息后好转，未行保胎治疗。孕 4 个月余自觉胎动至今，孕 17^{+2} 周初诊建卡，定期产检，D 筛查、B 超筛查、OGTT、甲状腺功能检查均未见明显异常。孕期无头晕头痛，无视物模糊，无胸闷憋气，无腹痛，无阴道流血、流水，无皮肤瘙痒等不适。2 天前觉不规则下腹痛，10～30 分钟一阵，质弱，未就诊，今孕 33^{+5} 周，1 小时前起规律下腹痛，约 6 分钟一阵，持续约 15 秒，质弱，有少量阴道流血，无阴道流液，急诊来院就诊，CST（－），查体宫口未开，急诊拟"G_1P_0，孕 33^{+5} 周，先兆早产"收入院。现一般情况可，精神可，食欲可，两便正常，睡眠可。

既往史 青霉素过敏。既往体健，否认心肝肾等疾病史，否认手术及重大外伤史。

生育史 0-0-0-0。

体格检查 T 37℃，P 80 次/分，R 20 次/分，BP 123/80mmHg，（妊娠前基础血压）116/73mmHg，身高 160cm，双肺呼吸音清晰，未闻及干湿啰音。心律齐，各瓣膜听诊区未闻及异常心音，心率 82 次/分。腹部圆隆，无压痛、反跳痛，肝脾肋缘下未触及，肾区无叩痛，肠鸣音 4 次/分。宫缩间隔 6 分钟，持续 15 秒，质弱，胎位头位，胎心次数 148 次/分，胎动正常，腹围 95cm，宫高 29cm，胎儿估计 2200g。

骨盆外测量：IS：23cm-IC：25cm-EC：20cm-TO：9cm。阴道窥视：宫

颈轻糜，未见活跃性出血点。阴道检查：先露头，胎膜未破，子宫颈容受60%，宫口未开，膝反射存在。

辅助检查 血常规、凝血功能、肝肾功能均正常范围。B超：单胎，头位，宫颈长度36mm，宫颈内口未见明显扩张，胎盘下缘距宫颈内口距离56mm，目前可探及范围内胎盘同子宫肌层间未见明显异常回声。

治疗措施

1. 入院后完善相关检查，加强母胎监护，予地塞米松肌注促胎肺成熟，安宝静滴抑制宫缩治疗至孕34周，其后仍有不规则宫缩及间断性阴道流血，宫缩10分钟～3小时一阵，质地弱，持续时间10～20秒不等，阴道流血量少，呈间断性。每天NST有反应型，定期随访B超、血常规、凝血无明显变化。孕35^{+5}周时规律宫缩发动，孕35^{+6}周时经阴道分娩一活女婴，新生儿出生体重2460g，Apgar评分：1分钟9分，5分钟9分。

2. 产后予促宫缩治疗，恢复情况良好，生命体征平稳，子宫复旧佳，恶露量少，色暗红，会阴伤口无红肿及渗出，按期出院。

专家点评 该患者于孕33^{+5}周出现规律自发宫缩，伴有少量阴道流血，B超提示：宫颈内口未见明显扩张，胎盘下缘距宫颈内口距离56mm，目前可探及范围内胎盘同子宫肌层间未见明显异常回声，可初步除外前置胎盘引起的阴道流血。结合阴道窥视结果，亦可确定阴道流血来自宫腔。入院后定期随访B超、血常规、凝血功能较入院时无明显变化，每天NST有反应型，胎盘早剥可基本排除。故而先兆早产诊断成立，因孕周<34周，按照诊疗规范予积极安宝抑制宫缩同时地塞米松肌注促胎肺成熟，保胎治疗至孕34周止。后孕35^{+5}周规律宫缩发动，因无阴道分娩禁忌证，胎儿顺利经阴道分娩，母子妊娠结局良好。

（郭　方）

第四节　前置胎盘

【概述】前置胎盘是常见的妊娠晚期并发症，病情易突然加重而危及母儿生命安全。妊娠28周后，胎盘仍附着于子宫下段，其下缘达到或覆盖宫颈内口，位置低于胎儿先露部，称为前置胎盘。根据胎盘边缘与宫颈内口的关系，将前置胎盘分为 4 种类型：完全性前置胎盘、部分性前置胎盘、边缘性前置胎盘、低置胎盘，如胎盘附着于前次剖宫产切口处，常伴有胎盘植入，则为凶险型前置胎盘。妊娠中期超声发现胎盘接近或覆盖宫颈内口则为胎盘前置状态。

【临床表现】70%~80% 的前置胎盘患者的典型临床表现是无痛性阴道流血，另外 10%~20% 的前置胎盘患者表现为子宫收缩伴出血，这与胎盘早剥的临床表现相似。约 1/3 的前置胎盘患者在妊娠 30 周前出现首次阴道流血。患者全身情况与出血量及出血速度密切相关，反复出血可呈贫血貌，急性大量出血可致失血性休克。

前置胎盘的高危因素包括流产史、宫腔操作史、产褥期感染史、高龄、剖宫产史；吸烟；双胎妊娠；妊娠 28 周前超声检查提示胎盘前置状态等。

【体格检查】腹部检查：大部分孕妇子宫软、无压痛，轮廓清楚，子宫大小符合妊娠周数；胎位清晰，胎先露高浮或伴有胎位异常。

阴道检查：现多不用阴道指诊来除外前置胎盘的诊断，多采用超声检查确定胎盘位置，如前置胎盘诊断明确，不必再行阴道检查。如必须通过阴道检查已明确诊断或选择分娩方式，可在输液、备血及可立即行剖宫产手术的条件下进行。禁止肛查。

【辅助检查】

1. **超声检查**　妊娠 20 周以上出现无痛性阴道流血的任何女性均应怀疑前置胎盘的可能。由于阴道指诊触及胎盘时可能引起严重的出血，对于中期妊娠未行超声检查的女性，在妊娠 20 周后出现产前流血时，应在阴道指诊前行超声检查明确胎盘位置。在妊娠的任何时期，如怀疑前置胎盘，推荐使用经阴道超声进行检查，其准确性明显高于经腹超声，并具有安全性。

2. **MRI 检查**　MRI 很适合评估胎盘与子宫肌层的关系，但费用较昂贵，因前置胎盘可伴有胎盘植入，有条件的医院，怀疑合并胎盘植入者，可选择 MRI 检查明确是否有胎盘植入及侵入肌层的深度、局部吻合血管分布及宫旁侵犯情况。

3. **实验室检查**　可有血红蛋白下降表现，短期大量出血，可表现为凝血功能障碍甚至 DIC。

【诊断与鉴别诊断】

1. **前置胎盘合并胎盘植入**　当诊断前置胎盘时，应考虑合并胎盘植入的可能性。超声检查，胎盘与膀胱之间正常的界面特征为低回声边界区，代表子宫肌层及正常胎盘后子宫肌层血管。而合并胎盘植入时这一低回声边界消失，胎盘组织与膀胱壁相连续。此时超声检查可能在相邻受累子宫壁的胎盘内发现无回声暗区（腔隙内流动），可结合 MRI 进一步明确诊断。

2. 胎盘早剥　可有不同程度的阴道流血或无明显阴道流血，但常伴有腹痛，体格检查可触及子宫体张力高，或宫缩间歇期宫体仍较硬，血红蛋白下降与阴道流血程度不成正比，但慢性胎盘早剥临床症状常较轻微，需行超声检查了解胎盘与肌层关系以排除，并动态随访血常规及凝血功能。

3. 宫颈赘生物　可有无痛性阴道流血，量常较少，阴道窥视见宫颈有赘生物伴表面渗血可明确诊断。需警惕妊娠合并宫颈恶性病变，必要时活检以明确诊断。

【临床处理】

子宫下段随着妊娠时间的延长逐渐拉伸，这通常会使边缘性前置胎盘或轻度覆盖宫口的前置胎盘下缘远离宫颈内口。前置胎盘的最终诊断取决于妊娠周数、胎盘边缘与宫颈内口的关系。

治疗原则为抑制宫缩、纠正贫血、预防感染、适时终止妊娠。根据前置胎盘的类型、出血程度、妊娠周数、胎儿宫内状况、是否临产等进行综合评估后给予相应治疗：

1. 一般处理　阴道流血期间不需绝对卧床，卧床时采取侧卧位，血止后可适当活动。

2. 纠正贫血　目标血红蛋白值 110g/L，血细胞比容 30% 以上。

3. 止血　对于有早产风险的孕妇可酌情给予宫缩抑制剂，常用药物有钙通道阻滞剂、β 受体激动剂、非甾体类抗炎药、缩宫素受体拮抗剂等。

4. 糖皮质激素的使用　若孕周 < 35 周且在 7 天内有早产分娩可能，或者孕 35 ~ 36^{+6} 周的择期剖宫产，建议在产前给予 1 个疗程的糖皮质激素以促胎肺成熟；对已完成 1 个疗程糖皮质激素治疗 7 天后的孕妇，如在孕 34 周前仍有发生早产的风险，可考虑再次使用糖皮质激素治疗 1 个疗程；对于孕周 < 35 周的孕妇，如无法完成 1 个疗程的治疗，应尽可能给予糖皮质激素 ≥ 1 次。

5. 终止妊娠　在使用宫缩抑制剂的过程中，孕妇仍有大出血的风险，应做好随时剖宫产手术的准备。

紧急剖宫产术指征：出现大出血甚至休克；出现胎儿窘迫等产科指征、胎儿已可存活；临产后诊断的部分或边缘性前置胎盘、出血量多、短期内无法阴道分娩；合并其他产科并发症并有急诊手术指征者。

择期终止妊娠指征：无症状的前置胎盘合并胎盘植入者于妊娠 36 周后；无症状的完全性前置胎盘达 37 周；边缘性前置胎盘满 38 周；部分性前置胎盘应根据胎盘遮盖宫颈内口情况适时终止妊娠。

以下情况可在具备急诊手术、备血充分情况下阴道分娩：边缘性前置胎盘、低置胎盘，出血少，枕先露；部分性前置胎盘，宫颈口已扩张，估计短时间内可以结束分娩。胎儿娩出后，依据出血量、是否有胎盘植入、胎盘植入的程度、患者是否有生育要求及病情决定处理方式，包括子宫切除术及保守治疗，如局部缝扎、子宫动脉栓塞、宫腔填塞纱条、宫腔球囊放置术等。

6. 抗感染治疗　对于反复阴道流血的前置胎盘孕妇及产后的患者需预防性使用抗生素治疗。

【病例介绍】

病例一｜中央型前置胎盘

患者，女性，39岁，因"G_9P_2 孕 33^{+3} 周，少量阴道流血1次"而入院。

现病史　孕妇平素月经规则，4/30天，末次月经 2015-05-21，预产期 2016-02-28，停经 30 余天自测尿 hCG（+），早孕反应明显，孕 1^+ 个月因"妊娠剧吐"住院治疗5天后好转出院。孕早期无阴道流血、流液，孕4个月余自觉胎动至今，孕 15^{+3} 周初诊建卡，定期产检，孕妇系高龄产妇，未行 D 筛查，建议行羊水穿刺，孕妇拒绝，外院行无创 DNA 检查提示：未见明显异常。B 超筛查：单胎，胎盘下缘完全覆盖宫颈内口，帆状胎盘可能？2015-12-25 B 超：单胎，横位，胎盘下缘完全覆盖宫颈内口。孕期 OGTT、甲状腺功能检查未见明显异常。孕期无头晕头痛，无视物模糊，无胸闷憋气，无腹痛，无阴道流血、流液，无皮肤瘙痒等不适。今孕 33^{+3} 周，19:00 无明显诱因下出现一阵阴道流血，色鲜红，量约 5ml，无腹痛腹胀，遂于 19:50 来院急诊，拟"G_9P_2，孕 33^{+3} 周，中央型前置胎盘、帆状胎盘可能？"收入院。入院时一般情况可，精神可，食欲可，二便正常，睡眠可，自计胎动正常。

既往史　10 余年前患梅毒，经正规治疗，2015-10-14 查 RPR（-）、TPPA（+）。否认肝炎、结核等传染病史，否认药物、食物过敏史，否认其他手术、外伤及输血史，系统回顾未见异常。

生育史　2-0-6-1，2011 年及 2007 年各足月顺产一胎，1 孩 11 岁时白血病死亡，1 孩 9 岁体健，6 次人流史。

体格检查　T 36.8℃，P 82 次 / 分，R 20 次 / 分，BP 108/71mmHg。双肺呼吸音清晰，未闻及干湿啰音。心律齐，各瓣膜听诊区未闻及异常心音。心率 82 次 / 分。腹部形状圆隆，软，无压痛、反跳痛，肝脾肋下未及，肝肾区叩痛（-），肠鸣音 4 次 / 分，下肢无水肿。10 分钟未及明显宫缩，胎位横位，胎心位置左中腹，胎心次数 146 次 / 分，胎动存在，腹围 94cm，宫高 31cm，胎儿估计 2400g。骨盆外测量：IS：22.5cm-IC：28cm-EC：18.5cm-TO：8.5cm。

辅助检查　血常规：血红蛋白 99g/L，白细胞 10.54×10^9/L，中性粒细胞

70%，淋巴细胞21%，血小板254×10⁹/L。凝血功能、肝肾功能均正常。B超检查示：胎儿横位，生长径线：双顶径88mm，头围306mm，腹围299mm；股骨66mm，肱骨58mm，胎盘前壁，胎盘完全覆盖宫颈内口，羊水指数：23-40-0-26mm；宫颈内口未见明显扩张。胎盘与下段肌层间未见明显异常回声。帆状胎盘可能。

治疗措施

1. 入院后完善各项检查并备血、开通静脉，左侧卧位、吸氧、听胎心、NST、自数胎动等，予以地塞米松促胎肺成熟治疗，同时向孕妇及家属充分告知病情及风险。

2. 入院后孕妇反复少量阴道流血，无明显宫缩，孕35周复查B超：双顶径90mm，头围315mm，腹围328mm；股骨长度68mm，肱骨长度60mm；胎盘位于前壁，完全覆盖宫颈内口，羊水指数：18-35-28-51mm，胎盘与下段肌层间分界不清。提示：单胎，头位。胎盘完全覆盖宫颈内口。胎盘与下段肌层间分界不清，胎盘植入不除外。因孕妇为中央型前置胎盘，且不除外胎盘植入，入院后反复阴道流血，已促胎肺成熟，遂于孕35⁺³周行择期子宫下段横切口剖宫产术。

3. 术中见胎儿先露为头，高浮，产钳助产娩出。胎儿娩出后，见胎盘附着于子宫左前壁盖过宫颈内口，无法自然娩出，予手剥胎盘，术中出血700ml。术中予欣母沛、卡贝等促进子宫收缩治疗。术后阴道间歇性鲜红色血液流出，子宫下段收缩差，累计失血量1000ml，患者生命体征平稳，行经阴道止血球囊放置术。球囊放置术中出血约200ml，同时予输注悬浮红细胞4U，新鲜冰冻血浆400ml，冷沉淀8U，放置球囊术后仍有阴道流血，3小时20分钟内累计阴道流血300ml，累计失血1500ml，遂行子宫动脉栓塞术，栓塞术后无活动性阴道出血。术后复查血常规：Hb 73g/L，凝血功能及3P试验均正常。栓塞术后第一天行宫腔球囊取出术，术中失血10ml，术后子宫收缩好，无明显阴道流血。

4. 术后第三天复查血常规：Hb 75g/L，予口服补铁治疗，产妇一般情况良好，体温平稳，切口愈合良好，按期出院。

专家点评 该患者有多次人流史和分娩史，可引起子宫内膜损伤或病变，为前置胎盘的发病高危因素，结合超声所见中央型前置胎盘诊断明确。

前置胎盘治疗原则为止血、纠正贫血、预防感染、适时终止妊娠。应根据前置胎盘类型、出血程度、妊娠周数、胎儿宫内状况、是否临产等进行综合评估，给予相应治疗。

期待治疗适用于妊娠 < 36 周，一般情况良好，胎儿存活，阴道流血不多，无须紧急分娩的孕妇，目的是在母儿安全的前提下，延长妊娠时间，提高胎儿存活率。应密切监测孕妇生命体征及阴道流血情况，常规进行血常规、凝血功能检测并备血，同时监护胎儿情况，包括胎心率、胎动计数、胎儿电子监护及胎儿生长发育情况。

终止妊娠的时机及方式：应结合超声检查结果综合临床表现进行判断。①紧急剖宫产：出现大出血甚至休克，为挽救孕妇生命，应果断终止妊娠，此时无须考虑胎儿情况。在期待治疗过程中，若出现胎儿窘迫等产科指征，胎儿已可存活，可立即行急诊手术。临产后诊断的部分性或边缘性前置胎盘，出血量较多，估计短时间内不能分娩者，也应急诊剖宫产终止妊娠。②择期终止妊娠：择期剖宫产，为目前处理前置胎盘的首选方式。对于无症状的前置胎盘合并胎盘植入者可于妊娠 36 周后终止妊娠；无症状的完全性前置胎盘，妊娠达 37 周，可考虑终止妊娠；边缘性前置胎盘满 38 周可考虑终止妊娠；部分性前置胎盘应根据胎盘遮盖宫颈内口情况适时终止妊娠。

对于前壁胎盘，根据产前超声胎盘定位及胎位，剖宫产切口应尽量避开胎盘，以免增加孕妇及胎儿失血，应灵活选择子宫切口。胎儿娩出后，立即子宫肌壁注射宫缩剂，如缩宫素、前列腺素制剂等，待子宫收缩后徒手剥离胎盘。也可用止血带将子宫下段血管扎紧数分钟，以利胎盘剥离时的止血，但需警惕结扎部位以下的出血。若剥离面出血多，应参照产后出血的处理。若采取各项措施均无效，应向家属交代病情，果断切除子宫。

本例患者因孕晚期反复阴道流血，B 超提示子宫肌层与胎盘分界欠清，不能完全排除胎盘植入，遂促胎肺成熟后近 36 周行择期子宫下段横切口剖宫产术。术中子宫收缩尚可，术后因子宫下段收缩乏力在输血同时行宫腔球囊置入止血，止血效果欠佳，立即行子宫动脉栓塞术。栓塞术后阴道流血明显减少，出血得到控制，保守治疗成功。

病例二　凶险型前置胎盘

患者，女性，24 岁，因"G_4P_1 孕 33^{+5} 周，阴道流血 30 分钟"而入院。

现病史 该孕妇平素月经规则，5/28 天，LMP：2014-07-19，EDC：2015-04-26。患者孕早期曾有阴道少量出血，未予以重视。孕期未正规产检，自诉 D 筛查、糖筛查未见明显异常。孕 22 周 B 超提示：中央型前置胎盘，孕 29～30 周曾有阴道少量流血，遂至当地医院住院予以"保胎，促胎肺成熟"治疗（具体不详）。2015-02-24 孕 31 周来院建卡产检，02-25MRI 提示完全性前置胎盘，部分胎盘与子宫肌层分界不清。2015-03-02 因少量阴道流血门诊拟"G_4P_1 孕 32^{+2} 周，阴道流血半日"收住入院，入院 B 超检查示：胎儿方位：头位；胎心胎动：见；双顶径 89mm，头围 318mm，腹围 278mm；股骨长度 62mm，肱骨长度 54mm；胎盘方位：前壁，胎盘厚度：39mm，胎盘成熟度：Ⅱ+；胎盘下缘完全盖过宫颈内口，羊水指数：21-22-34-29mm；脐动脉：PI 0.66，RI 0.48，S/D 1.83。目前胎盘基底部与子宫肌层间分界欠清，彩色血流短条状。入院后每天 NST 有反应，无明显阴道流血，胎心胎动好，无腹痛腹胀，于 2015-03-05 出院。患者出院后无明显阴道流血，2015-03-13 凌晨 0:20 因"大量阴道流血"来院急诊，估计出血量 200ml，色鲜红，无明显腹痛，予立即收入院。

既往史 2013 年因"ICP"行剖宫产，乙肝小三阳，否认药物、食物过敏史，否认手术、外伤及输血史，系统回顾未见异常。

生育史 1-0-2-1，2010 年因"ICP"行剖宫产，之前曾早孕期人流 2 次。

体格检查 T 37℃，P 87 次/分，R 20 次/分，BP 110/70mmHg。双肺呼吸音清晰，未闻及干湿啰音。心律齐，各瓣膜听诊区未闻及异常心音。心率 87 次/分。腹部：形状圆隆，软，无压痛、反跳痛，肝脾肋下未及，肝肾区叩痛（－），肠鸣音 4 次/分。10 分钟未及明显宫缩。胎位头位，胎心位置左下腹，胎心次数 140 次/分，胎动存在，腹围 96cm，宫高 30cm，胎儿估计 1900g。骨盆外测量：IS：25cm-IC：26cm-EC：18cm-TO：9.25cm。

辅助检查 血常规、凝血功能、肝肾功能均正常范围。

治疗措施

1. 入院后积极申请用血，完善相关检查，心电监护，胎心持续监护，因孕妇入院当日一次性阴道流血 200ml，拟诊"凶险型前置胎盘，产前出血"，告知相关风险后当日急诊行剖宫产术。

2. 术中探查子宫下段肌层菲薄，子宫表面血管怒张，膀胱与子宫前壁致密粘连，子宫下段局部膨隆呈紫蓝色。于宫体部横向剪开浆膜层，于前壁肌层作一小横切口，避开胎盘，插入两示指向两侧上方横向剪开切口至足够娩出胎儿之大小，子宫下段胎盘附着处出血明显。先露高浮，迅速以头位手托胎头，胎儿娩出容易，断脐后按常规处理，胎儿性别男，体重 2180g，评分 9-9 分。

3. 胎儿娩出后立即将子宫托出腹腔，双手压迫子宫下段，予以止血带捆扎子宫下段，催产素 20U、欣母沛 1 支注射宫体，出血约 300ml。观察宫体部收缩好，止血带压迫下出血少，遂人工剥离宫腔后壁部分胎盘，子宫前壁及左下壁胎盘粘连致密广泛植入，剥离极为困难，子宫下段肌层菲薄，出血汹涌，一阵出血约800ml。于子宫下段肌层菲薄处加固缝扎数针后再次予以欣母沛1支宫体注射，予以子宫下段试填纱条，止血效果差，出血仍汹涌，估计术中出血达2000ml，遂行全子宫切除术。

4. 术中共计出血3500ml，输少浆血12U、血浆1200ml、低温冷沉淀14U，补液1850ml，尿量350ml。

5. 术后予左氧氟沙星+甲硝唑抗炎补液治疗，第三天复查血常规：Hb 77g/L，白细胞$9.44×10^9$/L，中性粒细胞74%，予口服补铁等对症支持治疗，产妇一般情况良好，切口愈合良好，予术后第七天拆线出院。

专家点评　凶险型前置胎盘是指既往有剖宫产史，此次妊娠为前置胎盘，且胎盘附着于子宫的瘢痕处，往往伴有胎盘植入，术中极易出现难以控制的出血、弥散性血管内凝血（DIC）、休克，导致产妇死亡，是产科十分棘手的危急重症。

对于此类患者一定要做好充分的术前评估：①根据胎盘位置及植入情况制定合理的手术方案；②术前充分告知手术风险，并签好子宫切除知情同意书；③充分备血；④联合麻醉科、ICU、新生儿科甚至外科医师共同救治；⑤确保手术期间的止血药物和用品，例如前列腺素类药物、止血海绵等。无症状的前置胎盘合并胎盘植入者推荐妊娠36周后行手术，伴有反复出血症状的前置胎盘合并胎盘植入者促胎肺成熟后可提前终止妊娠。后壁胎盘或前侧壁胎盘植入者，可行子宫下段剖宫产术；前壁胎盘植入者，子宫切口应避开胎盘，必要时可行子宫体部剖宫产术。胎儿娩出后，依据出血量、植入的程度、患者是否有生育要求及病情决定处理方式，主要包括子宫切除术及保守治疗。子宫切除术的适应证主要包括：胎盘植入面积大、子宫壁薄、胎盘穿透、子宫收缩差、短时间内大量出血（数分钟内出血＞2000ml）及保守治疗失败者。推荐子宫全切除术，胎儿娩出后不剥离胎盘直接缝合切口后行子宫全切除术。对部分生命体征平稳、出血量不多、植入范围小者可行保守治疗，包括保守性手术（局部"8"字缝合、B-Lynch缝合、宫腔纱条填塞等）、药物治疗（甲氨蝶呤、米非司酮等）、双侧子宫动脉栓塞治疗等。

该患者既往有剖宫产史及人流史，影像学检查提示凶险型前置胎盘，诊断明确，孕妇已于外院保胎治疗并促胎肺成熟，孕33^{+5}周时一次大量阴道流血，遂急诊行剖宫产术终止妊娠。

术中见子宫下段菲薄，瘢痕处可见胎盘附着，考虑凶险型前置胎盘，术中迅速娩出胎儿后，见子宫前壁及左下壁胎盘粘连致密广泛植入，剥离极为困难，子宫下段肌层菲薄，出血汹涌，药物保守治疗效果差，遂果断行全子宫切除术，术中积极输血补液，术后抗感染治疗，术后恢复理想。

（郭　方）

第五节　胎盘早剥

详见第七章第七节胎盘早剥。

【病例介绍】

患者，女性，27岁，因"G_1P_0孕39^{+6}周，B超提示羊水偏少1天"入院。

现病史 该孕妇平素月经规则，5/26天，LMP：2014-03-23，EDC：2014-12-30。停经1^+个月尿hCG（＋），早孕反应轻，孕早期无发热、感染及放射线接触史。孕12^{+3}周初诊建卡，查甲状腺功能TSH 12.31μU/ml，FT_3 4.91pmol/L，FT_4 12.83pmol/L，查体示甲状腺Ⅱ°肿大，诊断为甲减合并妊娠，予优甲乐50μg每日1次口服治疗，后优甲乐剂量逐渐增加至100μg每日1次口服，定期随访，甲状腺功能控制在正常范围。初诊心电图示频发房早，予HOLTER示：单个房性过早搏动2389次，余未见异常，孕妇无心悸、胸闷等不适主诉。孕4个月余自觉胎动，定期产检，孕期D筛查、B超筛查及糖尿病筛查未见异常。孕38周门诊检查心电图示：房性期前收缩，予复查HOLTER示：单个房性期前收缩2746次，余未见异常。孕中晚期无明显头昏胸闷，无明显皮肤瘙痒。2014-12-29门诊产检，B超提示羊水指数58mm，拟"G_1P_0孕39^{+6}周，羊水偏少，妊娠合并甲减，妊娠合并心律失常"收入院。入院时一般情况好，无明显头痛、头晕、视物模糊、腹痛、腹胀及阴道流血、流液等不适，食欲睡眠正常，大小便如常，自计胎动正常。

既往史 2009年乳腺纤维瘤手术史，否认传染病史、手术外伤史，系统回顾未见异常。

生育史 0-0-0-0。

体格检查 T 36.5℃，P 86次/分，R 20次/分，BP 125/72mmHg。双肺呼吸音清晰，未闻及干湿啰音。心律齐，各瓣膜听诊区未闻及异常心音。心率86次/分。腹部：形状圆隆，软，无压痛、反跳痛，肝脾肋缘下未触及，肾区无叩痛，肠鸣音3次/分。宫缩10分钟未及，胎位头位，胎心位置左下腹，胎心次数145次/分，胎动存在，腹围95cm，宫高33cm，胎儿估计2700g。骨盆外测量：IS：24cm-IC：26cm-EC：20cm-TO：8.75cm。

辅助检查 血常规、凝血功能、肝肾功能均正常范围。2015-12-29 B超：胎儿数：1，胎儿方位：头位，胎心胎动：见；生长径线：双顶径：89mm，头围：308mm，腹围：299mm；股骨长度：68mm，肱骨长度：58mm；胎盘方位：后壁，胎盘下缘距宫颈内口＞2cm，胎盘厚度：52mm，胎盘成熟度：Ⅲ；羊水指数：22-7-16-13mm，AFI：58mm；彩色多普勒显像：心腔内见彩色血流。脐动脉：PI 0.93，RI 0.60，S/D 2.52。

初步诊断 ① G_1P_0 孕 39^{+6} 周，胎方位头位，未临产；②羊水偏少；③妊娠合并甲减；④妊娠合并心律失常。

治疗措施

入院后完善相关检查，加强母胎监护，于2014-12-30 02:35孕妇自觉有一阵阴道流血，量约200ml，查子宫张力略高，NST可疑，阴道窥视：探查宫颈，宫颈光，未见明显宫颈赘生物。见活动性流血，来自宫腔，考虑诊断"① G_1P_0 孕40周，胎方位头位，未临产；②羊水偏少；③妊娠合并甲减；④妊娠合并心律失常；⑤产前出血：胎盘早剥？胎盘边缘血窦破裂？"告知相关风险后拟急诊行剖宫产术。

术中探查子宫色泽红润，向右偏转，子宫表面未见明显卒中，术中见羊水500ml，血性，胎盘自然剥离，胎盘母体面可见部分凝血块压迹，约5cm×4cm×2cm大小，约占胎盘面积的1/4（图8-2），术中娩一男活婴，出生体重：2710g，Apgar评分：1分钟9分，5分钟9分。

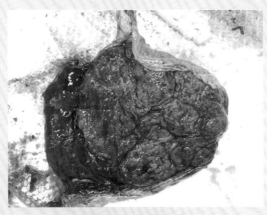

图8-2　胎盘早剥

术后予抗炎补液、促宫缩治疗，产妇一般情况良好，切口愈合良好，术后第四天如期出院。

专家点评 引起妊娠晚期出血的原因很多，胎盘因素占绝大多数，其中除前置胎盘、胎盘早剥两大常见因素外，胎盘边缘血窦破裂同样是引起妊娠晚期出血的不可忽视的原因。

胎盘边缘血窦破裂是晚期妊娠出血的常见原因之一，通常发生在妊娠 30 周以后，多见于轮廓胎盘。由于轮廓胎盘边缘及其附近缺乏脱膜、绒毛膜和羊膜的覆盖，胎盘边缘血窦壁薄易破坏而常致产前出血。出血大多发生在 30 周以后，与前置胎盘导致的出血一样为无痛性阴道流血，反复发作，血流量较少病情较轻。出血量不随孕周而增加，是与前置胎盘的主要鉴别点。胎盘边缘血窦破裂缺乏特异性的诊断方法，除表现为持续的或间断的无痛性阴道流血外，在超声影像上常无明显的改变，确诊主要通过排除其他原因所致的阴道流血：①通过超声检查初步排除前置胎盘、轻型胎盘早剥；②检查有无宫缩、颈管是否缩短、宫口是否扩张，排除先兆流产或先兆早产；③检查宫颈是否存在糜烂、息肉，排除宫颈原因所致的出血；④检查血象、C- 反应蛋白、阴道分泌物的微生物培养排除绒毛膜羊膜炎所致的阴道流血；⑤结合胎心监护、超声检查初步排除前置血管破裂出血。凡排除了以上疾病的妊娠晚期出血可高度怀疑为胎盘边缘血窦破裂，但仍需动态严密观察超声及出血情况，以免出血增加发展为轻型胎盘早剥。产后常规检查胎盘可最终确诊，可见有轮廓胎盘的特点，胎儿面边缘部分或完整地围有一黄白色环形皱褶，胎盘边缘血窦有陈旧血块覆盖。

妊娠晚期若孕妇长时间处于仰卧位，妊娠子宫可压迫下腔静脉使回心血量减少，子宫静脉淤血，静脉压升高，致使蜕膜静脉床淤血、破裂，引起胎盘剥离。本例患者夜间入睡时自觉阴道流血，量多，入院当日 B 超排除前置胎盘诊断，阴道检查排除宫颈原因所致出血，查体子宫张力略高，考虑胎盘早剥／胎盘边缘血窦破裂不能除外，及时行剖宫产术终止妊娠。术中见血性羊水（胎盘后血液可穿破羊膜而进入羊膜腔形成血性羊水），胎盘母体面可见部分凝血块压迹，约 5cm×4cm×2cm 大小，胎盘早剥诊断成立，未见明显胎盘边缘血窦破裂，排除相关诊断，术后恢复理想。

（郭 方）

第六节　帆状胎盘

【概述】胎盘在维持胎儿正常生长发育过程中起着重要作用，正常胎盘为盘状，多呈椭圆形或圆形，而脐带通常附着于胎盘中央和侧方。帆状胎盘（velamentous umbilical cord insertion，VCI）又称脐带帆状附着，是指脐带附着于胎膜上，脐血管像船帆的缆绳分布于胎膜中，在未进入胎盘时已发生分支，经过羊膜与绒毛膜之间进入胎盘。与正常脐血管不同，帆状附着的脐血管表面缺乏华通胶，仅包裹着一层羊膜，又得不到胎盘的保护，因此容易受压或破裂。如果这些在胎膜中爬行的血管位于胎儿先露部前并从宫颈内口之前经过时，称为前置血管（vasa previa）。文献报道 VCI 的发生率为 0.1% ~ 13.60%，在足月分娩单胎中的平均发生率为 1%，VCI 合并前置血管发生率为 0.02% ~ 0.08%。帆状胎盘虽然是一种少见的脐带附着异常，但当它合并前置血管时可引起严重的并发症，最终导致围产儿不良结局，甚至危及胎儿生命。因此，临床加强对帆状胎盘的关注，提高帆状胎盘合并前置血管的检出率，对降低与之相关的围产儿不良结局有重要意义。

【临床表现】

1. 帆状胎盘　帆状胎盘对母体的损害较小，如同时存在前置血管则有产前出血、产后出血等风险。

在脐血管爬行过程中，由于血供的不足，则可能与多种不良妊娠结局相关，如胎儿生长受限（fetal growth restriction，FGR）、早产、胎膜早破、分娩期胎心率异常、胎儿宫内窘迫、新生儿窒息甚至新生儿死亡等。

帆状胎盘病例中经常可见胎心率不典型变异减速，即特征性的无加速的变异减速（variable decelerations with no acceleration，VDNA），包括胎心率恢复缓慢、发生减速时变异缺失、持续性胎心率减低等，其与胎儿宫内缺氧密切相关。有研究认为帆状胎盘时常发生的胎心率异常可能与缺少华通胶保护而导致宫缩时脐带血管受压相关，部分性或完全性的脐带受压都会导致胎儿后负荷增加以及胎儿动脉血氧含量降低，引起迷走神经兴奋而产生心动过缓。有报道提示帆状胎盘病例中变异减速在第二产程中的发生率明显高于正常对照组。

2. 前置血管　临床上，前置血管可以出现破膜前和破膜时血管破裂、妊娠中晚期无痛性阴道流血、胎心监测提示存在无加速的变异减速、正弦波等临床表现，或无任何临床症状。如产前未能诊断或未能及时处理，一旦发生血管破裂胎儿失血时，胎心基线很快就会发生变化或突然胎死宫内，据文献报道，胎儿死亡率高达 58% ~ 73%。

【体格检查】 合并前置血管时，阴道检查时可在宫口处触及有搏动的血管。

【诊断与鉴别诊断】

1. **帆状胎盘** 妊娠期帆状胎盘的诊断主要依靠特征性的超声影像学检查，其标准包括：脐带血管通过胎盘边缘且与子宫壁平行走行；脐带根部固定；脐带根部入口远离胎盘实质；脐带血管通过胎膜时成发散状。常规 B 型超声检查脐带根部的附着位置有时难以判断，而彩色多普勒超声观察脐带血管的走行则明显增加了帆状胎盘的检出率。有学者报道脐带附着部位异常的检出率与孕周密切相关，妊娠 15 ~ 20 周约为 67%，而妊娠 36 ~ 40 周则降至 30%，因此，中孕期筛查显得尤为重要。中孕期彩色多普勒 B 超评估是否存在脐带附着异常，其灵敏度及特异度分别高达 67% 和 100%，因此，对于无妊娠合并症及并发症的低危孕妇，孕期常规监测及发现这类异常将显著降低其紧急剖宫产率。

2. **前置血管** 妊娠期前置血管的诊断可通过彩色多普勒超声、磁共振成像（magnetic resonance imaging，MRI）、羊膜镜检查、阴道检查触及血管搏动及分娩时检测胎儿血液等多种方式来诊断。已有多位学者报道，经阴道彩色多普勒超声可以较准确地在产前诊断前置血管，在孕 18 ~ 20 周时前置血管的诊断率高达 99%，其诊断标准为宫颈内口出现线状彩色血流信号。

但是，仍需注意的是彩色多普勒超声检查并不能排除所有的前置血管，而 MRI 可以作为超声诊断可疑的一种补充诊断方式，进一步明确前置血管的诊断。

对于已经临产的孕妇，如果出现以下情况，也应高度怀疑存在前置血管的可能性：阴道检查时，在胎先露部前的胎膜上扪及条索状、有搏动的动脉，搏动频率与胎心率一致；胎膜破裂时阴道流血伴胎心率变化，胎心不规则，甚至短时间内消失。破膜后伴有阴道流血高度怀疑前置血管时应取阴道血涂片检查，查找有无来自胎儿血液的有核红细胞或幼红细胞，取阴道血作蛋白电泳，查找有无胎儿血红蛋白，以证明是否存在前置血管破裂。

3. **鉴别诊断**

（1）前置胎盘：前置胎盘指妊娠 28 周后胎盘附着于子宫下段，其下缘甚至达到或覆盖宫颈内口，其位置低于胎先露部，是产前出血的主要原因，多为无痛性阴道流血，B 超可鉴别诊断。

（2）胎盘边缘血窦破裂：胎盘边缘血窦破裂是晚期妊娠出血的常见原因之一，通常发生在妊娠 30 周以后，多见于轮廓胎盘。轮廓胎盘的胎儿面边缘部分或完整地围有一白色环形皱褶（由双层返折的绒毛膜及羊膜组织，其间含有变性的蜕膜与纤维素），环的宽度不等，一般宽 1cm，可见脐血管终止于环的内缘，所以轮廓胎盘属于绒毛膜外胎盘，因为从环的内缘向外并无绒毛从绒毛膜板发出，胎盘的绒毛膜板较基底板小。由于轮廓胎盘边缘及其附近缺乏蜕膜、绒毛膜和羊膜的覆盖，胎盘边缘血窦壁薄易破坏而常致产前出血。出血大多发生在 30 周以后，与前置胎盘导致的出血一样为无痛性阴道流血，反复发作，血流量较少病情较轻。其出血量不随孕周而增加，是与前置胎盘的主要鉴别点。由于胎盘结构特殊，易在胎盘边缘发生胎膜早破而致流产、早产，分娩期也可造成胎盘剥离不全或残留而致产后出血。

（3）胎盘早剥：轻型可仅表现为少量阴道流血，缺乏典型临床表现，早期诊断有时较困难，有部分孕妇产后检查胎盘时才确诊；产后胎盘检查可见胎盘母体面凝血块压迹。重型发病突然，腹痛明显，阴道出血少或无出血，外出血量与休克严重程度不成比例，子宫强直性收缩，腹部硬如板状，有压痛，胎位扪不清，胎心听不清，B 超可鉴别诊断。

（4）宫颈病变：如宫颈癌、宫颈息肉、宫颈糜烂等也可出现产前阴道出血，阴道窥视可见相关病变。

【临床处理】

2009 年加拿大妇产科医师协会（Society of Obstetricians and Gynecologists of Canada，SOGC）一个有关前置血管的指南给出如下推荐意见：

1. 孕中期的常规超声检查若发现胎盘低置，应进一步评价脐带的插入情况（Ⅱ -2B）。

2. 对于所有具备前置血管的高危孕妇（如脐带插入位置低或帆状附着、双叶胎盘、副胎盘或有阴道流血的孕妇）均应行经阴道彩色多普勒超声检查（Ⅱ -2B）。对可疑前置血管的孕妇进行经阴道彩色多普勒超声检查可明确诊断，尽管如此，仍有一定的漏诊率（Ⅱ -2B）。

3. 鉴于前置血管的孕妇存在早产的可能性，应在孕 28 ~ 32 周时给予糖皮质激素促胎肺成熟，并于孕 30 ~ 32 周安排入院（Ⅱ -2B）。2015 年美国母胎医学会（Society for Maternal-Fetal Medicine，SMFM）一个针对前置血管的咨询（Consult Series）里亦同样提到应在孕 28 ~ 32 周时给予糖皮质激素促胎肺成熟（2C），并于孕 30 ~ 34 周考虑入院待产（2C）。

4. 对于妊娠期已诊断的前置血管，应在临产前行选择性剖宫产术，在术前需确认胎儿血管位置，避免手术时损伤胎儿血管（Ⅱ -1A）。

5. 前置血管的孕妇应该在三级医院分娩，当胎儿需要紧急复苏时可以进行新生儿输血（Ⅱ -3B）。2015 年 SMFM 也建议产前诊断了前置血管的孕妇应在具备即刻新生儿输血能力的中心进行手术终止妊娠（1C）。

6. 产前诊断的前置血管孕妇入住医院后应进一步明确诊断并标注为高危孕妇，所有医护人员都应该认识到一旦发生阴道出血时应急诊行剖宫产手术（Ⅲ -B）。

关于终止妊娠时机目前尚未有统一观点，2015 年 SMFM 提到可在孕 34 ～ 37 周行计划性剖宫产终止妊娠（2C），但需明确一点，应在临产前行选择性剖宫产术。临产时前置的血管极易破裂，因而胎儿的死亡率高，如孕期已诊断前置血管，评估胎肺已成熟，可考虑终止妊娠以避免胎膜早破及胎儿失血。

帆状胎盘 - 前置血管患者一旦发生胎儿失血，须急诊行剖宫产，并请新生儿科协助，随时准备给新生儿输血治疗；如果能及时行剖宫产，并积极给予新生儿输血治疗，则新生儿的预后将明显改善。胎先露对血管的直接压迫也会导致胎儿缺氧甚至死亡，如果已经发生胎死宫内则应考虑阴道分娩。

【预防】帆状胎盘前置血管与多种不良妊娠结局有关，常规产前超声检查，系统评估胎盘脐带附着情况，特别是在无妊娠合并症及妊娠并发症的孕产妇中筛查，意义重大。条件许可的医院在孕中期的常规超声检查中若发现胎盘低置，则应该对其进行帆状胎盘的进一步筛查，对于存在前置血管高危因素的孕妇进行常规的阴道彩色多普勒超声检查，提高孕期前置血管的检出率，以指导临床处理，改善围产儿结局。

同时，不应忽视对孕产妇及其家属进行相关知识的宣教，讲解疾病的相关高危因素、相关风险以及需要寻求医疗救助的相关症状和寻求医疗支持的途径等。通过这些管理方法，可为孕产妇提供一个更加安全的围产期保健体系。

【病例介绍】

患者，女性，26 岁，于 2014-12-29 因 "G_1P_0 孕 31^{+1} 周" 入院待产。

现病史 该孕妇平素月经欠规则，6 ～ 7/30 ～ 40 天，LMP：2014-05-16，停经 48 天自测尿 hCG（ + ），停经 51 天 B 超提示：妊娠囊 16mm×13mm×12mm，CRL 4mm，相当于停经 43 天大小，据此后推预产期一周至 2015-03-01。早孕反应轻，孕早期无发热、感染及放射线接触史，孕早期无阴道见红及腹痛，无保胎治疗史，孕 4 个月余自觉胎动。孕 8^{+4} 周来院建卡，定期产检，孕期检查 D 筛查 hCG MOM 值为：2.1583，T21- 三体风险 1：2047，告知孕妇胎儿染色体异常风险，孕妇未行无创产前基因检测及羊水穿刺。孕 22 周 B 超筛查示：四腔心，心包分离 2.7mm，心包少量积液，余未见明显异常。孕 24^{+2} 周行高危 B 超提示：脐带连接于胎盘左下边缘胎膜上，球拍状胎盘 - 帆状胎盘可能，四腔心平面见卵圆孔向左心房圆形膨出 4.6mm（卵圆孔膨出瘤，正常变异）；心包无回声区 1.3mm，余心脏结构未见明显异常。孕期糖尿病筛查正常范围，孕期其余检查未见明显异常。孕中晚期无明显头昏胸闷，无明显皮肤瘙痒。孕28周腹部B超提示：胎儿各生长径线同孕周相符，脐带插入点位于胎盘实质外——帆状胎盘？经阴道超声提示：未见明显前置血管。孕29周予地塞米松5mg肌内注射，每12小时一次，共4次，促胎肺成熟治疗。现孕 31^{+1} 周，拟"G_1P_0 孕 31^{+1} 周，帆状胎盘"收入院待产。

孕妇现一般情况好，无明显头痛、头晕、视物模糊、腹痛、腹胀及阴道流血流液等不适，食欲、睡眠正常，大小便如常，自计胎动正常。

既往史 既往体健，否认传染病史、否认外伤及手术史，否认食物药物过敏史，系统回顾未见异常。

生育史 0-0-0-0。

体格检查 T 36.4℃，P 92次/分，R 19次/分，BP 114/84mmHg，BP（基础血压）90/60mmHg。发育正常，营养良好，无病容，表情自如，体位自主，步态正常，神志清楚，检查合作，身高：169cm。胸部：胸廓对称，呼吸平稳。乳房饱满，未及肿块。双肺呼吸音清晰，未闻及干湿啰音。心律齐，各瓣膜听诊区未闻及异常心音。心率92次/分。腹部：形状圆隆，软，无压痛、反跳痛，肝脾肋缘下未触及，肾区无叩痛，肠鸣音4次/分。宫缩间隔8分钟，持续15秒，胎位头位，胎心位置左下腹，胎心次数146次/分，胎动存在，腹围85cm，宫高28cm，胎儿估计1800g。骨盆外测量：IS：24cm-IC：28cm-EC：17.5cm-TO：9.5cm，其他：/。子宫颈容受情况未查，膝反射存在。

初步诊断 ①孕 31^{+1} 周第1胎0产，未临产，胎方位头位；②帆状胎盘？

治疗措施 入院后完善各项检查，加强母胎监护，向患者及家属告知帆状胎盘、前置血管及剖宫产相关风险。孕 34^{+1} 周时，患者少量阴道见红，无明显下腹痛，NST反应型，考虑帆状胎盘诊断不除外，前置血管待排，遂完善各项术前准备，于孕 34^{+3} 周行剖宫产术终止妊娠。手术顺利，术中娩一新生儿：性别：男，体重2130g。Apgar评分：9～9分。术中检查发现脐带附着于胎膜上，脐带附着点距离胎盘边缘约3cm，帆状胎盘诊断成立。患者术后恢复可，切口愈合佳，如期出院。

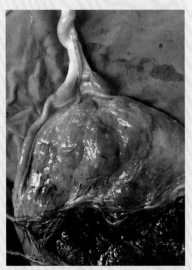

图8-3 帆状胎盘

专家点评

前置血管破裂是妊娠晚期阴道流血的原因之一，为无痛性阴道流血，缺乏特异性，容易误诊为前置胎盘、胎盘早剥或普通的见红。前置血管可分成两型：Ⅰ型是由于脐带帆状附着所致；Ⅱ型是指在双叶胎盘或副胎盘的情况下，部分血管走行于2个分离的胎盘叶之间。当胎膜自然破膜或人工破膜时，被胶原纤维固定在绒毛膜上的前置血管很容易破裂，致使胎儿迅速失血，如果是脐血管主要枝干，胎儿死亡率极高。

该患者孕 24^{+2} 周高危B超提示帆状胎盘可能，术前B超提示脐带附着于胎盘实质外，帆状胎盘可能？结合相关指南及患者意愿临产前行选择性剖宫产术，术中发现脐带附着于胎膜上，脐带附着点距离胎盘边缘约3cm，帆状胎盘诊断成立，术后恢复理想。

（郭 方）

参 考 文 献

1. Practice Bulletin No. 171: Management of Preterm Labor. Obstet Gynecol, 2016, 128(4): 155-164.

2. 中华医学会妇产科学分会产科学组 . 早产的临床诊断与治疗指南 (2014). 中华妇产科杂志 , 2014, 49(7): 481-484.

3. 中华医学会妇产科学分会产科学组 . 胎膜早破的诊断与处理指南 (2015). 中华妇产科杂志 , 2015, 50(1): 3-8.

4. Placenta Praevia, Placenta Praevia Accreta and Vasa Praevia: Diagnosis and Management. Green-top Guideline No. 27 of RCOG.

5. 李磊 , 连岩 , 王谢桐 . 胎盘缺血与胎盘早剥 . 中国实用妇科与产科杂志 . 2016, 32(4): 312-315.

6. Magann EF, Cummings JE, Niederhauser A, Rodriguez-Thompson D, McCormack R, Chauhan SP. Antepartum bleeding of unknown origin in the second half of pregnancy: a review. Obstet Gynecol Surv, 2005，60(11): 741-745.

7. Bhandari S, Raja EA, Shetty A, Bhattacharya S. Maternal and perinatal consequences of antepartum haemorrhage of unknown origin. BJOG，2014; 121(6): 777.

第九章　胎动异常和胎心异常

第一节　胎动异常的诊断与鉴别诊断

妊娠妇女对胎动的感知通常始于中期妊娠，且在经产妇中比初产妇出现更早。感知胎动是孕妇自我监测胎儿的一种方法，但过于注意胎动情况可能引起孕妇焦虑。胎动的监测其基本原理基于一项假设：早期识别到胎动减少可使临床医师在胎儿仍处于代偿阶段时进行干预，从而防止其进展为胎死宫内及新生儿损伤。

由于健康胎儿正常胎动存在广泛的生物学差异，母亲对胎儿活动的感知存在差异，所以对胎动减少的恰当定义仍未达成共识。目前已提出多种胎动计数方法：

（1）母亲正常活动 12 小时内至少感受到 10 次胎动。

（2）母亲休息并专注于胎动计数时，2 小时内至少感受到 10 次胎动。

（3）母亲休息并专注于胎动计数时，1 小时内至少感受到 4 次胎动。

妊娠晚期出现的胎动减少与胎儿缺氧及营养不良有关的不良妊娠结局相关。因此，妊娠晚期主诉胎动过少，需进一步评估。

一、评估

对胎动减少的基本评估应包括回顾产前病史和一次非应激试验（NST），胎儿活动的一过性减少可能由胎儿处于睡眠状态、母亲使用药物（如镇静剂）或母亲吸烟所致。若胎动减少持续较短时间之后胎动恢复正常并且在评估中未发现高危因素，应告知所有患者继续监测胎动，无须进一步随访。对持续性胎动减少患者的处理取决于孕龄及是否存在导致死胎死产的高危因素。如果没有确定导致胎动减少的病因，孕 37 周以下的妊娠采用 NST 和超声检查进行监测。足月后持续胎动减少，可考虑在宫颈条件成熟的情况下进行引产。

（一）病史

应仔细询问病史了解患者年龄、婚育情况、月经情况、本次妊娠情况、有无妊娠并发症，有无合并内外科疾病以及用药情况。

（二）体格检查

评估患者生命体征，有无水肿及黄疸。产科检查有助于识别子宫大小是否与孕周相符。

（三）辅助检查

1. 胎儿评估

（1）无应激试验（non-stress test，NST）：胎心基线位于 110～160 次 / 分，变异正常，40 分钟有两次以上的加速反应为正常 NST，若出现 NST 可疑需进一步评估，若为 NST 无反应或正弦波应积极处理。

（2）宫缩应激试验（contraction stress test，CST）或催产素应激试验（oxytocin challenge test，OCT）：根据 2009 年 ACOG 指南将 CST 或 OCT 电子胎儿监护分为三级，如为 I 类，提示胎儿酸碱平衡，可常规监护，不需采取特殊措施；如为 Ⅲ 类监护胎心率无变异并存在复发性晚期减速、复发性变异减速或胎心过缓以及正弦波，需采取复苏措施，若短期内无改善应紧急终止妊娠。

（3）超声检查：可测量胎儿大小、有否水肿、羊水量、胎盘位置、胎盘有无异常回声。若胎儿小于正常，需进一步评估脐血管多普勒，甚至大脑中动脉及静脉导管多普勒检测。

（4）生物物理评分：综合电子胎儿监护及超声检查的 Manning 评分法，由于使用不便，在临床上使用较少。对于孕龄较小但持续胎动减少或伴 FGR 者可考虑使用，如 > 8 分，仍需重复评估。若评分 ≤ 4 分，提示胎儿明显缺氧，需根据孕龄大小考虑是否终止妊娠。

2. 妊娠并发症和合并症的评估

对于可疑有妊娠并发症和合并症的，需进一步完善相关检查，如血尿常规、肝肾功能、血糖等。在评估中表现为胎动减少伴胎心正弦波、无法解释的胎儿心动过速或者超声检查发现胎儿水肿伴大脑中动脉流速升高的妊娠患者时，应进行 Kleihauer-Betke 染色（红细胞酸洗脱法）以检测是否出现胎母输血综合征。

二、妊娠晚期胎动减少的鉴别诊断

（一）妊娠期高血压疾病

妊娠期高血压疾病尤其是并发重度子痫前期的孕妇，易发生胎盘功能不良，引起胎儿生长受限、胎盘早剥等并发症。对于妊娠期高血压疾病患者应密切关注血压及并发症发生的情况，进行胎动计数，NST 监测。存在胎儿生长受限的需进一步评估脐血流情况，定期 B 超评估胎儿生长发育。

（二）妊娠合并糖尿病

对于孕前糖尿病、妊娠期糖尿病血糖控制不佳或妊娠期糖尿病需胰岛素治疗的孕妇，需加强宣教。尤其是存在血管病变或合并胎儿生长受限的，需密切加强监护，以防死胎、死产等不良结局。

（三）妊娠合并免疫系统疾病

妊娠合并免疫系统疾病如系统性红斑狼疮、抗磷脂综合征、干燥综合征的患者，易发生流产、死胎、胎盘早剥等不良预后，其胎盘与子痫前期胎盘病理类似，易并发妊娠期高血压疾病。对于孕期无免疫系统病史的孕妇，如怀疑该类疾病需行免疫抗体检测。

（四）胎儿生长受限

胎儿生长受限的原因有母体因素、胎盘因素与胎儿因素。B 超怀疑胎儿生长受限，需对其病因进一步评估。超声多普勒评估脐血管，对于存在脐动脉阻力增高，特别是脐动脉舒张末期血流缺失或反流的，需密切加强监护，计数胎动，评估胎儿存活的可能。

（五）过期妊娠

核对孕周确定预产期，若存在过期妊娠，应根据宫颈条件、胎儿大小和胎盘功能，选择适当的分娩方式。如阴道试产，产程中最好连续胎心监测，及时发现胎儿窘迫，及时处理。

（六）羊水过少

是羊水量的减少，通常通过超声诊断。发生在孕 22 周前的显著羊水过少，由于肺发育不全及畸形的可能性较大，大多预后不良。一旦作出羊水过少的诊断，应评估是否为胎膜早破；并应行详尽的超声筛查，以评估是否有胎儿畸形，如尿道梗阻或肾脏畸形。

（七）妊娠肝内胆汁淤积症

妊娠肝内胆汁淤积症（intrahepatic cholestasis of pregnancy，ICP）以皮肤瘙痒、黄疸和血清胆汁酸升高为主要特点，可引起胎盘功能低下，导致胎动减少或不明原因的胎死宫内。诊断主要依赖血生化检查发现血清胆汁酸升高。孕晚期需加强监护，尤其是重型 ICP 的患者，必要时需提早终止妊娠。

（八）胎儿先天性异常

胎儿染色体异常或骨骼肌肉发育异常等遗传综合征，可出现胎动减少。通过孕期非整倍体筛查、羊水穿刺染色体检查、超声畸形筛查和胎儿磁共振检查，可对存在的胎儿先天性异常进行评估和诊断。而不明原因的胎动减少，存在胎儿畸形的可能。

（九）免疫性水肿

是一种胎儿危急状况，液体异常积聚至少在胎儿的两个不同的体腔，母体内可检测出抗红细胞抗体的循环抗体。孕妇血型为 RhD（－）或特殊血型的，需考虑胎儿发生免疫性溶血的可能，需定期检测血型抗体效价。若效价增高，超声检测胎儿大脑中动脉峰值流速和胎儿水肿情况，评估胎儿贫血程度。出现胎儿水肿应尽快进行经皮脐带血穿刺，得到胎儿血样，并进行胎儿宫内输血，或根据孕龄尽快分娩。

（十）非免疫学水肿

是一种胎儿危急状况，这种情况下液体异常积聚至少在胎儿的两个不同的体腔，母体中没有抗红细胞循环抗体存在。胎儿水肿病因的诊断率只有40%，常见可能识别的原因有胎儿心脏畸形、染色体异常、血液异常（如珠蛋白生成障碍性贫血）、先天性肺囊性腺瘤样畸形（congenital cystic adenomatoid malformation，CCAM）、病毒感染、胎母输血等，母血检测包括间接 Coombs 抗体筛查、母体血型、Kleihauer-Betke 染色、血常规、血红蛋白电泳、TORCH 检查、梅毒筛查和细小病毒抗体检测。提供胎儿超声心动图和染色体的介入性检查。非免疫性水肿婴儿的预后取决于病因本身，围产期死亡率为40%～90%。

三、预后

胎动一过性减少，持续较短时间之后胎动恢复正常并且在评估中未发现高危因素者，预后较好。而持续胎动过少合并妊娠并发症、合并症者，早产、死胎、胎儿生长受限发生率较高，预后与孕周、胎心监护、生物物理评分等情况相关。

四、处理

根据孕周及病情选择合适的监护手段，及时发现胎儿窘迫和酸中毒。胎儿窘迫应积极处理，有生机儿应根据孕周考虑终止妊娠。

（沈　婕）

第二节 胎心异常的诊断与鉴别诊断

电子胎儿监护（electronic fetal monitoring，EFM）从 20 世纪 80 年代开始使用至今，作为一种评估胎儿宫内状态的手段，其目的在于及时发现胎儿宫内缺氧，以便采取进一步措施。根据 EFM 的使用时间分为产前 EFM 和产时 EFM。两种 EFM 有不同的判读方法。

一、评估

（一）产前 EFM

产前 EFM 包括 NST 和 CST。目前对于低危孕妇无明显证据表明常规进行产前 EFM 能降低胎死宫内等不良妊娠结局发生的风险。但当低危孕妇出现胎动异常、羊水量异常、脐血流异常等情况时，应及时进行 EFM，以便进一步评估胎儿情况。对于高危孕妇，EFM 可从妊娠 32 周开始，甚至根据病情需要可从进入围产期（妊娠 28 周）开始。但是早产儿的判读一般根据临床医师的经验，缺乏更多明确指导判读的相关研究。

1. NST

（1）NST 反应型：指监护时间胎心基线 110～160 次 / 分，变异 6～25 次 / 分，出现 2 次或以上的胎心加速。妊娠 32 周前，加速在基线水平以上 ≥ 10 次 / 分、持续时间 ≥ 10 秒可证明胎儿宫内状态正常；但是，如果在 32 周前已经出现过基线水平以上 ≥ 15 次 / 分、持续时间 ≥ 15 秒的加速，则以后不能将 10×10 作为判读指标。NST 反应型仅提示胎儿在当下宫内状态正常，而不具备预测作用。在 NST 图形基线正常、变异正常且不存在减速的情况下，NST 不需持续监护至满 20 分钟。

（2）NST 无反应型：指超过 40 分钟没有足够的胎心加速。但由于胎儿的加速反应受神经发育的影响，在妊娠 24～28 周，约 50% 的 NST 为无反应型，妊娠 28～32 周，约 15% 为无反应型。由于胎儿存在睡眠周期，可使用声震刺激诱导胎心加速，声震刺激能减少 40% 的 NST 无反应出现，同时不会影响胎儿酸中毒的发现。

（3）NST 图形中出现减速：50% 的 NST 图形中可能观察到变异减速。当变异减速为非复发性，且减速时间 < 30 秒时，通常不需产科干预。对于反复出现变异减速（20 分钟内至少 3 次），即使减速时间短，也提示胎儿存在一定危险，如 NST 图形中减速持续 1 分钟以上，胎死宫内风险将显著增加，是否终止妊娠，应取决于继续期待的利弊风险评估。

2. CST 当 EFM 反复出现 NST 无反应型，可疑胎儿宫内缺氧状态时，可行 CST 进一步评估胎儿宫内状态。CST 的相对禁忌证即阴道分娩的禁忌证。当 NST 严重异常，如出现正弦波时，胎儿宫内缺氧状态已非常明确，不需要进行 CST，以免加重胎儿缺氧状态。CST 时足够的宫缩定义为至少 3 次 /10 分钟，每次持续至少 40 秒。

（1）CST 阴性：无晚期减速或明显的变异减速。

（2）CST 阳性：50% 以上的宫缩后出现晚期减速。

（3）CST 可疑阳性：间断出现晚期减速或明显的变异减速。

（4）CST 可疑过度刺激：宫缩过频时（ > 5 次 /10 分钟）或每次宫缩时间 > 90 秒时出现胎心减速。

（5）不满意的 CST：宫缩频率 < 3 次 /10 分钟或出现无法解释的图形。

二、产时 EFM- 三级系统

（一）Ⅰ类图形

胎心基线 110～160 次 / 分，正常变异，无晚期减速或变异减速，有或无早期减速，有或无加速。Ⅰ类图形为正常的胎心监护图形，提示在监护期间内胎儿酸碱平衡状态良好。不需特殊干预。

（二）Ⅱ类图形

除Ⅰ、Ⅲ类以外的图形，包括以下任一项：①基线率：胎儿心动过缓但不伴基线变异缺失；胎儿心动过速。②基线变异：变异缺失不伴反复性减速；微小变异；显著变异。③加速：刺激胎儿后没有加速。④周期性或偶发性减速：反复性变异减速伴基线微小变异或正常变异；延长减速；反复性晚期减速伴正常变异；变异减速有其他特征，如基线恢复慢，"尖峰"或"双肩峰"。Ⅱ类图形为可疑的胎心监护图形，需要持续监护和再评估。评估时需充分考虑产程、孕周，必要时宫内复苏措施。如宫内复苏后胎心监护图形仍无改善或发展为Ⅲ类图形，应立即分娩。

（三）Ⅲ类图形

包括以下任一项：①基线变异缺失伴以下一项：反复性晚期减速；反复性变异减速；胎儿心动过缓。②正弦波形。Ⅲ类图形为异常的胎心监护图形，提示在监护期内胎儿出现异常的酸碱平衡状态，必须立即宫内复苏，同时终止妊娠。

表 9-1　危及胎儿生命的胎心异常

危及胎儿生命的 胎心异常病因	主要临床特征
前置血管破裂	破膜时或临产后阴道流血伴胎心减速甚至胎死宫内
子宫破裂	腹痛、血尿伴胎心胎动消失或瘢痕子宫病史
胎盘早剥	妊娠期高血压或外伤史，腹痛（强直性宫缩）、血性羊水伴胎心异常
脐带脱垂	胎位异常，破膜后胎心异常，阴道检查扪及条索状物
胎母输血	不明原因的胎儿水肿、胎动减少、胎心异常、死胎，新生儿贫血

表 9-2　常见胎心异常原因

胎儿因素	·睡眠周期
	·胎儿生长受限
	·胎儿快速型心律失常
	·胎儿心动过缓
	·胎儿畸形
母亲因素	·母亲不良嗜好
	·母亲使用 β 受体激动剂等药物
	·宫内感染
	·母亲危急状态如子痫、大出血、休克、心力衰竭、急性
	·脂肪肝、暴发性糖尿病等
	·妊娠并发或合并影响胎盘功能疾病如子痫前期、抗磷脂综合征、SLE、慢性肾炎、糖尿病血糖控制不理想等
	·仰卧位低血压综合征
	·外伤
	·妊娠合并严重贫血，镰状细胞病
子宫及胎儿附属物	·子宫破裂
	·前置血管破裂

续表

子宫及胎儿附属物	· 帆状胎盘
	· 脐带脱垂
	· 胎盘早剥
	· 胎盘绒毛膜血管瘤
	· 羊水过少
	· 脐带缠绕
	· 脐带扭转
其他	· 羊水栓塞
	· 胎母输血

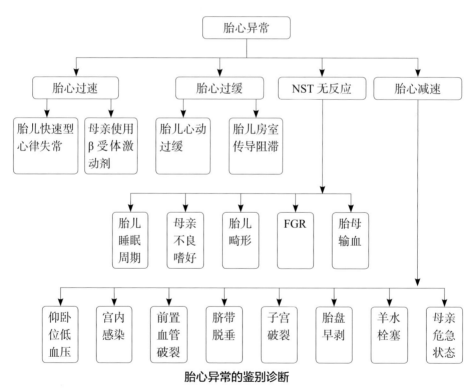

胎心异常的鉴别诊断

图 9-1　胎心异常推导图

三、胎心异常的鉴别诊断

（一）胎儿睡眠周期

胎儿睡眠周期是常见的 NST 无反应的原因，睡眠周期可能持续 40 分钟以上。胎儿睡眠时无躯体运动及眼球运动，此时 EFM 胎心基线变异小，无加速反应。但绝大多数胎儿睡眠周期不超过 2 小时，如果长时间 NST 无反应需寻找其他原因，除外缺氧酸中毒。可通过尝试声震刺激来唤醒胎儿。

（二）FGR

FGR 时胎心监护 NST 可出现胎心基线变异小、NST 无加速反应等表现。FGR 可通过 B 超生长测量来确诊，同时需行彩色多普勒检查，评估脐动脉血流、大脑中动脉阻力指数、静脉导管血流等。如脐动脉舒张期缺失 / 反流、大脑中动脉阻力降低、静脉导管 a 谷血流消失或反流提示较高围产儿发病率与病死率。

（三）胎儿快速型心律失常

包括胎儿孤立的异位搏动、室上性心动过速和心房扑动，约 1% 胎儿患有心律失常，大部分是孤立的异位搏动。室上性心动过速是产前最常见的严重心律失常，心率 > 200 次 / 分，5% ~ 10% 的先天性心脏病并发室上性心动过速。心房扑动的心房率是 300 ~ 500 次 / 分，心室率取决于房室传导阻滞的程度。持续性的快速性心律失常常合并胎儿水肿。胎儿心律失常的诊断需要行胎儿 M 型超声及多普勒检查，并应对胎儿心脏做详细的心脏结构及血流动力学检查。胎儿快速型心律失常可使用地高辛或其他抗心律失常药物宫内治疗。

（四）胎儿心动过缓

最常见的心动过缓是先天性完全性传导阻滞，通常由于母体免疫系统疾病产生抗 Ro 抗 La 抗体，也可见于器质性心脏病。CHB 通过 M 型超声心动图来诊断，提示心房率和心室率完全分离；可能出现不同程度的心力衰竭和胎儿水肿。

（五）胎儿畸形

神经系统或心脏畸形可能出现胎心异常或 NST 无反应，NST 无反应型可能与神经发育异常有关。染色体异常的胎儿亦可能出现妊娠晚期反复的胎心监护异常。胎儿畸形需要通过超声和侵入性产前诊断措施来鉴别。

（六）急性胎儿窘迫

多发生在分娩期。常因脐带脱垂、前置胎盘、胎盘早剥、产程延长或宫缩过强及不协调引起。缺氧早期，胎儿处于代偿期，胎心率于无宫缩时增快，缺氧严重时胎儿失代偿，胎心率 < 110 次 / 分。CST 评估为Ⅲ类提示胎儿缺氧。胎心率 < 100 次 / 分，基线变异 ≤ 5 次 / 分，伴频繁晚期减速提示胎儿缺氧严重，随时可发生胎死宫内。出生后脐动脉血气分析能充分证明是代谢性酸中毒。

（七）母亲不良嗜好

母亲吸烟或使用药物后，胎儿可能出现 NST 无反应。因此在行 NST 前需提醒母亲不良嗜好对胎儿胎心监护的影响，避免在胎心监护前使用。

（八）使用 β 受体激动剂等药物

使用 β 受体激动剂如羟苄羟麻黄碱、特布他林、硫酸沙丁胺醇等，药物可使母体心率增快，亦可使胎儿心率基线增快，但胎心变异无明显异常，可有加速反应。

（九）宫内感染

绒毛膜羊膜炎时，母亲心率增快，胎心率 ≥ 160 次 / 分。母体体温升高 ≥ 38℃，阴道流出液可有臭味，母体白细胞增高 ≥ 15×10^9/L，中性粒细胞 ≥ 90%，同时可伴有 C 反应蛋白和降钙素原增高。行羊水细菌培养或宫腔培养可培养出病原体，胎盘病理检查可见绒毛膜羊膜炎特征性改变。

（十）仰卧位低血压综合征

仰卧位低血压综合征常发生于妊娠晚期近足月时，是由仰卧时增大的子宫压迫下腔静脉引起回心血量减少，使心搏输出骤减所导致的血压下降，伴全身冷汗，脉搏增快，恶心呕吐，甚至意识障碍等一系列症状的病症。低血容量引起胎盘灌注的减少可能会导致胎心率发生不良变化。常发生于仰卧位行胎心监护时出现一过性的胎心减速，改变体位后症状好转，胎心率能较快恢复正常。

（十一）母亲危急状态

当母亲处于危急状态如子痫、大出血、休克、心力衰竭、急性脂肪肝、暴发性糖尿病时，母体缺氧酸中毒，胎儿亦处于缺氧状态，胎心监护可出现基线变异减弱或消失，伴频繁变异减速或晚期减速。需根据病情及孕周，治疗原发疾病或积极终止妊娠。

（十二）脐带脱垂

脐带脱垂是在胎膜破裂情况下，脐带脱至子宫颈外。脐带脱垂的原因主要有胎位异常、多胎妊娠、羊水过多、早产、胎头高浮、产科操作等。在胎膜破裂不久后发生胎心率异常，应高度警惕脐带脱垂的存在。怀疑存在脐带脱垂时应行窥器和（或）阴道指检确诊，在胎先露前方扪及搏动的条索状物，可诊断脐带脱垂。

（十三）子宫破裂

典型的临床表现为病理性缩复环、子宫压痛及血尿，腹腔游离液体。产妇表现为烦躁不安，呼吸、心率加快，下腹剧痛难忍，胎心率改变或听不清。瘢痕子宫阴道试产过程中应注意胎心率变化，出现胎心减慢需警惕子宫破裂的发生，及时剖宫产终止妊娠。

（十四）胎盘早剥

为妊娠 20 周后，正常位置的胎盘在胎儿娩出前部分或完全地从子宫壁剥离。诱因有妊娠期高血压疾病、外伤、羊水过多及多胎妊娠等。典型症状为腹痛、伴或不伴阴道流血，重型胎盘早剥时腹部呈板状，子宫强直性收缩，有压痛。胎心监护出现基线变异消失、正弦波、变异减速及胎心率缓慢等。可通过重复超声检查以及血常规、凝血功能化验变化来进一步确诊。

（十五）前置血管破裂出血

典型的临床表现为分娩过程中或胎膜早破时出现产前出血，丧失的血液几乎全部来自胎儿，可导致胎儿失血性休克，引起胎儿急性缺血缺氧，造成围产儿短期内死亡。妊娠中期超声筛查时检查胎盘脐带插入部位及是否存在前置血管是诊断关键，一旦妊娠晚期出现临床症状，大部分将丧失抢救围产儿的机会。

（十六）羊水过少

羊水减少临床表现多不典型，超声是诊断羊水过少的主要方法。超声发现羊水过少时，应除外胎儿畸形。妊娠晚期发现羊水过少，常为胎盘功能不良及慢性胎儿宫内缺氧所致，羊水过少可引起脐带受压，出现胎心变异减速或晚期减速。应结合胎心监护及生物物理评分评价胎儿宫内状况，及时终止妊娠。

（十七）脐带因素

脐带缠绕、脐带扭转、脐带真结或脐带过短等，可在妊娠中晚期和分娩期对胎儿造成危害。发现胎心异常时需行 B 超检查，关注脐带缠绕情况以及脐血流多普勒，但多数脐带因素在产前不能被发现，应加强胎心监护，出现胎儿窘迫时及时处理。

（十八）羊水栓塞

分娩过程中特别是破膜不久患者出现寒战、呛咳、气急、呼吸困难、发绀、抽搐、昏迷等心肺功能衰竭症状需考虑羊水栓塞，羊水栓塞时多伴有胎心异常，应在积极改善呼吸循环功能，抢救休克的同时迅速结束分娩。

（十九）胎母输血综合征

胎儿红细胞由胎盘绒毛间隙进入母体血液循环，引起胎儿不同程度的失血及母体溶血性输血反应的一组综合征，也是胎儿非免疫性水肿的主要病因之一。绒毛有破损时，血细胞可直接进入到绒毛间隙的母血中。大部分患者病因不明，可发生于妊娠各个时期，多发生于产前及产时。临床特征主要为胎动减少、胎儿水肿和胎心监护异常，胎心监护典型表现为正弦波，也可表现为 NST 无反应型基线平直或晚期减速。辅助检查主要是 Kleihauer-Betke 染色（红细胞酸洗脱法）试验阳性，母血甲胎蛋白水平升高。超声检测胎儿大脑中动脉峰值流速升高。若胎儿未足月可考虑宫内输血治疗，对于成熟胎儿一经诊断应尽快终止妊娠。

（沈　婕）

第三节　仰卧位低血压综合征

【概述】仰卧位低血压综合征常发生妊娠晚期近足月时，由仰卧时增大的子宫压迫下腔静脉引起回心血量减少，使心搏输出骤减所导致的血压下降，伴全身冷汗、脉搏增快、恶心呕吐，甚至意识障碍等一系列症状的病症。此症状随着身体转为侧卧位而减轻甚至消失。低血容量引起胎盘灌注的减少可能会导致胎儿心率发生不良变化。因此，将产妇安置为左侧倾斜位来进行操作（如临产和分娩、手术、非应激试验和超声检查）并避免仰卧位非常重要，其至对于无症状女性来说也是如此。

【临床表现】晚期妊娠孕妇仰卧后出现呼吸困难，血压下降，脉搏快而弱，伴有头晕、恶心、呕吐、麻痹、全身冷汗及一过性意识障碍等临床表现。将病人转为侧卧位或将子宫推向身体侧方时症状随之好转，血压逐渐恢复正常即可诊断。部分轻症的仰卧位低血压综合征，病人常无明显的自觉症状而被忽略。

【体格检查】前负荷降低通常可在 3 ~ 10 分钟内导致母体低血压，伴有一种或更多种反射性自主神经激活和（或）心排血量减少的症状和体征。发生仰卧位低血压最早的体征是母体心率增加和脉压下降（表明静脉回流显著减少）。低血容量引起胎盘灌注的减少可能会导致胎儿心率发生不良变化，表现为胎心变异减速或延长减速。

【辅助检查】无。

【诊断与鉴别诊断】根据典型的临床症状以及改变体位症状缓解可以初步诊断。但需要与胎儿窘迫以及其他造成胎心变异减速的原因相鉴别。

【临床处理】遇上述情况应立即将病人转为侧卧位，或用手将妊娠子宫向孕妇侧方推移，一般可在短期内症状缓解，血压升至正常而不需药物治疗；少数血压回升慢者，需立即给予吸氧、输液及应用升压药物。

【预防】妊娠晚期孕妇应避免长时间取仰卧位，产前检查时注意将头部垫高或半侧卧位。临产早期以侧卧位待产较佳，至第二产程时胎头位置较低，下腔静脉受压机会极少。

麻醉时应注意椎管内麻醉易诱发本病。硬膜外麻醉后出现血压下降，应立即将子宫推向孕妇左侧方或倾斜手术台，无效时可加入升压药。

【病例介绍】

患者，女性，25 岁，因 "G_2P_0 孕 39^{+3} 周，B 超示胎儿偏大" 而入院。

生育史 0-0-1-0。

现病史 该孕妇平素月经规则，5/28 天，LMP：2012-02-16，EDC：2012-11-23。停经 1^+ 个月尿 hCG（＋），早孕反应轻，孕早期无发热、感染及放射线接触史。孕 4 个月余自觉胎动。孕 26 周 OGTT 示 5.3-10.7-9.6mmol/L，孕期通过饮食控制及运动疗法血糖控制良好。孕期无头晕、头痛、眼花等不适主诉。今门诊产检，因超声示 "胎儿偏大"，拟 "G_2P_0 孕 39^{+3} 周，妊娠期糖尿病，巨大儿可能" 收入院。

既往史 否认手术史、否认传染病史、手术外伤史，系统回顾未见异常。

体格检查 T 36.5℃，P 86 次 / 分，R 20 次 / 分，BP 105/75mmHg。双肺

呼吸音清晰，未闻及干湿啰音。心律齐，各瓣膜听诊区未闻及异常心音。心率86次/分。腹部：形状圆隆，软，无压痛、反跳痛，肝脾肋缘下未触及，肾区无叩痛，肠鸣音3次/分。胎位头位，胎心位置左下腹，胎心次数145次/分，胎动存在，腹围118cm，子宫底38cm，胎儿估计4200g。骨盆外测量：IS：23cm-IC：26cm-EC：19cm-TO：8.5cm。

辅助检查 2012-11-23 B超：胎儿数：1，胎儿方位：头位，胎心胎动：见；生长径线：双顶径：102mm，头围：350mm，腹围：375mm；股骨长度：76mm，肱骨长度：68mm；胎盘方位：前壁，胎盘厚度：24mm，胎盘成熟度：Ⅲ；羊水指数：20-40-46-53mm。

初步诊断 ① G_2P_0 孕 39^{+3} 周，胎方位头位，未临产；②妊娠期糖尿病；③巨大儿可能。

治疗措施 入院后完善各项检查，监测血糖正常范围。2012-11-20上午行NST时，出现胎心一阵减速至75～80次/分，持续1分钟。患者诉呼吸困难、恶心感、出冷汗，予改变体位侧推子宫，吸氧后症状好转继而胎心恢复至135次/分，胎心基线变异正常，胎心加速3次。后自数胎动良好，复查NST有反应。于孕40周引产，产程顺利，娩出一男婴，4350g，1分钟和5分钟Apgar评分均为9分。

专家点评 该孕妇孕 39^{+3} 周、巨大儿可能，入院待产期间行NST，出现恶心呕吐、出冷汗，伴有胎心一过性下降。经改变体位、侧推子宫后症状好转，胎心恢复正常。符合仰卧位低血压的临床表现和体征，但需与胎儿窘迫相鉴别。若改变体位症状好转后胎心仍持续减速，需考虑胎儿窘迫的诊断。妊娠晚期孕妇仰卧位容易引起仰卧位低血压，尤其是巨大儿、多胎妊娠者，行椎管内麻醉后更应及时监测孕妇生命体征，积极预防仰卧位低血压。

（沈 婕）

第四节　脐 带 脱 垂

【概述】脐带脱垂是在胎膜破裂情况下，脐带脱至子宫颈外，位于胎先露一侧（隐性脐带脱垂）或越过胎先露（显性脐带脱垂）。是导致围产儿死亡的主要原因之一，发生率为0.1%～0.6%。导致脐带脱垂的危险因素包括胎位不正、多次分娩、胎膜早破、羊水过多、产科干预等因素，其导致的胎儿不良结局包括早产、新生儿窒息甚至新生儿死亡。

【临床表现】胎膜破裂后，脐带脱出于宫颈口外，降至阴道内甚至露于外阴。

【体格检查】怀疑存在脐带脱垂时应行窥器和（或）阴道指检确诊。阴道检查在胎先露旁或阴道内触及有搏动的条索状物，或脐带脱出于外阴。分娩过程中每次阴道检查后以及自发性胎膜破裂后监测胎心率，以排除脐带脱垂。

【辅助检查】对于产前诊断脐带状态而言，常规超声检查缺乏敏感性及特异性，所以不能用来预测脐带脱垂发生可能性大小。若胎儿足月时胎先露为臀先露的孕妇选择阴道试产，可选择性行超声检查，来探查是否存在脐带先露或脐带脱垂，可帮助孕妇获得更多信息而进行知情选择，决定分娩方式。

【诊断与鉴别诊断】若有脐带脱垂的危险因素存在，须警惕其发生。胎膜未破，胎动后或宫缩后胎心率突然变慢，改变体位、上推胎先露及抬高臀部后迅速恢复者，应考虑脐带先露的可能，可行胎心监护，超声及彩色多普勒超声检查有助于明确诊断。胎膜已破，胎心率异常，或胎心监护出现胎心基线慢、平直等，应立即阴道检查，在胎先露旁或阴道内触及有搏动的条索状物，或脐带脱出于外阴，即可确诊。

【临床处理】

1. **剖宫产**　如果不能很快阴道分娩，应选择剖宫产终止妊娠，以防胎儿发生缺氧性酸中毒。如果被确诊为脐带脱垂，且存在可疑性或病理性胎心率异常，应列为"紧急Ⅰ类剖宫产"，争取在 5 分钟内娩出胎儿。应持续给氧，持续胎心监测，并将孕妇取胸膝卧位，检查者于阴道内持续上托胎先露部以使其远离脐带，在胎儿娩出前不能将手从阴道内移出。宫缩过强者可考虑积极准备手术的同时使用宫缩抑制剂。新生儿科医师参与抢救。采集配对脐血样本进行 pH 及剩余碱测定。

2. **阴道分娩**　仅用于以下情况：

（1）胎儿存活的情况下，仅当宫口已开全、无头盆不称，估计短时间内能够结束分娩者，可以考虑经阴道分娩，并通过选用适宜的产钳术、胎吸术等手段尽量缩短产程。

（2）胎儿尚未成熟估计出生后存活概率不大者。

（3）胎心消失，无脐带搏动。

3. **脐带还纳术**　手术者施行脐带还纳术时，由于产妇反射性屏气，脐带将随产妇腹压增加而脱垂更多。此外，刺激可能引起脐带血管痉挛。因此，在术前准备的过程中不建议将脐带还纳作为暂时性的处理手段。

【**预防**】妊娠晚期或临产后，超声检查有助于尽早发现脐带先露。对有脐带脱垂危险因素者，尽量不作或少作阴道检查。人工破膜应避免在宫缩时进行，羊水过多者应在有准备的情况下采取高位破膜，使羊水缓慢流出。

【病例介绍】

患者，女性，26 岁，因"G₃P₁ 孕 41 周，规律腹痛 4 小时"而入院。

生育史 1-0-1-1。2005 年顺产一女婴，体重 3200g。

现病史 该孕妇平素月经规则，5/30 天，LMP：2008-03-05，EDC：2008-12-12。停经 1^+ 个月尿 hCG（＋），早孕反应轻，孕早期无发热、感染及放射线接触史。孕 4 个月余自觉胎动。孕 14^{+5} 周建卡，定期产检，孕期检查行 D 筛查、B 超筛查、糖尿病筛查未见异常，孕期无头晕、头痛、眼花等不适主诉。今因规律腹痛来院，不伴阴道流血流液，急诊拟"G₃P₁ 孕 41 周，已临产"收入院。

既往史 否认手术史，否认传染病史、手术外伤史，系统回顾未见异常。

体格检查 T 36.5℃，P 86 次/分，R 20 次/分，BP 105/75mmHg。双肺呼吸音清晰，未闻及干湿啰音。心律齐，各瓣膜听诊区未闻及异常心音。心率 86 次/分。腹部：形状圆隆，软，无压痛、反跳痛，肝脾肋缘下未触及，肾区无叩痛，肠鸣音 3 次/分。胎位头位，胎心位置左下腹，胎心次数 132 次/分，胎动存在，腹围 96cm，子宫底 34cm，胎儿估计 3200g。宫颈软，宫口开 2cm，胎头高浮，胎膜未破。骨盆外测量：IS：23cm-IC：26cm-EC：19cm-TO：8.5cm。

辅助检查 CST：阴性。2008-12-15 B 超：胎儿数：1，胎儿方位：头位，胎心胎动：见；生长径线：双顶径：92mm，头围：323mm，腹围：330mm；股骨长度：70mm，肱骨长度：68mm；胎盘方位：前壁，胎盘厚度：30mm，胎盘成熟度：Ⅲa；羊水指数：20-13-16-23mm；彩色多普勒显像：心腔内见彩色血流。

初步诊断 G₁P₀ 孕 41 周，胎方位头位，已临产。

治疗措施 入院后完善各项检查，产程进展顺利。21:00 宫口开 5cm，S-1。21:25 胎膜自破，羊水清，听诊胎心从 125 次/分下降至 70～75 次/分，急行阴道检查，阴道内触及条索状物，上推胎头，胎心逐渐恢复，考虑"脐带脱垂"，宫口未开全，胎头较高，急行剖宫产术。胎儿娩出前，助手始终上推胎先露部，麻醉成功后听胎心 132 次/分。术中娩出一男婴，Apgar 评分：1 分钟和 5 分钟，分别为 8 分、9 分，体重 3240g。术后子宫收缩好，恶露少，切口愈合良好，予术后第 4 天如期出院。

> **专家点评** 该孕妇为经产妇，孕41周，已临产，产程进展顺利。宫口开5cm胎膜自破时，胎心减速至70~75次/分，阴道检查触及条索状物，脐带脱垂的诊断明确。此时应上推胎头进行宫内复苏，同时评估是否有阴道分娩的机会，此病例宫口未开全，需行紧急剖宫产。术前准备时助手需始终上推胎先露部，减少脐带受压，直至胎儿娩出，但不建议行脐带还纳术。救治成功的关键在于团队配合，胎先露部位的上推和尽快在5分钟内娩出胎儿。

（沈　婕）

第五节　子宫破裂

【概述】在妊娠晚期或分娩过程中子宫体部或子宫下段发生破裂，是直接威胁产妇及胎儿生命的产科严重并发症。病因有瘢痕子宫、胎先露下降受阻、缩宫素使用不当及产科手术损伤。

【临床表现】子宫破裂是一个渐进的过程，多数可分为先兆子宫破裂和子宫破裂两个阶段。典型的临床表现为病理性缩复环、子宫压痛及血尿，腹腔游离液体。产妇表现为烦躁不安，呼吸、心率加快，下腹剧痛难忍，胎心率改变或听不清。

【体格检查】完全子宫破裂产妇可出现呼吸急迫、面色苍白、脉搏细数、血压下降等休克征象。全腹有压痛和反跳痛，可在腹壁下清楚地扪及胎体，胎动和胎心消失。阴道检查：可能有鲜血流出，胎先露部回缩。如为瘢痕子宫破裂，先兆征象不明显，以疼痛加剧和胎心变化为主，破裂处有明显压痛。

【辅助检查】超声可显示胎儿与子宫关系，确定子宫破裂的部位，观察到腹腔游离液体。

【诊断与鉴别诊断】

1. **诊断**　典型子宫破裂根据病史，伴有下腹疼痛和压痛，胎儿窘迫，母体低血容量较易诊断。子宫不全破裂，由于症状、体征不明显诊断有一定困难。超声检查可显示胎儿与子宫关系，确定子宫破裂部位。

2. **鉴别诊断**

（1）重型胎盘早剥：多伴有妊娠高血压疾病或外伤史，剧烈腹痛，阴道流血量与贫血程度不成正比，子宫有压痛，超声检查可发现胎盘后血肿，胎儿在宫腔内。

（2）宫腔感染：可出现腹痛和子宫压痛等症状及体征。多出现体温升高，血液检查白细胞及中性粒细胞增高，C反应蛋白增高等。检查胎儿在宫腔内。

【临床处理】

1. **先兆子宫破裂**　抑制宫缩，吸氧，积极术前准备，尽快行剖宫产，防止子宫破裂。

2. **子宫破裂**　一旦确诊，无论胎儿是否存活，均应在积极抢救休克的同时，尽快手术。根据产妇状态、子宫破裂程度、破裂时间及感染程度决定手术方式。手术前后应给予大量广谱抗生素预防感染。

【预防】加强围产期保健，有子宫破裂高危因素者，应在预产期前 1~2 周入院待产。及时发现产程异常，尤其出现病理性缩复环及血尿等征象时，应及时剖宫产。严格掌握缩宫素应用指征，引产时缩宫素小剂量逐步调整滴速，以免子宫收缩过强。严格掌握剖宫产及阴道手术指征，阴道手术后自行探查宫颈和宫腔，及时发现手术损伤。

【病例介绍】

患者，女性，32岁，因"G_1P_0孕 39^{+3} 周，不规则腹痛 2 小时"入院。

生育史 0-0-0-0。

现病史 该孕妇平素月经规则，5/28 天，LMP：2014-07-17，EDC：2015-04-24。停经 1^+ 个月尿 hCG（＋），早孕反应轻，孕早期无发热、感染及放射线接触史。孕 4 个月余自觉胎动。孕 13^{+3} 周建卡，定期产检，孕期检查行 D 筛查、B 超筛查、糖尿病筛查未见异常，孕期无头晕、头痛、眼花等不适主诉。今晨 4:00 起感不规则腹痛，拟"G_1P_0孕 39^{+3} 周，先兆临产"收入院。

既往史 2013 年因"子宫肌瘤"于电视腹腔镜下行肌瘤剥除术，术中见后壁突出肌瘤约 8cm 大小，未进宫腔。否认传染病史，系统回顾未见异常。

体格检查 T 36.5℃，P 86 次/分，R 20 次/分，BP 105/75mmHg。双肺呼吸音清晰，未闻及干湿啰音。心律齐，各瓣膜听诊区未闻及异常心音。心率 86 次/分。腹部：形状圆隆，软，无压痛、反跳痛，肝脾肋缘下未触及，肾区无叩痛，肠鸣音 3 次/分。胎位头位，胎心位置左下腹，胎心次数 145 次/分，胎动存在，腹围 95cm，子宫底 35cm，胎儿估计 3400g。宫颈软，容受 80%，中位，宫口未开，S-2。骨盆外测量：IS：23cm-IC：26cm-EC：19cm-TO：8.5cm。

辅助检查 2014-04-18 B 超：胎儿数：1，胎儿方位：头位，胎心胎动：见；生长径线：双顶径：95mm，头围：330mm，腹围：345mm；股骨长度：71mm，肱骨长度：65mm；胎盘方位：前壁，胎盘厚度：32mm，胎盘成熟度：Ⅲa；羊水指数：20-28-15-21mm；彩色多普勒显像：心腔内见彩色血流。

初步诊断 ① G_1P_0 孕 39^{+3} 周，胎方位头位；②瘢痕子宫（子宫肌瘤剥除史）。

治疗措施 入院后完善各项检查，NST 有反应。考虑孕周接近预产期，先兆临产，宫颈条件成熟，经谈话后，孕妇及家属有阴道试产意愿。8:00 查宫口开 1 指，宫缩 30 秒，间隔 3~4 分钟。12:00 查宫口开 3cm，宫缩 30 秒，间隔 3~4 分钟。行 CST 阴性。予分娩镇痛，连续胎心监护。16:00 查宫口 3cm，行人工破膜术加速产程。17:30 胎心下降至 70 次/分，阴道检查除外脐带脱垂，羊水清。考虑胎心持续减速，子宫破裂或胎盘早剥可能性大，急诊行剖腹探查术。术中见腹腔积血约 200ml，术中娩出一男婴，3500g，Apgar 评分：1 分钟和 5 分钟，分别为 5 分、9 分。探查见子宫后壁近宫底处裂开约 10cm 破口，见血渗出，胎盘嵌顿于宫腔破口处，子宫破口形态较规则整齐，遂行子宫破裂口修补术。

术后广谱抗生素预防感染，产妇一般情况良好，体温平，切口愈合良好。术后第 5 天患者出院。

专家点评 该孕妇 G_1P_0 孕 39^{+3} 周、瘢痕子宫，有腹腔镜下子宫肌瘤剥除史。自然临产，评估宫颈条件及胎儿大小可阴道试产。产程中连续胎心监护，出现胎心异常需考虑子宫破裂的可能，应与脐带脱垂、重度胎盘早剥相鉴别。对于瘢痕子宫阴道试产者，产程中需连续监测胎心情况，注意腹痛及子宫压痛情况，瘢痕子宫子宫破裂者，往往仅出现胎心异常。一旦考虑子宫破裂的可能，需行紧急剖宫产术。新生儿预后与胎儿娩出时间相关。临产后行分娩镇痛，有利于紧急时手术准备。

（沈　婕）

第六节　前置血管破裂

【概述】帆状胎盘是指脐带附着于胎膜上，脐带内的血管通过羊膜与绒毛膜之间进入胎盘，又称为脐带帆状附着。临床上较少见，有文献报道其发生率约为 0.24% ~ 1.8%，当附着在胎膜上的血管通过子宫下段或跨越子宫颈内口时，位于胎先露之前，称为前置血管。帆状胎盘合并前置血管的发生率为 0.002% ~ 0.008%。帆状胎盘合并前置血管破裂则更为罕见，一旦发生，将严重威胁围产儿的生命安全。利用现代超声技术在产前作出正确诊断是降低围产儿死亡率的关键。

【临床表现】典型的临床表现为分娩过程中或胎膜早破时出现产前出血，胎心很快变化或突然胎死宫内。在妊娠晚期、分娩期可因胎先露下降压迫前置血管，导致胎儿窘迫；如胎膜破裂时血管撕裂，丧失的血液几乎全部来自胎儿，可导致胎儿失血性休克，引起胎儿急性缺血缺氧，造成围产儿短期内死亡，丧失抢救围产儿的机会。值得注意的是未跨过宫颈内口的血管也可发生破裂，导致围产儿死亡。

【体格检查】合并有前置血管时，阴道检查时在宫口处可摸到有搏动的血管。

【辅助检查】B 超是诊断帆状胎盘的重要手段。在妊娠中期常规进行彩色超声多普勒筛查胎儿畸形时，应常规检查脐带种植部位，对脐带种植部位异常的病例，应用彩色超声多普勒扫描子宫下段、宫颈内口了解血管走向，必要时可进行阴道彩超、三维超声多普勒，以排除血管前置。对中期妊娠时发现低置胎盘、双叶胎盘、多胎妊娠、IVF 等高危孕妇更应高度重视，常规进行超声检查以排除血管前置。对产前发现帆状胎盘及帆状胎盘前置血管的孕妇，应加强产前监护，妊娠晚期再次超复查。

【诊断与鉴别诊断】

1. 诊断　B 超是诊断帆状胎盘前置血管的重要手段。

2. 鉴别诊断

（1）前置胎盘：前置胎盘指妊娠 28 周后胎盘附着于子宫下段，其下缘甚至达到或覆盖宫颈内口，其位置低于胎先露部，是产前出血的主要原因，多为无痛性阴道流血。B 超可鉴别诊断。

（2）胎盘早剥：轻型可仅表现为少量阴道流血，缺乏典型临床表现，早期诊断较难，仅靠产后检查胎盘时才确诊；产后胎盘检查可见胎盘母体面凝血块压迹。重型发病突然，腹痛明显，阴道出血少或无出血，外出血与休克不成比例，腹部呈板状，子宫强直性收缩，有压痛，胎位扪不清，胎心听不清。B 超可鉴别诊断，但诊断率仅 25%。

（3）宫颈病变：如宫颈癌、宫颈息肉、宫颈糜烂等也可出现产前阴道出血。

【临床处理】

1. 凡疑有帆状胎盘者，孕期需要严密监护。

2. 对帆状胎盘合并前置血管的孕妇，应在妊娠 35 周前予以促胎肺成熟，并在临产、胎膜破裂前择期剖宫产分娩，以避免因帆状胎盘前置血管破裂而丧失了抢救围产儿的机会。

【预防】中孕期对帆状胎盘进行筛查，可疑前置血管者进一步明确，提高确诊率。

【病例介绍】

患者，女性，29 岁，因"G$_2$P$_0$ 孕 39^{+2} 周，见红伴不规律腹痛 4 小时"入院。

生育史 0-0-1-0。

现病史 该孕妇平素月经规则，5/28 天，LMP：2012-01-17，EDC：2012-10-24。停经 1$^+$ 个月尿 hCG（＋），早孕反应轻，孕早期无发热、感染及放射线接触史。孕 4 个月余自觉胎动。孕 15^{+3} 周建卡，定期产检，孕期检查 D 筛查、B 超筛查，糖尿病筛查未见异常，孕期无头晕、头痛、眼花等不适主诉。今 21:00 开始少量见红，伴不规则腹痛，无阴道流液，急诊拟"G$_2$P$_0$ 孕 39^{+2} 周，先兆临产"收入院。

既往史 否认手术史、否认传染病史、手术外伤史，系统回顾未见异常。

体格检查 T 36.5℃，P 86 次 / 分，R 20 次 / 分，BP 105/75mmHg。双肺呼吸音清晰，未闻及干湿啰音。心律齐，各瓣膜听诊区未闻及异常心音。心率 86 次 / 分。腹部：形状圆隆，软，无压痛、反跳痛，肝脾肋缘下未触及，肾区无叩痛，肠鸣音 3 次 / 分。宫缩间隔 10 分钟，持续 20 秒，胎位头位，胎心位置左下腹，胎心次数 145 次 / 分，胎动存在，腹围 95cm，子宫底 35cm，胎儿估计 3400g。骨盆外测量：IS：23cm-IC：26cm-EC：19cm-TO：8.5cm。

辅助检查 急诊行 NST 检查有反应型。入院查血尿常规、肝肾功能、凝血功能均正常范围。2010-10-15 B 超：胎儿数：1，胎儿方位：头位，胎心胎动：见；生长径线：双顶径：94mm，头围：328mm，腹围：330mm；股骨长度：70mm，肱骨长度：65mm；胎盘方位：前壁，胎盘厚度：24mm，胎盘成熟度：Ⅲ；羊水指数：40-17-26-23mm；彩色多普勒显像：心腔内见彩色血流。

初步诊断 G$_2$P$_0$ 孕 39^{+2} 周，胎方位头位，先兆临产。

治疗措施 入院后完善各项检查，23:10 主诉阴道流液，胎心 142 次 /

分，由病房转入产房。23:25 诉一阵阴道流血，量约 20ml，听胎心 60～65 次/分。考虑"前置血管破裂可能，胎儿窘迫"积极术前准备，紧急剖宫产。术前床旁超声下见胎心 60 次/分，6 分钟娩出胎儿，Apgar 评分：1～7 分，新生儿皮肤苍白，肌张力差，无自主呼吸，心率 65 次/分，经气管插管加压给氧后转 NICU 进一步治疗。新生儿血常规：Hb 120g/L，WBC 17×10^9/L，N 87%，Plt 132×10^9/L；血气分析：pH 7.19，BE－12mmol/L。考虑新生儿贫血，代谢性酸中毒，予扩容、呼吸支持、纠酸治疗，转儿科专科医院后予输血及亚低温治疗。

术后检查胎盘脐带，见脐带帆状附着，胎膜破口附近见一血管破裂（图 9-2）。

术后产妇一般情况良好，切口愈合良好，予术后第 4 天如期出院。新生儿产后未见抽搐，头颅 MRI 未见异常，生后 1^+ 个月出院，随访至 1 岁未发生神经系统损伤表现。

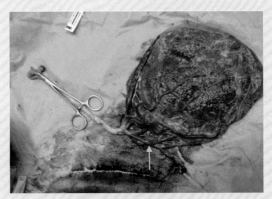

图 9-2 前置血管破裂

专家点评 该孕妇孕 39^{+2} 周，胎膜自破后出现阴道流血伴胎心减速，需与重度胎盘早剥及脐带脱垂相鉴别。因胎心持续减速，行紧急剖宫产，新生儿苍白，评分低，有新生儿贫血及代谢性酸中毒。术后检查胎盘证实为脐带帆状附着，胎膜破口附近见血管破裂，支持前置血管破裂的诊断。救治成功的关键在于胎儿娩出的时间。前置血管破裂一旦发生围产儿死亡率极高，预防主要依靠产前超声检查。

（沈　婕）

第七节　胎儿发育异常（遗传综合征等）

【概述】染色体畸变是正常染色体数量改变或某条染色体结构的改变所致。染色体畸变可能涉及 1 条、2 条或更多条染色体，也可能仅涉及一条染色体的一部分。染色体异常的个体宫内表现通常为先天畸形和胎儿生长受限；但也有少数染色体异常胎儿仅表现为妊娠晚期胎心监护异常，可能和胎儿神经系统发育异常有关。人类细胞遗传学的迅猛发展已证实了多种染色体异常和其表型表现之间的因果关系，许多种综合征的具体染色体病因也已明确。唐氏综合征（又称 21 三体综合征）是最常见的先天性细胞遗传学异常，也是活产婴儿中最常见的染色体遗传，其他常见的异常包括 18- 三体综合征、13- 三体综合征、Turner 综合征、三倍体综合征、5p 缺失综合征（猫叫综合征）等。

【临床表现】孕妇高龄是胎儿染色体异常的高危因素，特别是年龄 > 40 岁者。对于以前证实曾经有过染色体异常胎儿的孕妇，再次妊娠发生染色体异常的风险亦增高，特别是父母一方为平衡罗伯逊易位携带者。三体是最常见的非整倍体畸变，除 21- 三体外的常染色体三体，几乎都是致死性的。常表现为妊娠早期的胚胎丢失，或者是分布于妊娠各期的不明原因的死胎。嵌合体型使得一些常染色体三体患者得以生存。

【辅助检查】

1. 早孕期血清学与超声联合筛查　妊娠早期联合筛查包括超声测定胎儿颈项后透明层厚度（nuchal translucency，NT）和胎龄（通过顶臀长确定）联合血清标志物妊娠相关血浆蛋白 -A（pregnancy-associated plasma protein-A，PAPP-A）和血浆游离或总 β- 人绒毛膜促性腺激素（beta human chorionic gonadotropin，β-hCG）测定。21- 三体胎儿的母血中 β-hCG 水平升高而 PAPP-A 水平降低。早孕期超声筛查时，若颈项透明层厚度 ≥ 3.0mm 或发现多房性囊性水囊瘤应建议进行绒毛活检产前诊断。其他与 21- 三体相关的早孕期筛查超声指标包括鼻骨缺失、静脉导管反流及明显的三尖瓣反流。

2. 中孕期血清学筛查　21- 三体胎儿母血 AFP 和 μE_3 水平较正常整倍体降低 25%，而 hCG 和抑制素 A 水平为正常妊娠 2 倍。18- 三体胎儿母体血清 AFP、μE_3、hCG 水平都降低。

3. 中孕期超声筛查

（1）与非整倍体畸形相关的特定的大结构畸形

1）21- 三体：心脏畸形、十二指肠闭锁、草鞋足、囊性水囊瘤、水肿等。

2）18- 三体：心脏畸形、脊膜膨出、胼胝体发育不全、脐膨出、横膈疝、马蹄足内翻、肾脏畸形、颌面部缺陷、囊性水囊瘤、水肿等。

3）13-三体：全前脑、口面裂、独眼畸形、脐膨出、心脏畸形、多指趾、马蹄足内翻等。

（2）其他超声软指标：颈项软组织增厚、轻度脑室扩张、股骨或肱骨短、肠管强回声、右锁骨下动脉迷走、肾盂扩张、鼻骨发育不全、后颅凹增宽、脉络膜囊肿、重叠指、生长受限。

检出与非整倍体相关的特定的大结构畸形，就需立即考虑进行羊膜腔穿刺。而非整倍体软指标不是结构畸形，但可能与胎儿非整倍体风险增加相关，需将超声软指标的似然比结合母体血清学筛查结果，得到更为精确的风险评估。

4. 绒毛活检及羊水穿刺染色体检查 对于早孕期和中孕期胎儿非整倍体筛查阳性的孕妇需进行侵入性产前诊断，侵入性产前诊断是产前诊断方法的金标准。

5. NIPT 采用孕妇血浆中胎儿来源游离 DNA 进行二代测序，通过生物信息学分析，用于产前胎儿非整倍体风险评估。NIPT 阳性，后续只能通过侵入性产前诊断获得胎儿细胞确诊。

6. 阵列比较基因组杂交（array comparative genomic hybridization, aCGH） 可以检测到较小的拷贝数变异（例如，DNA 的扩增和缺失），并在对妊娠丢失的胎儿组织进行检测时的检出率更高。因此，其可能成为了分析胎儿丢失的首选检测类型。

【**诊断与鉴别诊断**】若发现胎儿畸形或超声软指标，需与各种类型的遗传综合征相鉴别。而侵入性产前诊断是金标准，若已取得胎儿染色体核型则无须鉴别。

【**临床处理**】对发现胎儿畸形的孕妇进行产前遗传咨询。对于明确非整倍体异常者，应根据孕周及伦理考虑是否终止妊娠。对于染色体微缺失综合征期望继续妊娠者，需行胎儿超声心动图、胎儿 MRI、肾脏超声等评估，并进行产前遗传咨询。

【病例介绍】

患者，女性，29 岁，因"G_1P_0 孕 35^{+3} 周，NST 异常 1 天"而入院。

生育史 0-0-0-0。

现病史 该孕妇平素月经规则，7/28 天，LMP：2012-05-3，EDC：2013-02-10。停经 1^+ 个月尿 hCG（＋），早孕期恶心呕吐明显，孕早期无发热、感染及放射线接触史。孕 4 个月余自觉胎动。孕 16^{+3} 周本院建卡，定期产检，孕期检查 D 筛查 1:779，AFP 0.63MoM、B 超筛查未见明显异常，未行羊水穿刺染色体检查。糖尿病筛查未见异常。今门诊行 NST 两次均无反应型，自觉胎动正常，拟"G_1P_0 孕 35^{+3} 周，NST 异常"收入院。

既往史 否认手术史，否认传染病史、手术外伤史，系统回顾未见异常。

体格检查 T 36.8℃，P 96 次/分，R 20 次/分，BP 105/75mmHg。巩膜皮肤无黄染。双肺呼吸音清晰，未闻及干湿罗音。心律齐，各瓣膜听诊区未闻及异常心音。心率 86 次/分。腹部：形状圆隆，软，无压痛、反跳痛，肝脾肋缘下未触及，肾区无叩痛，肠鸣音 3 次/分。未扪及宫缩，胎位臀位，胎心位置左上腹，胎心次数 132 次/分，胎动存在，腹围 96cm，子宫底 33cm，胎儿估计 2500g。骨盆外测量：IS：23cm-IC：25cm-EC：19cm-TO：8cm。

辅助检查 急诊行 NST 检查无反应型。血尿常规，肝肾功能正常范围。

初步诊断 ① G_1P_0 孕 35^{+3} 周，胎方位臀位，未临产；② NST 异常。

治疗措施 入院后完善相关检查，复查 NST 40 分钟胎心基线变异差，无胎心加速反应，考虑孕周已达 35 周，胎儿臀位，反复 NST 无反应，不除外胎儿窘迫可能，拟行剖宫产终止妊娠。急诊行剖宫产术，术中见羊水色清，量中，无粪染。术中娩一男活婴，出生体重：2650g，Apgar 评分：9-9 分。新生儿常规体格检查见新生儿面部扁平，眼距增宽，舌伸出口外，小耳，通贯手，考虑染色体异常抽血行染色体检查，证实为 21- 三体综合征。

专家点评 该孕妇孕 35^{+3} 周、NST 异常，妊娠中期唐氏筛查 1:779，AFP 0.63MoM，孕期超声筛查未见明显结构异常。因反复 NST 反应差行急诊剖宫产术，娩出新生儿外貌符合 21- 三体综合征，染色体检查证实为 21- 三体综合征。该孕妇唐氏筛查为临界风险，可考虑行 NIPT 筛查。遗传综合征临床表现差异较大，有些可能仅表现在妊娠晚期胎心监护异常，往往表现为胎心基线变异差，加速反应不明显，可能与神经发育异常有关。

（沈 婕）

第八节 妊娠期肝内胆汁淤积症

【**概述**】ICP 是一种特发于妊娠中晚期以皮肤瘙痒、胆汁酸升高为特征的妊娠并发症，是一种良性疾病，但对围产儿有严重的不良影响，可导致早产、羊水粪染、难以预测的胎死宫内、新生儿窒息等，增加围产儿病率及死亡率，并导致剖宫产率上升。

【临床表现】

1. **皮肤瘙痒** 为首先出现的症状，常起于妊娠晚期。手掌、脚掌、脐周是瘙痒的常见部位，可逐渐加剧延及四肢、躯干、颜面部，瘙痒持续至分娩，大多数在分娩后数小时或数天消失。

2. **其他表现** 少数可有恶心、呕吐、食欲缺乏、腹痛、腹泻等非特异性症状。

【体格检查】 部分病人可出现黄疸，皮肤或巩膜黄染，多数为轻度，于分娩后消退。四肢皮肤可见抓痕。

【辅助检查】

1. **血清胆汁酸测定** 是诊断 ICP 最重要的实验室指标，在瘙痒症状出现或转氨酶升高前几周血清胆汁酸就已升高，其水平越高，病情越重。

2. **肝功能测定** 大多数 ICP 病人的 AST 和 ALT 均有轻至中度升高，部分病人血清胆红素也可轻至中度升高，以结合胆红素升高为主。

3. **肝脏超声检查** ICP 病人肝脏无特征性改变，仅对排除孕妇有无肝胆系统基础疾病有意义。

【诊断与鉴别诊断】

1. **诊断** 根据临床表现及血清胆汁酸升高可诊断该疾病。分为轻重两型：

（1）轻度：①生化指标：血清总胆汁酸 10～39μmol/L；②临床症状：以瘙痒为主，无明显其他症状。

（2）重度：①生化指标：血清总胆汁酸 ≥ 40μmol/L。②临床症状：瘙痒严重，伴有其他症状；合并多胎妊娠、妊娠期高血压疾病、复发性 ICP、曾因 ICP 致围产儿死亡者。

2. **鉴别诊断** 须与妊娠期肝损、急性脂肪肝、妊娠合并肝炎、HELLP综合征等鉴别。ICP 强调"排除性诊断"，应在排除皮肤及其他肝脏疾病后才拟诊为 ICP。

【临床处理】

1. **一般处理** 适当休息，左侧卧位。监测胎心、胎动。轻度 ICP 妊娠32 周后每周一次胎心监护。每 1～2 周复查肝功能、血胆汁酸，以监测病情。重度者应增加胎心监护频率，适度缩短生化指标检查间隔。

2. **药物治疗** 首选熊去氧胆酸，15mg/（kg·d），分 3～4 次口服。S- 腺苷蛋氨酸是治疗 ICP 二线药物，口服 500mg/ 次，每天 2 次；或静脉滴注每天 1g，疗程 12～14 天。

3. 产科处理

（1）终止妊娠的时机：足月后尽早终止妊娠可避免持续待产可能出现的死胎风险，产时加强胎儿监护。

（2）终止妊娠的方式：轻度 ICP，无产科其他剖宫产指征，孕周 < 40 周，可考虑阴道试产。以下情况考虑剖宫产：①重度 ICP；②既往死胎、死产、新生儿窒息或死亡史；③胎盘功能严重下降或高度怀疑胎儿窘迫；④合并双胎或多胎、重度子痫前期；⑤存在其他阴道分娩禁忌证者。

【病例介绍】

患者，女性，26 岁，因 "G_1P_0 孕 32^{+3} 周，皮肤瘙痒 1 周" 而入院。

生育史 0-0-0-0。

现病史 该孕妇平素月经规则，7/35 天，LMP：2013-05-16，EDC：2014-02-23。停经 1^+ 个月尿 hCG（+），早孕反应轻，孕早期无发热、感染及放射线接触史。孕 4 个月余自觉胎动。孕 16^{+3} 周建卡，定期产检，孕期检查 D 筛查、B 超筛查，糖尿病筛查未见异常。一周前开始皮肤瘙痒，以脐周及手心为甚，夜间睡眠差。门诊查 "血清胆汁酸 52μmol/L"，拟 "G_1P_0 孕 32^{+3} 周，肝内胆汁淤积症" 收入院。

既往史 否认手术史，否认传染病史、手术外伤史，系统回顾未见异常。

体格检查 T 36.5℃，P 86 次 / 分，R 20 次 / 分，BP 120/80mmHg。巩膜黄染，皮肤略黄，手臂及腹部见抓痕。双肺呼吸音清晰，未闻及干湿啰音。心律齐，各瓣膜听诊区未闻及异常心音。心率 86 次 / 分。腹部：形状圆隆，软，无压痛、反跳痛，肝脾肋缘下未触及，肾区无叩痛，肠鸣音 3 次 / 分。扪及宫缩 15 秒，间隔 4～5 分钟，胎位头位，胎心位置左下腹，胎心次数 145 次 / 分，胎动存在，腹围 87cm，子宫底 30cm，胎儿估计 1800g。骨盆外测量：IS：24cm-IC：26cm-EC：20cm-TO：8.75cm。

辅助检查 急诊行 NST 检查有反应型，见宫缩 15s/4～5min，未见胎心减速。血尿常规，凝血功能正常范围。肝功能：ALT 105U/L，AST 87U/L，TBA 52μmol/L，总胆红素 27μmol/L，结合胆红素 10μmol/L。肝胆 B 超：未见明显异常。

初步诊断 ①G_1P_0 孕 32^{+3} 周，胎方位头位，未临产；②重度 ICP；③先兆早产。

治疗措施 入院后完善相关检查，予地塞米松促胎肺成熟，熊去氧胆酸口服，思美泰静滴降胆汁酸保肝治疗，并予安宝静滴抑制宫缩。经治疗宫缩抑制，复查肝功能 ALT 85U/L，AST 69U/L，TBA 32μmol/L，总胆红素

21μmol/L，结合胆红素 7μmol/L。每天行胎心监护，每周行 B 超一次，自觉胎动正常。孕 33^{+5} 周，因 NST 无反应，出现一次重度变异减速，胎心下降至 65～70 次 / 分，拟"ICP，胎儿窘迫"急诊行剖宫产术，术中见羊水金黄色，量中，无粪染。术中娩一女活婴，出生体重：2060g，Apgar 评分：9-9 分。

术后第二天皮肤瘙痒消失，复查肝功能胆汁酸恢复正常，继续予保肝治疗，术后恢复好，术后第五天如期出院。

专家点评 该孕妇于孕 32 周出现皮肤瘙痒，伴血清胆汁酸升高和肝功能异常。根据实验室指标可诊断为重度 ICP，需与妊娠合并肝炎及急性脂肪肝相鉴别。对于孕周 < 34 周者应促胎肺成熟、保肝利胆治疗，加强母胎监护。对于出现胎儿窘迫者应及时终止妊娠。

（沈　婕）

第九节　胎 盘 梗 死

【概述】胎盘梗死为胎盘病理诊断，可分为急性（红色）梗死和慢性（白色）梗死，为进入绒毛间隙的母体血流被阻断所引起的局部缺血性绒毛坏死，多为母体血流障碍引起。范围 < 5% 梗死灶无临床意义，> 10% 以上者对胎儿产生威胁。重度妊娠高血压疾病及易栓症患者可出现多发性红色梗死，同时亦可有绒毛周围大量纤维蛋白沉积。

【临床表现】胎盘梗死本身没有特异的临床表现，主要是原发疾病的一些症状。妊娠期高血压疾病有血压升高、头痛眼花等表现；免疫系统疾病、易栓症可有胎儿生长受限、反复流产、胎盘早剥及死胎死产病史。大面积胎盘梗死对胎儿影响较大，造成死胎、FGR、胎儿窘迫等，梗死灶大小和胎儿体重与死亡率有一定关系。

【辅助检查】

1. **产前超声** 产前主要通过二维超声结合彩色多普勒超声拟诊。胎盘梗死可发生在胎盘实质内任一部位，其大小形态不一，主要为低回声，亦可有无回声和高回声的梗死灶。一般体积不很大，可有多种形状，但多为三角形，并多位于胎盘边缘部的实质内。

2. 病理诊断

（1）大体观：梗死急性期为暗红色，在新鲜未固定的胎盘不易辨认。梗死灶较硬，用手触摸反而容易发现（图 9-3、图 9-4）。固定后的胎盘，新鲜梗死界限清楚容易辨认。时间久的梗死灶渐渐变硬，颜色也渐由棕色变黄，再变白。

（2）光镜检查：红色梗死：绒毛急性坏死，结构模糊，核缩、核碎、核溶，较晚期中性白细胞浸润，绒毛间歇变窄，绒毛血管高度扩张充血。白色梗死：绒毛滋养细胞退化，绒毛间质纤维化，绒毛间隙大量纤维素沉积，绒毛血管可见存活血管及周围细胞滋养细胞增生。

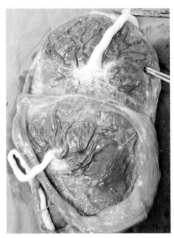 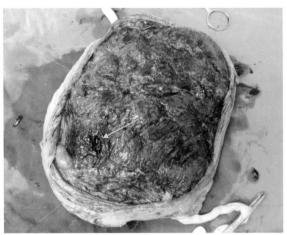

图 9-3　胎盘梗死儿面　　　　图 9-4　胎盘梗死母面

【鉴别诊断】胎盘早剥引起的血肿体积较大，而且形态较规则，呈团状，多为胎盘后血肿或胎盘边缘血肿。胎盘绒毛膜血管瘤可位于胎盘任何部位，超声下形态为类圆形或椭圆形，有包膜边界清。回声强弱不等，由于肿瘤占位致胎盘增大，可突向羊膜腔。

【病例介绍】

患者，女性，26 岁，因"G_4P_1 孕 31^{+3} 周，发现胎儿小于孕周 1 天"而入院。

生育史 1-0-2-0。2008 年在当地分娩一女婴，新生儿窒息抢救无效死亡，2010 年、2012 年孕 3 个月自然流产两次。

现病史 该孕妇平素月经规则，7/30 天，LMP：2013-04-12，EDC：2014-01-19。停经 1$^+$ 个月尿 hCG（＋），早孕反应轻，孕早期无发热、感染及放射线接触史。孕 4 个月余自觉胎动。孕期本院建卡产检，D 筛查及 B 超筛查未见异常，糖尿病筛查未见异常。今行超声检查，胎儿小于孕周，拟"G_4P_1 孕 31^{+3} 周，FGR"收入院。

既往史 否认手术史，否认传染病史、手术外伤史，系统回顾未见异常。

体格检查 T 36.5℃，P 86 次 / 分，R 20 次 / 分，BP 105/65mmHg。巩膜皮肤无黄染，双下肢水肿。双肺呼吸音清晰，未闻及干湿啰音。心律齐，各瓣膜听诊区未闻及异常心音。心率 86 次 / 分。腹部：形状圆隆，软，无压痛、反跳痛，肝脾肋缘下未触及，肾区无叩痛，肠鸣音 3 次 / 分。无宫缩。胎位头位，胎心位置左下腹，胎心次数 135 次 / 分，胎动存在，腹围 87cm，子宫底 30cm，胎儿估计 1100g。骨盆外测量：IS：24cm-IC：26cm-EC：20cm-TO：8.75cm。

辅助检查 急诊行 NST 检查有反应型，未见胎心减速。血、尿常规，凝血功能正常范围。肝肾功能：ALT 45U/L，AST 37U/L，白蛋白 27g/L，球蛋白 30g/L，总胆汁酸 6μmol/L，BUNL 6.1mmol/L，Cr 72μmol/L，UA 450mmol/L。B 超：胎儿头位，BPD 74mm，HC 265mm，AC 225mm，Fl 53mm，胎盘Ⅱ级，前壁，厚度 35mm，脐血流 S/D 4.25，AFI 67mm。

初步诊断 ① G_4P_1 孕 31^{+3} 周，胎方位头位，未临产；② FGR。

治疗措施 入院后完善相关检查，行高危 B 超提示胎儿结构未见明显异常，脐血流 S/D 5.12，大脑中动脉 PI 正常范围，静脉导管波形正常。予地塞米松促胎肺成熟，每天行胎心监护，每周行 B 超检查。孕 33 周起自觉胎动减少，行 NST 有反应型，胎心基线变异较差。孕 33^{+3} 周，NST 反复无反应，反复出现变异减速，拟"FGR，胎儿窘迫"急诊行剖宫产术，术中见羊水黄绿色，量少。术中娩一女活婴，出生体重：1260g，Apgar 评分：5～8 分。术后恢复好，术后第五天如期出院。

术后胎盘病理 胎盘血管粥样硬化改变，胎盘绒毛广泛梗死、坏死。

专家点评 胎盘梗死与妊娠期高血压疾病、妊娠合并免疫性疾病、妊娠合并易栓症相关，对胎儿的影响主要取决于梗死灶的面积。该孕妇有不良孕产史，此次 FGR，考虑胎盘疾病。是否合并免疫性疾病需进一步检查。

（沈　婕）

参 考 文 献

1. Reduced fetal movements. RCOG Green-top Guideline 57, Feb 2011.

2. 中华医学会围产医学分会 . 电子胎心监护应用专家共识 . 中华围产医学杂志 ,2015, 18(7):486-490.

3. 沈铿 , 马丁 . 妇产科学 . 第 3 版 . 北京 : 人民卫生出版社 ,2015:147-169.

4. 华克勤 丰有吉 . 实用妇产科学 . 第 3 版 . 北京 : 人民卫生出版社 ,2013:356-361.

5. 中华医学会妇产科学分会 . 胎盘早剥的临床诊断与处理规范 . 中华妇产科杂志 . 2012, 47(12):957-958.

6. 中华医学会妇产科学分会产科学组 . 妊娠期肝内胆汁淤积症诊疗指南（2015）. 中华 妇产科杂志 . 2015, 50(07):481-485.

7. Placenta praevia, placenta praevia accreta and vasa praevia: diagnosis and management. Green-top Guideline No. 27 of RCOG, Jan 2011.

8. Faye-Petersen OM, Heller DS. Handbook of Placental Pathology, 2006:71-110.

第十章　妊娠期及产后血小板减少

第一节　诊断与鉴别诊断

妊娠期血小板减少是妊娠期除贫血外最常见的血液系统疾病，其发病率为 6%～10%，主要发生于妊娠晚期，可能存在很多病因（表 10-1），其中最常见的类型及其临床表现见表 10-2。目前临床上多以妊娠期血小板计数 < $150×10^9$/L 定义为血小板减少。大部分妊娠期血小板减少原因不明，也有部分病例与妊娠相关。重症妊娠期血小板减少可导致孕妇异常分娩、产后出血、颅内出血、新生儿血小板计数减少，威胁母婴安全，因此，妊娠期血小板减少应引起临床医师的高度重视。

表 10-1　妊娠期及产后引起血小板减少的原因

· 假性的，EDTA（乙二胺四乙酸）介导的血小板聚集

· 妊娠期血小板减少

· 子痫前期 - 子痫，包括 HELLP 综合征（hemolysis，elevated liver function tests，low platelets）

· 自身免疫性血小板减少（特发性的或药物相关的，系统性红斑狼疮，抗磷脂综合征），HIV（human immunodeficiency virus）

· 弥散性血管内凝血

· 血栓性血小板减少性紫癜（thrombotic thrombocytopenic purpura，TTP）

· 补体介导的溶血尿毒综合征（hemolytic uremic syndrom，HUS）

· 遗传性血小板疾病

· 骨髓疾病

· 脾功能亢进

表 10-2　妊娠期血小板减少的鉴别诊断

	妊娠期血小板减少症	子痫前期/HELLP综合征	血栓性血小板减少性紫癜	溶血性尿毒症综合征	妊娠期急性脂肪肝	原发性血小板减少性紫癜
主要损害器官	无	肾脏/肝脏	神经系统	肾脏	肝脏	无
发生时间	晚期	中、晚期	中期	晚期/产后	晚期	早、中、晚期
高血压、蛋白尿	无	有	无	无	无	无
血小板	轻度减少	减少	严重减少	减少	正常/减少	减少
PT/APTT	正常	正常	正常	正常	延长	正常
血糖	正常	正常	正常	正常	降低	正常
纤维蛋白原	正常	正常	正常	正常	减少	正常
肌酐	正常	正常/增高	显著增高	显著增高	显著增高	正常
转氨酶	正常	增高	正常	正常	增高	正常
胆红素	正常	增高	增高	增高	显著增高	增高
血氨	正常	正常	正常	正常	显著增高	正常
贫血	无	无/轻度	无/轻度	严重	无	无

一、评估

（一）病史

询问病史，详细了解孕妇下述情况：

1. 孕前血小板计数的情况。

2. 出血性疾病和（或）血小板减少症家族史。

3. 鼻出血、牙龈出血、瘀点、瘀斑、月经过多等出血病史和血液疾病史。

4. 孕期用药情况：如肝素、阿司匹林等非甾体类抗炎药、奎宁、草药等。

5. 近期病毒/细菌感染史或者活病毒疫苗接种史；HIV 感染的危险因素。

6. 可导致营养素缺乏的饮食习惯：素食主义、锌过量摄入。

7. 其他情况：如风湿性疾病、减肥手术、营养状况差、血制品的输注、器官移植等。

（二）体格检查

应关注出血体征以及有无淋巴结或肝脾大。

1. 皮肤以及其他部位出血：因血小板减少而出血的患者可能有瘀点、紫癜或黏膜出血。

2. 触诊肝、脾、淋巴结有无压痛和肿大。

（1）脾大可以是肝病、淋巴瘤或其他血液系统疾病的体征；任何原因的脾大都可能导致轻度血小板减少。

（2）淋巴结肿大可能提示感染、淋巴瘤或其他恶性肿瘤。

（三）实验室检查

1. **血小板计数复查时间**

（1）对于有出血症状、体征的患者或重度血小板减少的患者（$< 50 \times 10^9/L$），应立即复查。

（2）对于无症状和体征的中度血小板减少患者（$50 \times 10^9 \sim 100 \times 10^9/L$），应 1 周复查，在此期间应密切注意出血症状、体征。

（3）对于轻度血小板减少患者（$100 \times 10^9 \sim 150 \times 10^9/L$），可 1 个月复查。

2. **血小板减少合并其他实验室检查异常**

（1）贫血合并血小板减少：应考虑严重感染伴 DIC、TTP-HUS、自身免疫性疾病、营养素缺乏（叶酸、维生素 B_{12} 等）、骨髓疾病（如骨髓增生异常综合征、白血病等）。

（2）白细胞增多合并血小板减少：应考虑感染、慢性炎症和恶性肿瘤的可能。

（3）全血细胞减少：应考虑骨髓增生异常。

（4）血小板减少、抗血小板抗体阳性：应考虑原发性血小板减少性紫癜（immune thrombocytopenia）。

3. **外周血涂片** 可排除假性血小板减少（因血小板聚集而出现低血小板计数的假象）；并可评估有无血细胞形态异常，这有助于确定血小板减少的原因。

4. **HIV 和 HCV 检测** HIV 和 HCV 均可引起血小板减少。

5. **其他实验室检查**

（1）有 SLE 或 APS 等全身性自身免疫性疾病症状的患者，应分别检测抗核抗体或抗磷脂抗体。

（2）合并肝病表现的患者：应检测肝功能。

（3）外周血涂片呈微血管病性改变的患者，进行凝血功能检测（如 PT、aPTT、纤维蛋白原）以及血清乳酸脱氢酶（lactate dehydrogenase，LDH）和肾功能测定，以评估是否存在 DIC 和 TTP-HUS。

（4）对于近期使用某种新药后出现出血临床表现的患者，应考虑药物或肝素诱导的血小板减少、TTP-HUS。

6. 骨髓穿刺　并不是所有血小板减少的患者都需要行骨髓穿刺。但是，如果血小板减少的原因不明，或怀疑是原发性的血液系统疾病，应进行骨髓穿刺。

7. 血液病科专家会诊　在住院患者中，有些情况是突发急症，需要血液科专家联合诊治、立即采取措施。如：

（1）疑似 TTP-HUS。

（2）疑似肝素诱导的血小板减少症（heparin-induced thrombocytopenia，HIT）。

（3）疑似血液系统恶性肿瘤、再生障碍性贫血。

（4）重度血小板减少患者。

二、鉴别诊断

见表 10-2、图 10-1。

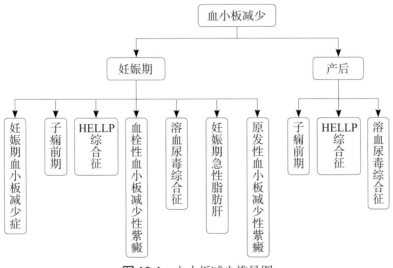

图 10-1　血小板减少推导图

（张　莺）

第二节　妊娠期血小板减少症

【概述】妊娠期血小板减少症（gestational thrombocytopenia，GT），指孕前没有血小板减少病史，而在怀孕之后首次出现血小板减少，占妊娠合并血小板减少性疾病的 60%～70%，围产期的发生率为 5%。一般出现于孕晚期，无显著出血症状与体征，不会引起新生儿血小板减少及出血，血小板计数一般 ≥ 70×10^9/L，多在产后 1～6 周内恢复正常，是导致妊娠期血小板减少疾病中预后较好的疾病。

【发病原因】GT 的发病机制尚不清楚，可能与妊娠期血容量增加、血液稀释、血液处于高凝状态损耗增加、胎盘对血小板的收集、利用增加，激素对巨核细胞生成的抑制等有关系，血小板的功能正常。此外，GT 可能与免疫相关，患者血液中可出现血小板自身抗体，但无特异性。

【临床表现】GT 无明显的出血症状和体征，多由血液检查发现。

【辅助检查】早、中、晚妊娠期各检测 1 次血常规、肝肾功能及凝血功能。如果发现血小板减少，按需调整血小板计数的检测频率，尤其是临近足月分娩。血小板计数 ≤ 50×10^9/L 时，孕 35 周后每周检测 1 次血小板计数，并检测血小板抗体、免疫相关抗体，必要时检测骨髓巨核细胞形态及数量，排除其他病因引起的血小板减少。

【诊断标准】

1. 血小板计数通常 ≥ 70×10^9/L，临床少见牙龈出血、皮肤瘀斑等表现。

2. 无血小板减少既往史（先前妊娠期间发生的血小板减少除外）。

3. 发生于晚期妊娠。

4. 不伴有胎儿和新生儿血小板减少。

5. 分娩后自发缓解。

诊断 GT 应排除其他病因，除血小板减少，无其他血细胞异常，肝肾功能、凝血功能正常。

【鉴别诊断】

1. **妊娠合并原发性血小板减少性紫癜**（immune thrombocytopenia，ITP）　与 GT 相比，ITP 患者血小板减少出现的时间早、在孕前或孕早期即可发生，血小板减少的程度更加严重（常 < 50×10^9/L），产后血小板不能完全恢复正常，实验室检查 ITP 可能出现骨髓象改变，血小板结合免疫球蛋白阳性。

2. **子痫前期**　以孕 20 周后高血压、水肿、蛋白尿为主要临床表现，严重者可出现弥散性血管内凝血、HELLP 综合征、肝肾衰竭、呼吸衰竭、胎儿生长受限等，但不引起新生儿血小板减少。母体血小板减少的发生率及严重程度随子痫前期的严重程度而增加。

3. **HELLP 综合征**　HELLP 综合征是妊娠期高血压疾病的严重并发症，以溶血、肝酶升高、血小板减少为特点。血小板寿命缩短，结构不完整，导致血小板聚集和破坏。与 GT 相比：HELLP 综合征全身症状明显，右上腹或上腹部疼痛、恶心、呕吐、高血压、蛋白尿、水肿等。但也有极少部分患者无高血压、蛋白尿等症状，以血小板减少为首发症状，需与 GT 仔细鉴别。

4. **妊娠合并再生障碍性贫血**　以骨髓造血组织显著减少为特点，妊娠前可有再生障碍性贫血的病史。其临床表现为由红细胞、白细胞、血小板减少引起的贫血、感染、出血；血常规表现为三系细胞减少；骨髓象见多部位增生减低或重度减低、三系造血细胞均减少。而 GT 引起的血小板减少孕前没有血小板减少的病史，血小板减少程度轻，一般不会引起出血；血象仅表现为血小板减少，骨髓象未见异常。

【临床处理】

1. 血小板计数 ≥ $70 \times 10^9/L$，通常不需特殊处理，但需定期随访血小板计数、凝血相关指标，当发现病情变化则要进行鉴别诊断。

2. 血小板计数 ≥ $50 \times 10^9/L$，如无剖宫产指征，可阴道试产，严密观察产程进展，尽量避免急产和滞产；分娩时常规行会阴侧切术，尽量不用产钳助产术；侧切口仔细缝合、严密止血，防止血肿形成；如有剖宫产指征，硬膜外麻醉被认为是安全的。

3. 血小板计数 < $50 \times 10^9/L$，可考虑激素治疗；分娩方式选择剖宫产，并应选择全身麻醉。

【预防】目前无有效方法进行预防。

【病例介绍】

患者，女性，29 岁，因"G_2P_0 孕 39^{+2} 周，见红伴不规则下腹痛 15 小时"入院。

生育史 0-0-1-0，2014 年自然流产 1 次。

现病史 孕妇平素月经规则，孕 12^{+3} 周建卡定期产检，初诊血常规未见明显异常，孕 33 周产检查血常规：血小板 $84 \times 10^9/L$，孕 36 周门诊复查血常规：血小板 $90 \times 10^9/L$，孕 39 周复查血常规：血小板 $85 \times 10^9/L$，孕期无特殊用药、无头晕头痛，无视物模糊，无胸闷憋气，无阴道流血、流水，无皮肤瘙痒等不适。15 小时前出现少量阴道流血伴不规则下腹痛，急诊来院。

既往史 未见异常。

体格检查 T 37℃，P 80 次 / 分，R 20 次 / 分，BP 115/70mmHg。神志清楚，皮肤黏膜未见瘀点瘀斑，胸骨无压痛，双肺呼吸音清晰，未闻及干湿啰音。心率 80 次 / 分，律齐，腹隆，软，无压痛、反跳痛，肝脾肋缘下未触及，肠鸣音 4 次 / 分。宫缩间隔 7～8 分钟，持续 10 秒，性质弱，胎位头位，胎心位置左下腹，胎心次数 150 次 / 分，腹围 93cm，子宫底 34cm，胎儿估计 3200g。阴道检查：先露头，高位 -2，胎膜未破，宫口未开，子宫颈容受 80%。

辅助检查

1. **血常规** 红细胞 3.83×10^{12}/L，血红蛋白 122g/L，血细胞比容 37.3%，白细胞 6.5×10^9/L，中性粒细胞 63%，血小板 82×10^9/L。尿常规、凝血功能、肝肾功能未见明显异常。

2. **B 超** 单胎，头位，胎儿大小符合孕周。

3. **NST** 有反应。

初步诊断 G_2P_0，孕 39^{+2} 周，先兆临产，妊娠期血小板减少。

治疗措施

1. **观察产程进展** 宫口开 2cm 后予硬膜外分娩镇痛，产程顺利，分娩一女婴。产后促进子宫复旧。

2. **监测产妇血小板计数变化** 产后第 2 天复查血常规：血小板 87×10^9/L，余未见明显异常。产后第 3 天出院。

3. 产后 42 天复查血小板 144×10^9/L，新生儿体检未见明显异常。

专家点评 该患者于妊娠晚期出现血小板减少，血小板最低为 82×10^9/L，入院后肝肾功能、凝血功能等其他各项检查未见明显异常，"妊娠期血小板减少症"，诊断成立。因血小板 > 70×10^9/L，无须特殊处理，产程发动后，可予硬膜外分娩镇痛，产程顺利，产后 42 天血小板恢复正常。

"妊娠期血小板减少症"需与"妊娠合并原发性血小板减少性紫癜""妊娠合并再生障碍性贫血"等疾病相鉴别。该患者孕前无血小板减少病史，孕期血小板减少出现时间晚，减少程度轻，产后血小板迅速恢复正常，且红细胞、白细胞均在正常范围，因此，"妊娠合并原发性血小板减少性紫癜""妊娠合并再生障碍性贫血"可除外。

妊娠期血小板减少症孕妇如其血小板计数 ≥ 70×10^9/L，通常不需特殊处理，但需定期随访血小板计数、凝血功能相关指标，当发现病情变化则要进行鉴别诊断。血小板计数 ≥ 50×10^9/L，如无剖宫产指征，可阴道试产，严密观察产程进展，尽量避免急产和滞产；分娩时常规行会阴侧切术，尽量不用产钳助产术；会阴侧切口仔细缝合、严密止血，防止血肿形成；如有剖宫产指征，硬膜外麻醉被认为是安全的。血小板计数 $< 50 \times 10^9/L$，可考虑激素治疗；分娩方式以剖宫产终止妊娠，并应选择全身麻醉。

（张　莺）

第三节　子痫前期

【概述】子痫前期（preeclampsia，PE）是指妊娠 20 周后出现收缩压 $\geq 140mmHg$ 和（或）舒张压 $\geq 90mmHg$，且伴有下列任一项：尿蛋白 $\geq 0.3g/24h$，或尿蛋白／肌酐比值 ≥ 0.3，或随机尿蛋白 $\geq$（＋）（无法进行尿蛋白定量时的检查方法）；无蛋白尿但伴有以下任何一种器官或系统受累：心、肺、肝、肾等重要器官，血液系统、消化系统、神经系统的异常改变，胎盘 - 胎儿受到累及等。血压和（或）尿蛋白水平持续升高、发生母体器官功能受损或胎盘 - 胎儿并发症是子痫前期病情向重度发展的表现。

血小板减少是子痫前期最常见的凝血异常。微血管病性内皮损伤和激活，导致在微脉管系统内形成血小板和纤维蛋白血栓，血小板消耗增多导致血小板减少；免疫机制也可能起一定作用。除非存在其他并发症（如胎盘早剥或严重肝功能损害），否则凝血酶原时间、部分凝血活酶时间以及纤维蛋白原浓度不受影响。

【高危因素和发病机制】

1. **高危因素**　包括初产妇、多胎妊娠、孕妇年龄过小（< 18 岁）或高龄（≥ 40 岁）、子痫前期病史或家族史、慢性高血压、慢性肾病、血栓疾病史、抗磷脂抗体综合征、IVF-ET、糖尿病、肥胖、营养不良、社会经济状况低下等。

2. **发病机制**　目前比较公认的发病机制为"两阶段学说"。第一阶段：在孕早期，由于免疫、遗传、内皮细胞功能紊乱等因素造成滋养细胞侵袭能力减弱，子宫螺旋动脉"血管重铸"障碍，子宫动脉血流阻力增加，从而导致胎盘灌注不良、功能下降。第二阶段：孕中晚期，胎盘缺血缺氧、过度氧化应激，诱发内皮细胞损伤，释放大量炎症因子，从而引发子痫前期。

【临床表现】妊娠 20 周后出现高血压、蛋白尿、水肿，轻者可无明显症状或仅有轻微的血压升高、蛋白尿；严重者可出现头昏、眼花、恶心、呕吐、呼吸困难、胸骨后胸痛、持续性右上腹疼痛、肝肾功能异常、血小板减少等临床表现。大部分发生在妊娠 34 周后；约 10% 的患者在妊娠 34 周前发病（即"早发型子痫前期"）；约 5% 的患者产后发生子痫前期，通常在分娩后 48 小时内。

【诊断】

1. **病史** 了解患者是否存在本病的高危因素、此次妊娠后高血压、蛋白尿等症状出现的时间和严重程度。

2. **高血压的诊断**

（1）血压的测量：测量血压前被测者至少安静休息 5 分钟。测量取坐位或卧位。注意肢体放松，袖带大小合适。通常测量右上肢血压，袖带应与心脏处于同一水平。

（2）妊娠期高血压定义：同一手臂至少 2 次测量的收缩压 ≥ 140mmHg 和（或）舒张压 ≥ 90mmHg。对首次发现血压升高者，应间隔 4 小时或以上复测血压，如 2 次测量均为收缩压 ≥ 140mmHg 和（或）舒张压 ≥ 90mmHg 诊断为高血压。

（3）若血压低于 140/90mmHg，但较基础血压升高 30/15mmHg 时，虽不作为诊断依据，但需要密切随访。对严重高血压患者收缩压 ≥ 160mmHg 和（或）舒张压 ≥ 110mmHg 时，间隔数分钟重复测定后即可以诊断。

3. **尿蛋白的检测和蛋白尿的诊断** 所有孕妇每次产前检查均应留取中段尿或导尿检测尿常规。可疑子痫前期患者应检测 24 小时尿蛋白定量。尿蛋白 ≥ 0.3g/24h 或随机尿蛋白 / 肌酐比值 ≥ 0.3，或随机尿蛋白 ≥（＋）定义为蛋白尿。应注意蛋白尿的进展性变化并分析蛋白尿与患者肾脏疾病或自身免疫性疾病的关系。

4. **辅助检查** 应进行以下常规检查，并根据病情严重程度进行复查：①血常规；②尿常规；③凝血功能；④甲状腺功能；⑤血糖、血脂、血电解质；⑥肝功能；⑦肾功能；⑧心电图；⑨ 24 小时尿蛋白定量；⑩加强胎心监护。

病情严重时增加以下检查项目：①眼底检查；②超声等影像学检查肝、肾等脏器及胸腹水情况；③心脏彩超及心功能测定；④疑有颅内出血、脑水肿、后部可逆性脑病综合征（posterior reversible encephalopathy syndrome，PRES），可行头颅 CT 或 MRI 检查；⑤超声检查胎儿生长发育指标，如可疑胎儿生长受限或宫内缺氧，监测脐动脉和大脑中动脉血流阻力等。

子痫前期孕妇出现下述任一表现可诊断为重度子痫前期（severe preeclampsia）：

（1）血压持续升高：收缩压≥160mmHg和（或）舒张压≥110mmHg。

（2）持续性头痛、视觉障碍或其他中枢神经系统异常表现。

（3）持续性上腹部疼痛及肝包膜下血肿或肝破裂表现。

（4）肝酶异常：血丙氨酸转氨酶（ALT）或天冬氨酸转氨酶（AST）水平升高。

（5）肾功能受损：尿蛋白 > 2.0g/24h；少尿（24h 尿量 < 400ml 或每小时尿量 < 17ml）或血肌酐 > 106μmol/L。

（6）低蛋白血症伴腹水、胸腔积液或心包积液。

（7）血液系统异常：血小板计数呈持续性下降并低于 100×10^9/L；微血管内溶血（表现有贫血、黄疸或血乳酸脱氢酶水平升高）。

（8）心功能衰竭。

（9）肺水肿。

（10）胎儿生长受限或羊水过少、胎死宫内、胎盘早剥等。

【鉴别诊断】

1. **慢性肾炎** 往往存在慢性肾炎病史，妊娠期常可出现蛋白尿，重症患者可发现管型和肾功能损害，伴持续性血压升高，眼底可有肾炎性视网膜病变。隐匿性肾炎较难发现，需仔细询问病史，如果在孕中期即发现持续性蛋白尿，应进一步检查肾小球和肾小管功能，排除该疾病。

2. **抗磷脂综合征**（antiphospholipid syndrome，APS） 可出现高血压、蛋白尿、血小板减少、深静脉血栓形成、网状青斑、血栓性浅静脉炎、肺栓塞、短暂性脑缺血发作、溶血性贫血等临床表现。在两次检测中（至少间隔 12 周）均存在至少一种抗磷脂抗体（antiphospholipid antibody，aPL）。如果不存在抗磷脂抗体的实验室证据，可排除抗磷脂抗体综合征的诊断。

3. **妊娠期急性脂肪肝**（acute fatty liver of pregnancy，AFLP） 厌食、恶心和呕吐是 AFLP 中常见的临床特征。AFLP 伴有更严重的肝功能障碍：低血糖、弥散性血管内凝血、胆酶分离是常见的特征，但在子痫前期患者中不常见。AFLP 常伴有更严重的肾功能障碍。AFLP 患者可出现低热，但在子痫前期 /HELLP 患者中不会出现。

4. **血栓性血小板减少性紫癜 - 溶血尿毒综合征**（thrombotic thrombocytopenic purpura-hemolytic uremic syndrome，TTP-HUS）TTP-HUS 患者神经系统异常和急性肾衰竭更加突出，但该病有时很难与重度子痫前期 /HELLP 综合征相区分。发病时间早、发热和血小板减少至低于 20×10^9/L，支持 TTP 的诊断。子痫前期 /HELLP 在分娩后 48 小时内开始恢复，而 HUS 在产后的病程持续时间更长，并且可在产褥期发生严重的肾衰竭。溶血发作前有高血压、蛋白尿、肝脏异常和血小板减少支持重度子痫前期/HELLP综合征的诊断。

5. 系统性红斑狼疮（systemic lupus erythematosus，SLE）恶化　SLE发作可能伴低补体血症和抗DNA抗体滴度增加，而子痫前期患者的补体水平通常（但并不总是）正常或升高。

【临床处理】

治疗基本原则：有指征地降压、解痉、镇静、利尿，密切监测母胎情况，预防和治疗严重并发症，预防抽搐，必要时终止妊娠。

1. 评估和监护母胎状态　子痫前期的病情复杂、变化快，分娩和产后的生理变化以及各种不良刺激等均可导致病情加重，因此，产前、产时和产后都必须进行充分全面的评估和监测（监测内容见上述"辅助检查"），并根据病情决定检查频度和内容，以便及时合理干预，避免不良妊娠结局的发生。

2. 一般治疗

（1）无严重表现的子痫前期可在家或住院治疗，伴严重表现的子痫前期应住院治疗。

（2）镇静：保证充足睡眠，必要时可睡前口服地西泮2.5～5.0mg。

（3）休息和饮食：注意休息，以侧卧位为宜，不建议绝对卧床；保证摄入足量的蛋白质和热量，适度限制食盐摄入。

3. 降压治疗

（1）降压目的：预防心脑血管意外和胎盘早剥等严重母胎并发症。

（2）降压指征：收缩压≥160mmHg和（或）舒张压≥110mmHg，应进行降压治疗；收缩压≥140mmHg和（或）舒张压≥90mmHg，也可应用降压药。

（3）目标血压：孕妇未并发器官功能损伤，应控制在130～155/80～105mmHg为宜；孕妇并发器官功能损伤，则应控制在130～139/80～89mmHg。降压过程力求血压下降平稳，降幅不可过大，且血压不可低于130/80mmHg，以保证子宫-胎盘血流灌注。

（4）常用口服降压药物有：拉贝洛尔、硝苯地平短效或控释片、尼莫地平、尼卡地平等。如口服药物血压控制不理想，可静脉用药，常用药物有：拉贝洛尔、尼卡地平、酚妥拉明、肼屈嗪。孕期一般不使用利尿剂降压，妊娠中晚期禁止使用血管紧张素转换酶抑制剂（ACEI）和血管紧张素Ⅱ受体拮抗剂（ARB）。硫酸镁不作为降压药使用。

1）拉贝洛尔：α、β肾上腺素能受体阻滞剂。用法：50～150mg，口服，3～4次/天。静脉注射：初始剂量20mg，10分钟后如未有效降压则剂量加倍，最大单次剂量 80mg，每天最大总剂量 220mg。静脉滴注：50～100mg 加入 5% 葡萄糖溶液 250～500ml，根据血压调整滴速，血压稳定后改口服。

2）硝苯地平：二氢吡啶类钙离子通道阻滞剂。用法：5～10mg，口服，3～4 次 / 天，24 小时总量不超过 60mg。紧急时舌下含服 10mg，起效快，但不推荐常规使用。控释片 30mg，口服，1～2 次 / 天。

3）尼莫地平：二氢吡啶类钙离子通道阻滞剂，可选择性扩张脑血管。用法：20～60mg，口服，2～3 次 / 天。静脉滴注：20～40mg 加入 5% 葡萄糖溶液 250ml，每天总量不超过 360mg。

4）尼卡地平：二氢吡啶类钙离子通道阻滞剂。用法：20～40mg，口服，3 次 / 天。静脉滴注：1mg/h 为起始剂量，根据血压变化每 10 分钟调整用量。

5）酚妥拉明：α 肾上腺素能受体阻滞剂。用法：10～20mg 溶于 5% 葡萄糖溶液 100～200ml，以 10μg/min 的速度开始静脉滴注，根据降压效果调整滴注剂量。

6）甲基多巴：通过兴奋血管运动中枢的 α 受体，抑制外周交感神经而降压。用法：250mg，口服，3 次 / 天，每天总量不超过 2g。

7）硝酸甘油：作用于氧化亚氮合酶，可同时扩张静脉和动脉，降低心脏前、后负荷，主要用于合并急性心功能衰竭和急性冠状动脉综合征时的高血压急症。起始剂量 5～10μg/min 静脉滴注，每 5～10 分钟增加滴速至维持剂量 20～50μg/min。

8）硝普钠：强效血管扩张剂。用法：50mg 加入 5% 葡萄糖溶液 500ml 按 0.5～0.8μg/（kg·min）缓慢静脉滴注。孕期仅适用于其他降压药物无效的高血压危象孕妇，产前应用时间不宜超过 4 小时。

4. 硫酸镁防治子痫 硫酸镁是子痫治疗的一线药物，也是预防子痫发作的用药。硫酸镁控制子痫再次发作的效果优于地西泮、苯巴比妥和冬眠合剂等镇静药物。除非存在硫酸镁应用禁忌证或者硫酸镁治疗效果不佳，否则不推荐使用苯巴比妥和苯二氮䓬类药物（如地西泮）用于子痫的预防或治疗。对于非重度子痫前期的患者也可酌情考虑应用硫酸镁。

（1）用法

1）预防子痫发作：适用于重度子痫前期和子痫发作后，负荷剂量 2.5～5.0g，维持剂量与控制子痫抽搐相同：一般每天静脉滴注 6～12 小时，24 小时总量不超过 25g；用药期间每天评估病情变化，决定是否继续用药；引产和产时可以持续使用硫酸镁，剖宫产术中应用要注意产妇心脏功能；产后继续使用 24～48 小时。

2）若为产后新发现高血压合并头痛或视力模糊，建议硫酸镁治疗。

3）在重度子痫前期的期待治疗中，为避免长期应用硫酸镁对胎儿（婴儿）钙水平和骨质的影响，建议及时评估病情，病情稳定者在使用 5 ~ 7 天后停用硫酸镁；必要时间歇性应用。

（2）注意事项：血清镁离子有效治疗浓度为 1.8 ~ 3.0mmol/L，超过 3.5mmol/L 即可出现中毒症状。使用硫酸镁的必备条件：①膝腱反射存在；②呼吸 ≥ 16 次 / 分；③尿量 ≥ 25ml/h（即 ≥ 600ml/d）；④备有 10% 葡萄糖酸钙；镁离子中毒时停用硫酸镁并缓慢（5 ~ 10 分钟）静脉推注 10% 葡萄糖酸钙 10ml。如孕妇同时合并肾功能不全、心肌病、重症肌无力等，或体重较轻者，则硫酸镁应慎用或减量使用。条件许可，用药期间监测血清镁离子浓度。

5. 扩容疗法　子痫前期孕妇需要限制补液量以避免肺水肿。子痫前期孕妇扩容可增加血管外液体量，导致一些严重并发症，如心功能衰竭、肺水肿等。因此，通常不推荐扩容治疗，除非有严重的液体丢失（如呕吐、腹泻、产时产后出血）导致血液明显浓缩，血容量相对不足或高凝状态者。子痫前期孕妇出现少尿如无肌酐水平升高不建议常规补液，持续性少尿不推荐应用多巴胺或呋塞米。

6. 镇静治疗　可缓解孕产妇的精神紧张、焦虑症状，改善睡眠，预防并控制子痫。

（1）地西泮：2.5 ~ 5.0mg，睡前服用；10mg 静脉注射（> 2 分钟）可用于控制子痫发作。

（2）苯巴比妥：镇静时口服剂量为 30mg，3 次 / 天；控制子痫时肌内注射 0.1g。

（3）冬眠合剂：冬眠合剂由氯丙嗪（50mg）、哌替啶（100mg）和异丙嗪（50mg）3 种药物组成，通常以 1/3 ~ 1/2 量肌内注射，或以半量加入 5% 葡萄糖溶液 250ml 静脉滴注。由于氯丙嗪可使血压急剧下降，导致肾及胎盘血流量降低，对孕妇及胎儿肝脏亦有损害，也可抑制胎儿呼吸，故应慎用，仅应用于硫酸镁控制子痫效果不佳者。

7. 利尿剂的应用　子痫前期孕妇不宜常规应用利尿剂，仅当孕妇出现全身性水肿、肺水肿、脑水肿、肾功能不全、急性心功能衰竭时，可酌情使用呋塞米等快速利尿剂，有严重低蛋白血症伴腹水、胸腔或心包积液者应补充白蛋白或血浆后，再利尿；甘露醇主要用于脑水肿，有心衰或潜在心衰时禁用；甘油果糖适用于肾功能有损害的孕妇。

8. 促胎肺成熟　孕周 < 34 周子痫前期孕妇，预计在 1 周内分娩的，均应接受糖皮质激素促胎肺成熟治疗。用法：地塞米松 5mg，肌内注射，每 12 小时 1 次，连续 4 次；或倍他米松 12mg，肌内注射，每天 1 次，连续 2 天。不推荐反复、多疗程给药。如果在初次促胎肺成熟后又经过 2 周或以上

的保守治疗，但终止孕周仍＜34周时，可以考虑再次给予同样剂量的促胎肺成熟治疗。

9. 分娩时机和方式　子痫前期孕妇经积极治疗，而母胎状况无改善或者病情持续进展者，终止妊娠是唯一有效的治疗措施。

（1）终止妊娠时机

1）无严重表现的子痫前期孕妇可期待至孕37周以后。

2）重度子痫前期孕妇：①妊娠＜24周经治疗病情危重者建议终止妊娠。②孕24～28周根据母胎情况及当地母胎诊治能力决定是否可以行期待治疗。③孕28～34周，如病情不稳定，经积极治疗24～48小时病情仍加重，应促胎肺成熟后终止妊娠；如病情稳定，可以考虑期待治疗，并建议转至具备早产儿救治能力的医疗机构。④≥孕34周，可考虑终止妊娠。

（2）终止妊娠指征

1）重度子痫前期发生母胎严重并发症者，需要稳定母亲状况后尽早在24小时内或48小时内终止妊娠，不考虑是否完成促胎肺成熟。严重并发症包括重度高血压不可控制、高血压脑病和脑血管意外、子痫、心功能衰竭、肺水肿、完全性和部分性HELLP综合征、DIC、胎盘早剥和胎死宫内。

2）综合评定母体并发症的紧迫性以及胎儿安危情况，确定终止妊娠时机：如血小板计数＜100×10^9/L、肝酶水平轻度升高、肌酐水平轻度升高、羊水过少、脐血流反向、胎儿生长受限等，可同时在稳定病情和严密监护之下尽量争取促胎肺成熟后终止妊娠。蛋白尿的严重程度虽不单一作为终止妊娠的指征，却是综合性评估的重要因素之一。对已经发生胎死宫内者，可在稳定病情后终止妊娠。

（3）终止妊娠的方式：如无产科剖宫产指征，原则上考虑阴道试产。但如果不能短时间内阴道分娩，病情有可能加重，可考虑放宽剖宫产的指征。

（4）分娩期间的注意事项：密切观察自觉症状的变化；监测血压，必要时降压治疗，应将血压控制在＜160/110mmHg；监测胎心率变化；产时使用硫酸镁预防子痫发作；积极预防产后出血；产时、产后不可应用任何麦角新碱类药物。

10. 产后处理　重度子痫前期孕妇产后应继续使用硫酸镁至少24～48小时，预防产后子痫；注意产后迟发型子痫前期及子痫（发生在产后48小时后的子痫前期及子痫）的发生。如产后血压升高≥150/100mmHg，应继续给予降压治疗。哺乳期可继续应用产前使用的降压药物，禁用ACEI（卡托普利、依那普利除外）和ARB类降压药。如果产后血压持续升高或脏器损害加重，要排除产妇其他系统疾病的存在。注意监测及记录产后出血量。

【预防】注意识别子痫前期的高危因素（见"高危因素"），应在孕前、孕早期和对任何时期首诊的孕妇进行高危因素的筛查、评估和预防。

合理饮食，对高危人群，尤其是低钙膳食者（＜ 600mg/d），推荐口服钙至少 1g/d。存在子痫前期复发风险的患者，在妊娠早中期（妊娠 12 ~ 16 周）开始服用小剂量阿司匹林（50 ~ 100mg），维持到孕 32 周。

【病例介绍】

患者，女性，32 岁，因"G_1P_0，孕 35 周，发现血压升高、尿蛋白阳性半天"入院。

现病史 平素月经规则，5/28 天，孕 13 周建卡定期产检，基础血压 110/70mmHg，D 筛查、OGTT、B 超筛查未见明显异常。今孕 35 周，产检尿常规示：尿蛋白（＋），复查清洁中段尿常规示：尿蛋白（＋），测血压 134/90mmHg。平素无头晕、头痛及视物模糊，无胸闷憋气，现无腹痛、阴道流血、流水。

体格检查 T 37.1℃，P 106 次 / 分，R 20 次 / 分，BP 145/91mmHg。神志清楚，皮肤黏膜未见瘀点瘀斑，双肺呼吸音清晰，未闻及干湿啰音。心率 106 次 / 分，律齐。腹隆，软，无压痛、反跳痛，肝脾肋缘下未触及。宫缩 10 分钟无，胎心 138 次 / 分，腹围 90cm，子宫底 30cm，胎儿估计 2400g。阴道检查：宫口未开，子宫颈容受情况 30%，先露头，高位 S-3，膝反射存在。

辅助检查

1. **血常规** 血小板 80×10^9/L，余未见明显异常。
2. **肝功能** 乳酸脱氢酶 425U/L，碱性磷酸酶 245U/L，余未见明显异常。
3. **肾功能** 尿酸 494μmol/L，尿素氮 5.4mmol/L，肌酐 57μmol/L，血糖 5.4mmol/L。凝血功能：凝血酶原时间 11 秒，活化部分凝血活酶时间 27 秒，纤维蛋白原 4.7g/L，凝血酶时间 20 秒，国际标准化比值 0.97。
4. **B 超** 单胎，头位，胎儿大小符合孕周。
5. **NST** 有反应。

初步诊断 G_1P_0 孕 35 周；子痫前期。

治疗措施

1. **评估母胎状况**
（1）监测血压：波动于 150 ~ 165/80 ~ 90mmHg。
（2）入院第 2 天 24 小时尿蛋白定量：2.12g。
（3）复查血常规：血小板 75×10^9/L，余未见明显异常。
（4）肝功能：乳酸脱氢酶 430U/L，碱性磷酸酶 239U/L，余未见明显异常。

2. 解痉后终止妊娠 因患者收缩压超过 160mmHg、血小板 < 100×10^9/L，且呈进行性下降趋势，"重度子痫前期"诊断成立，患者已孕 35 周，遂于入院第 2 天硫酸镁静滴解痉后行剖宫产术终止妊娠。

3. 术后处理

（1）预防感染、促进宫缩，继续硫酸镁解痉 24 小时。

（2）监测产妇状况：血压波动于 140～150/80～90mmHg；术后第 2 天复查血小板 85×10^9/L，肝肾功能正常；产后 42 天复查血小板恢复正常。

专家点评

该患者血压升高，收缩压达 165mmHg，血小板 < 100×10^9/L，且呈进行性下降趋势，最低为 65×10^9/L，根据妊娠期高血压疾病诊治指南（2015），符合"重度子痫前期"诊断标准。患者孕龄已达 35 周，应尽快终止妊娠，但该患者短时间经阴道分娩可能性小，应选择"剖宫产终止妊娠"；术前、术后均应使用硫酸镁解痉，预防病情加重、子痫的发生。终止妊娠后，患者病情逐渐缓解。

尿蛋白 > 2.0g/24h 的重度子痫前期需与慢性肾炎相鉴别，后者往往存在慢性肾炎病史，可出现管型和肾功能损害，应进一步检查肾小球和肾小管功能，排除该疾病。APS 患者可出现高血压、蛋白尿、血小板减少等症状，检测抗磷脂抗体，如果阴性，可排除该诊断。此外，重度子痫前期还需与妊娠期急性脂肪肝、血栓性血小板减少性紫癜 - 溶血性尿毒综合征、系统性红斑狼疮等鉴别。

对于重度子痫前期的患者，妊娠 ≥ 34 周，病情逐渐加重，可终止妊娠。此时宫颈条件不成熟，不能短期经阴道分娩，多以剖宫产终止妊娠。终止妊娠前后均应应用硫酸镁解痉，预防子痫的发生。

（张 莺）

第四节 HELLP 综合征

【**概述**】HELLP（hemolysis，elevated liver enzymes，and a low platelets，HELLP）综合征以溶血（微血管病性血涂片表现）、肝酶升高和血小板减少为特征，可以是子痫前期的严重并发症。重度子痫前期和 HELLP 综合征都可能出现严重肝脏表现，包括肝梗死、肝出血和肝破裂。15%~20%的HELLP综合征发生在子痫前期临床症状出现之前，无前驱高血压或蛋白尿，因此两种疾病之间的关系仍存在争议，有些专家认为HELLP可能是独立于子痫前期的疾病。HELLP综合征在总的妊娠中的发病率为0.1%~0.8%，在重度子痫前期/子痫患者中的发病率为10%~20%。

【发病机制】HELLP综合征的发生可能与自身免疫有关。其发病机制可能为全身性炎症反应，血液中的补体被激活、C3a、C5a等补体复合物水平升高，刺激血小板、白细胞和巨噬细胞等合成血管活性物质，使血管痉挛收缩、血管内皮细胞损伤，引起血小板聚集和消耗，纤维蛋白沉积，微血管溶血，肝窦内微血栓形成，肝细胞缺氧坏死，转氨酶增高。

【临床表现】多数发生在孕晚期，少数发生在妊娠中期或产后。约85%的病例有高血压和蛋白尿，但少数患者高血压、蛋白尿不典型。常见主诉为全身不适、右上腹或上腹痛、恶心、呕吐等，少数可出现轻度的黄疸。查体可发现上腹、右上腹或胸骨下压痛、体重骤增、脉压增大。严重患者可出现：消化道出血、弥散性血管内凝血（disseminated intravascular coagulation，DIC）、肺水肿、胸腔或心包积液、心力衰竭、心肌梗死或心脏停搏、脑卒中、脑水肿、高血压性脑病、视力丧失、后部可逆性脑病综合征、肝包膜下血肿或破裂、急性肾小管坏死、肾衰竭、胎盘早剥等。

【诊断】

1. 诊断标准

（1）血管内溶血：外周血涂片见破碎红细胞、球形红细胞；胆红素≥20.5μmol/L（1.2mg/dl）；血红蛋白轻度下降；LDH水平升高。

（2）肝酶水平升高：ALT≥40U/L或AST≥70U/L。

（3）血小板计数减少：血小板计数＜100×10⁹/L。

根据血小板下降程度将HELLP综合征分为3级：

Ⅰ级：血小板≤50×10⁹/L为重度减少，严重并发症发生率40%~60%。

Ⅱ级：血小板50×10⁹~100×10⁹/L为中度血小板减少，严重并发症发生率20%~40%；

Ⅲ级：血小板＞100×10⁹~150×10⁹/L为轻度血小板减少，严重并发症发生率约20%。

未满足上述全部实验室异常的孕妇被认为患部分性HELLP综合征，这些患者也可能发展为完全性HELLP综合征。

2. 诊断注意要点 要注意孕期血小板计数下降趋势，对存在血小板计数下降趋势且＜150×10⁹/L的孕妇应进行严密随访。对于重度子痫前期和部分性的HELLP综合征，注意动态监测实验室指标。

【鉴别诊断】

1. **妊娠期急性脂肪肝**（acute fatty liver of pregnancy，AFLP） 由于 HELLP 和 AFLP 在妊娠期的发病时间相同，且一些临床特点相似，所以两者在临床上可能难以区分。AFLP 可迅速发生肝衰竭、出血性疾病和肝性脑病。与 HELLP 综合征相比：AFLP 凝血功能障碍、凝血酶原时间（prothrombin time，PT）和活化部分凝血活酶时间（activated partial thromboplastin time，aPTT）延长、重度低血糖和肌酐升高更加常见和严重，母胎预后更差。

2. **TTP-HUS 综合征** 妊娠后期发生的血小板减少、贫血和肾衰竭，也可发生在 TTP 和 HUS 中。出现重度血小板减少、重度贫血和伴 AST 轻微升高的 LDH 水平升高的所有妊娠期妇女都应考虑 TTP-HUS。TTP-HUS 与 HELLP 的鉴别诊断对治疗和预后很重要。与子痫前期或 HELLP 相比，TTP 发病时间早：约 12% 的妊娠期 TTP 发生于妊娠早期，56% 发生在妊娠中期，33% 发生在妊娠晚期 / 产后。HUS 多发生在产后，急性肾衰竭的临床表现更加严重。实验室检查有助于区分 TTP-HUS 和 HELLP：HELLP 重症病例中，可出现 DIC、PT 和 aPTT 延长，以及 V 因子和Ⅷ因子血浆浓度降低。与之相反的是，TTP-HUS 与单纯性血小板消耗有关；通常只出现血小板减少，而无其他发现。此外，TTP 患者外周血涂片上裂红细胞百分比通常高于 HELLP 患者；血管性血友病因子裂解蛋白酶（ADAMTS-13）活性明显降低；LDH 水平升高明显，ALT、AST 水平正常或仅轻度升高。

【临床处理】

HELLP 综合征必须住院治疗。按照重度子痫前期对重要器官监测、保护和治疗。其他治疗措施还包括：

1. 有指征地使用肾上腺皮质激素和输注血小板。

（1）血小板计数 > 50×10^9/L 且不存在过度失血或血小板功能异常时，不建议预防性输注血小板或剖宫产术前输注血小板。

（2）血小板计数 < 50×10^9/L 可考虑肾上腺皮质激素治疗。

（3）血小板计数 < 50×10^9/L 且血小板计数迅速下降或者存在凝血功能障碍时应考虑备血，包括血小板。

（4）血小板计数 < 20×10^9/L 时，终止妊娠前建议输注血小板。

2. 孕妇状况整体评估，适时终止妊娠。

（1）时机：绝大多数 HELLP 综合征孕妇应在积极治疗后终止妊娠。并发多器官功能障碍、弥散性血管内凝血（DIC）、肺水肿、先兆肝破裂、肾衰竭、胎盘早期剥离或胎儿窘迫时，不论孕周都应立即终止妊娠。孕周 < 34 周、胎儿不成熟且母胎病情稳定的情况下方可在三级医疗

机构严密监护下进行期待治疗。孕周 ≥ 34 周、胎儿已成熟不建议期待治疗。

（2）分娩方式：HELLP 综合征孕妇应酌情放宽剖宫产指征。

（3）麻醉：血小板计数 ≥ 70×10^9/L，如无凝血功能障碍和进行性血小板计数下降，可选区域麻醉。

3. 综合治疗 注意母胎状况的整体评估和病因鉴别，给予合理的对症支持治疗和多学科联合管理。

【预防】可参照"子痫前期"的预防。

【病例介绍】

患者，女性，24 岁，因"G_1P_0，孕 31^{+2} 周，发现水肿 1 周，血压升高 1 天"入院。

现病史 孕妇平素月经规则，5/28 天，停经 40 天验尿 hCG（＋），孕 18^{+2} 周建卡定期产检，初诊时测血压 90/60mmHg，D 筛查、OGTT、B 超未见异常。3 天前孕妇水肿加重，延及腹壁，无头痛头晕、无视物模糊、无恶心呕吐，来院就诊测血压 137/83mmHg，尿常规示尿蛋白（＋＋＋）。

体格检查 T 37.4℃，P 96 次/分，R 21 次/分，BP 149/97mmHg。神志清楚，双肺呼吸音粗，未闻及干湿啰音。心率 96 次/分，律齐。腹隆，软，无压痛、反跳痛，肝脾肋缘下未触及，肾区无叩痛，肠鸣音 4 次/分。胎位头位，胎心 130 次/分，腹围 104cm，子宫底 34cm，胎儿估计 1900g。水肿（＋＋＋）。

辅助检查

1. **血常规** 红细胞 4.51×10^{12}/L，血红蛋白 89g/L，血细胞比容 32.5%，血小板 228×10^9/L。

2. **肝功能** 谷丙转氨酶 10U/L，总胆红素 19μmol/L，结合胆红素 9μmol/L，总蛋白 46g/L，白蛋白 20g/L，球蛋白 26g/L。

3. **肾功能** 尿素 8.9mmol/L，尿酸 693μmol/L，肌酐 101μmol/L。

4. **凝血功能** 未见明显异常。

5. **胎儿 B 超** 单胎，头位，股骨 < － 2SD。

6. **NST** 无反应，基线平直，基线变异 < 5 次/分。

初步诊断 G_1P_0，孕 31^{+2} 周；重度子痫前期？胎儿宫内窘迫？低蛋白血症；肾功能不全。

治疗措施

1. **及时终止妊娠** 于入院当天急诊行剖宫产术，术中见腹水约 300ml，羊水Ⅲ度，娩出一女婴，体重 1800g，Apgar 评分 4～9 分，手术顺利，术中出血约 300ml。

2. 术后处理

（1）术后当天：避声光休息，酚妥拉明静滴降血压，血压控制于 130～140/80～90mmHg，呋塞米泵静推（NS 50ml+呋塞米 100mg，根据尿量调整泵速度），白蛋白 10g 静滴纠正低蛋白血症。术后 3 小时复查血常规：血红蛋白 76g/L，血小板 32×10^9/L，血细胞比容 26%；肝功能：丙氨酸氨基转移酶 104U/L，天门冬氨酸氨基转移酶 55U/L，碱性磷酸酶 110U/L，谷氨酰氨基转移酶 130U/L，乳酸脱氢酶 2250U/L，总胆红素 37μmol/L，结合胆红素 19μmol/L，总蛋白 34g/L，白蛋白 19g/L，球蛋白 15g/L。肾功能：尿素 10.7mmol/L，尿酸 698μmol/L，肌酐 123μmol/L。电解质正常范围。考虑出现了"HELLP 综合征"，予甲泼尼龙 40mg 静滴，并再次予白蛋白静滴纠正低蛋白血症。术后 5 小时患者诉头晕伴视物模糊，予甘露醇 100ml 静滴降低颅压。至次日 7 点 30 分（术后 10 小时 30 分），术后补液共计 710ml，摄入量 400ml（水），恶露 30ml，尿量 1772ml。

（2）术后第 1 天：继续硫酸镁静滴解痉，头孢曲松钠+左氧氟沙星预防感染，静滴白蛋白纠正低蛋白血症，甲泼尼龙静滴，并予速碧林皮下注射预防血栓形成。复查血常规：血红蛋白 87g/L，血小板 45×10^9/L。肝肾功能：丙氨酸氨基转移酶 24U/L，天门冬氨酸氨基转移酶 50U/L，碱性磷酸酶 139U/L，乳酸脱氢酶 2081U/L，总胆红素 23μmol/L，结合胆红素 15μmol/L，总蛋白 49g/L，白蛋白 28g/L，尿素 10.7mmol/L，尿酸 831μmol/L，肌酐 159μmol/L，血压趋于平稳，改用口服降压药，停用呋塞米静脉泵入，改用口服利尿剂，尿量 > 2000ml。

3. 继续监测产妇病情变化，根据病情减少激素使用：血小板计数逐渐上升、肝肾功能好转，术后第 4 天查血常规：红细胞 3.72×10^{12}/L，血红蛋白 74g/L，血小板 113×10^9/L。肝肾功能：丙氨酸氨基转移酶 17U/L，天门冬氨酸氨基转移酶 36U/L，乳酸脱氢酶 412U/L，总蛋白 49g/L，白蛋白 25g/L，尿素 6.5mmol/L，尿酸 424μmol/L，肌酐 74μmol/L，尿蛋白（-）。甲泼尼龙逐渐撤退至停用。术后 8 天出院。出院前血常规：血红蛋白 71g/L，血小板 143×10^{12}/L；肝功能：丙氨酸氨基转移酶 17U/L，天门冬氨酸氨基转移酶 20U/L，乳酸脱氢酶 400U/L，总蛋白 55g/L，白蛋白 29g/L；肾功能：尿素 4.7mmol/L，尿酸 370μmol/L，肌酐 65μmol/L。

出院诊断 G_1P_1 孕 31^{+2} 周，LOA 剖宫产术后；重度子痫前期；HELLP 综合征；低蛋白血症；肾功能不全；中度贫血；早产；新生儿轻度窒息。

专家
点评 该患者发病时间早，出现血压升高、多脏器损害：血红蛋白：89g/L；白
蛋白：20g/L；肌酐：101μmol/L；尿蛋白（＋＋＋）；胎儿股骨＜－2SD；
NST：无反应。"G_1P_0 孕 31^{+2} 周；重度子痫前期？胎儿宫内窘迫？低蛋白血
症；肾功能不全"诊断成立。患者病情危重，短时间内阴道分娩可能性小，应
完善相关检查和术前准备后，即刻行剖宫产终止妊娠。术后病情没有得到缓
解，而是继续加重：血小板降至 $32×10^9$/L；血红蛋白 76g/L；肝酶升高，乳
酸脱氢酶高达 2250U/L，总胆红素 37μmol/L，结合胆红素 19μmol/L，白蛋白
19g/L。肾功能：尿素 10.7mmol/L，尿酸 698μmol/L，肌酐 123μmol/L。应
考虑出现了"HELLP 综合征"，并应给予避声光休息、降压、解痉、纠正低蛋
白血症、利尿、甘露醇降低颅压、激素静滴、预防感染等综合对症和支持治
疗，严密观察病情变化。

对于重度子痫前期的患者，分娩前、后均应注意病情是否继续加重，严密
监测患者的一般状况以及实验室检查指标，防止"HELLP 综合征"等严重并
发症的发生。少数患者子痫前期症状不典型，而直接出现"HELLP 综合征"，
这部分患者亦不能漏诊。HELLP 综合征还需与妊娠期急性脂肪肝、TTP-HUS
综合征等严重疾病相鉴别。分娩前出现的"HELLP 综合征"应尽快终止妊娠，
终止妊娠后继续严密观察病情变化、综合治疗，防止病情进一步加重。

（张　莺）

第五节　溶血尿毒综合征

【概述】溶血尿毒综合征（hemolytic uremic syndrome，HUS）是一种全
身性疾病，主要临床表现包括血小板减少、Coombs 试验阴性的微血管病性
溶血性贫血（microangiopathic hemolytic anemia，MAHA）和急性肾衰竭等。
HUS 最常见的病因是产志贺毒素大肠埃希菌（Shiga toxin-producing
Escherichia coli，STEC）感染，但是有 5%～10% 的 HUS 与感染无关，其
预后相对较差，称为非典型性 HUS。产后溶血尿毒综合征（postpartum
hemolytic uremic syndrome，PHUS）是非典型 HUS 中的一种，是指产后至
10 周发生急性肾衰竭伴血小板减少、微血管病性贫血。少数 HUS 也可发生
于妊娠期，其中 23% 的孕产妇在妊娠中期即出现严重肾功能损害。由于 HUS
与血栓性血小板减少性紫癜（thrombotic thrombocytopenic purpura，TTP）病

理学改变相同；许多临床特征相似：没有其他明显病因导致的血小板减少和MAHA，许多患者具有神经系统和（或）肾脏异常；且所有成年患者的初始治疗是一样的；因此，对这些患者进行初始评估，使用综合性术语TTP-HUS可更佳描述。TTP-HUS在妊娠及产后的发病率为1/25 000，除了妊娠期/产褥期新发疾病，既往有TTP-HUS病史的患者可能在妊娠时复发。妊娠期TTP-HUS综合征包括先天性TTP（Upshaw-Schulman综合征，由ADAMTS13突变引起）、先天性补体介导的HUS及获得性TTP-HUS。先天性TTP在妊娠期TTP中所占比例较其在普通人群TTP中所占比例要高得多。虽然血浆置换治疗大大提高了TTP-HUS存活率，但总体死亡率仍达10%左右。

【病因及机制】部分TTP-HUS患者血小板减少的原因和机制已被阐明：促血小板聚集因子vWF因子在内皮细胞合成、聚集，形成较大的多聚体，称为异常大型血管性血友病因子（unusually large von Willebrand factor，ULVWF），在循环中由特定的vWF裂解酶（或金属蛋白裂解酶）迅速降解为正常大小的vWF多聚体，该种裂解酶称为ADAMTS13。ADAMTS13突变或该酶的自身抗体导致ADAMTS13活性缺乏或显著降低、ULVWF多聚体积聚、血小板聚集以及血小板血栓形成。妊娠中后期ADAMTS13活性可能下降，在36~40孕周时及产褥期早期最低，可能与妊娠期及产后TTP-HUS发生率增加有关。

抑制血小板聚集和黏附的前列腺素I_2合成明显减少，纤溶酶原激活物抑制因子-1（plasminogen-activator inhibitor type 1，PAI-1）水平上升、补体过度激活引起血管内皮损伤也是TTP-HUS的重要发病机制。此外，多种药物如奎宁、抗血小板药物、化疗药物可引起血管内皮损伤，从而诱发TTP-HUS的发生。

TTP-HUS的主要病理特征是血管内皮细胞损伤后引起微动脉和毛细血管微血栓形成。在HUS，其病变主要在肾脏；在TTP，病变可累及全身各器官，包括脑。微血栓栓子主要由血小板及少量纤维蛋白形成，导致肾、脑等器官波动性缺血、梗死。

【临床表现】可出现于妊娠期或产后期，多于产后10周内发病。部分患者在起病前有一系列的前驱症状，包括恶心、呕吐、腹痛、腹泻、高血压、水肿等，少部分患者以呼吸道感染为前驱症状。典型患者表现为发热；少尿、无尿、血尿、血红蛋白尿，迅速发展为急性肾衰竭；微血管溶血性贫血，血红蛋白降至70~90g/L，严重者低至30g/L。肾外表现包括：头痛、偏瘫、软瘫、抽搐、癫痫发作、昏迷，心肺功能衰竭、肺水肿、胸腔积液、腹水等。

实验室检查：①外周血涂片有形态不规则的破碎细胞；②血红蛋白进行

性下降，可降至 60g/L 或更低；网织红细胞增多，白细胞升高；③血小板计数 < 100×10^9/L，功能异常；④黄疸指数及血清胆红素增高（> 20.5mmol/L），以非结合胆红素升高为主；⑤ Coombs 试验阴性；⑥血清肌酐、尿素氮升高；⑦尿浓缩，血尿，大量蛋白尿，管型尿；⑧其他检查：肾脏活检可见肾小球毛细血管及小动脉内有广泛纤维蛋白微血栓，肾小动脉内皮细胞增生，肾小管上皮细胞坏死。

【诊断】早期诊断、早期治疗，可以改善患者预后。由于 HUS 和重度子痫前期、HELLP 综合征、弥散性血管内凝血的临床表现极为相似，这些综合征和有关的并发症常常有重叠，导致诊断非常困难。因此，应详细询问病史，包括可能使用的药物，如奎宁等。进行全血细胞计数（complete blood count，CBC）和外周血涂片检查以确定是否存在 MAHA 和血小板减少；进行凝血功能检查排除 DIC 的可能性。血清 LDH 和胆红素检测以评估溶血；测定 ADAMTS13 活性，抗 ADAMTS13 自身抗体；对腹泻患者检查产志贺毒素的大肠埃希菌；对合并严重肾衰竭和疑似补体介导的 HUS 的患者检测补体活性。

【鉴别诊断】

1. 弥漫性血管内凝血（DIC） DIC 通常与感染所致脓毒血症、产科严重并发症相关，这些疾病导致凝血级联反应血管内激活、纤维蛋白血栓（而不是 TTP-HUS 特征性的富含血小板的血栓）的血管内沉积、凝血级联反应中凝血因子的消耗。因此，DIC 患者通常有血小板减少，纤维蛋白原、V 因子和Ⅷ因子降低，以及 PT 和 aPTT 延长。与 DIC 相比：HUS 表现为血小板减少以及外周血涂片呈微血管病性改变，凝血因子通常正常，PT 和 aPTT 正常或仅出现轻度延长。HUS 通常不见于与 DIC 相关的严重产科并发症（前置胎盘、子宫破裂、产后出血、胎盘早剥、羊水栓塞、妊娠期急性脂肪肝、严重感染）等。

2. **子痫前期及 HELLP 综合征** 均属于妊娠期高血压疾病，以高血压、蛋白尿为主要特征，可伴全身多器官功能损害，但少尿或无尿症状轻，急性肾衰竭罕见，全身症状和体征通常在分娩后数小时至数天内缓解。与子痫前期或 HELLP 的发病相比：HUS 更常见于产后，肌酐、尿素氮升高，血尿、管型尿等急性肾衰竭的表现更加严重，肝功能异常症状轻微。

【临床处理】

1. **血浆置换** 尽管血浆置换会清除维持妊娠的激素，但其仍是治疗妊娠期 / 产后 HUS 的首选方法（未使用血浆置换的母胎死亡率约为 90%）。血浆置换可以清除患者血液循环中的 ADAMTS13 自身抗体和高分子量的 vWF 多聚体；提供患者循环中缺乏的 ADAMTS13 蛋白酶。

（1）一天 1 次置换：血浆置换最初每天一次，直至血小板计数正常、溶血基本停止，血清 LDH 浓度正常或接近正常水平。病情缓解需要 1~2 周，神经系统症状和 LDH 血清浓度最先改善（1~3 天），数天后血小板计数开始上升。但许多患者有残留的肾功能损害、持续性高血压。当血小板计数达到正常，血浆置换可突然或者渐渐减停。如果患者再次出现血小板减少和溶血恶化，需要重新血浆置换。

（2）一天 2 次置换：少数患者对一天 1 次的血浆置换无反应或病情继续恶化，应该进行一天 2 次的血浆置换。

2. 血浆输注　血浆输注的有效性不及血浆置换，且可能并发容量过度负荷，但是对于那些无法立即进行血浆置换的 HUS 患者，如果耐受，可采用血浆输注作为应急治疗手段。

起始的血浆输注量为 10ml/kg，两周 1 次。如果血小板计数降至 15×10^9/L 以下，应改为一周 1 次，输注剂量可增加至 15ml/kg。

3. 免疫抑制　血浆置换治疗数天后血小板计数未增加、血浆置换治疗减少或停止时血小板减少复发，可考虑免疫抑制治疗，如糖皮质激素、环孢素、环磷酰胺、硫唑嘌呤、利妥昔单抗、依库珠单抗等。

糖皮质激素的常规用药方法：泼尼松，1mg/（kg·d），口服；甲泼尼龙，125mg 静脉滴注，2 次/天。

4. 血小板输注　输注前，应充分考虑输注引起的不良反应。

5. 抗感染治疗　临床明显难治或病情恶化的 HUS 可能与隐性或显性细菌感染相关，因此，需加强抗感染治疗。

6. 对于存在明确诱因，如药物引起的 HUS，应停药。

7. 其他方法　对强化血浆置换无反应或有严重神经系统并发症的患者，文献报道已尝试行双侧肾切除术，部分病例能达到完全缓解。尚不清楚患者受益于双肾切除术的机制，双肾切除术应作为最后治疗手段考虑。

8. 妊娠处理　如果病情严重、胎儿能够存活，应剖宫产终止妊娠。胎儿不能存活，应引产终止妊娠。

9. 随访

（1）停止血浆置换治疗后，应定期监测全血细胞计数和血清 LDH 浓度；如果测试结果正常，可延长观察间隔但不能停止监测。

（2）先天性 TTP 女性可能在以后妊娠中复发；获得性 TTP 在随后妊娠中复发并不常见，但当 TTP-HUS 急性发作恢复后，严重 ADAMTS13 缺陷仍持续存在时，复发的可能性较大。因此，推荐对患者进行无限期的疾病复发监测。

【预防】先天性 TTP 女性在以后妊娠中可能出现复发，可给予血浆输注进行适当的预防。

【病例介绍】

患者，30 岁，因"G_1P_0，孕 36^{+2} 周，发现血压升高 2 周"入院。

现病史 平素月经规则，5/30 天，孕 12^{+6} 周建卡定期产检，孕 33^{+2} 周产检测血压 141/85mmHg，尿蛋白（－），未用药，嘱患者每天监测血压，自诉血压波动于 135～145/80～90mmHg。孕 36^{+2} 周产检测血压 148/93mmHg，尿蛋白（++），收入院。

体格检查 T 37.1℃，P 104 次/分，R 20 次/分，BP 153/102mmHg。神志清楚，双肺呼吸音清晰，未闻及干湿啰音。心率 104 次/分，律齐。腹隆，软，无压痛、反跳痛，肝脾肋缘下未触及，肾区无叩痛，肠鸣音 4 次/分。胎位头位，胎心 130 次/分，腹围 90cm，子宫底 32cm，胎儿估计 2500g。水肿（++）。

辅助检查

1. **血常规** 血红蛋白 95g/L，血小板 $135×10^9$/L，余未见明显异常。

2. **肝功能** 白蛋白 27g/L，LDH 766U/L，余未见明显异常。

3. **肾功能** 尿酸 515μmol/L，尿素氮 5.4mmol/L，肌酐 76μmol/L，余未见明显异常。

4. 凝血功能正常。

5. **B 超** 单胎，头位，胎儿大小符合孕周。

6. **NST** 有反应。

7. 眼底会诊未见异常。

初步诊断 G_1P_0，孕 36^{+2} 周，子痫前期。

治疗措施

1. **一般处理** 硫酸镁静脉滴注解痉、口服拉贝洛尔片降压，血压波动于 145～156/90～105mmHg。

2. **终止妊娠** 尿蛋白定量：2.5g/24h；考虑"重度子痫前期"，行子宫下段剖宫产术，手术顺利，出血 500ml，手术当日尿量 1650ml。

3. **术后处理**

（1）头孢替安预防感染、拉贝洛尔控制血压。

（2）观察产妇病情变化及处理：术后第 1 天下午患者恶心、呕吐、胸闷、呼吸困难，尿量＜17ml/h，水肿较术前加重。急查血常规：红细胞 $3.07×10^{12}$/L，血红蛋白 67g/L，白细胞计数 $22.9×10^9$/L，中性粒细胞 84%，血小板 $51×10^9$/L；肝功能：总胆红素 36μmol/L，结合胆红素 19μmol/L，总蛋白 52g/L，白蛋白 26g/L，LDH 1400U/L；肾功能：尿酸 766μmol/L，尿素氮 28mmol/L，肌酐 424μmol/L；尿蛋白（++），尿隐血（+）；D-二聚体

506μmol/L，PT、aPTT 正常范围；血气分析：pH 7.210，PCO$_2$ 53mmHg，PO$_2$ 87mmHg，HCO$_3$$^-$ 16.3mmol/L，BE -9mmol/L，SO$_2$ 87%，Na$^+$ 136mmol/L，K$^+$ 5.5mmol/L。考虑"产后溶血尿毒综合征"，予气管插管，呼吸机辅助呼吸，营养支持，持续床旁血滤（CRRT），血浆置换（每天 1 次，每次置换血浆 2000ml，连续 3 次），甲泼尼龙抑制免疫反应，头孢曲松钠预防感染。随访血常规、肝肾功能，患者病情逐渐好转，尿量逐渐增多；术后第 10 天脱离呼吸机，第 15 天尿量为 500ml，第 16 天尿量达到 1800ml，水肿消退，血压恢复正常，复查血尿常规、肝功能均正常范围，肾功能明显好转。术后 20 天肾功能基本恢复正常。

出院诊断 G$_1$P$_1$，孕 36^{+3} 周，重度子痫前期，产后溶血尿毒综合征。

专家点评　该患者因"重度子痫前期"，剖宫产终止妊娠。术后第 1 天下午出现恶心、呕吐、胸闷、呼吸困难，少尿，水肿加重，血红蛋白、血小板明显下降，胆红素显著升高，肾功能损害明显，符合"产后溶血尿毒综合征"的临床表现和实验室检查。血浆置换是该疾病的首选治疗方法，该患者给予血浆置换、气管插管、呼吸机辅助呼吸、营养支持、床旁血滤、激素抑制免疫反应、预防感染等综合治疗，病情逐渐好转，尿量增多、脱离呼吸机、血压恢复正常，血尿常规、肝肾功能亦逐渐恢复正常。

HUS 需要与重度子痫前期、HELLP 综合征、DIC 等疾病相鉴别。早期诊断、早期治疗和团队的有力合作、综合治疗是抢救成功的关键。HUS 再次妊娠时有复发风险，再次妊娠时应严密监测患者产前、产后的病情变化。

（张　莺）

第六节　血栓性血小板减少性紫癜

【**概述**】血栓性血小板减少性紫癜（thrombotic thrombocytopenic purpura，TTP）是血管性血友病因子（von Willebrand factor，vWF）裂解酶（或金属蛋白裂解酶）ADAMTS13 活性重度降低引起的微血管病性溶血性贫血（microangiopathic hemolytic anemia，MAHA）及血小板减少为特征的疾病。TTP 可分为获得性或遗传性，获得性 TTP 由 ADAMTS13 酶的自身抗体引

起，遗传性 TTP 由 ADAMTS13 基因突变导致。神经系统异常为主要症状，急性肾功能损害表现轻微或不存在，这些患者表现为典型的或"特发性"TTP。但是，部分患者同时表现出严重神经系统异常（如癫痫发作和昏迷）和急性肾衰竭，这使得难以进行区分她们是 TTP 还是 HUS，还有部分患者可能有血小板减少和微血管病性溶血性贫血，而无神经系统或肾脏异常。而在所有这些患者中，病理学改变是相同的，且所有成年患者的初始治疗是一样的，所以我们通常使用 TTP-HUS 综合征（血栓性血小板减少性紫癜 - 溶血尿毒症综合征，thrombotic thrombocytopenic purpura-hemolytic uremic syndrome）来描述这一系列综合征（见"溶血尿毒综合征"）。

【病因及机制】详见"溶血尿毒综合征"。

【临床表现】

1. **微血管病性溶血性贫血**　是指非免疫性溶血（即直接及间接抗球蛋白试验阴性）伴外周血涂片中观察到明显红细胞破碎（裂体细胞计数 >1.0%）。患者典型溶血表现，包括血清非结合胆红素浓度升高和血清触珠蛋白浓度降低。血清乳酸脱氢酶（lactate dehydrogenase，LDH）水平通常极高，反映了溶血和由缺血导致的组织损伤。但是，在患者初次就诊时，红细胞破碎和贫血表现轻微，在发病后数天内才变得严重。

2. **血小板减少**　血小板减少是这类疾病的另一个主要诊断标准，并且可能十分严重。

3. **神经系统症状**　许多 TTP 患者会表现出神经系统症状和体征，常见为意识模糊或严重头痛，可发生癫痫大发作和昏迷，但短暂失语、短暂性脑缺血发作、脑卒中较少见。CT 或 MRI 可能显示与可逆性后部白质脑病综合征（posterior leukoencephalopathy syndrome，PRES）一致的表现，但更多时候检查结果是正常的。还有部分患者并不出现神经系统异常或仅有轻度异常。

4. **肾脏损害**　TTP 的肾脏损害由肾脏血栓性微血管病所致，一般表现轻微，尿液分析结果一般接近正常，仅有轻度蛋白尿（通常在 1～2g/d），几乎没有细胞或管型。血肌酐、尿素氮升高。但在少数患者中会出现急性肾功能不全。

5. **发热**　多为低、中度热，但在最近的病例报道中并不常见。

6. **消化系统症状**　在严重获得性 ADAMTS13 缺乏患者中，恶心、呕吐和腹痛、腹泻等消化系统症状很常见。

7. **心脏受累**　心肌组织（如冠状动脉、心肌、传导系统）中的弥散性血小板血栓的形成和相关出血及坏死斑块可能导致 TTP 患者出现心律失常、心肌梗死、心源性休克、心力衰竭和心源性猝死等并发症，这些并发症通常是引起 TTP 死亡的原因。

【诊断】

对于疑似 TTP 的妊娠女性应详细询问病史，包括可能使用的药物，尤其是奎宁，特定患者可根据临床表现确定进一步检查的项目（如，对腹泻患者检查产志贺毒素的大肠埃希菌等），还应进行凝血检查以排除 DIC 的可能性。其他检查包括：肾功能检查；血清 LDH 和胆红素检测以评估溶血；测定 ADAMTS13 活性，如果活性 < 10%，则检测抗 ADAMTS13 自身抗体。当患者存在一系列特征性临床及实验室表现而没有其他明显的病因时，应怀疑 TTP。这些表现通常包含：

1. 微血管病性溶血性贫血。

2. 血小板减少，常伴紫癜，但通常不伴严重出血。

3. 常见神经系统异常，通常为波动性，但患者也可无神经系统异常。

4. 肾功能可能正常，也可见急性肾功能不全，甚至需要紧急透析治疗。

5. **发热**　罕见；高热伴寒战提示脓毒血症而不是 TTP。

随着血浆置换疗法的出现，仅需根据血小板减少和微血管病性溶血性贫血（临床上无其他明显的病因）便可怀疑 TTP 并开始进行血浆置换。如今已经很少在同一个体身上观察到全部的"五联症"。

【鉴别诊断】

1. 弥漫性血管内凝血（DIC）　DIC 通常与感染所致脓毒血症、产科并发症（包括重度子痫前期）、产后出血等相关，这些疾病与凝血级联反应血管内激活有关（通常由促凝血物质如组织因子介导），导致纤维蛋白血栓（而不是 TTP 特征性的富含血小板的血栓）的血管内沉积、凝血级联反应中所有成分的消耗和微血管病性溶血性贫血发生。因此，DIC 患者通常有血小板减少，纤维蛋白原、Ⅴ 因子和Ⅷ因子循环水平低，以及 PT 和 aPTT 延长，与其相比，TTP 表现为血小板消耗，该消耗由内皮损伤、血小板激活增加引起，不伴凝血级联反应激活，其净效应是血小板减少，凝血成分水平通常正常，以及 PT 和 aPTT 正常或仅出现轻度延长。

2. 子痫前期及 HELLP 综合征　均属于妊娠期高血压疾病，以高血压、蛋白尿为主要特征，可伴全身多器官功能损害或衰竭。与子痫前期或 HELLP 的发病相比，TTP 发病更早：约 12% 的妊娠期 TTP 发生于妊娠早期，56% 发生在妊娠中期，33% 发生在妊娠晚期及产后，并且 TTP 可能不会随着分娩而缓解。而子痫前期及 HELLP 综合征一般不会发生在孕 20 周以前，大多数病例在妊娠晚期得到诊断，且子痫前期在溶血发作前多已有高血压、蛋白尿、肝功能异常和血小板减少。由于凝血功能异常的原因在 TTP 和 HELLP 综合征中不同，所以实验室检查最有助于区分 TTP 和 HELLP 综合征：HELLP 综合征与血小板减少有关，在重症病例中，可能出现 DIC、PT 和

APTT 延长，以及 V 因子和 Ⅷ 因子血浆浓度降低；而 TTP 与单纯性血小板消耗有关；因此，尽管可见血小板减少，但通常无其他凝血功能异常发现。

【临床处理】治疗原则与"溶血尿毒综合征"基本相同（详见"溶血尿毒综合征"）。

遗传性 ADAMTS13 缺陷（即 Upshaw-Shulman 综合征，先天性 TTP）的个体采用血浆置换是无效的。对此类妊娠患者需使用常规血浆输注来补充缺失的 ADAMTS13 蛋白酶，并且应在确定妊娠后立即开始血浆输注治疗。

妊娠处理：如果病情严重、胎儿能够存活，应剖宫产终止妊娠。如果患者诊断明确，孕周较小且对治疗有反应，则可继续妊娠至足月。

【预后】TTP 可危及生命，然而，通过早期诊断和适当的监测和治疗，患者的结局通常较好。很多 TTP 女性都分娩了健康足月儿。但是，蜕膜小动脉血栓形成所致胎盘梗死可能导致宫内死胎。目前尚无获得性 TTP 传递给胎儿的报道。因为先天性 TTP 需要遗传来自父母双方的 *ADAMTS13* 突变，且人群中 *ADAMTS13* 的突变频率极低，所以新生儿发生先天性 TTP 的风险非常低。对于先天性 TTP 母亲所生婴儿，并不推荐常规检测 ADAMTS13 活性。

【病例介绍】

患者，女性，24 岁，因"G_1P_0，孕 39 周，发现皮肤瘀点 1 周"入院。

现病史 平素月经规则，5/28 天，孕期未定期产检，1 周前无诱因出现腹部及四肢皮肤散在瘀点，无头晕头痛、视物模糊等其他不适，入院就诊。

体格检查 T 37.5℃，P 94 次 / 分，R 22 次 / 分，BP 140/93mmHg，贫血貌，神志清楚，双肺呼吸音清，未闻及干湿啰音，心率 94 次 / 分，律齐。浅表淋巴结未及，巩膜无黄染，胸骨无压痛，四肢及腹部皮肤散在瘀点瘀斑，腹隆，软，无压痛，肝脾触诊不清，肾区无叩痛，子宫底 32cm，腹围 98cm，胎位：头位，胎心：140 次 / 分。

辅助检查

1. **血常规** 红细胞 2.6×10^{12}/L，血红蛋白 68g/L，血细胞比容 0.19，血小板 15×10^9/L。

2. **尿常规** 尿蛋白（++），红细胞（+++）。

3. **肝功能** ALT 60U/L，LDH 800U/L，其余各项正常。

4. 凝血功能、肾功能、电解质均正常。

5. **胎儿 B 超** 胎儿存活，胎儿大小符合孕周。

6. **孕妇超声** 双肾、输尿管、膀胱及肝胆胰脾未见明显异常。

初步诊断 G_1P_0 孕 39 周；HELLP 综合征？

治疗措施

1. 剖宫产终止妊娠　完善相关检查，因考虑"HELLP 综合征"不能除外，予甲泼尼龙静滴，血小板输注后急诊行剖宫产术，娩一活婴，Apgar 评分 9-9 分，手术顺利，子宫收缩好，术中出血 300ml。

2. 术后监测产妇病情变化及相应处理　每天监测血常规：红细胞（$1.82 \sim 1.96$）$\times 10^{12}$/L，血红蛋白 $60 \sim 70$g/L，血小板（$11 \sim 17$）$\times 10^{9}$/L，予输注血小板，甲泼尼龙 80mg/d 静滴，抗生素预防感染。术后第 4 天患者突然出现头痛、意识模糊，无呕吐、抽搐，查体：体温 38℃，血压 134/79mmHg，神志不清，双侧瞳孔等大等圆，心肺听诊未见异常，腹软，腹部剖宫产切口处见渗血，宫底脐下 3 指，质硬。急查血常规：红细胞 1.69×10^{12}/L，血红蛋白 56g/L，血小板 14×10^{9}/L，外周血涂片见破碎红细胞；肝功能：总胆红素 32.1μmol/L，非结合胆红素 24.5μmol/L，ALT 42U/L，AST 49U/L，LDH 1200U/L；肾功能基本正常；凝血功能正常；考虑"血栓性血小板减少性紫癜"，予每天 1 次的血浆置换，连续 5 天，甲泼尼龙 120mg/d 静滴，丙种球蛋白 20g/d 肌注，病情好转，逐渐减少甲泼尼龙的用量，血小板计数上升，住院 14 天后出院。

出院诊断　G_1P_1 孕 39 周；血栓性血小板减少性紫癜。

专家点评　该患者因"发现皮肤瘀点"入院，入院辅助检查提示贫血、血小板急剧下降，ALT 轻度升高，LDH 升高明显，结合患者入院血压偏高，尿蛋白阳性首先考虑"HELLP 综合征"，胎儿已足月，激素治疗、补充血小板后急诊剖宫产终止妊娠是正确的。HELLP 综合征在终止妊娠后病情应逐渐缓解，但患者术后病情未缓解，术后第 4 天出现神经系统症状，辅助检查外周血涂片中见破碎红细胞，非结合胆红素升高，LDH 较术前进一步升高，支持血管内溶血的表现，故可诊断为"血栓性血小板减少性紫癜"。诊断明确后立即给予血浆置换，并予激素、丙种球蛋白治疗，该患者对上述治疗反应良好，最终好转出院。

TTP 需要与 DIC、子痫前期及 HELLP 综合征相鉴别，应严密注意病情的发展变化，一旦确诊 TTP，血浆置换是首选的治疗方法，血浆置换疗法大大改善了 TTP 的预后，TTP 的存活率已从 10% 上升到 90% 以上。

（张　莺）

第七节 原发性血小板减少性紫癜

【概述】原发性血小板减少性紫癜（idiopathic thrombocytopenic purpura，ITP）是因自身免疫机制使血小板破坏过多而导致的一种获得性血小板减少综合征，又称免疫性血小板减少性紫癜（immune thrombocytopenia，ITP）。目前认为是由于血小板结构抗原变化引起的自身抗体所致。ITP 在妊娠女性中的发病率为 1/10 000 ~ 1/1000。

【发病机制】其发病机制可能是由于血小板结构抗原发生变化机体产生自身抗体，结合了抗体的血小板被单核 - 巨噬细胞系统破坏，血小板存活期缩短，导致血小板减少。80% ~ 90% 的患者可检测到血小板相关免疫球蛋白（platelet associated immunoglobulin，PA-IgA、IgM、PA-C3）等。此外，骨髓中出现巨核细胞数量增多或正常，多伴有巨核细胞成熟障碍。抗血小板抗体可通过胎盘引起胎儿或新生儿被动免疫性血小板减少，甚至增加新生儿颅内出血的危险。

【临床表现】轻度血小板减少的患者多无临床症状，往往当血小板 $< 50 \times 10^9 / L$ 时才表现出临床症状，主要为出血倾向，轻者仅有皮肤黏膜出血点、紫癜及瘀斑、鼻出血、牙龈出血，严重病例可出现消化道、生殖道、视网膜及颅内出血。尤其是在分娩过程中用力屏气可诱发颅内出血、产道裂伤出血及血肿形成。产后如子宫收缩好，产后大出血并不多见。体格检查脾脏轻度增大或不大。

【辅助检查】

1. **血常规** 血小板计数减少，$< 100 \times 10^9 / L$。

2. **骨髓检查** 巨核细胞正常或增多，而成熟型血小板减少。

3. **血小板抗体** 检测多为阳性。

【诊断与鉴别诊断】

根据既往病史、临床表现及实验室检查，诊断并不困难，但应该除外其他引起血小板减少的疾病，如妊娠期血小板减少、TTP-HUS 综合征、再生障碍性贫血、HELLP 综合征等。

1. **妊娠期血小板减少** 妊娠期血小板减少为妊娠晚期出现的轻度无症状的血小板减少，妊娠期间也许不可能区分轻度 ITP 与妊娠期血小板减少，但如果 ITP 的程度足够轻而难以与妊娠期血小板减少相区分（如，血小板计数 $\geq 70 \times 10^9 / L$），则无须进行治疗，且鉴别诊断对于母体的处理也不重要。与妊娠期血小板减少不同，ITP 可引起新生儿血小板减少，但当 ITP 轻微时，这种情况也比较罕见。

2. TTP-HUS 综合征 TTP-HUS 综合征在临床上常表现为微血管病性溶血性贫血、进行性血小板减少、急性肾衰竭、发热、神经系统异常。由于存在微血管病性溶血性贫血，TTP 和 HUS 患者的 LDH 水平几乎都有明显升高。该综合征病程进展迅速，一旦确诊，血浆置换应尽早进行，可以显著提高患者的生存率。而 ITP 除血小板减少外，无其他临床表现。

3. 再生障碍性贫血 再生障碍性贫血表现为全血细胞减少，但部分患者也可以血小板减少为首要表现。不过再生障碍性贫血与 ITP 的骨髓象有明显区别，再生障碍性贫血骨髓象见多部位增生减低，有核细胞很少，幼粒细胞、幼红细胞、巨核细胞均减少，淋巴细胞相对增高。

4. 重度子痫前期 /HELLP 综合征 均属于妊娠期高血压疾病，以高血压、蛋白尿为主要特征，可伴全身多器官功能损害或衰竭。在与 ITP 鉴别时，应关注妊娠前是否有血小板减少病史，是否合并有高血压、蛋白尿等子痫前期的症状。

【临床处理】

1. 母体的处理 妊娠可以使 ITP 患者病情加重，但妊娠本身并不影响本病的病程及预后，所以合并 ITP 不是终止妊娠的指征。妊娠期进行治疗的目的是预防自发性出血、保障母胎安全、顺利度过分娩期；而非使血小板计数恢复正常。

（1）妊娠期的处理：在妊娠早期，如 ITP 病情稳定，无出血倾向，可以继续妊娠；对于存在明显出血倾向或妊娠后病情加重、仍需要糖皮质激素治疗，一般建议终止妊娠。在妊娠中晚期，如血小板水平稳定，一般不予终止，以保守治疗为主。对于血小板 $< 50 \times 10^9/L$ 或有出血倾向者应用药物治疗。对于一些血小板计数持续低于 $< 30 \times 10^9/L$ 的 ITP 患者，如果其在妊娠前未接受过治疗，则妊娠期间无须治疗，准备分娩时除外。治疗措施主要有：

1）糖皮质激素：为治疗 ITP 的一线用药。糖皮质激素可使约 2/3 的患者血小板计数升高，大部分患者在 1～2 周内可见疗效。常用方案：泼尼松，1mg/kg，口服，一天 1 次，持续给药，直至血小板计数上升，随后逐渐减量至停药（通常在 4～8 周内）。对于糖皮质激素治疗不能将血小板计数维持在安全范围，或糖皮质激素逐渐减量后血小板计数下降的患者，需要静脉用免疫球蛋白和（或）间歇性糖皮质激素治疗。由于糖皮质激素的副作用，应该避免给予长期的糖皮质激素治疗。

2）静脉用免疫球蛋白（IVIG）：IVIG 能够使大部分 ITP 患者的血小板计数迅速升高；但是其作用常常是暂时的。因此，对需要快速、暂时升高血小板计数的患者（如在紧急侵入性操作前）或对糖皮质激素不耐受或无效的患者可考虑使用 IVIG。常用方案：IVIG，1g/（kg·d），持续 1～2 天；或者 400mg/（kg·d），持续 5~7 天，当症状缓解时可停止 IVIG 治疗，即使此时没有完成整个疗程。

3）输血小板：输血小板能刺激体内抗血小板抗体的产生，加快血小板破坏，所以仅在重度血小板减少的 ITP 患者出现严重出血或分娩时应用。

4）脾切除术：对于糖皮质激素治疗无效，且有严重出血倾向，血小板 < $10×10^9$/L 的患者可考虑孕 3~6 个月时行脾切除术，有效率达 70%~90%，不过手术操作难度增加。有文献报道称脾切除术可能增加胎儿死亡及早产的风险。

5）治疗 ITP 的其他药物：如利妥昔单抗、血小板生成素受体激动剂（如罗米司亭和艾曲波帕）在妊娠期应用的安全性尚未被明确。

（2）分娩期的处理

1）通常认为血小板计数 > $50×10^9$/L，分娩是安全的。分娩方式原则上以阴道分娩为主，产后仔细检查有无血肿形成。

2）对于血小板 < $30×10^9$/L 并有出血倾向或有脾切除史的患者，可适当放宽剖宫产指征，但术前应备好新鲜血及血小板，术中仔细操作，防止血肿形成。产前或术前应使用大剂量的糖皮质激素（氢化可的松 500mg 或地塞米松 20~40mg）静脉注射。如果需要，应在计划的分娩前约 1 周开始使用糖皮质激素或 IVIG 进行治疗，因为这些药物可能需要 1 周才能使血小板计数增加。

3）对于血小板 < $20×10^9$/L 的患者，应在剖宫产术前输注 1~2U 单采血小板悬液，根据术中和术后情况准备再输注血小板。

（3）产后的处理：血小板减少的女性应避免在产褥期使用抗血小板药物（如阿司匹林、非甾体类抗炎药）。孕期运用糖皮质激素治疗的患者产后应继续用药。根据患者产前贫血及产时产后出血情况适当使用抗生素预防感染。

2. 胎儿及新生儿的处理　母体中部分抗血小板抗体可通过胎盘进入胎儿血液循环引起胎儿及新生儿血小板减少，新生儿血小板计数通常与母体的血小板计数不相关，母亲应用 IVIG 或糖皮质激素治疗不会改变胎儿血小板减少的发病率。胎儿血小板减少导致分娩时发生胎儿颅内出血风险增加，所以分娩时采用产钳助产是相对禁忌。新生儿的血小板计数可在分娩后数天继续降低，所以分娩后需每天监测新生儿血小板计数的变化，必要时使用糖皮质激素或免疫球蛋白进行治疗。ITP 不是母乳喂养的禁忌证，但母乳中含有血小板抗体，应视母亲病情及新生儿血小板计数而定。

【病例介绍】

患者，28岁，因"G_1P_0，孕37^{+3}周，发现四肢皮肤瘀斑半天"入院。

生育史 0-0-0-0。

现病史 平素月经规则，孕13^{+1}周建卡定期产检，初诊血常规：血小板$65 \times 10^9/L$，此后定期随访血常规：血小板波动在（$51 \sim 65$）$\times 10^9/L$，孕36周门诊血常规：血小板$52 \times 10^9/L$。孕期时有牙龈出血，余无特殊不适，无特殊用药。今晨发现四肢皮肤瘀斑，至门诊，拟"G_2P_0，孕37^{+3}周，ITP"收入院。

既往史 既往20岁时有"ITP"史，血小板最低至$43 \times 10^9/L$；骨髓穿刺检查骨髓象示晚幼红增生明显活跃，巨核系轻度增生伴成熟障碍，颗粒样巨核细胞增多，产板型巨核细胞减少；抗血小板抗体（PAIgG）阳性；予泼尼松治疗后血小板上升 $> 50 \times 10^9/L$，近2年未服用药物治疗。否认手术及外伤史，否认药物过敏史。

体格检查 T 37℃，P 95次/分，R 20次/分，BP 105/60mmHg。神志清楚，无贫血貌，四肢皮肤可见散在瘀点瘀斑，胸骨无压痛，双肺呼吸音清晰，未闻及干湿啰音。心率95次/分，律齐，腹隆，软，无压痛、反跳痛，肝脾肋缘下未触及，肠鸣音4次/分。宫高33cm，腹围95cm，胎位头位，胎心148次/分，宫缩10分钟无。

辅助检查

1. **血常规** 红细胞$3.21 \times 10^{12}/L$，血红蛋白104g/L，白细胞$10.5 \times 10^9/L$，中性粒细胞73%；血小板$31 \times 10^9/L$。

2. 尿常规、凝血功能、肝肾功能未见明显异常。

3. **B超** 胎儿大小符合孕周，羊水指数120mm，胎盘成熟度Ⅲ级。

4. **NST** 有反应。

5. **初步诊断** G_2P_0，孕37^{+3}周，原发性血小板减少性紫癜。

治疗措施

1. **激素治疗** 口服泼尼松60mg/d。

2. **监测血小板动态变化** 血小板计数波动于$35 \times 10^9/L$左右。入院第3天患者先兆临产，查血常规示：血小板$27 \times 10^9/L$，凝血功能正常。

3. **剖宫产终止妊娠** 术前予氢化可的松500mg静滴，术前30分钟预防性输注新鲜单采血小板1U，在静脉麻醉下行子宫下段横切口剖宫术，娩一活婴，Apgar评分9-9分，手术顺利，术中出血约300ml。

4. **术后处理及随访** 继续给予泼尼松口服、抗生素预防感染、促进宫缩治疗。术后5天患者血小板计数$55 \times 10^9/L$，予出院。出院后继续口服泼尼松，产后 42 天复查血常规：血小板计数 72×10^9/L。新生儿生后 1 周动态监测血小板计数为波动于（$120 \sim 225$）$\times 10^9$/L。

该患者孕 13^{+1} 周建卡时就发现血小板减少，孕晚期出现皮肤瘀斑，入院时血小板仅为 31×10^9/L，且既往"原发性血小板减少性紫癜"病史明确，因此本次妊娠期"原发性血小板减少性紫癜"的诊断成立。患者入院时血小板仅为 31×10^9/L，立即予糖皮质激素治疗，但激素治疗一般需 $1 \sim 2$ 周方可见效，该患者治疗 4 天后先兆临产、血小板计数 $< 30 \times 10^9$/L，阴道分娩屏气用力颅内出血风险增加，而且软产道容易形成血肿，应剖宫产终止妊娠，并在术前输注血小板。术后继续应用激素治疗，血小板计数逐渐回升。部分血小板抗体可以通过胎盘进入胎儿血液循环造成胎儿及新生儿血小板减少，因此应监测新生儿血小板计数，必要时给予糖皮质激素或免疫球蛋白治疗。

原发性血小板减少性紫癜需与妊娠期血小板减少症、再生障碍性贫血等相鉴别，妊娠期血小板减少症患者血小板计数通常 $> 70 \times 10^9$/L，而且孕前没有血小板减少病史，因此，"妊娠期血小板减少症"可排除。该患者除血小板减少外，红细胞只有轻微降低、白细胞计数正常，无其他临床表现，骨髓象亦不支持"再生障碍性贫血"，故可排除该诊断。

（张 莺）

第八节　妊娠期急性脂肪肝

【概述】妊娠期急性脂肪肝（acute fatty liver of pregnancy，AFLP）是妊娠期出现的肝脏严重、急性的脂肪变性，病理特征为肝细胞小泡性脂肪浸润。发病率为 1/20 000 ~ 1/7000。多见于初产妇、男胎及多胎妊娠，也有报道称该病更常见于体重低下的女性。患者因多器官功能障碍常在短时间内死亡，胎儿出现宫内窘迫甚至胎死宫内，围产儿死亡率高。早期诊断和立即分娩已大大改善了该病的预后。

【发病机制】

AFLP 的发病机制迄今尚未完全清楚，可能与以下几方面有关：

1. 胎儿线粒体脂肪酸 β 氧化障碍　长链 3- 羟酰基辅酶 A 脱氢酶（long-chain 3-hydroxyacyl CoA dehydrogenase deficiency，LCHAD）催化线粒体中

脂肪酸 β 氧化的第三个步骤，即将 3- 羟酰基辅酶 A 转化形成 3- 酮酰基辅酶 A。胎儿 *lchad* 基因突变，导致 LCHAD 缺乏，使得胎儿或胎盘产生的长链 3- 羟酰基代谢物的蓄积并进入母体循环对母体肝脏产生毒性，从而引发 AFLP。

2. **雌孕激素对肝脏合成和代谢功能的影响**　妊娠期雌孕激素水平急剧增高，影响肝脏的合成和代谢功能。过高的雌孕激素水平对妊娠晚期的线粒体功能可能产生不良影响，从而引发 AFLP。

【临床表现】妊娠期急性脂肪肝多发病于妊娠晚期，平均发病孕周为 35～36 周，也有 23 周左右发病的报道。大多数病人发病前 1～2 周会出现倦怠、乏力的前驱症状，但这些症状在临床上常被忽视。最常见的初始症状是恶心呕吐、腹痛（尤其是上腹部）、厌食，进行性加深的黄疸，多不伴瘙痒，约半数患者会出现高血压、蛋白尿、水肿等类似子痫前期的症状。如病情进一步进展，可出现严重的低血糖、感染、自发性出血、急性胰腺炎、肾衰竭和肝性脑病等临床表现。

【辅助检查】

1. **实验室检查**

（1）血常规：白细胞计数升高，可达（20～30）×10⁹/L，但这种改变无特异性，血小板计数降低。

（2）肝功能：转氨酶轻～中度升高，一般不超过 500U/L，但也有部分病例高达 1000U/L，血清胆红素明显增高，出现"胆酶分离"的表现。血清碱性磷酸酶升高，并可能出现低蛋白血症。

（3）尿常规：尿蛋白常为阳性，尿胆红素常为阴性，尿胆红素阴性是较重要的诊断依据，但尿胆红素阳性也不能排除 AFLP。

（4）凝血功能：凝血酶原时间延长，纤维蛋白原降低，抗凝血酶Ⅲ减少。

（5）血脂：胆固醇、甘油三酯降低。

（6）肾功能：尿酸升高出现较早，高尿酸血症可在 AFLP 出现临床表现前就存在，提示肾小管功能失常，肾衰竭时血尿素氮和肌酐明显增高。

（7）低血糖和高血氨：提示肝功能衰竭。

2. **影像学检查出现肝脂肪变性表现**　超声显示肝实质内弥漫性高密度区，回声强弱不均呈雪花状"亮肝"；CT 显示肝实质均一的密度降低，MRI 能敏感地检测出细胞内少量脂肪。但并不是所有 AFLP 患者都会出现影像学异常，影像学检查的意义主要在于排除其他肝脏疾病，如肝脏梗死或血肿等。

3. **肝穿刺活检**　是诊断 AFLP 的金标准。AFLP 特征性的镜下表现为肝细胞的小泡性脂肪浸润。对于没有明显空泡化改变的患者，应在行肝活检取材操作时留取部分组织以行特殊染色以确定诊断。上述变化可在分娩后数天至数周内消失。但由于 AFLP 患者常合并凝血功能异常，所以行肝穿刺活检需非常谨慎。仅适用于临床诊断困难，产后肝功能不能恢复，及在疾病早期、未出现 DIC 时需明确诊断作为终止妊娠指征的病人。

【诊断与鉴别诊断】

根据上述临床表现以及实验室和影像学检查结果可作出 AFLP 的诊断。但需排除妊娠重症肝炎、HELLP 综合征、妊娠期肝内胆汁淤积综合征等其他引起肝功能异常的疾病。

1. **妊娠重症肝炎**　妊娠重症肝炎的病毒血清学检测呈阳性，与 AFLP 相比血清转氨酶升高更为明显，常超过 1000U/L。白细胞多正常，低血糖较少见，"胆酶分离"、肾衰竭出现较晚，尿三胆阳性（尿胆素原、尿胆素和尿胆红素），体格检查和影像学检查多有肝脏缩小表现，肝脏病理学检查提示肝细胞广泛坏死。

2. **HELLP 综合征**　该病以溶血、肝酶升高及血小板降低为主要特征，大部分患者可出现轻～中度的高血压和蛋白尿。其临床特征与 AFLP 在某些方面有交叉重叠，临床难以鉴别。与 AFLP 相比，HELLP 综合征虽然出现血小板减少，但极少发生明显的凝血功能障碍，也极少出现低血糖、黄疸和意识障碍，肝病理检查提示非特异性炎症改变。

3. **妊娠期肝内胆汁淤积综合征（ICP）**　ICP 多发生在妊娠中晚期，皮肤瘙痒为首先出现的临床症状，瘙痒发生 2～4 周后部分病人可出现黄疸，实验室检查以胆汁酸升高为主要表现。与 AFLP 相比，ICP 患者无低血糖、凝血功能异常、肾功能损害、意识障碍等严重并发症，对胎儿预后有不良影响，但母亲预后多良好。

【临床处理】

AFLP 没有特异性治疗方法，一旦确诊应尽快终止妊娠并给予最大限度的支持性治疗。由于多数患者出现严重的多脏器功能衰竭、DIC，因此，在产科处理的同时，多学科综合治疗是抢救成功的关键。

1. **对症支持治疗**

（1）卧床休息，给予低蛋白、高碳水化合物的饮食，保证能量供给。伴发胰腺炎的患者，给予胃肠外营养。

（2）监测血糖，静脉输注葡萄糖纠正低血糖。通常持续输注 10% 葡萄糖溶液以纠正低血糖，一些严重低血糖患者可能需要补充 50% 葡萄糖溶液。

（3）保肝治疗。

（4）成分输血：INR ＞ 1.5 时输注新鲜冷冻血浆，纤维蛋白原 ＜ 1g/L 时输注冷沉淀或纤维蛋白原，低蛋白血症输注白蛋白，贫血输注红细胞。

（5）对肾功能不全的患者控制液体入量，维持水电解质及酸碱平衡，必要时使用透析或人工肾治疗。

（6）出现类似子痫前期症状的患者，予解痉、降压。

（7）肾上腺素皮质激素：短期使用可保护肾小管上皮，可用氢化可的松 200～300mg/d 静脉滴注。

（8）换血或血浆置换：国外报道使用 3 倍于血容量的血换血，配以血液透析，治疗多器官功能衰竭的 AFLP 患者获得成功。血浆置换治疗可清除血液内的代谢产物，补充体内缺乏的凝血因子，减少血小板聚集，促进血管内皮修复。

（9）其他：使用质子泵抑制剂或 H2 受体抑制剂保护胃黏膜，使用对肝功能影响小的广谱抗生素预防感染等。

2. **终止妊娠** 通常在母体病情稳定后紧急进行。对于已临产、短时间能经阴道分娩、病情稳定、无胎儿宫内窘迫的患者可在严密监护下阴道试产。否则多建议采用剖宫产终止妊娠，即使已经胎死宫内，如宫颈条件差，短时间内无法经阴道分娩者也应行剖宫产，术时选择全身麻醉。对于产后出血的患者如采用宫缩剂、输血等保守治疗无效者，应及时行全子宫切除。

3. **产后处理** 继续对症支持治疗，应用广谱抗生素预防感染。注意休息，不宜哺乳。经上述治疗，多数产妇病情改善，预后良好，少数患者虽经迅速终止妊娠及上述各种方法治疗，病情继续恶化的，可考虑肝脏移植。

【预后】患者终止妊娠后不久，肝肾功能和凝血功能通常开始好转。大多数实验室检查指标在分娩后 7～10 天内恢复正常。分娩后的最初几天可能观察到患者出现肝肾功能和凝血功能的一过性恶化，但随后出现最终改善。产后完全恢复需数周。随着诊断及治疗水平的提高，近年来 AFLP 母胎死亡率已降至 20% 以下。AFLP 在以后的妊娠中可能复发，应提醒这些患者，再次妊娠时，应由产科医师专门进行监测。

【病例介绍】

患者，女性，25 岁，因"G_1P_0，孕 36 周，上腹不适伴皮肤黄染 3 天"入院。

现病史 平素月经规则，5/28，停经 30^+ 天自测尿 hCG 阳性，早孕反应轻。孕期定期产检，无明显异常。1 周前起自觉全身不适、乏力、食欲不佳，恶心，近 1 天自觉上腹不适，呕吐一次，伴皮肤黄染，无皮肤瘙痒，无头痛、视物模糊等。神志清醒，精神萎，大便如常，小便颜色较深、尿量较前减少。

体格检查 T 37.2℃，P 100 次 / 分，R 20 次 / 分，BP 136/88mmHg。神志清楚，全身皮肤、黏膜、巩膜黄染，心肺未见异常，腹隆，软，无压痛，肝脾触诊不清，肝区轻叩痛，双下肢水肿（＋）。宫高 32cm，腹围 92cm，头位，胎心 130 次 / 分。

辅助检查

1. **血常规** 血红蛋白 108g/L，白细胞 18.6×10^9/L，中性粒细胞百分比 85%，血小板 111×10^9/L。

2. **尿常规** 尿蛋白（＋），尿胆原（＋），胆红素（－）。

3. **肝功能** 总蛋白 51g/L，白蛋白 22g/L，ALT 388U/L，AST 401U/L，总胆红素 91μmol/L，结合胆红素 40.4μmol/L，碱性磷酸酶 668U/L，随机血糖 3.10mmol/L，胆固醇 1.4mmol/L、甘油三酯 0.52mmol/L。

4. **肾功能** 尿素氮 5.77mmol/L，肌酐 60μmol/L，尿酸 515μmol/L。

5. **凝血功能** PT 16 秒，APTT 47 秒，纤维蛋白原 1.26g/L。

6. 肝炎标志物（－）。

7. **胎儿B超** 胎儿大小符合孕周，羊水指数 134mm，胎盘成熟度Ⅲ级。

8. **孕妇超声** 肝胆胰脾及双肾输尿管未见明显异常。

9. NST 无反应。

初步诊断 G_1P_0，孕 36 周，妊娠期急性脂肪肝？

治疗措施

1. **一般处理** 予卧床休息，给予高糖、能量、保肝等治疗。

2. **急诊剖宫产终止妊娠** 输注新鲜冰冻血浆、纤维蛋白原、凝血酶原复合物、改善凝血功能后，急诊行剖宫术娩一活婴，Apgar 评分 2～8 分，术中出血约 1000ml。

3. **术后处理** 严密监测各项生化指标的变化，继续保肝、抗感染、促宫缩，患者病情好转，予出院。

专家点评 该患者于妊娠晚期发病，肝功能：ALT 388U/L，AST 401U/L，总胆红素 91μmol/L，结合胆红素 40.4μmol/L，出现"胆酶分离"现象，白蛋白、血糖、血脂均降低，虽然肝胆胰脾 B 超未见异常，但结合患者临床表现及辅助检查结果，可诊断为"妊娠期急性脂肪肝"。妊娠期急性脂肪肝为妊娠相关疾病，一旦确诊应尽快终止妊娠。妊娠期急性脂肪肝患者多合并严重的凝血功能障碍，应警惕术中及术后大出血的可能，术前充分备血，术中、术后应输注新鲜血浆、凝血酶原复合物、冷沉淀、纤维蛋白原、血小板等纠正凝血功

能障碍；如剖宫产术中大出血经保守治疗无效，应行全子宫切除术。术后应严密监测血糖、凝血功能、肝肾功能等，继续对症支持综合治疗，必要时行血浆置换。经上述治疗，部分产妇病情改善，预后良好，但也有不少患者积极治疗后病情继续恶化，可考虑进行肝脏移植。

（张　莺）

参 考 文 献

1. 中华医学会妇产科学分会妊娠期高血压疾病学组 . 妊娠期高血压疾病诊治指南 (2015). 中华妇产科杂志 , 2015,50(10):721-728.

2. 沈铿 , 马丁 . 妇产科学 . 第 3 版 . 北京 : 人民卫生出版社 ,2015.

3. American College of Obstetricians and Gynecologists, Task Force on Hypertension in Pregnancy.　Hypertension in pregnancy. Report of the American College of Obstetricians and Gynecologists'Task Force on Hypertension in Pregnancy. Obstet Gynecol. 2013;122(5): 1122.

4. Magee LA, Pels A, Helewa M, et al. Diagnosis, evaluation, and management of the hypertensive disorders of pregnancy: executive summary. J Obstet Gynaecol Can. 2014 May;36(5):416-38.

5. Broekhuijsen K, van Baaren GJ, van Pampus MG, et al. Immediate delivery versus expectant monitoring for hypertensive disorders of pregnancy between 34 and 37 weeks of gestation (HYPITAT-II): an open-label, randomised controlled trial. Lancet. 2015;385(9986):2492. Epub 2015 Mar 25.

6. American College of Obstetricians and Gynecologists, Task Force on Hypertension in Pregnancy. Hypertension in pregnancy. Report of the American College of Obstetricians and Gynecologists'Task Force on Hypertension in Pregnancy. Obstet Gynecol. 2013;122(5): 1122.

7. Abildgaard U, Heimdal K . Pathogenesis of the syndrome of hemolysis, elevated liver enzymes, and low platelet count (HELLP): a review. Eur J Obstet Gynecol Reprod Biol. 2013 Feb;166(2):117-23.

8. George JN. How I treat patients with thrombotic thrombocytopenic purpura: 2010. Blood. 2010;116(20):4060.

9. Browning MF, Levy HL, Wilkins-Haug LE, et al. Fetal fatty acid oxidation defects and maternal liver disease in pregnancy. Obstet Gynecol. 2006 ;Jan;107(1):115-20.

10. Nelson DB, Yost NP, Cunningham FG. Acute fatty liver of pregnancy: clinical outcomes and expected duration of recovery. Am J Obstet Gynecol. 2013;209(5):456.e1.

第十一章　分娩期并发症

第一节　诊断与鉴别诊断

在分娩过程中及产后可出现一些严重威胁母婴生命安全的并发症，包括产后出血、羊水栓塞、子宫破裂和子宫内翻，是导致孕产妇死亡的主要原因。四大病因可能均有出血性休克的表现，产科医师如何在短时间内迅速作出病因判断，并给予相对应的病因治疗，是最后取得抢救成功，挽救母儿生命的最关键一步。

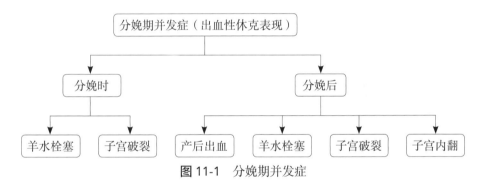

图 11-1　分娩期并发症

一、分娩期并发症的常见病因

（一）产后出血

阴道分娩或剖宫产后发生的产科急症，是导致孕产妇死亡的第一位原因。产后出血最常见的定义是指阴道分娩后失血量达到或者超过 500ml，剖宫产后失血量达到或超过 1000ml。导致产后出血的原因依次为子宫收缩乏力、胎盘因素、软产道裂伤及凝血功能障碍。

（二）羊水栓塞

是指在分娩过程中羊水突然进入母体血液循环引起急性肺栓塞、过敏性休克、弥散性血管内凝血、肾衰竭或猝死的严重的分娩期并发症。典型的羊水栓塞发生率罕见，为 1/10 万 ~ 12/10 万，但死亡率高达 60% ~ 70% 以上。

（三）子宫破裂

是指在妊娠晚期或分娩过程中发生的子宫体部或子宫下段发生的破裂，是直接威胁母亲和胎儿生命的产科严重并发症。我国的发生率为 0.1% ~ 0.55%，孕产妇病死率约为 12%，围产儿死亡率为 90% 左右，子宫破裂占产妇死亡总数的 6.4%。

（四）子宫内翻

是指子宫底部向宫腔内陷入，甚至自宫颈翻出。它是阴道分娩或剖宫产分娩都罕见的并发症，发生率国内外统计报道不一，为 1:2000 ~ 1:45 000，是产科非常危急的并发症。一旦发生可迅速出现大出血、感染、休克，如未及时抢救，患者可能在 3 ~ 4 小时内发生死亡，据报道死亡率最高达 43%，故早期诊断、早期治疗尤为重要。

二、评估

产后出血、羊水栓塞、子宫破裂和子宫内翻临床表现可能都有出血性休克（阴道出血或腹腔内出血），因此需通过仔细的病史复习或询问、细致的体格检查和相关的辅助检查，在最短时间内作出正确的判断和处理，赢取抢救的时间，挽救孕产妇和新生儿的生命。

（一）病史

1. 应仔细询问病史了解患者年龄、孕产史、有无妊娠并发症或合并症，发病时产妇有无意识丧失、烦躁不安、咳嗽咳痰、胸闷气急、呼吸困难、腹部剧烈疼痛或疼痛突然消失。

2. 既往有无子宫肌瘤、子宫畸形、子宫手术史，包括剖宫产史、子宫肌瘤剥除术史、人工流产或清宫史。

3. 了解子宫收缩情况，有无子宫收缩过强过频、子宫原发性或继发性收缩乏力。

4. 了解有无促进子宫收缩药物的使用，如催产素、前列腺素或子宫收缩抑制剂的使用，如过量的麻醉剂、硫酸镁、安宝等。

5. 了解新生儿体重、产程进展，有无产程时间过长、急产，有无梗阻性难产。

6. 了解有无胎盘残留、粘连、胎盘植入、脐带过短，第三产程有无过度牵拉脐带或腹部加压宫底部。

（二）体格检查

1. **生命体征**　应首先评估患者生命体征，如有生命体征不稳定的情况，应立即予以相应处理。如阴道出血量与生命体征不相符，应首先排除是否有腹腔内出血，如无则考虑羊水栓塞的可能。如出现低氧血症，应首先考虑羊水栓塞的可能。

2. **视诊**　应进行视诊评估患者一般状况，如患者神志是否清楚、是否烦躁不安、是否有发绀或面色苍白，如果有发绀应首先想到羊水栓塞可能；是否有疼痛痛苦面容，如果是产程中的疼痛拒按，要考虑子宫破裂或胎盘早剥，如果是胎儿娩出后，则要排除子宫内翻的可能。

3. **腹部触诊**　有无移动性浊音、子宫下段压痛，子宫质地如何、轮廓是否清晰、脐周位置有无触及宫底，腹壁下有无触及胎儿肢体等。

4. **听诊**　有无闻及胎心，胎心是否正常。

5. **阴道检查**　阴道出血情况：出血量、颜色、是否有血凝块；软产道检查：有无裂伤、血肿、是否可见凸出的光滑球形包块，子宫下段是否完整、子宫收缩情况。

（三）辅助检查

分娩期四大并发症的诊断首先是依靠病史和体格检查，不要因为等待辅助检查而贻误抢救时机。

1. **胎心监护**　胎心的改变往往是提示子宫破裂的首要线索，包括胎儿心动过缓和（或）各种胎心率减速的出现，特别是重度变异减速或晚期减速。

2. **实验室检查**　主要是血常规、凝血功能、血气分析的检查。应当注意的是急性失血的患者，由于短期内血液浓缩，血常规检查可能暂时看不到血红蛋白降低，切不可麻痹大意，应根据患者生命体征、体格检查及辅助超声检查判断有无大量失血的情况存在。

3. **超声检查**　可通过子宫肌层的断裂、与子宫切口瘢痕相邻的血肿、子宫外含液体的胎膜膨出、游离性腹腔液、无羊水、子宫无内容物、在宫外出现胎儿骨骼和（或）胎儿死亡等判断子宫破裂或先兆子宫破裂。

三、分娩期并发症的鉴别诊断

表 11-1　分娩期并发症的鉴别诊断

	产后出血	羊水栓塞	子宫破裂	子宫内翻
病史	产后出血高危因素	·子宫收缩过强 ·胎膜破裂	·子宫手术史 ·子宫畸形 ·梗阻性难产	·过度牵拉脐带 ·腹部加压宫底
临床表现	阴道大量出血	·烦躁 ·呼吸困难 ·咳嗽咳痰 ·伴或不伴阴道出血	·下腹部剧痛或疼痛突然消失	·阴道出血 ·下腹痛
生命体征	休克表现 氧饱和度正常	·休克表现 ·氧饱和度降低	·破裂前：生命体征平稳 ·破裂后：休克表现，氧饱和度正常	·休克表现 ·氧饱和度正常
腹部检查	/	/	·破裂前：下腹部压痛 ·破裂后：移动性浊音阳性、可触及胎儿肢体、无胎心	·脐周未触及宫底或宫底呈杯形
产科检查	·子宫质软，宫底升高或胎盘滞留、残留、植入或软产道裂伤、血肿	·阴道出血为不凝血	·子宫下段裂开	·宫颈或阴道内可见凸出的光滑球形包块
胎心监护	/	·胎儿宫内窘迫表现	·心动过缓 ·重度变异减速 ·晚期减速	/
实验室检查	·贫血	·贫血 ·DIC 表现	·如有内出血，贫血表现	·贫血
影像学检查	·胎盘因素：胎盘残留、植入	·未见异常	·子宫肌层裂开 ·胎儿在子宫外 ·腹腔积液	·宫底轮廓异常 ·宫腔内见球形块状物

第二节　产后出血

【概述】产后出血是在阴道分娩或剖宫产后发生的产科急症。产后出血最常见的定义是指阴道分娩后失血量达到或者超过 500ml，剖宫产后失血量达到或超过 1000ml。其实临床上产后出血的最佳定义和诊断为：使患者出现症状（如面色苍白、头昏、乏力、心悸、发汗、烦躁不安、意识模糊、呼吸困难和晕厥）和（或）引起血容量不足的体征（如低血压、心动过速、少尿以及低血氧饱和度 < 95%）的过量出血。

产后出血又分为早期产后出血和晚期产后出血，早期产后出血发生在分娩后 24 小时内，其中 80% 发生在产后 2 小时内；晚期产后出血发生在分娩 24 小时后至 12 周内，多见于产后 1～2 周。产后出血是分娩期严重并发症，占分娩总数的 1%～5%，是导致孕产妇死亡的三大原因之一。

【临床表现】产后出血多发生在胎儿娩出后 2 小时内，可发生在胎盘娩出之前、之后或前后兼有。阴道流血可为短期内大出血，亦可长时间持续少量出血。一般为显性，但也有隐性出血者。

临床表现主要为阴道流血、失血性休克、继发性贫血，若失血过多可并发弥散性血管内凝血。症状的轻重视失血量、速度及合并贫血与否而不同。短期内大出血，可迅速出现休克。需要注意在休克早期由于机体内的代偿机制患者生命体征如脉搏、血压等可能均在正常范围内，但此时仍需要严密监测，对风险因素进行早期识别，评估出血量并进行积极救治。临床中往往存在当失血到一定程度出现失代偿表现如脉搏增快、血压下降才引起重视，这样失去了最佳救治时机。此外，如产妇原已患贫血，即使出血不多，亦可发生休克，且不易纠正。因此，对每个产妇必须作全面仔细的观察和分析，以免延误抢救时机。

【病因】

产后出血的原因依次为子宫收缩乏力、胎盘因素、软产道裂伤及凝血功能障碍。四大原因可以合并存在，也可以互为因果。

1. **子宫收缩乏力**　子宫收缩乏力是产后出血最常见的原因，约占 70%。常见的因素有：

（1）全身因素：产妇体质虚弱、精神过度紧张、恐惧分娩、合并慢性全身性疾病、高龄、肥胖、尿潴留等。

（2）子宫因素：子宫肌纤维发育不良（子宫畸形或子宫肌瘤）、子宫肌纤维过度伸展（羊水过多、巨大儿或多胎妊娠）、子宫壁损伤（子宫瘢痕、多次分娩史或流产）等。

（3）产科因素：产程过长造成产妇极度疲劳及全身衰竭，或产程过快，均可引起子宫收缩乏力；前置胎盘附着在子宫下段，而子宫下段收缩力较弱，血窦不易关闭；胎盘早剥、妊娠期高血压疾病、严重贫血、宫腔感染等产科并发症及合并症使子宫肌纤维水肿而引起子宫收缩乏力。

（4）药物因素：过多使用麻醉剂、镇静剂及宫缩抑制剂等。

2. 胎盘因素 胎盘因素引起的产后出血约占20%，但随着二胎政策的开放，高龄和瘢痕子宫再次妊娠的孕妇明显增加，前置胎盘尤其是凶险型前置胎盘导致产后出血比率呈上升趋势。

（1）胎盘滞留：胎儿娩出后30分钟胎盘尚未排出者称胎盘滞留，将导致产后出血。常见原因有：①宫缩乏力或膀胱充盈：使已剥离的胎盘滞留宫腔；②胎盘嵌顿：可能与宫缩剂使用不当或粗暴按摩子宫有关，刺激产生痉挛性宫缩，在子宫上、下段交界处或宫颈外口形成收缩环，将剥离的胎盘嵌闭于宫腔内；③胎盘剥离不全：如胎儿娩出后过早牵拉脐带或过重按摩子宫，干扰了子宫的正常收缩和缩复，致胎盘部分剥离，剥离面血窦开放而出血过多。

（2）胎盘植入：既往多次刮宫或宫腔操作史，使子宫内膜损伤而易引起胎盘植入。胎盘植入主要引起产时出血、产后出血、子宫破裂和感染等并发症，穿透性胎盘植入也可导致膀胱或直肠损伤。

（3）胎盘部分残留：指部分胎盘小叶、副胎盘或部分胎膜残留于宫腔，影响子宫收缩而出血。

3. 软产道裂伤 软产道裂伤包括会阴、阴道、宫颈及子宫下段裂伤，约占产后出血的10%。常见因素有：

（1）会阴及阴道组织因水肿、炎症、静脉曲张导致弹性降低。

（2）急产、产力过强、巨大儿、胎先露异常、头盆不称。

（3）阴道手术助产，如产钳或胎头负压吸引术。

（4）软产道检查不仔细，遗漏出血点；缝合、止血不彻底等。

4. 凝血功能障碍 包括原发或继发的凝血功能障碍，约占产后出血的1%。常见原因有胎盘早剥、羊水栓塞、死胎及妊娠期急性脂肪肝等引起的继发凝血功能障碍，少数由原发性血液疾病如血小板减少症、白血病、再生障碍性贫血或重症病毒性肝炎等引起。

【诊断】

诊断产后出血的关键在于对失血量正确的测量和估计。临床上常用的估计失血量的方法有：容积法，称重法，面积法，休克指数等。出血量测量不准确将丧失产后出血的最佳抢救时机。突然大量的产后出血易得到重视和早期诊断，而缓慢的持续少量出血（如软产道裂伤缝合时间长）和未被发现的血肿常常是延误诊治的重要原因。

估计出血量有以下几种方法：

1. **称重法**　失血量（ml）=（带血的产褥垫 – 干的产褥垫）g/1.05。

2. **容积法**　用产后接血容器收集血液后，放入量杯测量失血量。

3. **面积法**　可按衣物血湿面积粗略估计失血量，10cm×10cm=10ml。

4. **休克指数**（Shock Index，SI）　SI= 脉率 / 收缩压。当 SI=0.5，血容量正常；SI=1.0，失血量约为总血容量的 20%，约 1000ml；SI=1.5，失血量约为总血容量的 30%，约 1500ml；SI=2.0，失血量约为总血容量的 50% 以上，约 2500ml 以上。

5. **血红蛋白测定**　血红蛋白每下降 10g/L，失血 400～500ml。但在产后出血早期，由于血液浓缩，血红蛋白值常不能准确反映实际出血量。

【鉴别诊断】

根据阴道流血发生时间、出血量与胎儿、胎盘娩出之间的关系，对引起产后出血的原因进行鉴别诊断。有时产后出血原因互为因果，或同时存在 2 个以上的原因。

1. **子宫收缩乏力**　发生产后出血时，如子宫质软、轮廓不清、宫底升高，经按摩子宫及应用宫缩剂后，子宫变硬，阴道出血明显减少，可判断为子宫收缩乏力。

2. **胎盘因素**　胎儿娩出后 10 分钟内胎盘未娩出，阴道大量出血，应考虑胎盘因素，如胎盘部分剥离、嵌顿、残留甚至胎盘植入可能。此外，胎盘娩出后应常规检查胎盘及胎膜是否完整，确定有无残留。

3. **软产道裂伤**　产妇会阴水肿、弹性差、静脉曲张，或分娩巨大儿、阴道手术助产、臀牵引等软产道裂伤高危因素下，如发生阴道鲜红色出血，应立即仔细检查宫颈、阴道及会阴处是否有裂伤。如产妇有严重的会阴疼痛或肛门坠胀感，应注意阴道血肿的可能性。

4. **凝血功能障碍**　主要因为失血过多未得到及时纠正引起的继发性凝血功能障碍，表现为持续阴道流血，血液不凝；全身多部位出血、身体瘀斑。实验室检查可有血小板下降、凝血酶原时间延长、纤维蛋白原下降等。

【临床处理】

产后出血的处理原则为针对病因，迅速止血，补充血容量，纠正休克及防治感染。

1. **一般处理**　立即寻求帮助（包括助产士、麻醉医师、上级产科医师）；14～16G 留置针建立双静脉通路，积极补充血容量，备血并留取血液标本进行相关的实验室检查（血常规、凝血功能、肝肾功能等），同时通知血库和检验科做好输血和检验准备；保持呼吸道通畅，吸氧；生命体征监测，留置导尿监测尿量；准确判断出血量。

2. 针对出血原因的处理

（1）子宫收缩乏力性出血：加强宫缩是最迅速有效的止血方法。

1）去除引起宫缩乏力的原因：改善全身状况，指导产妇及时进食，导尿缓解膀胱过度充盈。

2）按摩子宫：腹部按摩子宫是最简单有效的促使子宫收缩以减少出血的方法。出血停止后，还须间歇性均匀节律地按摩，以防子宫再度松弛出血。必要时需要双手按摩子宫，可置一手于阴道前穹隆，顶住子宫前壁，另有一手在腹部按压子宫后壁，同时进行按摩。按摩手法应轻柔、有节奏地进行，切忌持续长时间过度用力按摩而损伤子宫肌肉而导致无效。

3）宫缩剂：①缩宫素：为预防和治疗产后出血的一线药物。给药速度应根据患者子宫收缩和出血情况调整。静脉滴注能立即起效，但半衰期短，故需持续静脉滴注。如果催产素受体过饱和后不发挥作用，因此 24 小时内总量应控制在 60U。②卡贝缩宫素：长效缩宫素九肽类似物，100μg 缓慢静脉推注或肌内注射，2 分钟起效，半衰期 60 分钟。③米索前列醇：系前列腺素 PGE_1 的衍生物，引起全子宫有力收缩，200～600μg 舌下含服或直肠给药。但米索前列醇副作用较大，恶心、呕吐、腹泻、寒战和体温升高较常见；高血压、活动性心肝肾病及肾上腺皮质功能不全者慎用，青光眼、哮喘及过敏体质者禁用。④卡孕栓：1mg 置于阴道后穹隆或直肠给药。⑤卡前列素氨丁三醇：为前列腺素 $F_{2\alpha}$ 衍生物（15-甲基 $PGF_{2\alpha}$），引起全子宫协调有力的收缩。250μg 深部肌内注射或宫体肌内注射，如无效可重复注射 250μg，总剂量不超过 2mg。哮喘、心脏病和青光眼患者禁用，高血压患者慎用。常见副作用为恶心、呕吐、腹泻等。

4）宫腔填塞：以上治疗无效时，为保留子宫或为减少术前失血，可行宫腔填塞纱布或球囊放置术压迫止血。宫腔填塞纱布注意自宫底及两侧角向宫腔填塞，要塞紧填满，不留空隙，以达到压迫止血的目的。如出血停止，纱条或球囊可于 24～48 小时后取出。填塞后需用抗生素预防感染，取出前应注射宫缩剂。

5）子宫压迫缝合术：最为经典的是 B-Lynch 缝合，适用于宫缩乏力、胎盘因素和凝血功能异常性产后出血，手法按摩和宫缩剂无效并有可能切除子宫的患者。先试用两手加压观察出血量是否减少以估计 B-Lynch 缝合成功止血的可能性，应用可吸收线缝合。B-Lynch 术后有感染和组织坏死的可能，应掌握手术适应证。除此之外，还有几种改良的子宫压迫缝合术，如 Cho 缝合术、子宫下段压迫缝合术等。

6）结扎双侧子宫动脉上、下行支或髂内动脉：妊娠时 90% 的子宫血流经过子宫动脉，结扎双侧上、下行支或髂内动脉，出血多被控制。以上措施均可保留子宫，保留生育功能。

7）压迫腹主动脉：出血不止时，可经腹壁向脊柱方向压迫腹主动脉，亦可经子宫后壁压迫腹主动脉。当子宫肌肉缺氧时，可诱发宫缩减少出血，获得暂时效果，为采取其他措施争得时间。

8）经导管动脉栓塞术（TAE）：局麻下经皮从股动脉插管造影，显示髂内动脉前干或子宫动脉后，注射一种能被吸收的栓塞剂，使髂内动脉或子宫动脉栓塞从而达到止血目的。操作所耗时间与操作者熟练程度有关，适用于产妇生命体征稳定时进行。

9）子宫切除：是控制产科出血最有效的手段。各种止血措施无明显效果，出血未能控制，为挽救生命在输血、抗休克的同时，即行子宫次全或全子宫切除术。

（2）胎盘因素所致出血

1）胎盘滞留或胎盘胎膜残留所致的出血：胎儿娩出后超过 30 分钟，虽经一般处理胎盘仍未剥离，或伴大出血者，应尽快徒手剥离胎盘。胎盘自然娩出或人工剥离后，检查胎盘胎膜有残留者，可用大刮匙轻轻搔刮清除。若胎盘已经完全剥离但嵌顿于宫腔内，宫颈口紧、挛缩，可以在麻醉状态下徒手取出。

2）胎盘植入或胎盘穿透：已明确胎盘植入者，不要强行钳夹或刮宫以免引起致命性产后大出血。可以根据胎盘植入面积大小及所在医院条件选择宫腔填塞纱布压迫止血、水囊压迫止血、子宫动脉或髂内动脉结扎或栓塞止血，如果出血过多且经上述方法止血无效，为挽救产妇生命应及时选择子宫次全或全子宫切除术。

（3）软产道损伤所致出血：在充分暴露软产道的情况下，查明裂伤部位，注意有无多处裂伤。缝合时尽量恢复原解剖关系，并应超过撕裂顶端 0.5cm 缝合。血肿应切开，清除积血，缝扎止血或碘仿纱条填塞血肿压迫止血，24～48 小时后取出。小血肿可密切观察，采用冷敷、压迫等保守治疗。

（4）凝血功能障碍所致出血：一旦确诊为凝血功能障碍，尤其是 DIC，应迅速补充相应的凝血因子。

1）血小板计数：产后出血尚未控制时，若血小板计数低于（50～75）× 10^9/L 或血小板计数降低并出现不可控制的渗血时，则需考虑输注血小板，治疗目标是维持血小板计数在 $50×10^9$/L 以上。

2）新鲜冰冻血浆：是新鲜抗凝全血于 6～8 小时内分离血浆并快速冰冻，几乎保存了血液中所有的凝血因子、血浆蛋白、纤维蛋白原。应用剂量为 10～15ml/kg。

3）冷沉淀：输注冷沉淀主要为纠正纤维蛋白原的缺乏，如纤维蛋白原水平高于 1.5g／L 不必输注冷沉淀。冷沉淀常用剂量为 0.10～0.15U／kg。

4）纤维蛋白原：输入纤维蛋白原 1g 可提升血液中纤维蛋白原 0.25g／L，1 次可输入纤维蛋白原 4～6g（也可根据患者具体情况决定输入剂量）。

总之，补充凝血因子的主要目标是维持凝血酶原时间及活化凝血酶原时间均＜1.5 倍平均值，并维持纤维蛋白原水平在 1g／L 以上。

3. 防治休克

（1）发生产后出血时，应在止血的同时，酌情输液、输血，注意保温，给予适量镇静剂等，以防休克发生。出现休克后就按失血性休克抢救。失血所致低血容量休克的主要死因是组织低灌注以及大出血、感染和再灌注损伤等原因导致的多器官功能障碍综合征（MODS）。因此救治关键在于尽早去除休克病因的同时，尽快恢复有效的组织灌注，以改善组织细胞的氧供，重建氧的供需平衡和恢复正常的细胞功能。

（2）低血容量休克的早期诊断对预后至关重要。传统的诊断主要依据为病史、症状、体征，包括精神状态改变、皮肤湿冷、收缩压下降（40mmHg）或脉压减小（<20mmHg）、中心静脉压（CVP）＜5mmHg 或肺动脉楔压（PAWP）＜8mmHg 等指标。

（3）有效的监测可以对低血容量休克患者的病情和治疗反应作出正确、及时的评估和判断，以利于指导和调整治疗计划，改善休克患者的预后。一般临床监测包括皮温与色泽、心率、血压、尿量和精神状态等监测指标。心率加快通常是休克的早期诊断指标之一。血压至少维持平均动脉压（MAP）在 60～80mmHg 比较恰当。尿量是反映肾灌注较好的指标，可以间接反映循环状态。当尿量＜0.5ml／（kg·h）时，应继续进行液体复苏。体温监测亦十分重要，当中心体温＜34℃时，可导致严重的凝血功能障碍。强调在产后出血 1000ml 左右时，由于机体代偿机制产妇的生命体征可能仍在正常范围内，不容忽视观察产妇早期休克表现并及时救治，同时应加强实验室监测。

（4）在紧急容量复苏时必须迅速建立有效的静脉通路。液体复苏治疗时可以选择晶体溶液和胶体溶液。由于 5% 葡萄糖溶液很快分布到细胞内间隙，因此不推荐用于液体复苏治疗。

4. 预防感染
由于失血多，机体抵抗力下降，加之多有经阴道宫腔操作等，产妇易发生产褥感染，应积极防治。

【预防】

1. 加强产前检查
对有产后出血、滞产、难产史以及有贫血、产前出血、妊高征、胎儿较大、双胎或羊水过多等情况时，均应积极做好防治产后出血的准备工作。积极纠正贫血，治疗基础疾病，充分认识产后出血的高危因素，高危孕妇应于分娩前转诊到有输血和抢救条件的医院。

2. 产程中识别产后出血高危因素　产程中识别产后出血高危因素，及时干预处理。避免产程过长，注意产妇进食、休息等情况，产程较长的孕妇应保证充分能量摄入，及时排空膀胱，必要时适当应用镇静剂、输液及导尿。第二产程注意控制胎头娩出速度，避免产道裂伤、出血。手术助产时切忌操作粗暴，以免损伤软产道。对于产程过长、急产或活跃期至第二产程较快的孕产妇，均应警惕产后出血。及早上台准备接生，适时应用宫缩剂，恰当按摩子宫，准确计量出血量。

3. 积极处理第三产程　第三产程积极干预能有效减少产后出血量。主要的干预措施包括：胎头娩出随即前肩娩出后，预防性应用缩宫素。非头位胎儿可于胎儿全身娩出后、多胎妊娠最后一个胎儿娩出后，预防性应用缩宫素；胎儿娩出后有控制地牵拉脐带协助胎盘娩出；胎盘娩出后按摩子宫。此外，胎盘娩出后应仔细检查胎盘、胎膜是否完整，有无副胎盘、有无产道损伤，发现问题及时处理。

4. 其他　产后 2 小时是发生产后出血的高危时段，密切观察子宫收缩情况和出血量，应及时排空膀胱。产后 24 小时之内，应嘱产妇注意出血情况。产后出血量有增多趋势的患者，应认真测量出血量，以免对失血量估计不足。

【病例介绍】

患者，女性，28 岁，入院时间：2015-8-16 22：00。主诉：G_1P_0，孕 39^{+5} 周，自觉不规则腹痛半天。

生育史 0-0-0-0。

现病史 患者既往月经尚规则，末次月经 2014 年 11 月 11 日，预产期 2015 年 8 月 18 日。12 月 18 日自测尿 hCG（＋），孕 12^{+5} 周本院建卡，定期产检，D 筛查、B 超筛查及 OGTT 未见异常。今因不规则腹痛半天急诊就诊，NST 有反应，宫缩质弱，10″/10′，查宫颈容受 80%，宫口未开，先露头 S-3，遂收入院待产。

既往史 既往未见异常。

体格检查 血压 115/65mmHg，心率 92 次 / 分，呼吸 20 次 / 分，体温 36.8℃。身高 168cm，胎心 140 次 / 分，腹围 110cm，子宫底 38cm，胎儿估计 4000g。骨盆情况：IS：27cm-IC：30cm-EC：20cm-TO：9cm，子宫颈容受 80%，质软，中位。宫口未开，先露头 S-3。

辅助检查 B 超：宫内单胎，双顶径 100mm，腹围 365mm，股骨 75mm；胎盘Ⅲ级，位于宫底部。羊水指数 120mm。

初步诊断 孕39⁺⁵周第1胎0产，未临产，头位；巨大儿可能。

入院后完善相关常规检查（血常规、凝血、生化、尿常规）：正常范围。

8月17日7点宫口开2cm，S-2，转产房待产，予分娩镇痛。11点宫口开3cm，S-1；13点宫口开6cm，S+1；15点宫口开6cm，S+1，予人工破膜术＋催产素静滴加速产程；17点宫口开7cm，S+2；19点宫口开9cm，S+2；20点宫口开全，S+3；22:45顺产一活婴，重4150g，Apgar评分1分钟9分，5分钟9分，22:50胎盘娩出，胎盘娩出后见一阵阴道流血约800ml，检查胎盘胎膜完整。查体：神清，贫血貌，血压95/60mmHg，心率108次/分，呼吸20次/分，体温36.8℃。子宫质软，宫底脐上一指。

治疗措施

1. 初步判断为子宫收缩乏力导致产后出血，即刻予按摩子宫，心电监护，吸氧，请示值班副主任医师，并呼叫助产士开通两路静脉通路，一路静脉滴注万汶500ml，另一路予以卡贝缩宫素100μg静注，同时留置导尿，尿量200ml。

2. **阴道检查** 子宫下段喇叭口状，软，掏出阴道积血块约200ml。宫颈探查无裂伤，会阴切口无活跃性出血。予欣母沛250μg宫颈注射，继续按摩子宫。

3. 5分钟后子宫收缩好，阴道流血停止。

4. 快速补充平衡液1000ml，胶体液500ml后，予平衡液500ml＋缩宫素20U维持静滴。

5. 鼓励产妇进食，23:30心电监护：血压105/63mmHg，心率98次/分。尿量累计300ml。

6. 随访血常规Hb $90×10^9$/L，予速立菲补充铁剂，产后观察3天后予以出院。

专家点评 该产妇分娩一巨大儿，胎盘娩出后出现多量阴道流血，有心率增快等急性失血表现，行阴道检查发现子宫下段收缩差，考虑因子宫收缩乏力导致产后出血，但同时需与胎盘胎膜残留、软产道裂伤、凝血功能障碍等原因引起的产后出血相鉴别。处理上立即予以开放两路静脉补液，按摩子宫、加强宫缩治疗后阴道流血停止。产后出血诊断思路清晰，处理及时，故取得良好预后。该产妇发生产后出血的高危因素为巨大儿，故应加强产前教育，控制孕期体重，减少巨大儿的发生率，从而降低产后出血发生率。

第三节　羊　水　栓　塞

【概述】羊水栓塞（amniotic fluid embolism，AFE），也称羊水栓塞综合征，是指在分娩过程中羊水突然进入母体血液循环引起急性肺栓塞、过敏性休克、弥散性血管内凝血、肾衰竭或猝死的严重的分娩期并发症。发病率为1/10万～12/10万，死亡率高达60%～70%以上。羊水栓塞是由于羊水中的有形物质（胎儿毳毛，角化上皮，胎脂，胎粪）和促凝物质进入母体血液循环引起。近年研究认为，羊水栓塞主要是过敏反应，是羊水进入母体循环后，引起母体对胎儿抗原产生的一系列过敏反应，也叫做"妊娠过敏反应综合征"。

【病因】羊水栓塞多发生在产时或破膜时，亦可发生于产后，多见于足月产，但也见于中期引产或钳刮术中。

羊水栓塞的发生通常需要具备以下基本条件：羊膜腔内压力增高（子宫收缩过强或强直性子宫收缩）；胎膜破裂（其中2/3为胎膜早破，1/3为胎膜自破）；宫颈或宫体损伤处有开放的静脉或血窦。

发生羊水栓塞的危险因素如下：急产、产妇高龄、剖宫产和器械助产、前置胎盘和胎盘早剥、多次经产（≥5活产或死产）、宫颈撕裂伤、胎儿窘迫、子痫和药物引产。

【临床表现】

羊水栓塞发病迅猛，常来不及完善实验室检查患者已经死亡，因此早期诊断极其重要。多数患者表现为快速的心肺功能衰竭，发生呼吸困难和低血压前，可能有非特异性症状（如寒战、烦躁不安、咳嗽、气急、发绀、呕吐等）。也可能会出现强直-阵挛发作。

1. **呼吸循环衰竭**　根据病情分为暴发型和缓慢型两种。暴发型为前驱症状之后，很快出现呼吸困难、发绀。急性肺水肿时有咳嗽、吐粉红色泡沫痰、心率快、血压下降甚至消失。少数病例仅尖叫一声后心搏呼吸骤停而死亡。缓慢型的呼吸循环系统症状较轻，甚至无明显症状，待至产后出现流血不止、血液不凝时才被诊断。

2. **全身出血倾向**　部分羊水栓塞患者经抢救度过了呼吸循环衰竭时期，继而出现DIC，表现为大量阴道流血为主的全身出血倾向，如黏膜、皮肤、针眼出血及血尿等，且血液不凝。但是部分羊水栓塞病例在临床上缺少呼吸循环系统的症状，起病即以产后不易控制的阴道流血为主要表现，容易被误认为子宫收缩乏力引起产后出血。

3. **多系统脏器损伤**　本病全身脏器均受损害，除心脏外肾脏是最常受损害的器官。由于肾脏缺血缺氧，出现尿少、无尿、血尿、氮质血症，可因肾衰竭而死亡；脑缺氧时患者可发生烦躁、抽搐、昏迷。

【辅助检查】

1. **血涂片查找羊水有形物质** 采集下腔静脉血，镜检见到羊水有形成分支持诊断。

2. **床旁胸片X线平片** 双肺弥散性点片状浸润影，沿肺门周围分布，伴右心扩大。

3. **床旁心电图或心脏彩色多普勒超声检查** 提示右心房、右心室扩大，而左心室缩小，ST段下降。

4. 血氧饱和度突然下降往往可以提示有肺栓塞的问题。

5. 与DIC有关的实验室检查提示凝血功能障碍。①血小板计数 $< 100 \times 10^9/L$；②凝血酶原时间延长，> 10 秒即有诊断意义；③血浆纤维蛋白原 $< 1.5g/L$；④凝血块观察，取正常产妇血 5ml 放试管内，置温箱中观察 $8 \sim 12$ 分钟血块形成，低纤维蛋白原患者血液不易凝结，30分钟血凝块少，而弥散显示血小板已相当低，继发纤溶；⑤出血时间及凝血时间延长；⑥纤维蛋白降解产物的增加，血浆鱼精蛋白副凝试验（3P试验）及乙醇胶试验阳性。

6. 若尸检，可见肺水肿、肺泡出血，主要脏器如肺、胃、心、脑等血管及组织中或心内血液离心后镜检找到羊水有形物质。

【诊断】羊水栓塞本质上是基于一系列临床表现的临床诊断，而不是单独的症状和体征。只要在临床过程中或产后立刻出现休克或（和）呼吸功能损害，临床医师都应怀疑为羊水栓塞。同时必须排除突发的分娩期或产后心肺衰竭的其他原因。

诊断过程中注意以下三点：①羊水栓塞是临床诊断，应基于诱发因素、临床症状和体征来诊断羊水栓塞；②尽管血涂片或器官找到羊水有形物质曾被作为羊水栓塞的诊断标准，但由于缺乏特异性，即使血液或器官组织找到羊水有形物质，如果临床表现不支持，也不能诊断羊水栓塞；③血液或器官组织没有找到羊水有形物质，但是临床表现支持，也应诊断羊水栓塞。

【鉴别诊断】

羊水栓塞容易误诊为其他的疾病：

1. **子痫抽搐** 通常有高血压、水肿及蛋白尿史，在产前、产时、产后均可发生，无胎膜破裂因素，双肺听诊一般无啰音。DIC的检查一般无异常。

2. **充血性心力衰竭** 有心脏病史，有心脏负担加重的诱因，患者突发心慌气短，咳泡沫状痰，一般无抽搐、出血和肾衰表现。在心衰控制后症状能好转。

3. **脑血管意外** 患者有高血压病史，有头痛、头晕，突然昏迷，可发生偏瘫。

4. 癫痫　患者往往有抽风病史，有精神因素的诱因。患者一般无 DIC 和肾衰。

5. 其他非 DIC 原因引起的产后出血　一般可找到明确的病因，无凝血机制的改变。

6. 血栓栓塞性疾病　患者往往有高凝状态、下肢深静脉血栓的表现，一般无出血。

【治疗】

羊水栓塞没有特异性治疗方法。治疗目的是迅速纠正低氧血症和低血压，以防止母体出现缺血性损伤，并确保给胎儿提供足够的氧气供应。归纳为以下几方面。

1. 抗过敏　出现过敏性休克应该应用大剂量肾上腺糖皮质激素，常选用氢化可的松 100～200mg 加入 5% 葡萄糖 100ml 快速静脉滴注，再用 300～800mg 加入 5% 葡萄糖 250～500ml 静脉滴注，日量可达 500～1000mg。

2. 供氧　保持呼吸道通畅，应争取正压持续给氧，合理目标是母体动脉血氧分压（arterial oxygen tension，PaO_2）> 65mmHg。面罩或气管插管正压给氧，必要时气管切开。供氧可减轻肺水肿，改善脑缺氧及其他组织缺氧。

3. 解除肺动脉高压　供氧只能解决肺泡氧压，而不能解决肺血流低灌注，必须尽早解除肺动脉高压，才能根本改善缺氧，预防急性右心衰竭、末梢循环衰竭和急性呼吸衰竭。常用药物有下列：

（1）罂粟碱：对冠状血管和肺、脑血管均有扩张作用，是解除肺动脉高压的首选药物。常用剂量为 30～90mg 加入 10%～25% 葡萄糖液 20ml 缓慢静脉推注，日量不超过 300mg。

（2）阿托品：解除肺血管痉挛，还能抑制支气管的分泌功能，改善微循环。常用剂量为 1mg 加入 10%～25% 葡萄糖液 10ml，每 15～30 分钟静脉推注 1 次，直至面色潮红、症状缓解为止。

（3）氨茶碱：具有解除肺血管痉挛，扩张冠状动脉及利尿作用，还有解除支气管平滑肌痉挛作用，常用剂量为 250mg 加入 10%～25% 葡萄糖液 20ml 缓慢静脉推注。

（4）酚妥拉明：能解除肺血管痉挛，消除肺动脉高压。5～10mg 加入 10% 葡萄糖液 100ml，以 0.3mg/min 速度静脉滴注。

4. 抗休克　羊水栓塞引起的休克比较复杂，与过敏、肺源性、心源性及 DIC 等多种因素有关。故处理时必须综合考虑。

（1）扩充血容量：休克时都存在有效血容量不足，应尽早、尽快扩充血容量。有条件者最好用肺动脉漂浮导管，测定肺毛细血管楔压（PCWP），边监测心脏负荷边补充血容量。如无条件测量 PCWP，可根据中心静脉压指导输液。无论用哪种监护方法，都应在插管的同时抽血 5ml，作血液沉淀试验，涂片染色寻找羊水成分，并作有关 DIC 实验室检查。扩容液的选择，开始多用低分子右旋糖酐 -40 或平衡液静脉滴注，并尽快补充新鲜血和血浆。

（2）纠正酸中毒：首次可给 5% 碳酸氢钠，先注入计算量的 1/2 ~ 2/3。最好做动脉血血气及酸碱测定，按失衡情况给药。

（3）调整血管紧张度：休克症状急骤而严重或血容量虽已补足但血压仍不稳定者，可选用血管活性药物，常用多巴胺 20 ~ 40mg 加入 10% 葡萄糖液 250ml 静脉滴注，可保证重要脏器血供。

5. 防治 DIC

（1）肝素钠：用于治疗羊水栓塞早期的高凝状态，尤其在发病后 10 分钟内使用效果更佳。在应用肝素时以试管法测定凝血时间控制在 15 分钟左右。肝素过量有出血倾向时，可用鱼精蛋白对抗，1mg 鱼精蛋白对抗肝素 100U。

（2）补充凝血因子：应及时输新鲜血、血浆、冷沉淀、纤维蛋白原等。补充纤维蛋白原 2 ~ 4g/ 次，使血纤维蛋白原浓度达到 1.5g/L。

（3）抗纤溶药物：纤溶亢进时，用氨甲环酸（0.5 ~ 1.0g）或氨甲苯酸（0.1 ~ 0.3g）加于 0.9% 氯化钠注射液或 5% 葡萄糖液 100ml 静脉滴注，抑制纤溶激活酶，使纤溶酶原不被激活，从而抑制纤维蛋白的溶解。

6. 预防心力衰竭　可用快速洋地黄制剂静脉注射，必要时 4 ~ 6 小时重复 1 次。当血容量补足后，另辅以呋塞米静脉注射，防治心力衰竭，对提高抢救成功率具有重要意义。

7. 防治多器官损伤　羊水栓塞时受累器官除肺与心脏外，其次便是肾脏。为防止肾衰竭，在抗休克时必须注意肾的血灌注量，血容量未补充前不用或慎用缩血管药物，当血容量补足后，血压回升而每小时尿量仍少于 17ml 时，应给予利尿药物治疗。无效者常提示急性肾衰竭，应尽早采用血液透析等急救措施。

8. 及时正确使用抗生素预防感染　应选用肾毒性小的广谱抗生素预防感染。

9. 产科处理　及时的产科处理对于抢救成功与否极为重要。羊水栓塞发生于胎儿娩出前，应积极改善呼吸循环功能、防止 DIC、抢救休克等。如子宫颈口未开或未开全者，应行剖宫产术；子宫颈口开全，根据情况可行产钳助产。术时及产后密切注意子宫出血等情况。若发生产后出血，需及时行子宫切除术，以去除病因并控制出血。

【预防】

如能注意以下数项，则对于预防羊水栓塞有利。

1. 人工破膜时不行剥膜。扩张宫颈和剥膜时均注意避免损伤，破膜后羊水可直接与开放的静脉接触，在宫缩增强的情况下易使羊水进入母血液循环。

2. 人工破膜时必须在宫缩间歇时进行，减少羊水进入母体血液循环的机会。

3. 掌握剖宫产指征。

4. 掌握缩宫素应用指征，并严密观察，防止宫缩过强，在使用缩宫素时应专人看护。

5. 分娩时勿使宫缩过强，子宫收缩过强使宫腔内压力增高，可能引起子宫下段内膜破裂，则宫缩时羊水由间隙进入母体。

6. 对有诱发因素者，严密观察警惕本病的发生，如剖宫产、前置胎盘、胎盘早剥、急产等。

7. 避免产伤、子宫破裂、子宫颈裂伤等。

【病例介绍】

患者，女性，34 岁，入院时间：2014-2-6 5:00。主诉：G_3P_1，孕 38^{+3} 周，不规则下腹痛 2 小时。

生育史 1-0-1-1，2011 年顺产一女婴，体重 3300kg，体健。2013 年早孕人流 1 次。

现病史 该孕妇平素月经规则，5/30 天，末次月经：2013-5-10，预产期：2014-2-17。停经 30 余天自测尿 hCG（＋），孕 16 周建卡，定期产检，D 筛查、B 超筛查及 OGTT 未见异常。今 3:00 期出现不规律腹痛，急诊就诊，NST 有反应，宫缩质弱，15″/10′，查宫颈容受 80%，宫口未开，先露头 S-3，遂收入院待产。

既往史 否认重大疾病史、否认手术外伤史。

体格检查 生命体征平稳，身高 166cm，胎心 140 次/分，腹围 100cm，子宫底 35cm，胎儿估计 3500g。骨盆情况：IS：26cm-IC：28cm-EC：19cm-TO：8.75cm，子宫颈容受 80%，质软，中位。宫口未开，先露头 S-3。

辅助检查 B 超：宫内单胎，双顶径 96mm，腹围 345mm，股骨 73mm；胎盘Ⅲ级，位于宫底部。羊水指数 100mm。

初步诊断 孕 38^{+3} 周第 3 胎 1 产，未临产，头位。

入院后完善相关常规检查（血常规、凝血、生化、尿常规）：正常范围。

治疗措施

2014-2-6 8:00 出现规律宫缩，10:00 宫缩 30″/3-4′，质中，胎心 130 次/

分，宫口开 3cm，S-2，胎膜未破，转产房，行 CST（－）。12:00 胎膜自破，羊水色清；宫缩 30″/2-3′，质中，胎心 142 次／分，宫口开 6cm，S+1；14:00 宫缩 40″/1-2′，质中，胎心 142 次／分，宫口开全，S+2；15:03 顺娩一男婴，体重 3450g，Apgar：1 分钟 10 分，5 分钟 10 分，立即给予缩宫素 20U 肌注。

15:10 胎盘娩出，胎盘检查未见明显缺损。第三产程失血 300ml，胎盘娩出后孕妇有持续性阴道流血，色鲜红，量较多约 200ml。

15:25 产妇诉有头晕，面色苍白，见阴道持续流血，测血压 100/70mmHg，脉搏 80 次／分，呼吸 18 次／分，血氧饱和度 80%。心电监护中，吸氧，万汶 500ml 静脉补充血容量，立即开通两路静脉。

15:30 阴道持续流血，色鲜红，无凝血块，子宫脐平，质硬，目前累计阴道出血约 800ml，测血压 90/63mmHg。

15:35 患者呼吸浅快，脉搏细速，弱，HR 110 次／分，四肢苍白湿冷，手测血压未测出。立即予地塞米松 20mg 静推，罂粟碱 30mg 静推，氢化可的松 200mg 静滴，并同时申请输血，考虑阴道出血量与生命体征明显不相符，血氧饱和度下降，羊水栓塞可能性大，通知总值班启动抢救流程，通知医院抢救小组成员立即到场参与抢救，同时将产妇转手术室。

抢救过程中，产妇意识丧失，经气管插管、大剂量肾上腺糖皮质激素、输血（浓缩红细胞、新鲜冰冻血浆、低温冷沉淀）、纠正凝血功能（纤维蛋白原、凝血酶原复合物）、碳酸氢钠纠正酸中毒等治疗，产妇仍有活跃性阴道出血，出血累计约 2000ml，遂行全子宫切除术。

产妇产后 7 天出院，恢复好。

专家点评　该产妇表现为顺产后阴道持续不凝血，随即出现休克、血氧饱和度下降，阴道出血量与生命体征严重不相符，患者很快意识不清，早期诊断羊水栓塞，是抢救成功的关键一步。羊水栓塞分为暴发型和迟发型，暴发型羊水栓塞以呼吸和循环衰竭为主，临床症状可为突发的呼吸困难和心搏骤停，抢救成功率低。迟发型羊水栓塞往往以产后出血为首发症状，同时合并氧饱和度下降，并迅速出现休克、DIC，生命体征与出血量不相符，需重视迟发型羊水栓塞的早期诊断和早期治疗。该病例迅速启动全院抢救小组，立即气管插管保持呼吸道通畅、大剂量肾上腺糖皮质激素抗过敏、输血和凝血物质纠正休克及凝血功能障碍、碳酸氢钠纠正酸中毒，因阴道持续有鲜红色不凝血，累积 2000ml 时仍无好转趋势，及时行全子宫切除术，最终成功挽救产妇生命。此病例抢救成功得益于早期诊断、早期治疗和团队的有力合作。

第四节 子 宫 破 裂

【概述】子宫破裂是指在妊娠晚期或分娩过程中发生的子宫体部或子宫下段发生的破裂，是直接威胁母亲和胎儿生命的产科严重并发症。其发生率在发达国家如美国为 0.04% ~ 0.1%；而在发展中国家如我国的发生率为 0.1% ~ 0.55%；在不发达的国家和地区其发生率更高。近年国内报道子宫破裂孕产妇病死率约为 12%，围产儿死亡率为 90% 左右，子宫破裂占产妇死亡总数的 6.4%。

【病因】在医疗资源丰富的国家，子宫破裂大多数既往有子宫手术史，尤其与剖宫产后阴道试产有关。在医疗资源有限的国家，许多子宫破裂病例与梗阻性分娩和缺乏获得手术分娩途径有关。

【临床表现及体格检查】

子宫破裂可发生在妊娠晚期或分娩期，多见于分娩过程中。通常子宫破裂是一个渐进的过程，多数可分为先兆子宫破裂和子宫破裂两个阶段。典型的临床表现为病理性缩复环、子宫压痛及血尿。

1. 先兆子宫破裂 主要表现为产妇烦躁不安、下腹胀痛难忍，并有排尿困难、血尿和少量阴道出血。体格检查：腹部检查可以发现病理缩复环，阴道检查有时可以发现梗阻的原因，常伴有胎儿心率异常。最常见的胎儿心率异常表现是胎儿心动过缓，这可能突然发生或在减速前发生，但没有可确定子宫破裂的特定胎心率的模式。

2. 子宫破裂

（1）完全性子宫破裂：主要表现为产妇突然感到下腹撕裂样剧烈疼痛，子宫收缩骤然停止，腹痛可暂时缓解。然后由于血液、羊水、胎儿等进入腹腔，又表现为全腹疼痛，并由于腹腔内出血导致血流动力学不稳定，产妇出现呼吸急促、面色苍白、脉搏细数、血压下降等休克征象。此时腹部检查全腹压痛及反跳痛，可在腹壁下扪及胎体，移动性浊音阳性，胎动和胎心消失。阴道检查发现宫颈口较前缩小，先露上升；若破口位置较低，可扪及子宫前壁裂口。

（2）不完全性子宫破裂：多见于子宫下段剖宫产切口瘢痕裂开，其特征为出血少，又加上腹膜覆盖，故缺乏明显的症状与体征，容易漏诊。但多数病例腹部检查子宫下段切口处有明显的压痛。

【辅助检查】

1. 胎心监护 子宫破裂前较为肯定的表现为胎儿心动过缓和（或）各种胎心率减速的出现，特别是晚期减速持续较长时间且不恢复。

2. 超声 这是诊断子宫破裂以及先兆子宫破裂最常用的辅助检查手段。超声检查可能显示子宫肌层的断裂、与子宫切口瘢痕相邻的血肿、子宫外含液体的胎膜膨出、游离性腹腔液、无羊水、子宫无内容物、在宫外出现胎儿骨骼和（或）胎儿死亡。子宫破裂发生后，胎儿及其附属物均排入腹腔，超声图像非常复杂，应按一定顺序进行检查：①先找已收缩的子宫；②寻找胎儿是否在腹腔内；③寻找胎盘。检查重点：观察子宫大小、内部回声，胎儿情况及腹腔积液情况，并结合临床进行诊断。如果发生了胎盘植入并子宫破裂，超声检查可提示腹腔积液，胎盘后间隙消失，该处子宫肌层低回声带变薄或消失，子宫壁片状液性暗区或胎盘后壁不规则片状液性暗区。彩色多普勒超声可见植入性胎盘与宫壁间出现异常血流呈高速低阻。

3. MRI 和 CT 由于能较为清楚地显示胎儿、胎盘以及子宫的关系，是子宫破裂超声诊断的重要补充手段。超声检查下隐匿的子宫裂开或破裂可能在 CT 或 MRI 上较好显示。CT 和 MRI 可能显示腹膜积气和与破裂相关的病理学表现，如肠梗阻和脓肿。

4. 腹腔穿刺以及后穹隆穿刺 可以明确腹腔内有无出血，但是一般这项检查阳性的病人其症状及体征也往往较明显，多可诊断，因此该项检查并非必需。

【诊断与鉴别诊断】 子宫破裂的诊断基于病史、症状、体征或影像学检查。在进行剖宫产后阴道试产的女性发生 1 个或更多如下症状和体征时应怀疑子宫破裂：胎心率异常、突发腹痛或腹痛加剧、子宫收缩减弱、阴道出血及血流动力学不稳定。

子宫破裂的鉴别诊断以患者出现的症状和体征为基础。腹痛、出血和胎心率改变可能需与胎盘早剥或羊膜腔内感染相鉴别。血流动力学不稳定伴随腹腔内出血，需与妊娠期急腹症相鉴别，包括肝破裂（可在重度子痫前期时发生）、脾动脉瘤破裂等。急腹症的病因有很多；在母体血流动力学稳定后行剖宫产术既能明确诊断，又能进行治疗性干预。

【临床处理】

1. 疑似破裂 血流动力学不稳定的患者应迅速给予补液和输血以稳定血流动力学情况，并准备尽快行剖宫产术。

告知麻醉人员帮助患者处理并提供分娩时的麻醉支持。根据患者的临床稳定性及分娩的紧急性选择行局部或全身麻醉；然而，对于有严重出血倾向的患者，因为有硬膜外血肿和脊髓血肿风险，所以硬膜外麻醉和脊髓麻醉通常是禁忌。

腹部切口的选择根据鉴别诊断中得出的主要诊断进行。横切口可以良好暴露子宫下段及盆腔，但是中线切口能为全面剖腹探查提供一个更好的暴露，包括子宫底部。

2. 子宫破裂 在输液、输血、吸氧和抢救休克同时，无论胎儿是否存活均应尽快手术治疗。

子宫破口整齐、距破裂时间短、无明显感染者，或患者全身状况差不能承受大手术，可行破口修补术。子宫破口大、不整齐、有明显感染者，应行子宫次全切除术。破口大、撕伤超过宫颈者，应行全子宫切除术。手术前后给予大量广谱抗生素控制预防感染。

严重休克者应尽可能就地抢救，若必须转院，应输血、输液、包扎腹部后方可转送。

【预防】目前没有可靠办法来预测既往有子宫手术史的女性的子宫破裂。对于既往有剖宫产手术史的产妇来说母亲年龄增加、孕龄变大、胎儿出生体重 > 4000g、分娩间隔 < 18 ~ 24 个月和单层缝合子宫切口，均会增加其发生子宫破裂的风险。

预防措施包括：做好产前检查，有瘢痕子宫、产道异常等高危因素者，应提前入院待产。对前次剖宫产切口为子宫体部切口、子宫下段切口有撕裂、术后感染愈合不良者，均应行剖宫产终止妊娠。严密观察产程进展，警惕并尽早发现先兆子宫破裂征象并及时处理。严格掌握宫缩剂应用指征，应用缩宫素引产时应有专人守护或监护。

【病例介绍】

患者，女性，28 岁。因"G_1P_0，孕 33 周，突发下腹痛 2 小时"急诊入院。

生育史 0-0-0-0。

现病史 患者平素月经规则。末次月经：2013-7-20，预产期：2014-4-27。停经 40 天自测尿 hCG 阳性，早孕反应轻，孕 4 个月自觉胎动，无正规产检，于 2014-3-9（孕 33 周）晚 20 点无明显诱因出现下腹痛，无明显阴道流血，腹痛持续近两小时无缓解，且伴心悸，遂来院就诊。

既往史 2013 年 1 月行腹腔镜下子宫肌瘤剥除术，术中见肌瘤位于宫底处，直径约 7cm，局部压迫宫腔，剥除肌瘤过程中进入宫腔。

体格检查 T 37.4℃，P 124 次 / 分，BP 98/62mmHg，R 24 次 / 分，腹肌紧张，全腹部压痛、反跳痛（＋），尤以宫底部压痛明显。宫缩间隔 2 ~ 3 分钟，持续 20 秒，质中。胎心无法探及。阴道检查：宫口未开，宫颈未容受。

辅助检查 B 超检查：宫内单胎，头位，胎心未见；大量腹腔积液。血常规：Hb 76g/L，WBC 10.87×10^9/L，N 78%，PLT 125×10^9/L。凝血功能：正常范围。

初步诊断 腹痛待查：子宫破裂？

治疗措施

1. 开放静脉通路，输液，联系血库备血，完善术前检查及准备后立即手术。

2. 术中见盆腹腔积血约 1000ml，宫底部见破口约长 5cm，部分胎盘嵌顿于宫底破口处。

3. 予剖宫产娩出死婴并行子宫修补术。

4. 术后予抗生素预防感染，并告知再次妊娠的注意事项。

专家点评 产妇有子宫肌瘤剥除术史，为子宫破裂的高危因素。就诊时表现为腹痛伴心悸，体征：血压尚可，心率增快，表现为休克代偿期。全腹肌紧张、压痛、反跳痛（+），宫底部肌瘤剥除部位为甚，胎心未及，阴道检查宫口未开，结合 B 超检查腹腔大量积液，故内出血（子宫破裂）可能性大，及时开放静脉通路，行剖腹探查证实为子宫破裂导致的腹腔内出血。目前临床上发生的子宫破裂，梗阻性难产导致的子宫破裂减少，以瘢痕子宫孕期和阴道试产过程中发生子宫破裂为主，尤其是子宫肌瘤剥除术后的孕妇，值得警惕。故针对此类患者，应仔细询问病史，加强体格检查，加强监护并严格掌握阴道试产的适应证显得尤为重要！

第五节 子 宫 内 翻

【概述】子宫内翻是指子宫底部向宫腔内陷入，甚至自宫颈翻出。它是阴道分娩或剖宫产分娩都罕见的并发症，发生率国内外统计报道不一，为 1:2000 ~ 1:45 000，是产科非常危急的并发症。一旦发生可迅速出现大出血、感染、休克，如未及时抢救，患者可能在 3 ~ 4 小时内发生死亡，据报道死亡率最高达 43%，故早期诊断、早期治疗尤为重要。

根据内翻程度和其发生的时间，子宫内翻可进行以下分类：

根据内翻程度可分为 4 度：Ⅰ度内翻（不完全性）：宫底部在宫腔内；Ⅱ度内翻（完全性）：宫底部已经凸出宫颈外口；Ⅲ度内翻（子宫脱垂）：宫底部达到或超过阴道口；Ⅳ度内翻（子宫和阴道完全内翻）：子宫和阴道均内翻。

根据发生时间分为急性、亚急性和慢性。急性：产后 24 小时内；亚急性：产后超过 24 小时但少于 4 周；慢性：产后 ≥ 1 个月。

【危险因素】不到 50% 的子宫内翻存在危险因素，包括巨大儿、急产、脐带过短、应用子宫松弛剂、初产妇、子宫畸形或肿瘤（平滑肌瘤）、胎盘残留和胎盘植入。

【发病机制】子宫内翻的发病机制尚不清楚。

【临床表现】临床表现根据内翻的程度和发病时间不同而不同。症状和体征可能包括轻至重度的阴道出血、轻至重度的下腹痛、宫颈或阴道可见凸出的光滑球形块状物，还可能有尿潴留。

完全性子宫内翻常伴严重的产后出血，导致低血容量性休克。休克与失血量不成比例，这可能由于牵拉了骨盆副交感神经，增加了迷走神经张力（神经源性休克），不过也有争议，认为这可能只是反映低估了出血量。阴道检查发现，内翻的宫底塞满了阴道；腹部触诊发现，在预期宫底所在的脐周位置摸不到宫底。

不完全性子宫内翻约占子宫内翻的 10%，临床表现常不明显，其出血量可能为微量。宫腔探查发现宫腔内有块状物（即宫底），腹部检查发现正常球形宫底部区域可以触及杯状缺损（宫底切迹）。如果缺乏大量出血的临床表现或对宫底部的仔细检查，这些患者可能会被延误诊断几天或几周。由于随着时间延长宫颈紧缩度增加，延误诊断的子宫内翻更可能需要手术干预来复位子宫，而且子宫可能变得水肿及发生感染。

【辅助检查】超声检查子宫内翻显示宫底轮廓异常，同时子宫腔内有一个均匀的球形块状物（即内翻的宫底）。

【诊断与鉴别诊断】急性子宫内翻根据临床表现容易诊断。患者可出现导致休克的阴道出血、下腹痛、宫颈或阴道可见凸出的光滑球形包块，腹部检查不能触及正常位置的宫底部是关键的体格检查。极少需要影像学检查（如超声、磁共振）帮助诊断，但在患者血流动力学稳定且临床表现不典型、诊断不明确时可通过影像学检查来确诊子宫内翻。但在产妇大量阴道出血时，不能因等待影像学检查确诊而耽误治疗。

慢性子宫内翻多因急性子宫内翻未能及时发现，幸免于死亡而后就诊者，主要表现为产后下腹坠痛或阴道坠胀感，大小便不畅，阴道不规则流血或月经过多，白带多且臭或流脓液，多继发贫血。

需要进行鉴别诊断的最常见疾病是脱出的黏膜下子宫肌瘤。宫底的体格检查和超声检查有助于区别两种疾病：脱出的黏膜下子宫肌瘤的宫底通常是正常的，而子宫内翻时，宫底从正常位置消失或明显异常（如杯形和小于预期）。

【临床处理】

对于子宫内翻患者的治疗目标是恢复子宫到正常的位置；如存在产后出

血和休克，则对症处理；预防再次发生内翻。

1. 急性子宫内翻的治疗

（1）一般处理：呼叫立即支援，包括麻醉科工作人员、其他产科工作人员（在适当情况下，需要更有经验的产科人员）以及手术室工作人员。建立足够的静脉通路，进行液体复苏。停用子宫收缩药物，因为复位子宫需要子宫松弛。

（2）子宫复位：分为手法复位和手术复位两种。

1）手法复位术：即经阴道子宫还纳术，一般在子宫颈尚未回缩时进行，成功率达 50% ~ 80%。复位前禁用宫缩剂，可给予宫缩抑制剂、哌替啶或全身麻醉。术者一手伸入阴道，用手指略扩张宫颈，以手掌托宫底，手指将近宫颈环部缓慢向盆腔推移，最后将宫底推入宫腔，应遵循最后翻出的部分最先回纳的原则，手法要轻柔。复位成功后手勿立即取出，采用握拳式抵住宫底，配合使用宫缩剂，待子宫收缩后方可取出。

2）手术复位术：共有 5 种方法，应用于经阴道还纳失败者。

腹部子宫还纳术：即 Huntington 术，方法简单，子宫上无切口，有利于再次妊娠，仅适用于急性子宫内翻。具体方法是先切开腹壁，见子宫内翻的凹陷部，陷凹内可见输卵管、卵巢和圆韧带及宫壁，用两把 Allis 钳夹两侧宫壁并缓慢牵拉宫壁，待部分宫底引出陷凹，将 Allis 钳下移继续向上牵拉直至宫底全部整复。

Haultain 术：经腹将阴道与宫颈连接处的后部切开，牵拉子宫后壁直至内翻子宫复位，恢复正常解剖位置。此方法较简单，但复位后宫体缝线无腹膜覆盖，易与盆腔后壁粘连致子宫后屈。

Dobin 术：经腹在宫颈与膀胱反折处作横切口，推开膀胱暴露子宫下段和宫颈，然后切开宫颈环的前壁，复位后腹膜可覆盖切口。Haultain 术和 Dobin 术适用于宫颈回缩较紧者。

Spinelli 术：指经阴道切开宫颈环的后壁。

Kustner 术：指经阴道切开宫颈环的前壁。

（3）胎盘的处理：在子宫复位前胎盘都不能剥离，但此时不宜移除胎盘。在复位前剥离胎盘会增加失血，并可能导致严重的出血。胎盘留在原位，只要给予适当的麻醉，几乎不会干扰术者将子宫复位到正常位置。子宫复位后，最保守的办法是等待胎盘自然剥离，或当存在常规产科指征且血流动力学稳定时，可以尝试人工剥离胎盘。

2. 慢性子宫内翻的治疗

慢性子宫内翻者一般感染严重，局部充血、水肿、粘连坏死，复位很困难，即使复位成功，也可能导致感染，因此考虑经阴道子宫切除较好；但对仍要求生育者，则尽量采用复位术。其方法是先控制感染，然后在充分的麻醉下行手法复位，如不成功则行经腹复位术。

3. 预防再次发生内翻 为预防子宫复位后再次翻出可采取下面两种方法：①球囊填塞法：球囊具有可塑性，可改变形状充分填塞宫腔，同时不影响子宫的正常收缩；②纱布填塞法：填塞时注意从宫底部填起，均匀填紧。两种方法均安全、快速、有效，24小时后取出球囊或纱布。同时给予子宫收缩剂以促进子宫肌层收缩，维持子宫处于原位，从而减少再次内翻和出血的风险。

在非急性子宫内翻中有过感染的报道，而且可能是严重的感染。故可给予单次剂量的第一代头孢菌素（如头孢唑啉），用于预防子宫内膜炎。或者使用单次剂量的克林霉素和庆大霉素以覆盖对革兰阳性、革兰阴性菌和厌氧菌的感染预防。

【预防】

1. 正确处理第三产程 目前认为第三产程过度牵拉脐带和腹部加压宫底部，特别是存在宫缩乏力合并宫底部有胎盘组织植入的时候易引起子宫内翻。故在第三产程时要避免过度牵拉脐带和腹部加压。

2. 识别高危因素 巨大儿、急产、脐带过短、应用子宫松弛剂、初产妇、子宫畸形或肿瘤（平滑肌瘤）、胎盘残留和胎盘植入可能会增加子宫内翻的风险。故针对以上高危因素，估计有发生宫缩乏力的可能性时，应在胎盘娩出后，及时使用宫缩剂，以防止产后出血和子宫内翻的发生。

【病例介绍】

患者，女，32岁，入院时间：2014-05-05 23:00。主诉：G_1P_0 孕39周，不规律下腹痛10小时。

生育史 0-0-4-0，4次均为早孕期人流。

现病史 该孕妇平素月经规则，5/30天，末次月经：2013-8-5，预产期：2014-5-12。停经30余天自测尿hCG（＋），孕早期阴道少量出血，外院予口服达芙通保胎治疗1个月余。孕16周建卡，定期产检，D筛查、B超筛查及OGTT未见异常。今13:00期出现不规律腹痛，急诊就诊，NST有反应，宫缩10'偶及，查宫口容90%，未开，先露头S-3。予收入院待产。

既往史 否认重大疾病史、否认手术外伤史。

体格检查 生命体征平稳，身高165cm，胎心150次/分，腹围97cm，子宫底35cm，胎儿估计3400g。骨盆情况：IS：26.5cm-IC：28.5cm-EC：18.5cm-TO：8.75cm，子宫颈容受90%，质软，中位。

辅助检查 B超：宫内单胎，双顶径95mm，腹围345mm，股骨71mm；

胎盘Ⅲ级，位于宫底部。羊水指数 90mm。

初步诊断 孕 39 周第 1 胎 0 产，未临产，头位。

入院后完善相关常规检查（血常规、凝血、生化、尿常规）正常范围。

治疗措施

2014-5-6 4:00 出现规律宫缩，8:00 宫缩 25～30″/3～4′，质中弱，胎心 130 次/分，宫口开 2cm，S-2，胎膜未破，转产房，行 CST（－）；10:00 宫缩 30″/3～4′，质中，宫口开 3cm，S-1；12:00 胎膜自破，羊水色清，宫缩 30″/2-3′，质中，胎心 142 次/分，宫口开 5cm，S0；14:00 宫缩 40″/2～3′，质中，胎心 142 次/分，宫口开 8cm，S+2；15:00 宫口开全，S+2；16:30 顺娩一男婴，体重 3340g，Apgar：1 分钟 10 分，5 分钟 10 分，立即给予缩宫素 20U 肌注。

16:37 阴道少量流血，助产士在协助胎盘娩出时左手牵拉脐带，右手在腹部轻压子宫时子宫体翻出脱出达阴道口外，胎盘部分剥离与子宫壁粘连，阴道出血多，约 1000ml，产妇感到剧烈腹痛，大汗淋漓，立即报告值班医师，检查发现整个子宫体完全翻出，宫颈已形成狭窄环，胎盘大部分未剥离。立即予以肌注阿托品 0.5mg，剥离胎盘后在静脉麻醉下经阴道行徒手复位，因宫颈环仍无法松解，阴道徒手复位失败，立即开腹行经腹组织牵拉子宫复位术（Huntington 术），术中见子宫完全内翻，用组织钳自狭窄环部内侧夹持子宫壁并逐渐向宫底部移行，同时助手从阴道上推帮助还纳，最后达到子宫完全复原，立即注射缩宫素，持续按摩子宫，子宫收缩良好，术中输悬浮红细胞 2U，血浆 200ml，术后输悬浮红细胞 2U，并继续促宫缩、抗感染，补铁补血治疗。术后 4 天，产妇恢复好，出院。

出院诊断 ①孕 39^{+1} 周第 1 胎 1 产，LOA，顺产；②子宫内翻；③产后出血。

专家点评 产妇因胎盘粘连，部分胎盘剥离，此时阴道出血多，产妇感腹痛剧烈，医师检查发现整个子宫体完全翻出，及时诊断子宫内翻。在静脉全麻下试行手法复位失败，改手术复位成功。唯一处理不当为发生子宫内翻时，如胎盘未剥离，此时不应剥离胎盘，而应在麻醉情况下第一时间行手法复位，胎盘剥离应放在子宫复位后进行。子宫内翻发生率罕见，需与黏膜下肌瘤娩出鉴别。处理上需在麻醉状态下首先手法复位，若手法复位失败，及时开腹行手术复位。至于是否需要行子宫切除术，根据产科指征决定。

（熊　钰）

参 考 文 献

1. 沈铿，马丁．妇产科学．第 3 版．北京：人民卫生出版社,2015.

2. 中华医学会妇产科学分会产科学组．产后出血预防与处理指南 (2014).中华妇产科杂志,2014,49(9):641-646.

3. 2016 SMFM Clinical Guidelines No. 9: Amniotic fluid embolism: diagnosis and management.

4. Clark SL. Amniotic fluid embolism. Obstet Gynecol,2014,123 (2 Pt 1):337-348.

5. Ducloy-Bouthors AS, Susen S, Wong CA, et al.Medical advances in the treatment of postpartum hemorrhage.Anesth Analg, 2014,119(5):1140-1147.

6. 李川苹，张莉．子宫内翻的诊断及处理．医学信息,2011,24 (4):2408-2409.

7. 张建平，王曌华．子宫破裂的诊断和治疗．中国实用妇科与产科杂志, 2011,27 (2):118-120.

第十二章 产褥期

第一节 产褥期出血的诊断与鉴别诊断

分娩 24 小时后，在产褥期内发生的子宫大量出血，称晚期产后出血，即产褥期出血。以产后 1~2 周发病最常见，亦有迟至产后 6 周发病者。阴道流血可为少量或中量，持续或间断；亦可表现为急剧大量流血，同时有血凝块排出。产妇多伴有寒战、低热，且常因失血过多导致严重贫血或失血性休克。

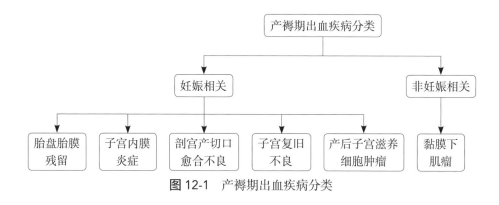

图 12-1 产褥期出血疾病分类

妊娠相关疾病

一、病因及临床表现

（一）胎盘、胎膜残留

为阴道分娩最常见的原因，多发生于产后 10 天左右，黏附在宫腔的残留胎盘组织发生变性、坏死、机化，形成胎盘息肉，当坏死组织脱落时，暴露基底部血管，引起大量出血。临床表现为血性恶露持续时间延长，反复出血或突然大量流血。检查发现子宫复旧不全，宫口松弛。有时可见有残留组织。另外有一种特殊的情况，蜕膜残留即正常蜕膜多在产后一周内脱落，并随恶露排出。若蜕膜剥离不全长时间残留，也可影响子宫复旧，继发子宫内膜炎症，引起晚期产后出血。临床表现与胎盘残留不易鉴别，宫腔刮出物病理检查可见坏死蜕膜，混以纤维素、玻璃样变的蜕膜细胞和红细胞，但不见绒毛。

（二）子宫内膜炎症

因感染引起胎盘附着面复旧不良和子宫收缩欠佳，血窦关闭不全导致子宫出血。

（三）剖宫产切口愈合不良

多见于子宫下段剖宫产横切口两侧端。引起切口愈合不良造成出血的原因主要有：

1. 子宫下段横切口两端切断子宫动脉向下斜行分支，造成局部供血不足。术中止血结扎后，形成局部水肿或坏死。

2. 横切口选择过低或过高　宫颈侧以结缔组织为主，血供较差，组织愈合能力差，且靠近阴道，增加感染机会。

3. 缝合技术不当　组织对位不佳；手术操作粗暴；出血血管缝扎不紧；切口两侧角部未将回缩血管缝扎形成血肿；缝扎组织过多过密，切口血液循环供应不足等，均影响切口愈合。

以上各种因素均可致在可吸收线溶解脱落后，血窦重新开放。多发生在术后2~3周，出现大量阴道流血，甚至引起休克。

（四）子宫复旧不良

子宫胎盘附着面血管在分娩后即有血栓形成，继而血栓机化，出现玻璃样变，血管上皮增厚，管腔变窄、堵塞。胎盘附着部边缘有内膜向内生长，底蜕膜深层残留腺体和内膜亦重新生长，使子宫内膜得以修复，此过程需6~8周。若胎盘附着面感染、复旧不全引起血栓脱落，血窦重新开放，导致子宫出血，多发生在产后2周左右，表现为突然大量阴道流血，检查发现子宫大而软，宫口松弛，阴道及宫口有血块堵塞。

（五）产后子宫滋养细胞肿瘤

妊娠滋养细胞肿瘤10%继发于足月妊娠。肿瘤主要经血行播散，转移发生早而且广泛。最常见的转移部位是肺（80%），其次是阴道（30%），以及盆腔（20%）、肝（10%）和脑（20%）等。由于滋养细胞的生长特点之一是破坏血管，所以各转移部位症状的共同特点是局部出血。转移性滋养细胞肿瘤可以同时出现原发性和继发性症状，但也有不少患者原发灶消失而转移灶发展，仅表现为转移灶症状，若不注意常会误诊。

转移灶表现症状、体征视转移部位而异。

1. **肺转移** 癌肿侵及支气管，多有咳嗽、血痰或反复咯血；阻塞支气管，则形成肺不张；转移灶接近胸膜，可出现胸痛及血胸；急性肺栓塞表现为肺动脉高压及呼吸循环功能障碍。X 线胸片的最初表现为肺纹理增粗，很快出现小结节状阴影，以后因病灶扩大呈棉球状，更大者为团块状。

2. **阴道转移** 为宫旁静脉逆行性转移所致，转移灶多位于阴道下段前壁，呈紫红色结节突起。破溃后可引起大出血。

3. **脑转移** 常继发于肺转移后，是绒毛膜癌致死的主要原因。临床病程分为 3 期：瘤栓期因脑组织缺血出现一过性症状，如猝然跌倒、失明、失语等。脑瘤期发生头痛、呕吐、抽搐、偏瘫以至昏迷。病情逐渐加重，颅内压不断升高，进入脑疝期易致死。

4. **肝转移** 常同时有肺或阴道转移，是预后不良因素之一。往往出现黄疸、肝区疼痛及消化道症状，若病灶穿破肝包膜可出现腹腔内出血，导致死亡。通过 B 超等影像学检查可及时诊断。

胎盘部位滋养细胞肿瘤是指来源于胎盘种植部位的一种特殊类型的滋养细胞肿瘤，其病理形态及生物学行为与其他滋养细胞肿瘤有诸多不同。临床罕见，近些年来颇受重视。肿瘤呈实质性，一般局限于子宫，多突向宫腔，也可侵入子宫肌层，甚至穿破子宫壁。病情进入晚期可发生转移。转移部位以肺部为多，脑、肝等其他部位少见。镜检瘤组织几乎完全由中间型滋养细胞构成，有时含有少许合体滋养细胞成分。瘤细胞圆形、多角形或梭形，胞质丰富，有异染性，核分裂象少，无广泛出血坏死，也无绒毛结构可见。瘤细胞产生低水平的人绒毛膜促性腺激素（hCG）和人胎盘生乳素（HPL）。与肿瘤体积比较，分泌量相对为少。

二、诊断

（一）病史

若为阴道分娩，应注意产程进展及产后恶露变化，有无反复或突然阴道流血病史；若为剖宫产，应了解手术指征和术式，术后恢复是否顺利。

（二）症状和体征

阴道流血：胎盘胎膜残留、蜕膜残留引起的阴道流血多在产后 10 天左右发生。胎盘附着部位复旧不良常发生在产后 2 周左右，可以反复多次阴道流血，产后恶露不净，有臭味。剖宫产子宫切口裂开或愈合不良所致的阴道流血，多在术后 2~3 周发生，反复或突然阴道大流血，导致贫血、休克甚至危及生命。腹痛和发热：常合并感染，伴发恶露增加，恶臭。全身症状：继发贫血，严重者因失血性休克危及生命。体征：子宫复旧不佳可扪及子宫增大、变软，宫口松弛，有时可触及残留组织和血块，伴有感染者子宫明显压痛。

全身体检应注意排除血液系统疾病。双合诊检查应在消毒、输液、备血、纠正休克以及有抢救条件下进行。不要强行清除宫颈部位的凝血块。一般可发现子宫增大、软，宫口松弛，内有血块或组织。

（三）辅助检查

血、尿常规，了解感染与贫血情况。宫腔分泌物培养或涂片检查。B 超检查能了解宫腔内有无残留物、子宫切口愈合状况等。若有宫腔刮出物或切除子宫标本，应送病理检查以明确诊断。

三、鉴别诊断

产褥期出血一般是指分娩结束 24 小时后，在产褥期内发生的子宫大量出血。大多见于产后 1~2 周，也有延迟至产后 2 个月左右发病。根据发病时间及病因可以鉴别诊断。

表 12-1 产褥期出血常见疾病鉴别诊断

病因	主要临床表现
胎盘胎膜残留	发生在产后 10 天左右，残留组织变性、坏死脱落引起
子宫胎盘附着部位复旧不全	产后 2 周，血栓机化、脱落，血窦重新开放
感染	子宫内膜炎引起宫缩乏力、复旧不全导致大量出血
剖宫产术后子宫切口裂开	术后 2~3 周，大量阴道出血
肿瘤（滋养细胞肿瘤、黏膜下肌瘤）	产褥期长时间、新发的阴道流血、突然量增多
子宫动脉假性动脉瘤或动静脉畸形	突发的大量阴道出血，较罕见

四、预防

剖宫产时做到合理选择切口，避免子宫下段横切口两侧角部撕裂及合理缝合。晚期产后出血的产妇往往可以追溯到第三产程和产后 2 小时阴道流血较多或怀疑胎盘胎膜残留的病史。因此，产后应仔细检查胎盘、胎膜，如有残缺，应及时取出；在不能排除胎盘残留时，以进行宫腔探查为宜。术后应用抗生素预防感染。

五、治疗

1. 少量或中等量阴道流血，应给予足量广谱抗生素、子宫收缩剂以及支持疗法及中药治疗。

2. 疑有胎盘、胎膜、蜕膜残留或胎盘附着部位复旧不全者，刮宫多能奏效，操作力求轻柔，静脉输液、备血并做好开腹手术的术前准备。刮出物应送病理检查，以明确诊断。术后继续给予抗生素及子宫收缩剂。

3. 疑剖宫产子宫切口裂开者，剖宫产术后阴道流血，少量或中等量应住院给予抗生素并严密观察。阴道大量流血需积极抢救，此时刮宫手术应慎重，因剖宫产组织残留机会甚少，刮宫可造成原切口再损伤导致更多量流血。可行剖腹探查。若切口周围组织坏死范围小、炎症反应轻微，可行清创缝合及髂内动脉、子宫动脉结扎止血或髂内动脉栓塞术。若组织坏死范围大，酌情作低位子宫次全切除术或子宫全切除术。

4. 肿瘤引起的阴道出血，应按肿瘤部位、性质做相应处理。

【病例介绍】

病例一 | 子宫复旧不良

患者，女性，36 岁，因"产后 15 天，阴道出血增多 10 天"急诊入院。

现病史 患者 15 天前足月顺娩一女婴，体重 3990g，产后于月子中心修养，卧床较多，恶露量时多时少。常感下腹轻微胀痛，院外不规则用药（具体不详），阴道流血无改善。10 天前出现阴道流血增多，量多于月经量，伴少许凝血块，仍坚持院外用药（药名不详）。今晨 1 时左右突然阴道大出血，量约 600ml，色暗红，伴大量凝血块，并出现头昏、乏力，于 1 时 30 分救护车急诊接入当地医院。

体格检查 T 38.5℃，P 100 次/分，R 21 次/分，BP 100/60mmHg。一般情况可，贫血貌，面色略苍白，双肺（-），腹软，无压痛、反跳痛，未扪及肝脾，移动性浊音（－），肾区无叩痛。

妇科检查 宫底脐下三指，质软，无压痛，双附件未扪及包块。挤压宫底后排出积血块约 100ml。

辅助检查 血常规：Hb 62g/L，WBC 11.0×10^9/L，N 80%。血 hCG（－）。入院予以按摩子宫，催产素促宫缩治疗后，阴道出血减少，复查 B 超：宫腔内混合块约 65mm×53mm×40mm，未见明显血流信号。

初步诊断 ①晚期产后出血；②子宫复旧不良；③中度贫血。

治疗措施

1. 开放静脉通路，快速补液，输少浆血 4U，血浆 200ml，并予以按摩子宫，催产素促宫缩治疗。

2. 输血支持下行清宫术，刮出宫腔组织物和凝血块约 50g，刮出物送病检，病检诊断：变性坏死的平滑肌组织和少许增生改变的子宫内膜组织。

3. 经抗炎、补液、输血、促宫缩等对症支持治疗下，患者治愈出院。

专家点评

该患者顺产后 15 天，阴道出血增多 10 天，曾于院外自行用药，效果欠佳，且患者产后于月子中心修养，卧床较多，缺乏适当的活动，产后子宫收缩欠佳，产后 15 天，宫底脐下三指，质软，阴道出血多。B 超提示宫腔混合块 65mm×53mm×40mm，未见血流信号，考虑为血块混合蜕膜可能大，宫腔混合块 6cm 大小，进一步影响子宫收缩，保守治疗效果差，而宫缩乏力导致阴道出血多，形成恶性循环。患者入院后血红蛋白 62g/L，予以输血支持下行清宫术，术后予以促宫缩、抗感染治疗，预后好。

病例二 子宫内膜炎

患者，女性，26 岁，因"顺产后 10 天，阴道出血增多 2 天"急诊入院。

现病史 患者 10 天前足月顺娩一女婴，体重 3690g，产后家中休养，常感下腹隐痛。近 2 天前阴道流血增多，多于月经量，伴少许凝血块。今晨起床时突然阴道大出血，量约 600ml，色暗红，伴大量凝血块，并出现头昏、乏力，救护车急诊入院。

体格检查 T 38.5℃，P 110 次/分，R 21 次/分，BP 100/60mmHg。一般情况可，贫血貌，面色略苍白，双肺（－），腹软，无压痛、反跳痛，未扪及肝脾，移动性浊音（－），肾区无叩痛。

妇科检查 宫底脐耻之间，压痛（＋），双附件未扪及包块。挤压宫底恶露有异味。

辅助检查 血常规：Hb 72g/L，WBC 15.0×10^9/L，N 80%。血 hCG（-）。B 超未见异常。宫腔培养：大肠埃希菌。

初步诊断 ①晚期产后出血；②子宫复旧不良，子宫内膜炎；③中度贫血。

治疗措施

1. 开放静脉通路，快速补液，备血，并予以按摩子宫，催产素促宫缩治疗。

2. 经抗炎、补液、促宫缩、补铁等对症支持治疗下，患者治愈出院。

专家点评 该患者顺产后 10 天，阴道出血增多 2 天，恶露有异味，宫底脐耻之间，子宫有压痛。同时有发热，白细胞增高，符合子宫内膜炎诊断。宫腔培养大肠埃希菌进一步证实该诊断，抗感染治疗是关键。入院后予以促宫缩、抗感染治疗，预后好。

病例三 剖宫产术后晚期产后出血

患者，女性，31 岁，因"剖宫产术后 2 周，阴道不规则流血 1 天"入院。

生育史 1-0-0-1。

现病史 患者于 2 周前于外院因阴道试产失败行剖宫产术，术中娩一女婴，体重 4100g，术中宫缩乏力，出血约 800ml。术后有发热，最高体温达 39℃，术后予头孢曲松及甲硝唑联合抗感染治疗，后热退，复查血常规大致正常，但 C 反应蛋白仍偏高。腹部切口愈合好，予出院。术后 2 周（今日）无明显诱因出现不规则阴道流血，未重视，后阴道出血量增多，自诉卫生巾、裤子及床单均湿透，由急诊接送入院。患者出现头晕、乏力，无发热、无组织物排出。

月经史 月经规律，14 岁，7 ~ 8/30 天，量中，无痛经。

体格检查 T 37.0℃，P 110 次 / 分，R 20 次 / 分，BP 90/60mmHg，面色苍白，双肺未闻及干湿啰音，心律齐。腹软，无压痛、反跳痛，宫底脐下 4 指，宫体软，无压痛，腹部伤口愈合可。

辅助检查 血常规 Hb 102g/L，WBC 11.0×10^9/L，PLT 250×10^9/L，腹部彩超示子宫 101mm×80mm，宫腔内见 65mm×40mm 液性暗区，内见条索光带。

初步诊断 剖宫产术后晚期产后出血：剖宫产切口愈合不良？

治疗措施

1. 完善辅助检查血常规、凝血功能、肝肾功能、电解质等。

2. 估计入院前出血约 1200ml，予以输血少浆血 4U，血浆 200ml，并予以抗感染、促宫缩治疗，3 天后阴道出血明显减少。

3. 入院 1 周后再次出现阴道流血，量约 400ml，B 超提示：子宫 96mm×76mm，宫颈内口子宫前壁切口处见低回声团块，峡部下方肌层血窦丰富。行双侧子宫动脉栓塞术。术后阴道流血少，1 周后出院。

专家点评　该患者剖宫产术后 2 周出现大量阴道出血。晚期产后出血原因可能有：子宫复旧不良，胎盘、胎膜残留，偶有剖宫产切口愈合不良可能。该患者为剖宫产，胎盘胎膜残留可能较小，入院后予以输血、补液、促宫缩处理后阴道出血好转，于 1 周左右再次阴道大量出血，且 B 超提示：宫颈内口上方近剖宫产切口位置低回声团块，其旁血窦丰富，故考虑剖宫产切口愈合不良可能，予以行双侧子宫动脉栓塞术，阻断子宫部分血流后阴道出血明显减少，并在抗炎、促宫缩支持治疗下，预后良好。如该患者行子宫动脉栓塞术失败或栓塞术后仍阴道出血多，必要时需剖腹探查术行子宫切口局部清创缝合，若组织坏死范围大，必要时需行子宫切除术。

病例四｜胎盘、胎膜残留

患者，女性，33 岁，因"顺产后 11 天，阴道大量流血 1 小时"入院。

生育史　1-0-1-1，2 周前足月顺产。

现病史　患者于 11 天前于外院足月阴道分娩一女婴，见胎盘表面毛糙、胎膜欠完整，出院前复查 B 超提示：宫腔下段混合结构 42mm×33mm，彩色血流不明显，患者拒绝清宫，要求药物治疗，予以产妇康口服。今日无明显诱因出现阴道大量流血，约为平素经量 3 倍，感头晕，急诊来院。

既往史　未见异常。

体格检查　T 37.2℃，P 16 次 / 分，R 20 次 / 分，BP 115/70mmHg，无明显贫血貌，子宫收缩可，子宫压痛（－）。

辅助检查　血常规：Hb 105g/L，WBC 11.9×10⁹/L，N 71%，L 24%。血 hCG：17.1mU/ml，腹部彩超示宫腔下段混合结构，约 52mm×46mm。

初步诊断　晚期产后出血：妊娠物残留。

治疗措施

1. 完善辅助检查，予备血，血常规、凝血功能。

2. 开放静脉通路下，急诊行 B 超监护下清宫术，术中出血少。

3. 术后予以抗生素预防感染、催产素促宫缩治疗，3 天后出院。

4. 机化胎盘组织、胎膜组织及少量血块。

专家点评 该患者足月顺产，产时见胎盘表面毛糙、胎膜欠完整，产后 3 天 B 超提示宫腔下段混合结构，故考虑妊娠物残留不除外，患者拒绝清宫，要求保守治疗，于产后 11 天阴道出血增多，结合 B 超，考虑可能为残留于宫腔内的小块胎盘组织机化、坏死脱落引起基底部血管开放，出现大量出血。但亦需考虑胎盘植入造成晚期产后出血可能，随访 hCG 水平可鉴别。该患者产后 11 天，hCG 17.1MIU/ml，且彩超未见宫腔内组织物有彩色血流，故胎盘植入可基本排除。产后妊娠物残留经清宫后予以促宫缩治疗可止血，但需注意术前备血、开放静脉通路，术中动作轻柔，避免子宫穿孔，术后再辅以抗感染、促宫缩治疗。

病例五 | 妊娠滋养细胞肿瘤

患者，女性，27 岁，因"足月产后 40 天，阴道不规则出血 1 个月，咯血 10 天"于 2015 年 10 月 20 日入院。

生育史 已婚，1-0-0-1，末次妊娠 2015 年 9 月顺产。

现病史 患者于 2015 年 9 月 10 日足月顺产，产后 5 天复查 B 超未见胎盘胎膜残留，产后恶露持续 30 余天，数天前出现阴道间断流血，量不等，少则点滴状，多则似经量。并伴有晨起及晚间咳嗽、咯血，色鲜红，无呼吸困难，无恶心呕吐，至当地医院就诊，行肺部 CT 检查，发现双肺弥漫病灶，建议上级医院就诊。至本院门诊查血 hCG 383 360mU/ml，B 超：子宫 71mm×51mm×45mm，内膜 5mm，子宫宫底部突起回声紊乱区 51mm×46mm×26mm，彩色血流团块状，提示：子宫宫底突起混合占位，符合滋养细胞疾病。现患者少量阴道流血，无腹痛，无恶心、呕吐。神志清，精神可，饮食睡眠可，晨起及晚间咳嗽、咯血，近日自觉头晕，无头痛。二便未见异常，体重无明显变化。

月经史 13 岁初潮，7/30 天，量中，轻度痛经。LMP：2014-12-3。

家族史 否认家族遗传性疾病史及肿瘤病史。

体格检查 T 37.3℃，P 110 次 / 分，R 21 次 / 分，BP 112/64mmHg。神志清楚，无明显贫血貌，心肺未闻及异常，腹软，无压痛。

妇科检查 外阴：已婚经产式；阴道：前壁可见直径 3cm 紫蓝色结节，

阴道少量流血；宫颈：轻糜；子宫：后位，增大如孕50天大小，质中，无压痛，活动好；双附件区：未触及异常。

辅助检查 血常规：Hb 98g/L，血hCG 383 360MIU/ml。MRI：子宫左侧壁团块影，结合病史符合滋养细胞疾病；宫腔小片状异常信号灶，少量积血？请结合临床；阴道及左侧会阴部多发不规则团块影，转移可能大，请结合临床。头颅CT增强未见明显异常。外院CT胸部平扫本院会诊：两肺纹理紊乱，肺内多发结节状高密度影，边界欠清，较大者直径2cm。

初步诊断 ①晚期产后出血；②妊娠滋养细胞肿瘤：绒毛膜癌（Ⅲ:12）。

治疗措施

1. 完善肝肾功能、凝血功能、心电图等相关检查，积极纠正贫血同时给予EMA-CO方案化疗。

2. 经4次化疗后，hCG 26.45MIU/ml；完善化疗前准备，拟继续化疗，待hCG正常后，再巩固2~3疗程。且第一次巩固化疗须为联合化疗。

3. 随后每月1次随访hCG，随访1年，痊愈。1年内避孕。

专家点评 患者顺产后40天，阴道不规则出血，并出现咳嗽、咯血等症状，可考虑滋养细胞疾病出现肺转移可能，结合血hCG 383 360MIU/ml；B超：子宫宫底部突起回声紊乱区51mm×46mm×26mm，彩色血流团块状，且CT示双肺多发结节灶，故诊断：妊娠滋养细胞肿瘤。该患者继发于足月妊娠，故诊断绒毛膜癌（Ⅲ:12），由于滋养细胞肿瘤化疗敏感，结合评分（Ⅲ:12），预后评分为高危，故予以EMA-CO方案化疗，hCG明显下降，化疗效果明显，值得注意的是该患者hCG降至正常后，需继续巩固2~3个疗程，以预防复发。该患者跟踪随访，随后每月1次随访hCG，随访1年，痊愈。1年内避孕。

对于晚期产后出血患者，需检查hCG情况，如出现生殖系统以外的症状和体征，需进行相关检查如胸部CT和头颅CT检查，以排除妊娠滋养细胞肿瘤。此病例为足月产后，尚需与胎盘部位滋养细胞肿瘤（placenta—site trophoblastic tumor，PSTT）鉴别。PSTT是一类来源于胎盘种植部位的特殊类型的滋养细胞肿瘤，PSTT对放化疗敏感程度低。手术是PSTT首选治疗方法，手术范围一般为全子宫及双侧附件切除术。因PSTT卵巢转移不常见，且即使卵巢切除也不能阻止术后子宫外转移或改善预后，故年轻妇女手术时未见卵巢转移者可保卵巢，但术后须密切随访。

非妊娠相关疾病

　　子宫黏膜下肌瘤：肌瘤向子宫黏膜方向生长，突出于宫腔，仅由黏膜层覆盖，称为黏膜下肌瘤。肌瘤多为单个，使宫腔变形增大，子宫外形无明显变化。黏膜下肌瘤可影响受精卵着床，导致早期流产。黏膜下肌瘤易形成蒂，在宫腔内生长犹如异物，常引起子宫收缩，肌瘤被挤经宫颈突入阴道，影响子宫复旧，引起产褥期出血。

【病例介绍】

子宫黏膜下肌瘤

　　患者，女性，38岁，因"G_6P_1孕38^{+3}周，腹痛3小时，阴道流液1小时"入院。

生育史 已婚，1-0-4-1，末次妊娠2014年7月顺产。

现病史 患者孕前1年行妇科检查发现子宫肌瘤自述直径3cm（具体不详）。孕期定期产检，无异常，孕39周复查B超提示：右侧肌层内直径5cm中低回声区，大部分突向宫腔。现出现不规则腹痛，伴阴道出血，急诊就诊入院。

月经史 15岁初潮，5/32天，孕前1年经量偏多，轻度痛经。

体格检查 生命体征正常。心肺听诊正常，腹膨隆如足月孕大小。

产科检查 宫高32cm，腹围110cm，胎位左枕前，胎心音132次/分，先露固定，骨盆外测量正常。

阴道指诊 宫口开全，头先露，先露+1，胎膜已破，羊水清亮。

辅助检查 B超检查提示足月孕，宫内单活胎头位，血常规、尿常规、肝功、肾功检查未见异常。

初步诊断 G_6P_1孕38^{+3}周，已临产，头位。子宫肌瘤。

治疗措施 立即进入产房密切观察产程进展，做好接生准备。5:15顺娩一活男婴，出生体重3500g，新生儿无异常，胎盘自然娩出，产时阴道流血约200ml。子宫收缩好，质硬，宫底脐下1指。产后2小时，阴道流血较多，累计出血约800ml，血凝块约50g。产妇无头晕、心慌，心率100次/分，血压130/80mmHg。按压子宫质硬，宫底脐下2指，检查阴道壁、宫颈无裂伤，探查宫腔形态不规则，掏出血凝块30g，并有鲜红色血液流出。查血常规：Hb 65g/L，WBC $11.9×10^9$/L，N 71%，L 24%。急诊B超提示：子宫右侧肌层内 52mm×48mm×46mm 中低回声区，大部分突向宫腔，子宫肌瘤可能。经输血、宫缩剂促进宫缩、持续按压子宫，仍持续有活跃鲜血流出，遂放置宫腔止血球囊压迫止血，阴道出血减少。24 小时后取出球囊，子宫收缩好，阴道流血少。产后 5 天出院，建议产后 6 周妇科就诊，宫腔镜下行子宫肌瘤电切术。

出院诊断 ①产后出血；②黏膜下子宫肌瘤。

专家点评 　该患者足月孕，正常分娩，产时顺利，出血不多，产后数小时出血持续少量，阵发性多量出血，为异常产后子宫出血，按压子宫时，子宫质硬。检查产道无裂伤，探查宫腔形态不规则，B 超提示子宫肌瘤大部分突向宫腔，故考虑肌瘤影响子宫收缩导致出血多，予以输血支持下行宫腔止血球囊压迫止血后，阴道出血明显减少，继续予以促宫缩治疗，建议产后 6 周妇科就诊，必要时行宫腔镜下子宫肌瘤电切术。

（张庆英）

第二节　产褥期发热的诊断与鉴别诊断

由多种不同原因致人体发热大于散热，使体温超出正常范围称为发热（fever）。临床上按热度高低将发热分为低热（37.3～38℃）、中等度热（38.1～39℃）、高热（39.1～41℃）及超高热（41℃以上）。

从胎盘娩出到产妇全身各器官除乳腺外恢复至妊娠前状态，包括形态和功能，这一阶段称为产褥期（puerperium），一般规定为 6 周。产后 24 小时内体温可略升高，一般不超过 38℃，可能与产程延长致过度疲劳有关。产后 3～4 天可能会出现"泌乳热"，乳房充血影响血液和淋巴回流，乳汁不能排出，乳房胀大伴发热，一般持续 4～16 小时体温即下降。除了这些产后生理性体温升高之外，出现的产褥期发热均需仔细询问病史和体格检查，进行诊断与鉴别诊断。

有些发热原因易查，有些发热原因一时难以查明。产褥病率（puerperal morbidity）是指分娩结束 24 小时以后的 10 天内，每天用口表测 4 次体温，每次间隔 4 小时，其中有 2 次体温达到或超过 38℃。对产后发热者，首先考虑产褥感染，再排除引起产褥病率的其他常见疾病如急性乳腺炎、急性上呼吸系统感染、泌尿系统感染等。不明原因发热（FUO）的最新定义是体温 > 38.3℃持续 3 周以上而未确诊。常见的不明原因发热有药物热，诊断线索是体温、脉搏分裂，嗜酸性粒细胞增多症。产褥期发热是血栓形成的高危因素，血栓栓塞也是 FUO 的病因之一，诊断线索是呼吸困难、胸痛（血气检测可保持正常）。此外，隐性血肿也可导致 FUO。本篇主要讨论产褥期发热的常见病因，产褥期不明原因发热者应完善辅助检查，及时请感染科等相关科室会诊。

一、产褥期发热临床思维的必要前提

（一）病史询问要点

1. **诱因**　肛周及会阴部皮肤易发皮肤疖肿，一般位于隐匿部位，容易忽视。产后泌乳常可出现乳头、乳晕等处皮肤破溃。发热前 2 ~ 3 周内应询问产妇有无皮肤外伤及疖肿史，现已愈合的皮肤切割伤或疖肿一般不引起病人注意，但常作为细菌入侵门户，是诊断败血症，尤其是葡萄球菌败血症的重要线索。询问产妇及其家人是否有"坐月子"的不恰当习俗处理，导致产妇处于高温、高湿和通风不良的环境而引起产褥中暑。了解产妇是否有疫区逗留史等其他诱因。

2. **热度及热型**　产妇是否测量过体温，每天最高和最低体温是多少，有助于判断病人是否为高热及对热型的判断。

3. **体温升降方式**　骤升型和骤降型发热多见于急性肾盂肾炎、大叶性肺炎、败血症、输液反应等，服退热药者可导致体温骤降。双峰热多见于革兰阴性杆菌败血症。感染性疾病经抗生素治疗有效时体温呈渐降型。特殊类型的感染如伤寒初期、结核病、布氏菌病等感染时则出现缓升型发热，产褥期比较少见，需询问有无接触暴露史。

4. **是否伴有寒战**　高热前先有怕冷、恶寒及寒战者，多见于败血症、急性肾盂肾炎、大叶性肺炎、急性胆囊炎、药物热、急性溶血及输液反应等。如为感染性发热，每次寒战是病原体入侵血流的信号。

5. **恶露的性状**　正常恶露有血腥味，但无臭味，一般持续 4 ~ 6 周，总量可达 500ml。若有感染，可使恶露时间延长并有臭味。

6. **发热的其他伴随症状**　发热伴明显中毒表现见于严重感染，常见于败血症、脓毒血症、感染性休克。发热伴尿频、尿急、尿痛常提示泌尿系统感染。发热伴咳嗽、咳痰常提示呼吸系统病变。低热伴口臭、牙龈出血，可能为牙周病、牙龈脓肿。低热伴鼻塞、流黄脓涕及头痛等，可能为慢性鼻窦炎。低热伴外耳道溢液可能为慢性中耳炎。午后低热伴食欲缺乏、消瘦、乏力、咳嗽，可能为肺结核。女性低热需考虑到慢性尿路感染，部分病人可无尿路刺激症状，甚至尿常规检查也无异常。下肢肿胀、疼痛等需警惕有无血栓形成。脓肿未及时引流也可导致产妇不明原因发热。此外，持续低热也是甲状腺功能亢进的常见症状。

（二）体格检查重点

1. **一般状况及全身皮肤黏膜检查**　注意产妇的全身营养状况。注意有无皮疹及皮疹类型。有皮肤疖肿者要考虑为败血症及脓毒血症。大片瘀斑提示为弥散性血管内凝血。病毒感染可出现皮疹。丘疹和斑丘疹见于药物疹、猩红热等。斑疹见于丹毒、斑疹伤寒等。皮肤及黏膜出现 Osler 结节、Janeway 斑提示有感染性心内膜炎。软腭、腋下条索状或抓痕样出血点，见于流行性出血热。斑点伴有血管炎（隆起的紫癜样皮损）提示可能有胶原血管病。紫癜伴有斑点可能有脑膜炎球菌或淋病奈瑟菌菌血症。眼结膜充血可能有细菌和病毒感染等。

2. **淋巴结检查**　注意全身浅表淋巴结有无肿大。局部淋巴结肿大、质软、有压痛，要注意相应引流区有无炎症。

3. **头颈部检查**　扁桃体肿大，其上有黄白色渗出物可以拭去，为化脓性扁桃体炎。流涕及鼻窦触痛可能的诊断是鼻窦炎。外耳道流出脓性分泌物为化脓性中耳炎。牙痛可能的诊断是根尖脓肿。甲状腺增大、触痛可能有甲状腺炎。黄疸可能有肝炎、胆汁淤积。检查颈部时注意颈部有无阻力，阻力增加或颈项强直提示为脑膜刺激，见于脑膜炎或脑膜脑炎。

4. **心脏检查**　心脏扩大和新出现的收缩期杂音提示为风湿热。原有心脏瓣膜病，随访中杂音性质改变，要考虑为感染性心内膜炎。

5. **肺部检查**　一侧肺部局限性叩浊，语颤增强，有湿啰音，提示为大叶性肺炎。一侧肺下部叩浊，呼吸音及语颤减低，提示胸腔积液。下胸部或背部固定或反复出现湿啰音，见于支气管扩张伴继发感染。

6. **腹部检查**　分娩方式为剖宫产者，需检查腹部切口的愈合情况，是否有切口红肿、渗出、裂开及波动感。下腹部是否有压痛、反跳痛及肌卫。胆囊点压痛，Murphy 征阳性伴皮肤、巩膜黄染，提示为胆囊炎、胆石症发热。中上腹明显压痛，胁腹部皮肤见灰紫色斑（Grey-Turner 征）或脐周皮肤青紫（Cullen 征），甚至上腹部可扪及肿块，见于出血坏死性胰腺炎。肝大或触痛可能有肝炎或腹腔内脓肿。侧腹触痛或肿胀可能有肾周或腹腔内脓肿。脾大可能有多种病毒或细菌性疾病、淋巴瘤、淋巴网状肿瘤。季肋点压痛，肾区叩击痛，提示上尿路感染。输尿管点压痛、肋脊点压痛及肾区叩击痛见于慢性尿路感染。

7. 肛门及直肠检查 直肠压痛或波动感可能有脓肿。

8. 四肢与神经系统检查 杵状指（趾）伴发热，可见于肺脓肿、感染性心内膜炎、支气管扩张等。下肢深静脉触痛、肿胀可能有血栓性静脉炎。关节红肿、压痛见于风湿热、红斑狼疮或类风湿性关节炎等风湿免疫系统疾病。克氏征阳性、布氏征阳性等脑膜刺激征见于中枢神经系统感染。

（三）妇产科体格检查

注意子宫的复旧情况，检查外阴、阴道是否有充血、红肿、触痛，宫体及附件区是否有压痛。注意经阴道分娩者的会阴切口或组织裂伤的愈合情况。

（四）实验室及辅助检查

1. 必须要做的检查

（1）血液常规检查：分娩时及产褥期之初白细胞总数为（14～16）×10^9/L，以中性粒细胞增多为主，但比例＜80%。白细胞总数及中性粒细胞升高，提示为细菌性感染，尤其是化脓性感染，也见于某些病毒性感染，如出血热病毒、EB病毒。白细胞减少见于病毒感染（肝炎病毒、流感病毒等）及疟原虫感染，若同时伴嗜酸性粒细胞减少或消失，见于伤寒或副伤寒。嗜酸性粒细胞增多见于急性寄生虫感染。严重感染可有不成熟粒细胞出现。

（2）尿液常规检查：产褥期分析尿液常规检查结果时应注意标本采集的受污染问题，必要时留取清洁中段尿。

尿常规检查包括尿生化检查和尿沉渣检查。尿中存在白细胞，通常表示感染和尿路上皮对细菌入侵的炎症应答。尿液亚硝酸盐（nitrite，NIT）：正常值为阴性，阳性见于大肠埃希菌等革兰阴性杆菌引起的尿路感染，尿液中细菌数＞10^5/ml时多数呈阳性反应，阳性反应程度与尿液中细菌数成正比。应注意尿中有大量淋巴细胞时该结果为阴性。尿液白细胞酯酶（leukocyte esterase，LEU）：正常值为阴性，尿路感染时为阳性。尿蛋白：正常定性为阴性，尿路感染可有蛋白尿，通常＜2g/24h。

尿沉渣检查常用方法有尿沉渣显微镜检和尿有形成分分析仪检查。尿沉渣显微镜检：离心尿尿沉渣中WBC数1～2个/HP表示非离心尿中WBC数为10个/mm^3，配合革兰染色可以作为感染的确定性诊断。应注意尿检没有WBC不能除外上尿路感染，同时尿WBC也可见于非感染性肾疾病。镜下血尿（正常情况下尿红细胞数＜3个/HP）见于40%～60%的膀胱炎患者，对诊断尿路感染缺乏敏感性，但特异性较高。

（3）病原体检查：取病灶分泌物行细菌培养，如宫腔分泌物培养、切口分泌物培养、咽拭子培养、尿培养等，根据药敏指导抗生素的选择使用。

2. **可选择的检查**

（1）影像学检查：产褥期发热患者根据可能的感染部位行超声、胸片、CT 或磁共振等检查，寻找感染证据。疑为感染性心内膜炎，应行超声心动图检查。

（2）血培养送检指征：①发热 ≥ 38.5℃伴下列一项：A. 寒战；B. 肺炎；C. 留置深静脉导管超过 5 天；D. 白细胞 > $18 \times 10^9/L$；E. 感染性心内膜炎；F. 收缩压低于 90mmHg；G. 无其他原因可以解释的感染。②发热，体温 ≥ 39.5℃。

（3）结核病应做 PPD 试验、痰结核菌培养及 24 小时尿浓缩找抗酸菌。

（4）白细胞总数明显增高者，应做中性粒细胞碱性磷酸酶（NAP）染色。若其活性及积分值增高，多见于化脓性感染、类白血病反应等。

（5）疑为结缔组织病，应做免疫学检查，包括 ANA、RF、抗 ds-DNA 抗体、抗 Sm 抗体、抗 RNP 抗体、抗 SS-A 抗体、抗 SS-B 抗体以及总补体（CH_{50}）及补体 C3 等测定。此外，血找狼疮细胞、皮肤狼疮带试验及免疫球蛋白测定亦有重要诊断价值。

（6）血沉升高提示感染或胶原血管病。

（7）肝酶水平（转氨酶或碱性磷酸酶）升高提示肝炎、肝脓肿或肿瘤，胆汁淤积。

（8）性传播疾病如梅毒血清学检查阳性、HIV 检测。

（9）粪便检查发现寄生虫或虫卵提示寄生虫感染。

二、产褥期发热的思维程序

（一）是否为感染性发热

对于产褥期发热者，应首先考虑是否有产褥感染。感染性发热是发热中最常见的原因，感染性疾病中又以细菌感染最多见。应结合临床症状、体征、热型和病程等综合分析，并做选择性实验室检查加以鉴别。

（二）如为感染性发热，要分析病原体是什么

临床经验性抗生素用药之前需先取病灶分泌物行细菌培养，寻找致病菌并根据药敏试验结果指导临床抗生素治疗。正常女性阴道寄生大量细菌，包括需氧菌、厌氧菌、真菌及衣原体、支原体。产褥感染的病原体中需氧菌以β- 溶血性链球菌、大肠埃希菌、克雷伯菌属、变形杆菌属、葡萄球菌多见，而厌氧菌以消化球菌、消化链球菌、脆弱类杆菌、产气荚膜杆菌多见，而支

原体、衣原体引起的生殖道感染多无明显症状。细菌性感染导致的乳腺炎以金黄色葡萄球菌、A 群 β- 溶血性链球菌、消化链球菌属等最常见。尿路感染最常见致病菌为大肠埃希菌。上呼吸道感染以鼻病毒、流感病毒、冠状病毒、呼吸道合胞病毒、副流感病毒等最常见，一般来说，病毒性感染自然病程通常不超过 3 周。

（三）确定感染部位

根据症状、体征及辅助检查来确定感染部位。发热伴下腹部或会阴部疼痛、恶露异味多为产褥感染。发热伴乳房红肿、触痛者多为急性乳腺炎。发热伴咽痛、扁桃体肿大，白细胞升高为急性化脓性扁桃体炎。发热、咳嗽、胸痛可能为肺炎，拍胸片可明确诊断。发热伴大量脓臭痰提示为肺脓肿。发热伴寒战、尿频、尿急、尿痛、腰痛，结合尿液检查可诊断为急性肾盂肾炎。发热伴头痛、恶心、呕吐、意识改变，提示为中枢神经系统感染，如脑炎、脑膜炎、脑型疟疾。发热伴皮疹、关节痛、脾大及明显全身中毒症状，提示为败血症，可行血培养加以确诊。

（四）是否为药物热

当各种检查未能证实发热原因，各种抗感染药物治疗无效，可停用各种抗菌药物及其他可能引起发热的药物，观察 3～4 天的体温变化，若停药后高热逐渐退至正常，可确诊为药物热。出现药物热的常见药物有阿托品、两性霉素 B、巴比妥、头孢菌素、甲基多巴、青霉素、苯妥英、普鲁卡因、水杨酸盐（包含含磺胺成分的泻药）、磺胺类药等。

（五）关于少见病因及诊断性治疗

结缔组织疾病发热是第二位常见发热原因，常见疾病有 SLE、类风湿性关节炎、风湿热、混合性结缔组织病及各种血管炎。自身免疫疾病好发于生育年龄妇女性，产褥期发热的产妇如合并多系统的器官与组织病变、排除常见感染的病因后，应完善自身免疫疾病的相关检查。

若临床上高度怀疑为某一疾病，但无病原学或组织学证据，可行诊断性治疗，一般应为特异性治疗，如抗结核治疗、抗疟治疗、抗阿米巴治疗。对各种抗生素治疗无效，而试用皮质激素可以退热，缓解病情，则可诊断为变应性亚败血症。

三、产褥期发热常见疾病的鉴别诊断要点

表 12-2 总结了导致产褥期发热的常见疾病的鉴别诊断要点。下肢血栓性静脉炎、产褥中暑是产褥期发热的相对少见病因，但在鉴别诊断时也勿遗漏。

表 12-2 产褥期发热常见疾病的鉴别诊断要点

	产褥感染	急性乳腺炎	急性上呼吸道感染	泌尿系统感染
主要症状	发热、疼痛、恶露有异味	发热、乳房红肿、触痛	发热、头痛、鼻塞、咽喉疼痛，可有咳嗽咳痰等	发热、寒战、腰痛，并且可有尿频、尿急、尿痛的下泌尿道症状
体格检查	子宫体部压痛，腹部和（或）会阴切口红肿、触痛、渗液或裂开	乳房充血、水肿、压痛，有脓肿形成时可有波动感	咽部充血，可有扁桃体肿大	上尿路感染可有肾区叩击痛，肋脊角压痛
辅助检查	宫腔分泌物培养、切口分泌物培养和（或）血培养等见致病菌或条件致病菌。B超：可见感染形成的炎性肿块或脓肿	B超：炎症肿块，边界不清，内部回声增厚增强，光点不均匀。脓肿形成时内见不均匀液体暗区，边缘模糊，局部增厚，脓肿后方回声增强	细菌性感染时咽拭子培养可有致病菌或条件致病菌。胸片：未见异常	尿常规：脓尿。尿培养阳性

四、产褥期发热的危重产妇的识别

妇产科急诊遇到产褥期发热的就诊产妇时，除了根据病史、体格检查及辅助检查明确诊断外，更重要的是迅速判断病情严重程度、及时给予诊治。产褥期发热的危重产妇以产褥感染导致的败血症、脓毒血症、感染性休克多见，表 12-3 总结了描述炎症和感染的严重程度的相关定义。

表 12-3　产褥期感染的严重程度分级评估

	定义
全身炎症反应综合征（systemic inflammatory response syndrome, SIRS）	指全身的炎症反应（身体对多种细胞因子或炎症介质的反应），是对各种不同临床损伤的反应，可能是由感染，也可能是非感染引起（如烧伤、胰腺炎）。全身反应须具备以下 2 个或 2 个以上条件： 体温 > 38℃或 < 36℃ 心率 > 90 次 / 分 呼吸频率 > 20 次 / 分或 $PaCO_2$ < 32mmHg（< 4.3kPa） 外周血白细胞计数 > $12×10^9$/L 或 < $4×10^9$/L 或未成熟粒细胞 ≥ 10%
感染	人体正常无菌部位出现细菌，通常伴有宿主的炎症反应（但不是必需的）
菌血症	通过培养证实血液内有细菌存在，可能是暂时性的
败血症（sepsis）	致病菌或条件致病菌侵入血液循环，并在血中生长繁殖，产生毒素而发生的急性全身性感染
脓毒血症	由于感染而导致炎症过程激活
严重脓毒血症	脓毒血症合并器官功能障碍、血流灌注不足或低血压（血流灌注不足和灌注异常可以包括但并不仅限于乳酸中毒、少尿或急性神志改变）
感染性休克	在补液充足的情况下，脓毒血症合并低血压、血流灌注异常（可以包括但并不仅限于乳酸中毒、少尿或急性神志改变），血流灌注异常的患者若使用升压药或者收缩血管的药物，低血压被纠正，但是仍然存在组织器官灌注异常
难治性感染性休克	感染性休克持续时间超过 1 小时以及对输液和药物介入治疗无反应

　　表 12-4 和表 12-5 分别总结了葡萄球菌和链球菌导致的中毒性休克综合征的临床诊断标准。除了葡萄球菌和链球菌外，革兰阴性杆菌导致的败血症以医院院内感染者居多，诊断线索是寒战、高热、大汗，且双峰热型比较多见。厌氧菌导致的败血症产妇黄疸发生率高，局部病灶分泌物具有特殊臭味，易引起脓毒性血栓性静脉炎及迁移性病灶。坏死性筋膜炎比较少见，作为一种广泛而迅速的皮下组织和筋膜坏死为特征的软组织感染，常伴有全身中毒性休克，治疗原则见图 12-2 所示。重度产褥中暑虽少见，但因起病急骤、发展迅速，若不及时抢救，数小时内可因呼吸、循环衰竭而死亡，故在产褥期高热产妇的鉴别诊断时需加以识别并及时诊治，挽救产妇生命。

坏死性筋膜炎快速评估以明确诊断

↓

1. 支持治疗 - 静脉补液等；2. 血液及其他引流液培养；3. 开始应用抗生素；4. 考虑手术；5. 通过 CT、MRI 或超声波检查确定损失范围

↓

引流、培养及革兰氏染色

1. 链球菌或金黄色葡萄球菌筋膜炎　2. 大肠杆菌及厌氧菌

↓

诊断

1. 基于培养及染色结果的诊断　2. 基于散发臭味及革兰染色诊断混合感染

↓

抗生素选择

链球菌：青霉素 G + 克林霉素。
金葡菌：万古霉素，直至进行药敏实验

更改抗生素治疗方案：碳青霉烯类（如亚胺培南），或 β 内酰胺类 + 酶抑制剂（哌拉西林 / 他唑巴坦）

↓

外科医师定期评估是否需扩大清创术

图 12-2　坏死性筋膜炎的治疗原则

表 12-4　葡萄球菌中毒性休克综合征诊断标准

1. 发热 > 38.8℃
2. 收缩压 < 90mmHg，或从卧位至立位舒张压降低 > 15mmHg，或直立时出现头晕或晕厥
3. 皮疹呈弥漫性斑疹，随后出现脱屑
4. 下列多脏器损害达 3 项 （1）肝脏：胆红素、AST、ALT 值≥正常值上限 2 倍 （2）血液系统：血小板 < 100×10^9/L （3）肾脏：血尿素氮或血肌酐≥正常值上限 2 倍，或无泌尿系感染时出现脓尿 （4）黏膜：结膜、口咽、阴道黏膜充血 （5）胃肠道：呕吐或腹泻 （6）肌肉：严重肌痛或磷酸肌酸激酶≥正常值上限 2 倍 （7）中枢神经系统：意识丧失或意识水平下降，缺乏低血压、发热或局灶性神经功能缺陷的表现
5. 麻疹、细螺旋体病、落基山斑疹热血清学检查阴性，血、脑脊液培养除金黄色葡萄球菌外未发现其他病原菌

引自：MMWR.1980:29:229

表 12-5　链球菌中毒性休克综合征诊断标准

1. 分离出 A 族链球菌 - 无菌部位分离出为确诊病例 - 非无菌部位分离出为疑似病例
2. 临床标准 - 低血压及以下两项：肾功能不全、红斑疹、肝脏受累、软组织坏疽

引自：马小军，徐英春，刘正印，主译.ABX 指南 - 感染性疾病的诊断与治疗（第 2 版）.北京：
科学技术文献出版社 ,2012.

第三节　产 褥 感 染

【概述】产褥感染指产褥期内生殖道受病原体侵袭，引起局部或全身感染，其发病率为 6%。产褥病率指分娩 24 小时以后的 10 天内，每天测量体温 4 次，间隔时间 4 小时，有 2 次体温 ≥ 38℃（口表）。产褥病率常由产褥感染引起，但也可由生殖道以外感染如急性乳腺炎、上呼吸道感染、泌尿系统感染、血栓静脉炎等原因所致。产褥感染、产后出血、妊娠合并心脏病及严重的妊娠期高血压疾病是导致孕产妇死亡的四大原因。

【临床表现】

发热、疼痛、异常恶露，为产褥感染的三大主要症状。由于感染部位、程度、扩散范围不同，其临床表现也不同。依感染发生部位，分为会阴、阴道、宫颈、腹部切口、子宫切口局部感染、急性子宫内膜炎、急性盆腔结缔组织炎、腹膜炎、血栓性静脉炎、脓毒血症及败血症等。

1. **急性外阴、阴道、宫颈炎**　分娩时会阴部损伤或手术产导致感染，以葡萄球菌和大肠埃希菌感染为主。会阴裂伤或会阴后 - 侧切开部位是会阴感染的常见部位，表现为会阴部疼痛，坐位困难，可有低热。局部伤口红肿、发硬、伤口裂开，压痛明显，脓性分泌物流出，较重时可出现低热。阴道裂伤及挫伤感染表现为黏膜充血、水肿、溃疡、脓性分泌物增多。感染部位较深时，可引起阴道旁结缔组织炎。宫颈裂伤感染向深部蔓延，可引起盆腔结缔组织炎。

2. **子宫感染**　包括急性子宫内膜炎、子宫肌炎。病原体经胎盘剥离面侵入，扩散至子宫蜕膜层称为子宫内膜炎，侵入子宫肌层称为子宫肌炎，两者常伴发。若为子宫内膜炎，子宫内膜充血、坏死，阴道内有大量脓性分泌物且有臭味。若为子宫肌炎，表现为腹痛，恶露增多呈脓性，子宫压痛明显，子宫复旧不良，可伴发高热、寒战、头痛、白细胞明显增高等全身感染症状。

3. 急性盆腔结缔组织炎和急性附件炎　病原体沿宫旁淋巴和血行达宫旁组织，出现急性炎性反应而形成炎性包块，同时波及输卵管、卵巢，形成急性附件炎。如未能有效地控制炎症，炎症可继续沿阔韧带扩散，直达侧盆壁、髂窝、直肠阴道隔。临床表现下腹痛伴肛门坠胀，可伴寒战、高热、脉速、头痛等全身症状。体征为下腹明显压痛、反跳痛、肌紧张，宫旁组织增厚，有时可触及肿块，肠鸣音减弱甚至消失，白细胞持续升高，中性粒细胞明显增加。

4. 急性盆腔腹膜炎及弥漫性腹膜炎　炎症继续发展，扩散至子宫浆膜，形成盆腔腹膜炎，继而发展成弥漫性腹膜炎，产妇全身中毒症状明显，出现高热、恶心、呕吐、腹胀，下腹部明显压痛、反跳痛。腹膜面分泌大量渗出液，纤维蛋白覆盖引起肠粘连，也可在直肠子宫陷凹形成局限性脓肿，若脓肿波及肠管与膀胱出现腹泻、里急后重与排尿困难。急性期治疗不彻底可发展成盆腔炎性疾病后遗症而导致不孕。

5. 血栓静脉炎　多由厌氧性链球菌引起。盆腔内血栓静脉炎常侵及子宫静脉、卵巢静脉、髂内静脉、髂总静脉，盆腔静脉炎向下扩散可形成下肢深静脉炎。病变单侧居多，产后1~2周多见，表现为反复高热、寒战、下肢持续性疼痛，症状可持续数周或反复发作。下肢血栓静脉炎，病变多在股静脉、腘静脉及大隐静脉，多继发于盆腔静脉炎，表现为弛张热，下肢持续性疼痛，局部静脉压痛或触及硬索状，使血液回流受阻，引起下肢水肿，皮肤发白，习称"股白肿"。局部检查不易与盆腔结缔组织炎鉴别。若小腿深静脉有栓塞，可有腓肠肌和足底部压痛。小腿浅静脉炎症时，可出现水肿和压痛。若患侧踝部、腓肠肌部和大腿中部的周径＞健侧2cm时，可作出诊断。

6. 脓毒血症及败血症　感染血栓脱落进入血液循环可引起脓毒血症，随后可并发感染性休克和迁徙性脓肿（肺脓肿、左肾脓肿）。若病原体大量进入产妇血液循环并繁殖形成败血症，表现为持续高热、寒战、全身明显中毒症状，可危及生命。

【诊断】

1. 病史　详细询问病史及分娩全过程，对产后发热者，首先考虑为产褥感染，再排除引起产褥病率的其他疾病。

2. 症状　不同部位的感染有相应的症状。

（1）发热：少数有寒战、高热。

（2）疼痛：局部伤口痛、下腹部痛或下肢痛伴行走不便，肛门坠痛。

（3）恶露不净有异味。

3. 全身及局部检查　仔细检查腹部、盆腔及会阴伤口，确定感染部位和严重程度。

4. **辅助检查** B超、彩色多普勒超声、CT、磁共振成像等检测手段，能够对感染形成的炎性包块、脓肿，作出定位及定性诊断。

5. **确定病原体** 通过宫腔分泌物、脓肿穿刺物、后穹隆穿刺物作细菌培养和药物敏感试验，必要时需作血培养和厌氧菌培养。病原体抗原和特异抗体检测可以作为快速确定病原体的方法。

【鉴别诊断】主要与上呼吸道感染、急性乳腺炎、泌尿系统感染相鉴别。鉴别要点见总论表 12-1 所示。

【临床处理】

1. **支持疗法** 加强营养并补充足够维生素，增强全身抵抗力，纠正水电解质失衡。病情严重或贫血者，可多次少量输新鲜血或血浆，以增强抵抗力。取半卧位，利于恶露引流或使炎症局限于盆腔。

2. **切开引流** 会阴切口或腹部切口感染，及时行切开引流术；疑盆腔脓肿可经腹或后穹隆切开引流。

3. **应用抗生素** 未能确定病原体时，应根据临床表现及临床经验，选用广谱高效抗生素，然后依据细菌培养和药敏试验结果，调整抗生素种类和剂量，保持有效血药浓度。抗生素使用原则：应选用广谱抗生素，同时能作用于革兰阳性菌、革兰阴性菌、需氧菌和厌氧菌的抗生素。应用抗生素 72 小时，体温无持续下降，应及时重新评估，酌情更换抗生素。当中毒症状严重者，短期加用肾上腺皮质激素，提高机体应激能力。

4. **抗凝治疗** 产后发热、产褥感染是产后静脉血栓形成的高危因素，诊断产褥感染应及时预防性使用速碧林等药物抗凝治疗。发生血栓性静脉炎时，在应用大量抗生素同时，可使用肝素钠、尿激酶等药物治疗。用药期间监测凝血功能。另可口服阿司匹林等，也可用活血化瘀中药治疗。

5. **手术治疗** 如有胎盘胎膜残留，在经有效抗感染同时，清除宫腔内残留物。患者急性感染伴发高热，应有效控制感染和体温下降后，再彻底刮宫，避免因刮宫引起感染扩散和子宫穿孔。子宫严重感染，经积极治疗无效，炎症继续扩散，出现不能控制的出血、败血症或脓毒血症、DIC 时，应及时行子宫切除术，清除感染源，抢救患者生命。

【病例介绍】

患者，女性，36 岁，主诉"剖宫产术后第一天，高热伴寒战不适 5 分钟"。

现病史 产妇于 2016 年 1 月 29 日 18:00 因"G_4P_0 孕 38^{+6} 周，见红伴不规则腹胀半天"入院。孕 13 周来院初诊登记，BMI 17.2kg/m^2（体重 43kg，

身高 158cm）。2008 年、2009 年、2010 年 3 次孕早期完全流产史，诊断：习惯性流产史（免疫因素）。本次妊娠予环孢素、黄体酮治疗至孕 3 个月。年龄 36 岁行 NIPT（无创产前 DNA 检测，non-invasive prenatal testing）低危。孕 27 周 OGTT 4.5-10.5-9.8mmol/L，诊断"妊娠期糖尿病"。营养门诊就诊，予饮食和运动指导。孕期血糖控制良好。入院诊断：G_4P_1 孕 38^{+6} 周，胎方位 LOA，未临产；妊娠期糖尿病；高龄初产；习惯性流产史。入院后完善相关实验室辅助检查，查血常规、尿常规、肝肾功能、凝血血栓检查未见异常。2016-1-30 1:20 宫口开全后因"胎儿宫内窘迫、相对头盆不称"短期内无法经阴道分娩急诊行剖宫产术，术前 30 分钟抗生素：NS 100ml+ 头孢替安 1g ivggt。手术时间 1.5 小时（2016-1-30 1:30～3:00）。1:33 娩一活男婴，体重 2870g，Apgar 评分：1 分钟 8 分，5 分钟 9 分，羊水清。缩宫素 20U 宫体注射，20U 加入补液中静滴。胎盘自然剥离。子宫切口缝合：第一层连续扣锁缝合子宫肌层，第二层连续褥式缝合子宫浅肌层，第三层连续缝合子宫浆膜层。术后探查子宫外观和双侧附件未见异常。手术过程顺利，术中出血 300ml。术中子宫收缩差，予欣母沛 250μg 宫体注射、卡贝缩宫素 100μg 静滴后好转。术中行宫腔一般细菌培养＋甲硝唑冲洗盆腹腔及腹部切口，术后卡孕 2 粒肛塞。术后 2 小时观察未见异常，转病房。

术后予禁食、补液、监测血糖、心电监护，头孢替安 1g ivggt Bid，速碧林 3/4 支皮下注射 qd（术后 12 小时起）。

2016-1-31 11:00 产妇有畏寒伴寒战，测体温 39.2℃，无头痛、头晕、流涕，无咽痛、咳嗽、咳痰，无腹痛、腹胀及腹泻，无尿频、尿急、尿痛。

既往史 10 年前因气胸行保守性治疗，术后肺功能正常。孕前因拟行 IVF-ET 术于外院行宫腔镜检查，诉过程顺利，未见异常。本次妊娠为自然受孕。

体格检查 T 39.2℃，P 98 次 / 分，R 19 次 / 分，BP 114/65mmHg。神志清醒，营养好，轻度贫血貌，自主体位，对答切题，查体合作。皮肤黏膜无黄染，无瘀点瘀斑。全身浅表淋巴结未扪及肿大。五官端正，角膜透明，睑结膜无水肿。口腔黏膜无溃疡，咽部无充血。气管居中，甲状腺随吞咽活动，未扪及肿块。胸廓对称，呼吸平稳，双肺呼吸音清晰，未闻及干湿啰音。心率 98 次 / 分，心律齐，各瓣膜区听诊未闻及异常心音。双侧乳房软，未及硬结，无乳胀。腹软，全腹无明显压痛及反跳痛。肝脾区无压痛，Murphy 征（－）。腹部切口无红肿，无渗血渗液。宫底平脐，质硬，恶露少。肠鸣音 4 次 / 分。保留导尿管通畅，尿液清亮。双肾区无叩击痛。生理反射存在，病理反射未引出。

诊治措施 予急查血常规：Hb 104g/L，WBC $13.93×10^9$/L，N 92%，PLT

$178 \times 10^9/L$，CRP > 160mg/L，降钙素原 0.10ng/ml，并送血培养。继续头孢替胺 1.0g Bid 静滴抗感染治疗。

2016-2-1 体温未平稳，予更改抗生素为 NS 100ml+ 头孢西丁 1.0g ivggt q8h，左氧氟沙星（来立信）100ml ivggt Bid 抗感染治疗，暂禁母乳。

2016-2-2 术后第 3 天，体温仍未平稳，心肺听诊未见异常，宫体轻压痛。予查胸部平片未见异常。因"仍有体温波动，予以药物和物理降温后最高达 38℃"，请本院临床药师会诊，根据产妇的目前体重和抗生素使用效果等，调整抗生素：磷霉素 4.0g q12h 续以泰能 1.0g q8h。

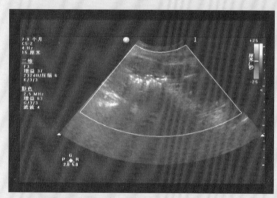

图 12-3 术后第 7 天宫腔感染图

2016-2-6 术后第 7 天 B 超示："宫腔分离 16mm，见多枚点状强回声，后陷凹积液 27mm"。提示"宫腔积液伴点状强回声"。

2016-2-8 血培养电话口头报告：疑似厌氧菌感染，具体菌种待培养鉴定。予奥硝唑 0.5g Bid，停磷霉素。

2016-2-10 体温波动在 37～38℃，再次送血培养。

2016-2-11 血培养：小韦荣球菌。

2016-2-14 B 超：内膜隐约见，单层 5mm，宫腔分离 16mm，宫腔内见数枚点状强回声，范围约 98mm×54mm×32mm，彩色血流不明显，与子宫前壁下段分界不清。盆腔积液：后陷凹 29mm。提示："宫腔积液伴点状强回声结构，盆腔积液"。

华山医院抗生素研究所会诊：①尽量引流宫腔积液，引流液行细菌培养+真菌培养；②泰能可加量至 1g q6h，必要时 2g q8h；③可停用奥硝唑，感染控制不佳时再联合应用奥硝唑；④注意随访血常规、肝肾功能、尿常规等，必要时复查血培养+药敏。注意二重感染。根据外院会诊意见，抗生素泰能加量至 1g q6h。

与家属谈话后，因"产后发热、宫腔占位待查"予 B 超监护下行扩宫颈术备清宫术。予消毒外阴、阴道及宫颈后，取宫腔分泌物送一般细菌培养+真菌培养。手术顺利，见陈旧性积血块和蜕膜组织，量约 60ml。术后超声："宫腔内见回声紊乱区，范围约 60mm×29mm，与子宫肌层分界不清"。术后予继续抗炎、抗凝治疗，口服米非司酮 100mg po q12h×5 天。

2016-2-16 第二次血培养阴性。术后病理示：（宫腔刮出物）血块中见高度退化的蜕膜组织及炎性坏死组织。

2016-2-18超声如图12-4所示："宫腔内强回声结构,74mm×42mm,与子宫前壁下段分界不清。子宫前壁下端切口处强回声区19mm×12mm×20mm"。超声主任医师会诊考虑宫腔感染可能大。

因该患者"血培养证实厌氧菌感染,经广谱抗生素治疗近三周病情仍未治愈,宫腔感染病灶大",2016-2-19经产科医疗安全办公室主持产科科内讨论,根据病史、辅助检查、体格检查、B超会诊意见等制定后续诊疗计划:①中医科会诊辨证施治;②腹部继续敷大黄芒硝;③甲硝唑200ml宫腔冲洗qd,根据药敏试验结果适时更改冲洗液和抗生素;④加强支持治疗:输白蛋白、血浆;⑤继续速碧林治疗。

与患者及家属谈话,交代病情及诊疗计划。患者拒绝输白蛋白及血浆,同意宫腔冲洗。2016-02-19至2016-02-24,每天予甲硝唑200ml宫腔冲洗,宫腔冲洗时见宫腔脓液引流通畅,手术顺利。2016-02-24患者主诉"阴道有组织物脱出阴道口",予行B超监护下宫腔组织物取出术。2016-02-25复查超声,如图12-5所示:"子宫腔扩张,符合病史。子宫切口处混合性结构,符合术后病史。"手术顺利,术后一般情况可。病理:"宫腔组织物高度退化组织,表面见急性炎性坏死组织。阴道排出物高度退化组织伴钙化和中性白细胞浸润。"26~27日两天继续甲硝唑冲洗宫腔。2016-02-27予停泰能,改口服红霉素0.25g q6h po,连续5天体温正常,肝胆胰脾B超(2016-03-01)未见明显异常,复查B超:"子宫前壁下段混合结构24mm×46mm×18mm,符合术后表现;内膜不均。"术后恢复可。于2016-03-02出院(住院期间体温单如图12-6所示)。2016-03-22产后52天门诊复诊,复查B超未见异常。

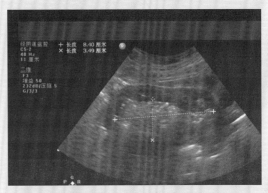

图12-4 术后宫腔占位图

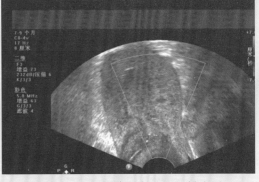

图12-5 宫腔冲洗宫腔组织排出后

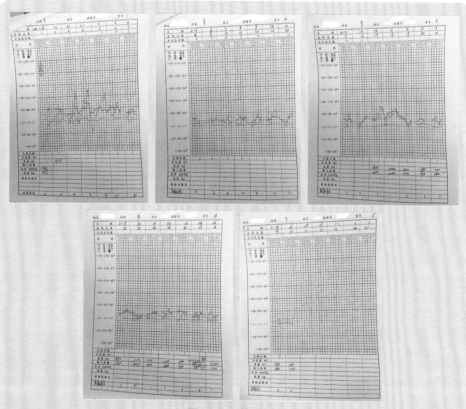

图 12-6 体温单

专家点评

小韦荣球菌是革兰阴性的厌氧球菌，一般存在于口腔、胃肠道和阴道。

厌氧菌感染通常为内源性，其主要特征为化脓，有明显的脓肿形成及组织破坏。若感染扩散，可导致子宫切口裂开、晚期产后出血、败血症、脓毒血症、感染性血栓性静脉炎、血栓栓塞致心脑血管意外甚至子宫切除等，危及产妇生命。该病例血培养结果是小韦荣球菌，属于临床比较少见的菌血症病原体，责任医师根据患者的病情变化及时使用广谱抗生素控制病情，运用抗凝剂预防血栓形成，避免了感染向盆腔外扩散。在静脉使用广谱抗生素、病情迁延不愈的情况下经讨论选择增加甲硝唑宫腔冲洗的抗生素局部治疗方案，保证感染病灶局部维持较高的抗生素浓度并使炎症渗出物向宫腔外引流，最终使大块感染的炎症坏死组织能顺利取出。严重宫腔感染能保住子宫实属不易。

第四节　急性乳腺炎

【概述】急性乳腺炎是乳腺的急性化脓性感染，是乳腺管内和周围结缔组织炎症，多发生于产后哺乳期的女性，尤其是初产妇更为多见。乳腺炎是哺乳期女性常见病，发生率在 2%～33% 左右，常发生于产后 6 周内，但整个哺乳期任何时间都可以出现。因为乳头易被吸破，细菌由此入侵，乳汁淤积，易于细菌繁殖而发病。

【临床表现】乳房感染症状轻重不等，可表现为结节红斑，也可形成脓肿。

细菌性乳腺炎通常表现为一侧的楔形硬结，红斑，皮温升高，疼痛及发热。感染严重者，炎性肿块增大，可有波动感，并可出现腋下淋巴结肿大、疼痛和压痛。全身表现有寒战、高热、白细胞增高等。处理不及时可形成乳房脓肿。浅表的脓肿可以自行穿破，深部的脓肿常无波动感，脓肿可深入到乳房后疏松结缔组织中，形成乳房后脓肿。未给予引流的脓肿可以进入不同的腺叶间，穿破叶间结缔组织间隙，形成哑铃状脓肿或多发性脓肿。乳腺大导管受累者，可出现脓性乳汁或乳瘘。

【诊断】乳腺炎通常是临床诊断，但乳汁的性状有助于鉴别感染及非感染性。但正常乳汁每 1ml 亦含 > 1000 个菌落，常来自皮肤定植菌。

产后哺乳的女性如出现乳房胀痛以及局部红肿热痛，并可扪及痛性肿块，伴有不同程度的全身炎症表现，不难作出诊断。B 超检查对乳房炎性肿块及脓肿形成的诊断很有价值，且具有定位作用。声像特点：①炎性肿块，边界不甚清楚，内部回声增厚增强，光点不均匀；②乳汁潴留，为无回声的小暗区；③脓肿形成，声像显示内部不均匀的液体暗区，边缘模糊，肿块局部有增厚，有时有分层现象，脓肿后方回声增强。有波动的炎性肿块，用针刺获得脓性液体，即可明确诊断。

【鉴别诊断】乳汁淤积：可表现为局部疼痛与肿块，但常无局部的红、肿，也无发热等全身表现。

乳房皮肤丹毒：比较少见，有皮肤的红、肿、热、痛，且有明确的边界。局部疼痛较轻，而全身毒血症状尤为明显。乳房实质内仍松软，且无炎性肿块扪及，由此可以鉴别。

【临床处理】

1. 支持疗法　可用镇痛药（首选布洛芬，不通过乳汁分泌），并热敷。改变母乳喂养方式，通过定期排空乳汁，以确保乳汁的通畅。为有利哺乳，开始可先用未感染的乳房哺乳。

2. 若是细菌性感染，致病菌通常为金黄色葡萄球菌，可用 β- 内酰胺类青霉素（母乳喂养期）。头孢氨苄 500mg 口服，每天 4 次，疗程 10～14 天。

3. 若有脓肿形成，切开引流，停止哺乳，定期排空乳房。手术治疗：一旦脓肿形成应及时手术，切开引流。浅表的小脓肿可在局麻下进行，大而深的脓肿应在静脉麻醉下进行。在脓肿中央、波动最明显处作切口，但乳房深部或乳房后脓肿可能无明显波动感。切口要足够大，以乳头为中心呈放射方向，或沿乳房下皮肤皱褶处作弧形切口。进入脓腔后，用手指探查，打通所有脓肿内的间隔，以保证引流通畅。如属乳房后脓肿，应将手指深入乳腺后间隙，轻轻推开，使脓液通畅流出。哑铃状脓肿，必要时可作对口引流。所有脓肿切开后应放置引流物，每天换药。脓液应常规作培养与药物敏感试验。

4. 根据有无青霉素过敏或考虑 MRSA，选择治疗方案。使用抗生素的疗程应全程足量，即使症状在 24～48 小时即以缓解。

5. 回乳治疗　反复发生乳房脓肿者、脓肿引流后出现乳瘘者、引流伤口经久不愈者、拒绝授乳者可以考虑回乳。回乳方法有：炒麦芽 60g 煎服，每天一剂。适量皮硝，纱布包裹后外敷于乳房，湿硬时更换。溴隐亭 2.5mg 每日 2 次口服，连用 5～7 天。

6. 复发性乳腺炎　可能因治疗不充分引起，也可因为乳房脓肿。在诊断为耐药菌感染并更换抗生素前，应行乳腺彩超检查是否有乳腺脓肿。乳腺炎脓肿在乳腺彩超的表现具有非特异性，因此乳腺彩超的诊断价值不大，但若出现乳腺局部压痛，提示有脓肿存在的可能性。症状明显的乳腺脓肿，需要引流。

【病例介绍】

患者，女性，27 岁，因"顺产后 13 天，发热 2 天伴乳房胀痛 1 天"入院。

生育史 1-0-0-1。

现病史 产妇 13 天前于本院顺产，过程顺利，无产后出血，无产前、产时发热，无寒战。产后母乳喂养，产后 10 天左右双侧乳房出现红肿，局部乳房皮肤温度升高，触之疼痛，乳房发胀发硬，拟"急性乳腺炎"收入院。

既往史 既往史未见异常。

体格检查 T 39.3℃，P 108 次/分，R 20 次/分，BP 114/74mmHg。神志清醒，发育好，营养好，无贫血貌，自主体位，对答切题，查体合作。皮肤黏膜无黄染，无瘀点瘀斑。双侧腋窝淋巴结扪及肿大。五官端正，角膜透明，睑结膜无水肿，口腔黏膜无溃疡，气管居中，甲状腺随吞咽活动，未扪及肿块，胸廓对称，呼吸平稳。双肺呼吸音清晰，未闻及干湿啰音。心率 108 次/分，心律齐，各瓣膜区听诊未闻及异常心音。双侧乳房红肿，触之压痛（＋），未及硬结，乳头无异常溢液及异常出血，乳头无凹陷。腹软，无压痛及反跳痛。肠鸣音4次/分。四肢无畸形，关节活动自如。生理反射存在，病理反射未引出。

妇科检查 外阴：未见异常，会阴切口Ⅱ/甲愈合。阴道：畅。宫颈：轻糜。宫体：孕6周大小，无压痛。附件区：软，无压痛。

辅助检查 ①血常规：红细胞$4.85×10^{12}$/L，血红蛋白149g/L，白细胞$11.81×10^9$/L，中性粒细胞77.7%，淋巴细胞17.2%，嗜酸性粒细胞20%，嗜碱性粒细胞10%，血小板$243×10^9$/L。②CRP 80mg/L。③乳腺B超：双乳腺体哺乳期改变，组织增厚，结构紊乱，回声不均，导管明显扩张，最宽处约4.7mm，内充满点状回声。

治疗措施
1. 完善入院后相关检查（常规血生化、乳汁培养、血培养＋药敏等）。
2. **乳房护理** 热敷并按摩乳房，排空乳汁。
3. **积极抗感染治疗** 静滴头孢替安。

经积极治疗，患者体温恢复正常，症状改善，乳汁培养为金黄色葡萄球菌（头孢替安敏感），血培养阴性，予以出院。

专家点评 该患者根据病情明确诊断急性乳腺炎，未形成脓肿。在经验性使用抗生素的基础上热敷按摩乳房，使乳汁排空。这一辅助治疗措施有助于控制局部炎症、预防乳汁淤积形成继发脓肿。在急性乳腺炎的治疗过程中，保证感染病灶引流通畅、预防脓肿形成是关键所在，一旦脓肿形成则应积极切开引流。乳汁培养、血培养等为抗生素的调整提供依据。

第五节　急性上呼吸道感染

【概述】急性上呼吸道感染主要是由病原微生物引起的鼻腔、咽或喉部急性炎症的总称。病原体中以病毒为主，主要有鼻病毒、腺病毒、呼吸道合胞病毒、流感和副流感病毒、冠状病毒等呼吸道常见病毒。细菌感染可以是原发的，也可以继发于病毒感染。细菌以化脓性链球菌为最常见，其次是流感嗜血杆菌、金黄色葡萄球菌、肺炎链球菌、卡他莫拉菌等，肺炎支原体和肺炎衣原体较少见。急性上呼吸道感染通常分为普通感冒、流行性感冒、急性扁桃体炎、急性鼻窦炎、急性咽喉炎、急性会厌炎和急性中耳炎等疾病，其中急性鼻窦炎、急性咽喉炎、急性会厌炎、急性中耳炎通常归于耳鼻喉科专科处理。本文主要讨论感冒、急性扁桃体炎、急性咽喉炎。

【临床表现】根据病因不同，临床表现可有不同的类型。

普通感冒：为病毒感染引起，起病较急，初期有咽干、咽痒或灼热感，发病同时或数小时后，可有喷嚏、鼻塞、流清水样鼻涕，2～3天后鼻涕变稠。可伴咽痛、头痛、声嘶等。严重者有发热、轻度畏寒和头痛等。检查可见鼻腔黏膜充血、水肿、有分泌物，咽部轻度充血。如无并发症，一般经5～7天痊愈。

急性病毒性咽炎和喉炎：急性咽炎，咽部发痒和灼热感，咽痛不明显。当有吞咽疼痛时，常提示有链球菌感染，咳嗽少见。急性喉炎，临床特征为声嘶、讲话困难、咳嗽时疼痛，常有发热、咽痛或咳嗽。体格检查可见喉部水肿、充血，局部淋巴结轻度肿大和触痛，有时可闻及喉部的喘息声。

急性疱疹性咽峡炎：由柯萨奇病毒A引起，表现为明显咽痛、发热，病程约为1周。检查可见咽充血，软腭、悬雍垂、咽及扁桃体表面有灰白色疱疹及浅表溃疡，周围有红晕。多见于夏季发作，多见于儿童，偶见于成人。

急性咽扁桃体炎：多由溶血性链球菌引起，其次为流感嗜血杆菌、肺炎链球菌、葡萄球菌等引起。起病急，明显咽痛、畏寒、发热，体温可达39℃以上。检查可见咽部明显充血，扁桃体肿大、充血，表面有黄色点状渗出物，下颌下淋巴结肿大、压痛，肺部无异常体征。

实验室检查：血常规：一般白细胞计数正常或偏低，伴淋巴细胞比例升高，细菌感染时可有白细胞和中性粒细胞增多。病原学检查：一般无须病原学检查。

并发症：并发急性鼻窦炎、中耳炎、气管-支气管炎。部分患者可继发风湿热、肾小球肾炎、心肌炎等。

【诊断】有鼻咽部卡他症状，鼻腔黏膜、咽部充血，可有扁桃体肿大、充血，甚至化脓。有时咽部、软腭及扁桃体表面可有灰白色疱疹及浅表溃疡。血常规：白细胞正常或偏低，胸部摄片无异常。怀疑炎症累及喉部、会厌时，由于压舌板暴露困难，建议请耳鼻喉科会诊。

【鉴别诊断】

1. **过敏性鼻炎**　起病急骤、鼻腔发痒、频繁喷嚏、流清水样鼻涕，发作与环境或气温突变有关，数分钟至1～2小时内症状消失。检查见鼻黏膜苍白水肿，鼻分泌物可见嗜酸性粒细胞增多。

2. **流行性感冒**　常有明显的流行性发病。起病急，全身症状较重，高热、全身酸痛、眼结膜炎症状明显，但鼻咽部症状较轻。病毒分离或血清学诊断可供鉴别。

3. **急性气管支气管炎**　表现为咳嗽、咳痰，血白细胞可升高，鼻部症状较轻，胸片常见肺纹理增粗。

　　【临床处理】上呼吸道病毒感染目前尚无特殊抗病毒药物，以对症处理、休息、戒烟、多饮水、保持室内空气流通和防治继发细菌感染为主。

【病例介绍】

　　患者，女性，27 岁，因"顺产后一周，发热伴咽痛 4 小时"入院。

　　生育史 1-0-0-1。

　　现病史 产妇 1 周前于本院顺产，过程顺利，无产后出血，无产前、产时发热。产后母乳喂养。今晨出现发热伴咽痛不适，有鼻塞、流清水样鼻涕，无咳嗽咳痰，无恶心、呕吐，无尿频、尿急、尿痛，无腹泻。急诊测体温 39℃，拟"急性上呼吸道感染"收入院。

　　既往史 既往史未见异常。

　　体格检查 T 39℃，P 108 次 / 分，R 20 次 / 分，BP 115/75mmHg。神志清醒，发育好，营养好，无贫血貌，自主体位，对答切题，查体合作。皮肤黏膜无黄染，无瘀点瘀斑。全身浅表淋巴结未扪及肿大。五官端正，角膜透明，睑结膜无水肿。口腔黏膜无溃疡，咽部充血，扁桃体Ⅱ度肿大。气管居中，甲状腺随吞咽活动，未扪及肿块。胸廓对称，呼吸平稳，双肺呼吸音清晰，未闻及干湿啰音。心率 108 次 / 分，心律齐，各瓣膜区听诊未闻及异常心音。双侧乳房软，未及硬结，乳头无异常溢液及异常出血，乳头无凹陷。腹软，无压痛及反跳痛。肠鸣音 4 次 / 分。肾区无叩击痛。四肢无畸形，关节活动自如。生理反射存在，病理反射未引出。

　　妇科检查 外阴：未见异常，会阴切口Ⅱ / 甲愈合。阴道：畅。宫颈：轻糜。宫体：宫底耻上两指，无压痛。附件区：软，无压痛。

　　辅助检查 血常规：红细胞 4.85×10^{12}/L，血红蛋白 120g/L，白细胞 11.81×10^9/L，中性粒细胞 65%，淋巴细胞 30%，血小板 243×10^9/L。

　　治疗措施

　　1. 完善尿常规、肝肾功能、凝血功能、咽拭子培养、血培养等相关检查，监测生命体征。

　　2. 物理降温。

　　3. 双黄连口服液口服，吲哚美辛栓肛塞。

　　经对症支持治疗，患者体温平稳，无不适主诉，予出院。

　　专家点评　该患者的诊治要点是完善体格检查和辅助检查，排除其他部位的感染。

急性上呼吸道感染以病毒感染最常见，疾病过程有一定的自限性，诊疗要点是加强对症支持治疗，积极控制体温平稳，增强患者抵抗力。

第六节　泌尿系统感染

【**概述**】泌尿系统感染又称尿路感染，是肾脏、输尿管、膀胱和尿道等泌尿系统各个部位感染的总称。尿路感染是尿路上皮对细菌侵入的炎症反应，通常伴随有细菌尿和脓尿。妊娠后肾脏负担加重可影响原有的泌尿系统疾病，同时泌尿系统炎症或肾功能减低可影响妊娠的继续、胎儿的生长以及母体的健康。泌尿系统感染是妊娠常见的一种合并症，可造成早产、败血症，甚至诱发急性肾衰竭。发病率约占孕妇的 7%，其中以急性肾盂肾炎最常见。致病菌以大肠埃希菌最多见，占 75%～90%，其次为克雷伯杆菌、变形杆菌、葡萄球菌等。产褥期由于产后抵抗力下降、留置导尿管等因素，可导致产妇出现发热、尿频、尿急、尿痛等不适主诉，需要进行诊断，明确感染类型等。

尿路感染按感染部位可分为上尿路感染和下尿路感染。依据两次感染之间的关系可以分为孤立或散发感染和复发性感染，复发性感染可以进一步分为再感染和细菌持续存在：再感染指外界细菌再次侵入泌尿系引起的新的感染；细菌持续存在指复发性感染由存在于泌尿系中的同一细菌（如泌尿系结石）再次发作产生，也称为复发。

尿路感染也可分为以下几类：单纯性尿路感染（单纯下尿路感染和单纯上尿路感染）；复杂性尿路感染（包括导管相关的感染等）；尿脓毒血症。

复杂性尿路感染指尿路感染伴有增加获得感染或者治疗失败风险的疾病，例如泌尿生殖道的结构或功能异常，或其他潜在疾病。诊断复杂性尿路感染有 2 条标准：尿培养阳性以及表 12-6 所列 1 条或 1 条以上的因素。

表 12-6　复杂性尿路感染潜在诱发因素

留置导尿管，支架管，或间歇性膀胱导尿
残余尿 > 100ml
任何原因引起的梗阻性尿路疾病，如膀胱出口梗阻、神经源性膀胱、结石和肿瘤
膀胱输尿管反流或其他功能异常

尿流改道
化疗或放疗损伤尿路上皮
围术期和术后尿路感染
肾功能不全、移植肾、糖尿病、免疫缺陷

【临床表现】

1. **无症状菌尿症** 即尿标本中分离出一定量的细菌，而患者无任何尿路感染的症状或体征。清洁中段尿培养细菌计数，杆菌细菌数 $\geqslant 10^5/ml$ 及球菌细菌数 $\geqslant 200/ml$ 有诊断意义。若低于上述标准应重复检测。

2. **急性膀胱炎** 表现为膀胱刺激征（尿频、尿急及尿痛），下腹不适，偶有血尿。多数不伴有明显的全身症状。清洁中段尿：白细胞增多，亦可有红细胞。尿培养细菌超过正常值。培养阴性者应行衣原体检查。

3. **急性肾盂肾炎** 妊娠期最常见的泌尿系统合并症。起病急骤，突然出现寒战、高热可达 40℃ 以上，也可低热，伴头痛、周身酸痛、恶心、呕吐等全身症状和腰痛、尿频、尿急、尿痛、排尿未尽感等膀胱刺激症。排尿时常有下腹疼痛，肋腰点（腰大肌外缘与第 12 肋骨交叉处）有压痛，肾区叩痛阳性。血白细胞增多。尿沉渣见成堆的白细胞或脓细胞。尿培养细菌阳性，血培养可能阳性。

4. **慢性肾盂肾炎** 往往无明显泌尿系统症状，表现为反复发作的泌尿道刺激症状或仅出现菌尿症，少数患者有长期低热或高血压。可有慢性肾功能不全的表现。慢性肾盂肾炎常伴肾功能不全及高血压，治疗与慢性肾炎相似。

5. **复杂性尿路感染** 可伴或不伴有临床症状（如尿急、尿频、尿痛、排尿困难、腰背部疼痛、肋脊角压痛、耻骨上疼痛和发热）。临床表现差异很大，可从严重梗阻性急性肾盂肾炎并发危急的尿脓毒症，到留置导尿管相关的术后尿路感染。除了泌尿系疾病之外，复杂性尿路感染常伴随其他疾病，如糖尿病（10%）和肾衰竭。复杂性尿路感染的后遗症较多，最严重和致命的情况一是尿脓毒症，二是肾衰竭。肾功能受损可以是急性的，也可以是慢性的，可以是永久的，也可以自行恢复。肾功能不全和尿路梗阻是易患因素，这些患者有可能形成脓肿。

6. **尿脓毒血症** 当尿路感染出现临床感染症状并且伴有全身炎症反应征象即可诊断为尿脓毒血症。严重的尿路感染，如肾盂肾炎易引起菌血症，若合并尿路梗阻则可能发展成尿脓毒血症。尿脓毒血症的常见原因是尿路梗阻性疾病，如输尿管结石、尿路解剖异常、狭窄、肿瘤或神经源性膀胱功能障碍，另外尿路手术或者泌尿系统的实质脏器感染也可以发生尿脓毒血症。

【诊断】

根据患者的症状和体格检查、辅助检查，可作出诊断。当尿路感染出现临床感染症状并且伴有全身炎症反应征象（发热或体温降低，白细胞升高或降低，心动过速，呼吸急促）即可诊断为尿脓毒血症。

1. 症状 下尿路感染相关症状包括尿频、尿急、尿痛、耻骨上区不适和腰骶部疼痛，门诊尿路感染就诊患者 95% 为急性膀胱炎，最常见的症状依次为尿痛、尿急和尿频，可有肉眼血尿。

上尿路感染患者除了排尿症状外，多以全身症状就诊，包括寒战、发热、腰痛、恶心、呕吐等。但约 1/3 仅有膀胱炎症状的患者经进一步检查发现同时存在上尿路病变。

对尿路感染有诊断意义的症状和体征为尿痛、尿频、血尿、背部疼痛和肋脊角压痛，如果女性患者同时存在尿痛和尿频，则尿路感染的可能性为 90%。

2. 体检 急性膀胱炎患者可有耻骨上区压痛，但缺乏特异性。发热、心动过速、肋脊角压痛对肾盂肾炎的诊断特异性高。

盆腔和直肠检查对鉴别是否同时存在合并疾病有意义。女性慢性、复发性、难治性尿路感染必须行盆腔检查。

当患者存在不明原因的发热、严重的低血压、感染中毒性休克时，要考虑存在肾盂肾炎的可能。

3. 实验室检查

（1）尿常规检查：尿亚硝酸盐阳性见于大肠埃希菌等革兰阴性杆菌引起的尿路感染。尿路感染时尿白细胞酯酶阳性，可有蛋白尿但通常 < 2g/24h。尿沉渣检查白细胞数目高于参考值范围常提示有尿路感染的可能性。

（2）尿培养：治疗前的中段尿标本培养是诊断尿路感染最可靠的指标。美国感染疾病学会和欧洲临床微生物学和感染疾病学会规定的尿路感染细菌培养标准为：急性非复杂性膀胱炎中段尿培养 ≥ 10^3CFU/ml；急性非复杂性肾盂肾炎中段尿培养 ≥ 10^4CFU/ml；女性中段尿培养 ≥ 10^5CFU/ml，男性中段尿培养或女性复杂性尿路感染导尿标本 ≥ 10^4CFU/ml。现今人们发现并没有一个固定的数值可以用于在任何情况下诊断所有类型的尿路感染，需要根据临床情况具体分析。

（3）影像学检查：反复发作的尿路感染、复发性肾盂肾炎、合并无痛血尿或怀疑合并有泌尿系结石或梗阻时，推荐进行进一步的影像学检查。泌尿系超声作为首选项目，可以发现合并的尿路梗阻、积脓、结石等病变。在超声有阳性发现时，螺旋 CT 是进一步明确病变的有效检查，优于 MRI。尿路平片和静脉尿路造影（IVU）可以发现上尿路结石和畸形。

【鉴别诊断】 女性有尿路感染症状时应考虑是否存在阴道炎、生殖器溃疡或淋病。通过妇科检查可以明确，如果患者存在阴道分泌物或外阴炎症常可鉴别，盆腔双合诊可以除外盆腔肿块和盆腔炎。有下尿路症状并存在脓尿，但尿培养阴性的患者应考虑有无淋病双球菌感染或解脲支原体感染。对有下尿路症状但没有感染证据的女性患者，应与引起下尿路症状的其他疾病如膀胱过度活动等相鉴别。对一般抗菌药物治疗无效的尿路感染应除外泌尿系结核。

【临床处理】

尿路感染的治疗目的在于消灭病原菌，缓解症状，防止肾功能损害和感染的扩散。对临床诊断为尿路感染的患者在开始抗菌治疗前，应及时留取合格尿标本，在怀疑存在血液感染时应留取血标本送病原学检测，以尽早明确病原菌和药敏试验结果，并据此调整抗菌药物的治疗方案。对于临床诊断为细菌性感染患者，在未获知病原菌药敏试验结果前，可根据患者的感染部位（上尿路还是下尿路）、发病情况、发病场所（医院感染还是社区感染）、既往抗菌药物用药史及其治疗反应等推测可能的病原体，并结合当地细菌耐药性监测数据，先给予抗菌药物经验性治疗。待获知病原学检测及药敏试验结果后，结合先前的治疗反应调整用药方案。对培养结果阴性的患者，应根据经验治疗的效果和患者情况采取进一步诊疗措施。

1. **无症状菌尿治疗** 孕期治疗无症状性菌尿可使孕妇继发肾盂肾炎的风险从 20%～35% 降低到 1%～4%，也能改善胎儿的状况，降低产出低体重儿和早产儿的概率。患有无症状菌尿或有症状尿路感染的孕妇应该接受口服抗菌药物治疗并定期复查。抗生素选用原则：尽可能选择细菌敏感的药物并注意药物对母儿的安全性。抗菌药物的选择及疗程包括：阿莫西林 500mg 口服，每 8 小时 1 次，3～5 天；阿莫西林 - 克拉维酸钾 500mg 口服，每 12 小时 1 次，3～5 天；头孢氨苄 500mg 口服，每 8 小时 1 次，3～5 天或磷霉素氨丁三醇 3g 口服，单剂治疗。停药后定期复查作尿培养。

2. **急性膀胱炎治疗原则** 与无症状性菌尿症相同，多饮水，禁止性生活。

3. **急性肾盂肾炎** 一旦确诊收住院治疗。治疗原则：支持疗法，抗感染，防止中毒性休克。密切监测母体病情、对症处理，卧床休息，侧卧位。多饮水或补充足够液体，每天尿量 2000ml 以上。如果用药后 48～72 小时仍未见效，则应根据药敏试验选用有效药物治疗。治疗后应追踪复查，如用药 14 天后仍有菌尿，则应根据药敏试验改药，再治疗 6 周。对体温超过 38.5℃、肋脊角压痛、血白细胞升高等或出现严重的全身中毒症状、疑有菌血症者，首先应予以胃肠外给药（静脉滴注或肌内注射），在退热 72 小时后，再改用口服抗菌药物（喹诺酮类、第二代或第三代头孢菌素类等）完成 2 周疗程。肾功能不良者，根据病情适当减少药量，以防药物蓄积中毒。

4. **尿脓毒血症的治疗** 脓毒血症、严重脓毒血症和感染性休克是一个连续的临床过程。与其他脓毒血症一样，影响尿脓毒血症预后的一个关键在于患者能否得到早期的诊断和治疗。推荐对尿脓毒血症患者监测血压、心跳、尿量、呼吸、氧饱和度、中心静脉压等。尿脓毒血症的治疗需去除感染灶和提高器官的灌注水平，需要联合治疗感染的原因（梗阻）、充分的生命支持治疗以及合适的抗菌药物治疗。治疗包含以下 4 个基本策略：

（1）复苏、支持治疗（稳定血压和维持呼吸通畅）：如果怀疑为脓毒血症，必须在早期（即脓毒血症诱发低血压 1 小时内）进行复苏、支持治疗。通畅气道、维持呼吸、提高灌注，必要时可机械通气。维持水、电解质平衡是治疗尿脓毒血症患者的重要一部分，特别是当病情进展到感染性休克阶段。早期抗休克治疗被证实能降低死亡率。扩容和血管加压药的治疗对结果有重要的影响。疾病早期采取适当的措施，通过输液、稳定动脉压、提供足够的氧气输送能力的联合治疗，来维持充分的组织灌注和氧输送，是相当有效的。

1）扩容的标准：中心静脉压达到 8～12mmHg，尿量 0.5ml/（kg·h）以上，以及 65mmHg ≤平均动脉压≤ 90mmHg。

2）如果平均动脉压不能达到 65～90mmHg，应该应用血管活性物质。

3）氧输送达到中心静脉血氧饱和度≥ 70%。

4）如果中心静脉血氧饱和度不能达到≥ 70%，应该输红细胞使血细胞比容≥ 30%。

（2）抗菌药物治疗（脓毒血症诱发低血压 1 小时内）：抗菌药物是治疗严重尿路感染患者最重要的药物。抗菌药物的经验性治疗须遵循以下几个准则：预计的致病细菌，区域内的细菌耐药率和患者个体情况。抗菌药物的经验性治疗需采用广谱抗菌药物，随后根据细菌培养结果进行调整。

（3）控制合并因素：如果合并因素与治疗有关，应该马上控制和（或）去除这些因素。控制合并因素应尽可能采用创伤小的方法，待患者全身状况改善后，再彻底去除合并因素。

（4）特殊治疗：对脑垂体 - 肾上腺皮质轴功能相对不足的患者应用氢化可的松是有益的，但对剂量的多少尚有争议。应用胰岛素严密控制血糖，也能降低死亡率。

【病例介绍】

患者，女性，32 岁，因"顺产后 7 天，尿频、尿急 2 天"而入院。

生育史 1-0-0-1。

现病史 产妇 7 天前顺产，过程顺利，无产后出血，无产前、产时发热、寒战。产后母乳喂养。产后 5 天出现尿频、尿急，无尿痛，自诉夜间起床5~6次，无尿不尽感，无外阴灼痛等不适。自诉孕前有尿路感染病史，孕期多次尿常规检查提示红细胞＋~＋＋＋，白细胞＋，急诊拟"尿路感染可能"收入院。

既往史 孕前有尿路感染病史，余未见异常。

体格检查 T 39.3℃，P 108次/分，R 20次/分，BP 114/74mmHg。神志清醒，发育好，营养好，无贫血貌，体位自主，对答切题，查体合作。皮肤黏膜无黄染，无瘀点瘀斑。浅表淋巴结未扪及肿大。五官端正，角膜透明，睑结膜无水肿，口腔黏膜无溃疡，气管居中，甲状腺随吞咽活动，未扪及肿块，胸廓对称，呼吸平稳。双肺呼吸音清晰，未闻及干湿啰音。心率108次/分，心律齐，各瓣膜区听诊未闻及异常心音。腹部：软，无压痛、反跳痛，肝脾肋缘下未触及。肠鸣音4次/分。肾区有叩击痛。

妇科检查 外阴：未见异常，会阴切口Ⅱ/甲愈合。阴道：畅。宫颈：轻糜。宫体：宫底耻上2指，无压痛。附件区：软，无压痛。

辅助检查 尿常规：尿胆原－，尿胆红素－，尿酮体－，隐血＋＋＋＋，尿蛋白质＋＋，亚硝酸盐－，白细胞酯酶＋＋，葡萄糖＋，比重1.015，pH 5，红细胞－，白细胞20~30/HP。血常规：红细胞$4.16×10^{12}$/L，血红蛋白103g/L，白细胞$15.02×10^9$/L，中性粒细胞89%，淋巴细胞7%，单核细胞4%，血小板$174×10^9$/L。

治疗措施

1. 完善入院后相关检查（血、CRP、降钙素原等，尿液培养，血培养，B超等）。血常规：Hb 104g/L，WBC $18.93×10^9$/L，N 92%，PLT $178×10^9$/L，CRP 68mg/L，降钙素原0.10ng/ml。B超：双肾、输尿管未见异常。

2. **积极抗感染治疗** 氨苄西林2g q6h 静滴。

患者治疗3天后体温平稳，予继续抗感染治疗。尿培养结果提示大肠埃希菌，对氨苄西林敏感，未换药，予静脉治疗1周后改为口服抗生素治疗1周。复查尿培养阴性，治愈出院。

专家点评 该患者孕前有尿路感染病史，孕期多次尿常规提示红细胞＋~＋＋，白细胞＋，提示存在孕期无症状菌尿，是产后急性肾盂肾炎的高危因素。产后由于抵抗力下降、围术期保留导尿管等诱因，可导致上尿路感染急性起病，致病菌以大肠埃希菌最为常见。泌尿系统超声排除了患者有肾结石等梗阻性泌尿系统疾病，它是复杂性尿路感染常见的潜在伴发疾病之一。在完善检查的基础上及早经验性使用抗生素、保证病灶部位持续稳定的抗生素浓度，同时加强支持疗法，密切监测母体病情，补充足够液体，每天尿量 2000ml 以上，防止中毒性休克。如果用药后 48～72 小时仍未见效，则应根据药敏试验选用有效药物治疗。强调治疗疗程要足够，治疗后应追踪复查，需复查尿培养至阴性。如用药 14 天后仍有菌尿，则应根据药敏试验改药，再治疗 6 周。

第七节　产　褥　中　暑

【概述】产褥中暑是指产褥期产妇在高温、高湿和通风不良的环境中，体内余热不能及时散发，引起以中枢性体温调节功能障碍为特征的急性热病。表现为高热、水电解质紊乱、循环衰竭和神经系统功能损害等。本病起病急骤，发展迅速，处理不当可遗留严重的后遗症，甚至死亡。

【临床表现】

当外界气温超过 35℃时，机体靠汗液蒸发散热，而汗液蒸发需要空气流通才能实现。蒸发是人体在高温环境中散热的主要机制，但在相对湿度超过 75% 时，这一机制无效。但旧风俗习惯怕产妇"受风"而要求关门闭窗，产妇深居室内，包头盖被，穿长袖衣、长裤，紧扎袖口、裤脚，使居室和身体小环境处在高温、高湿状态，严重影响产妇出汗散热，导致体温调节中枢功能衰竭而出现高热、意识丧失和呼吸循环功能衰竭。肝细胞、血管内皮和神经组织对核心体温升高最为敏感，但最终所有器官都可能受到影响。

按病情严重程度，产褥中暑的临床表现如下：

1. **中暑先兆**　发病急骤，发病前有短暂的先兆症状称中暑先兆。出现口渴、多汗、心悸、恶心、胸闷、四肢乏力。

2. **轻度中暑**　中暑先兆未能得到及时处理，产妇体温开始升高，随后出现面色潮红、胸闷、脉搏增快、呼吸急促、口渴、痱子布满全身。

3. **重度中暑**　产妇体温高达 40～42℃，呈稽留热型，可出现谵妄、抽搐、昏迷，面色苍白，呼吸急促，脉搏细数，血压下降，皮肤干燥无汗，瞳孔缩小，反射减弱。常见体征：核心体温升高，窦性心动过速，呼吸过速，脉压扩大，低血压。潮红（皮肤血管扩张）、非心源性肺水肿所致爆裂音，以及神经系统功能障碍的证据（如精神状态改变、言语不清、易激惹性、行为不当、激越状态、共济失调，以及协调性差、谵妄、癫痫发作和昏迷的其他体征）。

常出现的并发症包括急性呼吸窘迫综合征、DIC、急性肾衰竭、肝损伤、低血糖、横纹肌溶解以及癫痫发作。

【诊断与鉴别诊断】根据发病季节、患者家居环境、产妇衣着过多以及典型的临床表现，不难诊断产褥中暑。

实验室检查可能发现凝血病、急性肾损伤（急性肾衰竭）、急性重型肝炎以及白细胞升高。全血细胞计数示白细胞明显升高，肝肾功能检查示转氨酶升高、尿素氮和肌酐升高，凝血酶原时间和部分凝血活酶时间延长。尿液分析可能发现肾损伤的其他证据，包括蛋白质、血细胞、肾小管管型和尿比重升高。血气分析最常见的异常是代谢性酸中毒和呼吸性碱中毒。可进行检查是否出现横纹肌溶解（如血清肌酸激酶和尿肌红蛋白）及其并发症（如低钙血症、高磷血症、肌红蛋白尿及 BUN 和肌酐）的检查。胸片检查可能显示肺水肿。心电图检查可能发现节律障碍、传导障碍、非特异性 ST-T 波改变或与高热相关的心肌缺血或梗死。若怀疑中枢神经系统引起神志改变，则应根据指征行头部 CT 检查和脑脊液分析。

需注意产褥感染时可以发生产褥中暑，产褥中暑患者又可并发产褥感染。产褥中暑需与产后子痫、产褥感染败血症、癫痫发作、中枢神经系统感染（如脑膜炎、脑炎）相鉴别。此外，神经阻滞剂恶性综合征（neuroleptic malignant syndrome，NMS）也可导致过热，这是一种与使用神经阻滞剂相关的危及生命的神经病学急症，以精神状态改变、肌强直、发热和自主神经功能障碍组成的独特临床综合征为特点。

【临床处理】

治疗原则是快速降温，保证充足的气道保护、呼吸和循环，以及治疗并发症。抢救成功的关键是迅速降低体温。需迅速改变高温、高湿和通风不良的环境，降低患者的体温，及时纠正脱水、电解质紊乱及酸中毒，积极防治休克。

1. 降温

（1）环境降温：迅速将产妇移至凉爽通风处，脱去产妇过多衣着，室内温度宜降至 25℃。

（2）物理降温：蒸发降温时，脱去患者衣物，将微温水喷洒在患者身上，同时使用风扇，将空气吹过湿润皮肤，已制成用于此目的的特殊病床，称为身体降温装置。水冰疗法（water ice therapy，WIT）是使患者仰卧在多孔担架上，置于冰水浴盆上，持续将浴盆中的冰水浇在患者身上，并且用冰袋按摩主要肌肉群以增加皮肤血管舒张。将冰袋放置于患者腋窝、颈部和腹股沟（毗邻大血管的部位）是另一种有效的降温技术，但清醒患者可能对此法耐受不良。由于大量酒精可能会通过扩张的皮肤血管被吸收进入人体并产生毒性，因此应该避免使用酒精海绵擦浴。

（3）药物降温：神志改变引起的激越状态或蒸发降温或其他治疗诱发的

寒战可能产生热量，可静脉给予短效苯二氮䓬类药物如劳拉西泮（1~2mg，静脉给药）进行抑制。苯二氮䓬类药物也可能改善核心机体降温。若不怀疑为 NMS，而且苯二氮䓬类药物对控制寒战无效，可以使用氯丙嗪（25~50mg，静脉给药）。然而，氯丙嗪有抗胆碱能作用，因此可能损伤排汗并使低血压恶化。高热昏迷抽搐的危重患者或物理降温后体温复升者可用冬眠疗法，常用冬眠 1 号（哌替啶 100mg、氯丙嗪 50mg、异丙嗪 50mg），全量或半量加入 5% 葡萄糖液 250ml 静脉滴注。使用药物降温时需监测生命体征。如血压过低可用氢化可的松 100~200mg 加入。另外可用解热镇痛类药物如阿司匹林和吲哚美辛等。用直肠温度探头持续监测核心体温，以减少医源性低体温的风险。体温降至 38℃左右时应立即停止一切降温措施。

2. 对症处理

（1）保持呼吸道通畅，及时供氧。呼吸功能恶化的患者，需要进行气管插管和机械通气。

（2）患者意识尚未完全清醒前应留置导尿，并记录 24 小时出入量。

（3）中心静脉压监测有助于评估患者的容量状态和确定是否需要液体复苏。用间断性静脉快速输注等张晶体液（如等张盐水，一次 250~500ml，快速静脉输注）治疗低血压或容量不足。24 小时内液体输入量需控制在 2000~3000ml 之间，以免引起肺水肿。

（4）纠正水电解质紊乱和酸中毒，注意钾和钠的补充，5% 碳酸氢钠纠正酸中毒。

（5）癫痫发作：癫痫发作常见于热射病患者。在开始采取降温措施时，初始治疗包括给予短效苯二氮䓬类药物。咪达唑仑（0.1~0.2mg/kg，静脉给药，最大剂量 4mg）1~5 分钟开始起效，作用持续时间为 1~6 小时；劳拉西泮（0.1mg/kg，静脉给药，最大剂量 4mg）为二线用药，作用持续时间可延长至 12~24 小时。应避免使用巴比妥类药物。快速降温对于治疗至关重要。脑水肿表现为频繁抽搐、血压升高、双瞳孔大小不等，可甘露醇快速静滴。

（6）呼吸功能障碍：可包括误吸、支气管痉挛、非心源性肺水肿、ARDS、肺炎、肺梗死以及肺出血。通常有必要进行气管插管和机械通气以保护气道并满足增加的代谢需求（即提供辅助供氧和增加每分静息通气量）。

（7）心律失常和心功能障碍：可能的心脏并发症包括急性失代偿性心力衰竭、心肌损伤伴有可逆性心脏生物标志物升高、心电图 ST 段改变、窦性心动过速和其他快速性心律失常、传导异常。快速降温至关重要，心功能障碍和快速性心律失常通常随降温而消退。很少需要抗心律失常药物治疗，并且在达到降温之前应当避免进行心脏复律，除非有必要治疗心室颤动或无脉性室性心动过速。

（8）应用广谱抗生素预防感染。

（9）在疾病的最初数天应密切追踪肾功能检查结果和血清电解质浓度，可能需要肾脏替代治疗。肝损伤通常为自限性，但在某些情况下可能进展至急性肝衰竭，部分患者需要肝脏移植。患者可能出现 DIC，在此期间应当监测其凝血指标，可能有必要给予新鲜冰冻血浆的凝血因子替代治疗和血小板治疗。

【预防】产褥中暑关键在于预防，做好卫生宣教。破除旧风俗习惯，居室保持通风，避免室温过高，产妇衣着应宽大透气，有利于散热，以舒适为度。夏季多喝水，尤其要补充盐水。体温较高者应立即给予冷水、酒精擦浴，快速物理降温，大多轻症患者能得到控制。

【病例介绍】

患者，女性，26 岁，因"产后 20 天，高热 3 天抽搐 1 次"入院。

生育史 1-0-0-1。

现病史 产妇于 2015 年 7 月 25 日孕足月会阴侧切分娩一女婴，3400g，Apgar 评分 9 分。产后无发热、出血少，产后 3 天正常出院。产后 20 天，因"高热 3 天、在家抽搐 1 次"急诊入院。见孕妇着厚棉衣棉裤、厚帽及口罩，测体温 40℃，考虑产褥中暑，多脏器功能衰竭可能急诊收入院。

既往史 无药物、食物过敏史，无手术外伤史。

体格检查 T 40℃；P 120 次 / 分；R 20 次 / 分；BP 70/40mmHg。发育正常，营养良好，面色苍白，意识模糊，呼之不应，四肢瘫软。双侧瞳孔等大等圆。胸部：胸廓对称，呼吸音粗，心音遥远，双肺可闻及湿啰音。心率 120 次 / 分。腹部：腹软，无压痛，无反跳痛，腹部未及肿块。子宫复旧好，无明显恶露，会阴切口甲级愈合。

辅助检查 血常规：红细胞 4.03×10^{12}/L，血红蛋白 130g/L，白细胞计数 18.0×10^9/L，中性粒细胞 80%，淋巴细胞 19%，Hct 45%，血小板 237×10^9/L。尿常规示蛋白 +，见颗粒管型。凝血功能未见异常。电解质示低钾低钙血症。肝功能：谷丙转氨酶 300U/L，总胆红素 / 结合胆红素未见异常。肾功能：肌酐 100μmol/L。血气：低氧血症，$PaO_2 < 50$mmHg。心电图：窦性心动过速。胸片：肺门旁弥漫性、广泛分布、边缘模糊斑片状致密影，心影正常大小。

治疗措施

1. 入院立即解开衣物，开通静脉补液，气管插管、呼吸机做呼气末正压通气，予心电监护，告病危。

2. 物理降温 + 药物降温 将冰袋放置于患者腋窝、颈部和腹股沟，氯丙嗪 50mg 加入葡萄糖液 250ml 静滴。

4. 补液（立即补液，晶体液及胶体液）、补电解质。

5. 转入 ICU，多学科会诊。

虽经积极抢救，但入院 6 小时后宣告死亡。

专家点评　随着居民生活水平提高、产褥期卫生知识的宣教普及，重度产褥中暑已属于比较少见的危重病例，妇产科急诊的一线医师常存在救治经验不足。产褥中暑重在预防，一旦疾病进展到重度中暑、多脏器衰竭时，救治涉及 ICU 多学科合作，救治难度极高。该患者急诊就诊时存在高热、休克、神经系统受损、呼吸系统衰竭、肝功能受损。血常规 Hct 45% 提示存在血液浓缩，心肺体格检查和胸片提示患者存在肺水肿。患者高热、抽搐，可在运用各种药物和辅助措施快速降温、气管插管、呼吸机做呼气末正压通气纠正低氧血症后、液体管理纠正肺水肿，及早行头颅 CT 或 MRI 等辅助检查，了解是否存在脑水肿、脑梗死或脑出血等神经系统受损，尽早对症施治进行脑复苏。

第八节　下肢血栓性静脉炎

【概述】血栓性静脉炎（thrombophlebitis）是指静脉血管腔内急性炎症的同时伴有血栓形成，是一种常见的血管血栓性疾病。病变主要累及四肢浅静脉和深静脉，因此包括血栓性浅静脉炎及深部血栓形成。血栓可以引起炎症，炎症也可以引起血栓，两者互为因果。化脓性血栓性静脉炎是指在菌血症的情况下出现与炎症相关的静脉血栓形成。组织学检查发现包括静脉壁内炎症和化脓。静脉腔内可能见血栓伴或不伴脓液，伴血管周围性炎症的证据。

妊娠期及产褥期，由于特殊的生理变化和血流动力学改变，静脉血栓栓塞性疾病的发病率较非妊娠期大约高 6 倍。高龄孕产妇（年龄 > 35 岁）、肥胖、吸烟、多产、产后出血使用止血药及输血、妊娠期高血压疾病、围产期心肌病、过度增大的子宫（羊水过多、合并子宫肌瘤）、剖宫产（尤其是急诊剖宫产）、长期制动、心功能不全及下肢静脉曲张等均为潜在的危险因素。

产褥感染常伴发盆腔内血栓静脉炎，常侵及子宫静脉、卵巢静脉、髂内静脉、髂总静脉，盆腔静脉炎向下扩散可形成下肢深静脉炎。

【临床表现】病变单侧居多，产后 1~2 周多见，表现为反复高热、寒战、下肢持续性疼痛，症状可持续数周或反复发作。下肢血栓静脉炎，病变多在股静脉、腘静脉及大隐静脉，多继发于盆腔静脉炎，表现为弛张热，下肢持续性疼痛，局部静脉压痛或触及硬索状，使血液回流受阻，引起下肢水肿，皮肤发白，习称"股白肿"。若患侧踝部、腓肠肌部和大腿中部的周径＞健侧 2cm 时，可作出诊断。若小腿深静脉有栓塞，可有腓肠肌和足底部压痛。小腿浅静脉炎症时，可出现水肿和压痛。

疼痛性蓝肿（股青肿）是下肢大范围近端（如髂股）静脉血栓形成的罕见形式，发病率和死亡率均较高。体征和症状包括突发严重的腿部疼痛，伴随肿胀、发绀、水肿、静脉坏疽、骨筋膜室综合征和动脉塌陷，之后往往会出现循环衰竭和休克。延误治疗可能导致患者死亡或被截肢。

对于经适当的抗生素治疗 72 小时后，菌血症仍然持续的患者，应怀疑其存在周围静脉化脓性血栓性静脉炎，尤其在有血管内插管的情况下。伴发的临床表现包括发热和受累血管部位红斑、压痛及流脓。周围静脉化脓性血栓性静脉炎的并发症包括脓毒性肺栓塞和继发性肺炎，这些也可能是感染的临床表现。

周围静脉化脓性血栓性静脉炎最常见的致病菌是金黄色葡萄球菌，也有很多链球菌和肠杆菌是致病菌的文献报道。

【诊断】当产妇出现反复发热、下肢持续性疼痛时需考虑下肢血栓性静脉炎。体格检查可能发现有可触及的索状物（反映形成了血栓的静脉）、小腿或大腿疼痛、单侧水肿或肿胀伴有小腿直径差异、皮温升高、压痛、红斑和（或）浅表静脉扩张。全身体格检查时应特别注意脉管系统、四肢（如寻找浅表或深部静脉血栓形成的体征）、胸部、心脏、腹部器官和皮肤（如皮肤坏死、网状青斑）。沿着大腿主要静脉路径可能出现疼痛和压痛（深静脉疼痛综合征）。小腿肌肉深压痛具有提示性意义，但不具有诊断性。

微生物学检查发现联合超声检查可用于下肢血栓性静脉炎的诊断。微生物学诊断可基于血培养、感染部位排出的脓性物质培养、静脉穿刺抽吸物培养或静脉的直接培养。目前彩色多普勒超声血流图像基本取代了静脉造影，成为深静脉血栓形成可疑病例首选的检查方法，可以发现 95% 以上的近端下肢静脉内的血栓，但对孤立的腓静脉及髂静脉血栓检查阳性率较低。

临床上有助于帮助诊断的其他指标有血浆 D- 二聚体水平检测、磁共振、血管造影。

血浆 D- 二聚体水平检测是反映机体新鲜血栓形成或纤溶系统亢进的指标。故临床上将 D- 二聚体检测作为深静脉血栓形成与肺栓塞筛查指标。但 D- 二聚体水平检测正常也不能完全排除静脉血栓栓塞性疾病。

磁共振（magnetic resonance imaging，MRI）在深静脉血栓形成和肺栓塞诊断中的作用受到越来越多的关注。MRI 具有无创、灵敏度和特异度高、操作简便、无辐射，以及可较准确诊断近端和远端静脉，特别是小腿段静脉血栓的优点。

下肢静脉造影是诊断深静脉血栓形成的"金标准"，可显示静脉堵塞的部位、范围、程度及侧支循环和静脉功能状态，其诊断敏感度和特异度均接近 100%。

【鉴别诊断】

1. **产褥感染**　下肢血栓性静脉炎常常是产褥感染的并发症，碰到临床疑似病例时需同时进行产褥感染的诊断。下肢血栓性静脉炎的局部检查不易与盆腔结缔组织炎鉴别。

2. **下肢丹毒**　丹毒是皮肤及其网状淋巴管的急性炎症。好发于下肢和面部。其临床表现为起病急，局部出现界限清楚之片状红疹，颜色鲜红，并稍隆起，压之褪色。皮肤表面紧张炽热，迅速向四周蔓延，有烧灼样痛。伴高热、畏寒及头痛等。其病原菌是 A 族 β 型溶血性链球菌，多由皮肤或黏膜破伤而侵入，但亦可由血行感染。复发性丹毒引起慢性淋巴水肿，下肢反复发作可导致象皮肿。实验检查：白细胞总数、中性粒细胞增高。

3. **下肢蜂窝织炎**　蜂窝织炎是指由金黄色葡萄球菌、溶血性链球菌或腐生性细菌等引起的皮肤和皮下组织广泛性、弥漫性、化脓性炎症。患处皮肤局部剧痛，呈弥漫性红肿，境界不清，可有显著的凹陷性水肿，初为硬块，后中央变软、破溃而形成溃疡，约 2 周结痂痕而愈。皮温升高和发红通常呈跳跃性分布，导致临床误诊为浅静脉炎。可有恶寒、发热等全身症状，部分患者可发生淋巴结炎、淋巴管炎、坏疽、败血症等。根据皮肤上境界不清的红肿，有自发痛及压痛，中心可软化、波动及破溃即可诊断。

【临床处理】

治疗原则包括去除感染灶（例如静脉内插管）、快速给予静脉内抗生素治疗和考虑外科手术干预和（或）抗凝治疗。

1. **抗生素治疗**　下肢静脉化脓性血栓性静脉炎的经验性治疗应该包括一种具有抗葡萄球菌活性的药物，如万古霉素（一次 15～20mg/kg，每 8～12 小时 1 次，每次剂量不超过 2g），并联合一种具有抗肠杆菌活性的药物，如头孢曲松（每天一次，静脉给药 1g）。在培养及药敏试验结果可用时，应据此有针对性地应用抗生素。抗生素治疗的最佳持续时间尚不确定，最少 2 周的静脉给药治疗是较为合适的。

2. **外科手术**　一般而言，多数赞成外科手术干预应仅对有进行性脓毒症或对抗生素治疗无反应的患者进行。当需行外科手术干预时，则需要对受累静脉及其分支进行切开引流以及切除（可能需要）。单行切开引流治疗可能是不充分的，因为该治疗并未移除脓毒性病灶，可复发菌血症；在这种情况下，可能需要进行根治性的静脉切除。

3. 抗凝　一般而言，周围静脉血栓性静脉炎的抗凝治疗获益尚不确定。一些作者赞成仅在有血栓扩大的证据时行抗凝治疗，目前尚无对照研究。

【病例介绍】

患者，女性，37岁，因"剖宫产后7天，发热2天伴左下肢疼痛1天"入院。

生育史 1-0-0-1。

现病史 产妇孕期经过顺利，7天前自然临产，宫口开至4cm时因"产时发热39℃、绒毛膜羊膜炎可能"急诊剖宫产，手术顺利，羊水清。无产后出血，围术期予头孢西丁治疗3天，术后第2天体温平稳，术后第4天出院。产后母乳喂养。2天前无明显诱因下出现发热（38.5℃），无咳嗽、咳痰、流涕、咽喉不适，自行服用退热药未好转，并出现左下肢疼痛不适。

既往史 7天前剖宫产。

体格检查 T 39℃，P 108次/分，R 20次/分，BP 114/74mmHg。神志清醒，发育好，营养好，无贫血貌，自主体位，对答切题，查体合作。皮肤黏膜无黄染，无瘀点瘀斑。双侧腋窝淋巴结扪及肿大。五官端正，角膜透明，睑结膜无水肿，口腔黏膜无溃疡，气管居中，甲状腺随吞咽活动，未扪及肿块，胸廓对称，呼吸平稳。双肺呼吸音清晰，未闻及干湿啰音。心率108次/分，心律齐，各瓣膜区听诊未闻及异常心音。双侧乳房未及硬结，乳头无异常溢液及异常出血，乳头无凹陷。腹软，无压痛及反跳痛。肠鸣音4次/分。四肢无畸形，关节活动自如。左下肢皮温升高伴压痛。生理反射存在，病理反射未引出。

妇科检查 外阴：未见异常。阴道：畅。宫颈：轻糜。宫体：孕6周大小，无压痛。附件区：软，无压痛。腹部切口Ⅱ/甲愈合。

辅助检查 ①血常规：红细胞 4.85×10^{12}/L，血红蛋白149g/L，白细胞 18.80×10^9/L，中性粒细胞77.7%，淋巴细胞17.2%，嗜酸性粒细胞20%，嗜碱性粒细胞10%，血小板 243×10^9/L。②CRP 80mg/L。③B超：子宫及双附件符合产后改变，盆腔少量积液。左侧腘静脉处扩张，血管内见实质性低回声不完全填充于静脉管腔内，血管壁显示模糊欠清，部分呈游离状的低回声血栓可随血液流动在管腔内飘动。

治疗措施

1. 完善入院后相关检查（常规血生化、胸片、血培养＋药敏等）。

2. **积极抗感染治疗**　静滴头孢曲松钠。

3. **抗凝治疗**　低分子肝素溶栓治疗。

产妇胸片未见异常，头孢曲松钠静滴两天体温仍未平稳，予加用万古霉素联合用药3天后体温逐渐降至38℃以下。住院第5天血培养报告为金葡菌，万古霉素敏感。抗生素静滴1周后体温平稳，复查第二次血培养（报告阴性）并继续联合用药共2周。经积极治疗，超声评估血栓未进行性扩大，予低分子肝素继续使用、出院转血管外科继续门诊随访。

专家点评 根据产妇的症状、体格检查及辅助检查，考虑有产褥感染、下肢血栓性静脉炎可能。根据常见致病菌选择经验性抗生素治疗，由于感染性血栓可导致其余部位栓塞可能，故抗生素和抗凝药物使用时间较长。由于血栓栓塞类疾病危害较大，应预防为主。此产妇为高龄初产妇，有产时发热、急诊剖宫产，具有静脉血栓形成的高危因素。围术期处理时除了加强抗生素使用外，应预防性使用低分子肝素等药物预防血栓形成。在临床实践中，建议可将血栓形成的危险因素进行量表化管理评估，及时使用预防措施来减少此类并发症的发生。

参 考 文 献

1. 沈铿, 马丁. 妇产科学. 第3版. 北京: 人民卫生出版社, 2015.

2. 华克勤, 丰有吉. 实用妇产科学. 第3版. 北京: 人民卫生出版社, 2013.

3. 曹泽毅. 中华妇产科学. 第3版. 北京: 人民卫生出版社, 2014.

4. 张希德. 内科临床思维. 北京: 科学出版社, 2000.

5. 沈铿, 马丁. 妇产科学. 第3版. 北京: 人民卫生出版社, 2015.

6. Barbosa-Cesnik C, Schwartz K, Foxman B. Lactation mastitis. JAMA, 2003, 289(13):1609-1612.

7. 尿路感染诊断与治疗中国专家共识编写组. 尿路感染诊断与治疗中国专家共识（2015版）——尿路感染抗菌药物选择策略及特殊类型尿路感染的治疗建议. 中华泌尿外科杂志, 2015, 36(4):245-248.

8. 那彦群, 叶章群, 孙颖浩, 等. 中国泌尿外科疾病诊断治疗指南编写委员会. 中国泌尿外科疾病诊断治疗指南 (2014年).

9. Barbosa-Cesnik C, Schwartz K, Foxman B. Lactation mastitis. JAMA, 2003, 289(13):1609-1612.

10. Mermel LA, Allon M, Bouza E, et al. Clinical practice guidelines for the diagnosis and management of intravascular catheter-related infection: 2009 Update by the Infectious Diseases Society of America. Clin Infect Dis, 2009, 49:1.